MAIKE MAUER

KUGELZEIT

Glücklich, gelassen und entspannt durch

SCHWANGERSCHAFT & WOCHENBETT

INHALT

1. TRIMESTER
#Schwanger – du wirst Mama!

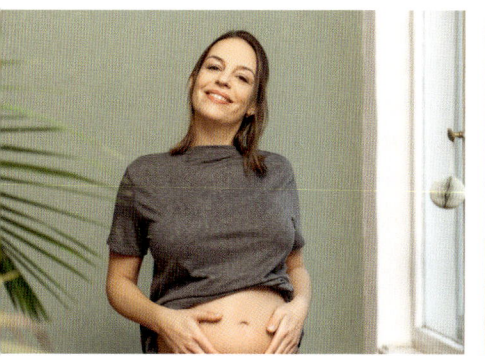 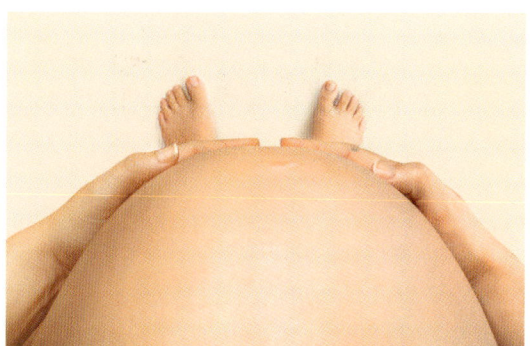 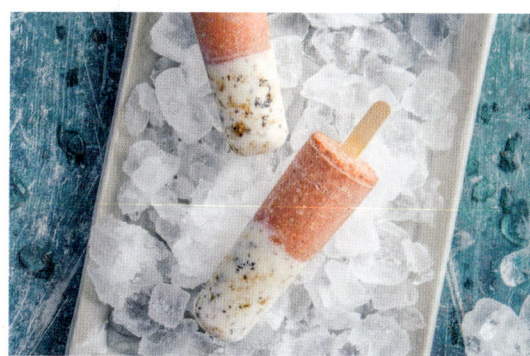

2. TRIMESTER
Hello #Babybelly, es geht rund!

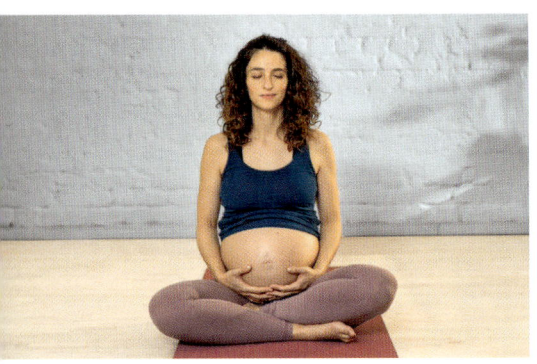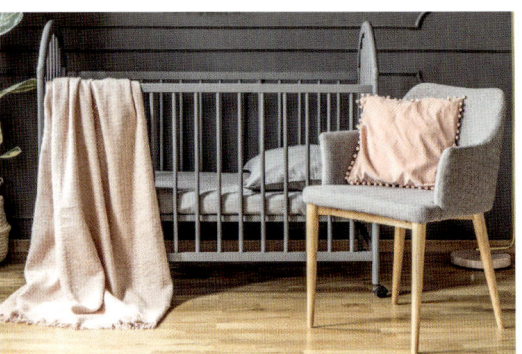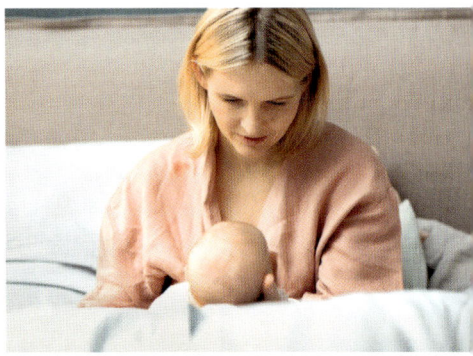

3. TRIMESTER
#Endspurt: Bald ist dein Baby da

WOCHENBETT:
Willkommen in der #BabyBubble

Service

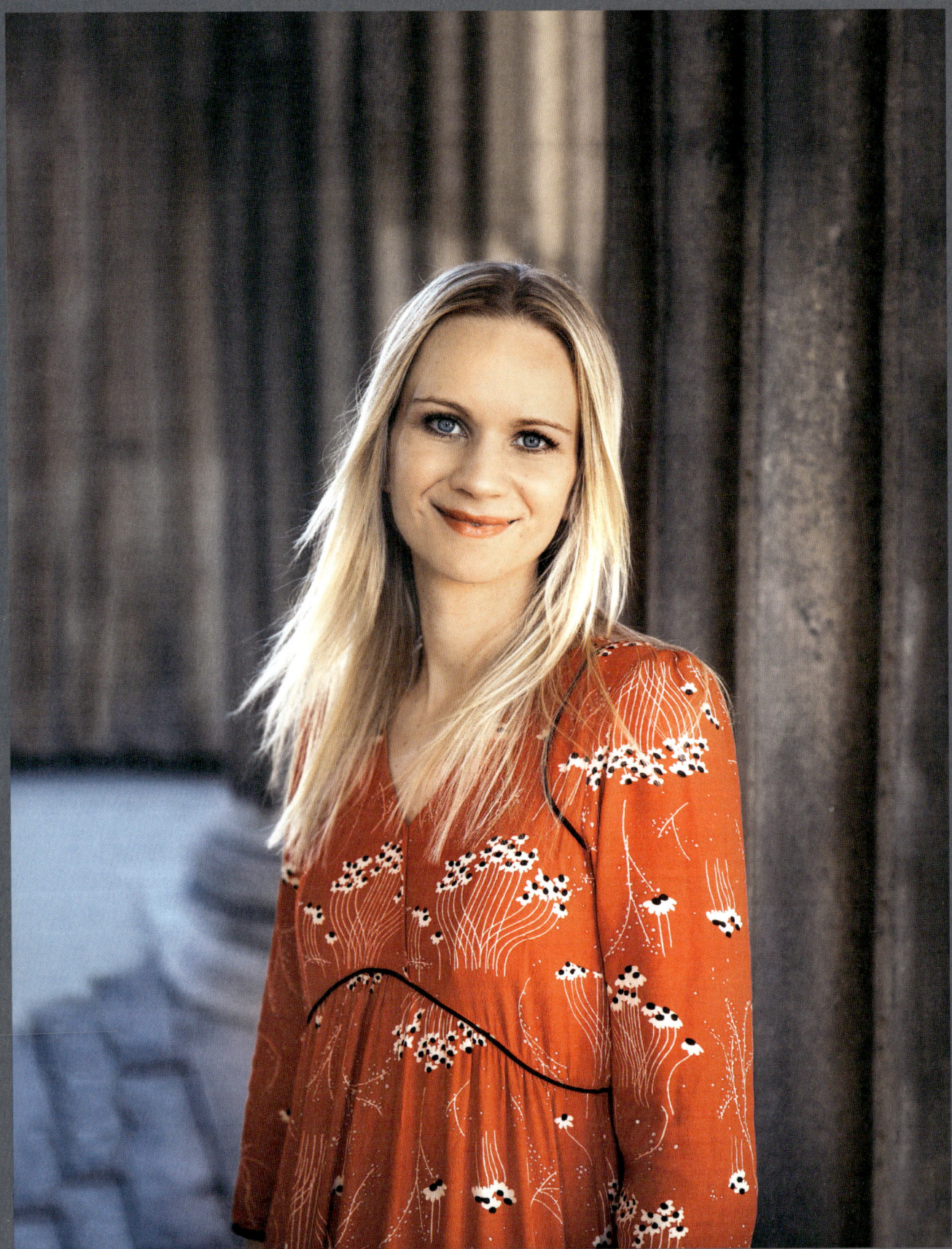

HALLO LIEBE BALD-MAMI:

DAS MÖCHTE ICH DIR MIT AUF DEN WEG GEBEN

Willkommen in der Kugelzeit! Ein Kind zu bekommen war für mich das Aufregendste, was mir je passiert ist. Krass schön. Krass herausfordernd – und eine tiefere Liebeserfahrung, als ich sie mir je hätte erträumen können. Mit allen Höhen und Tiefen, die sie mit sich bringt. Wer ich bin? Maike Mauer, Mama von Lio (2016) und Crossmedia-Journalistin für Medizin-, Psychologie- und Lifestyle-Themen. Im Netz findest du mich z. B. auf www.instagram.de/herzdrum.

DIESES BUCH IST FÜR DICH

Es ist ein Herzensprojekt: Ein vielseitiger Wohlfühlbegleiter, wie ich ihn mir selbst in meiner Schwangerschaft und der Anfangszeit mit Baby gewünscht hätte. Ein Buch, das leicht nachvollziehbar fundiertes Wissen darüber vermittelt, wie sich Körper und Psyche verändern, wenn eine Frau ein Kind erwartet – ohne Ängste zu schüren. Das zeigt: Jedes Baby, jede Mama und jeder Körper sind einzigartig. Und das Mut macht, öfter mal aufs eigene Bauchgefühl bzw. seine Intuition zu hören. Am besten funktioniert das auf Basis von Fakten und Erfahrungswissen.

Denn natürlich weiß eine (werdende) Mutter nicht immer sofort intuitiv, was sie in einer bestimmten Situation tun soll. Schon gar nicht, wenn alles neu ist und sie plötzlich nicht mehr nur Verantwortung für sich, sondern auch für ein Baby trägt. Deshalb habe ich mit vielen verschiedenen Experten und Eltern gesprochen und ihre Erfahrungen, Denkanstöße und Übungstipps gesammelt, um sie mit dir zu teilen. Pick dir einfach das für dich, dein Baby, deinen Partner und eure Situation Stimmige heraus.

Ich hoffe, dass dir dieses Buch hilft, deinen Weg zu finden und ihn selbstbewusst zu gehen. Und falls das mal nicht so gut gelingt: Nimm Hilfe an. Von deiner Ärztin, deiner Hebamme, deinen Liebsten, von Mütterpflegerinnen oder passenden Beratungsstellen. Das ist keine Schwäche, sondern eine riesige Stärke! Genauso wie das Gut-zu-dir-selbst-sein …

Ich wünsche dir eine wundervolle #Kugelzeit. Alles Liebe, Maike

EINE KLEINE GEBRAUCHS- ANWEISUNG

Dieses Buch ist kein Standardwerk, das jeden einzelnen Aspekt von Schwangerschaft, Geburt und Elternsein thematisiert – und es ersetzt natürlich weder Arzt noch Hebamme.

Es ist ein Buch mit Fokus auf dich als werdende Mama. Ein Buch, das dir ein gutes Gefühl geben will. Das dich dazu inspirieren soll, regelmäßig etwas Schönes für dich zu tun. Dich zu finden. Und wohlzufühlen in deiner Rolle als (Bald-)Mama und in deinem sich verändernden Körper. Mit allen Aufs und Abs, die dazugehören. Das dir Fakten und Erfahrungen mitgibt und dich dazu ermutigt, auf dein Bauchgefühl zu hören.

Natürlich spielen auch der Papa, die Kindsentwicklung und das Familiewerden eine Rolle. Allem voran geht es aber um dich. Darum, wie du schon von Anfang an eine liebevolle Bindung zum Baby im Bauch aufbauen und dich stärkende Routinen in deinen Alltag einbauen kannst.

Undogmatisch und vielstimmig

Darum findest du hier viele Interviews mit Experten sowie Tipps und persönliche Erfahrungen von inspirierenden Mamas für die Schwangerschaft und die Zeit danach mit Baby. Frei von Pauschalregeln und Perfektionsdruck. Ein Richtig oder Falsch gibt es beim Elternsein sowieso selten. Damit es eurem Kind und euch gut geht, muss jeder seinen eigenen Weg finden und gehen. Was für die eine Familie wunderbar klappt, funktioniert für eine andere überhaupt nicht. Auch keine Schwangerschaft verläuft genau gleich. Nicht mal die erste und zweite von ein und derselben Frau.

Was dir jetzt (vielleicht) guttut

Damit du das Mamawerden möglichst oft genießen und ein wenig zelebrieren kannst, findest du auf den folgenden Seiten stärkende Yogaübungen, Meditationen und Rezepte, Wohlfühl- und DIY-Ideen sowie Mama-Baby- und Paarrituale für jedes Trimester und die Zeit mit Neugeborenem.

Vielleicht inspiriert dich manches zu ganz eigenen »Das tut mir gut«-Rezepten? Nimm dir Zeit, um die kommenden Monate bewusst zu erleben und dich dem Prozess voller Vertrauen hinzugeben. Es sind ganz besondere Monate. Nutze die Chance, in dich hineinzuspüren und auf deinen Körper und deine Intuition zu hören.

(Bald-)Mama-Nebenwirkungen?

Falls dich zwischendurch das ein oder andere Zipperlein ausbremst oder es dir mal so richtig elend geht, findest du in diesem Buch viele alltagserprobte Tipps und Rezepte von Mamas, Papas und Experten. Nicht jeder Tipp hilft jedem. Oft findet sich aber eine Lösung im Versuch-macht-klug-Verfahren. Hast du Schmerzen oder ein komisches Gefühl, das dir Angst macht, gehe bitte zu deiner Ärztin. Kein Buch – auch keine Internetsuchmaschine – der Welt kann einen Arzt- oder Hebammenbesuch ersetzen! Sei unbesorgt: Den wenigsten macht tatsächlich die ganze Palette der nicht sehr schönen Baby-im-Bauch-Begleiterscheinungen zu schaffen. Vielleicht hast du selbst kaum Probleme und fühlst dich bestens. Wunderbar! Dann überblätterst du diese Seiten einfach.

Basiswissen für Bauchentscheidungen

Oft hilft es schon, wenn du merkst, dass du nicht alleine bist mit deinen Wehwehchen und Momenten der Überforderung. Das bist du nämlich ganz und gar nicht! Auch nicht mit angeblich oberflächlichen Gedanken, die sich um deinen Körper, dein Gewicht und die Veränderungen deines Aussehens drehen.

Es ist nicht für jede werdende Mama leicht, zu merken, dass ihr Körper plötzlich »so gar nicht mehr ihrer« ist. Doch wer weiß, was ein Frauenkörper leisten muss, um Platz für ein Baby zu machen und es zu versorgen, kann so manches besser einordnen und gelassener damit umgehen. Deshalb gibt es zusätzlich das Kapitel »Dein Körper, deine Psyche. Was sich jetzt verändert«. Und auch das Thema Selbstliebe spielt eine große Rolle.

> ### VON MAMI ZU MAMI
>
> *Jede Mutter und jeder Vater sind einzigartig. Und jedes Baby und jede Beziehung entwickeln sich individuell. Pick dir einfach das für dich, deinen Partner und eure Situation Stimmige heraus.*

Die Sache mit …

Zu wichtigen Themen, wie Ernährung in der Schwangerschaft, Pränataldiagnostik, Geburt, Stillen (oder Nicht-Stillen) und Schlafen (oder Nicht-Schlafen), findest du Extraseiten mit Infos und Tipps im Buch, die dir und deinem Partner den Umgang damit vielleicht erleichtern. Dazu gibt es auf den letzten Seiten alle wichtigen Adressen, weiterführende Infos und natürlich ein Stichwortregister, damit du konkrete Themen nachschlagen kannst. Mögliche Untersuchungen und sinnvolle To-dos für jede Phase findest du abschließend in allen Kapiteln im Kalender.

Noch eine Bitte

Keiner soll sich diskriminiert fühlen. Das Du als Ansprache fühlt sich einfach besser an, wenn es um so emotionale und intime Themen geht. Die weibliche Form findet ihr hier oft, wenn es um die ärztliche und Hebammenbegleitung geht – einfach weil es der Realität entspricht, die ich kenne. Wenn ich von der klassischen Ersteltern-Konstellation Mama und Papa schreibe, ist jede andere Variante ob Mann-Mann, Frau-Frau oder Co- sowie Patchwork-Eltern, natürlich genauso gemeint. Es geht allein um den besseren Lesefluss.

Ich wünsche mir von Herzen, dass du nach dem Lesen das Gefühl hast, gut auf die kommenden Monate vorbereitet zu sein. Dass du gelassen bleiben kannst, wenn es mal nicht so läuft, wie du dir das immer erträumt hast. Und dass du sie trotz mancher Herausforderung immer wieder spüren kannst: die Liebe zu deinem Partner, zu deinem Baby und zu dir selbst. Denn das macht eine Familie doch aus. Oder?

Apropos. Ich bin ein Fan davon, den Partner mitlesen zu lassen. Vielleicht klebst du ihm Post-its auf die Seiten, bei denen es dir besonders wichtig ist, dass er sie liest?

---

*Teile alle Infos, die für dich wichtig sind, mit deinem Partner.
So weiß er, was dich bewegt, und ihr könnt die Kugelzeit und alles,
was danach kommt, gemeinsam genießen.*

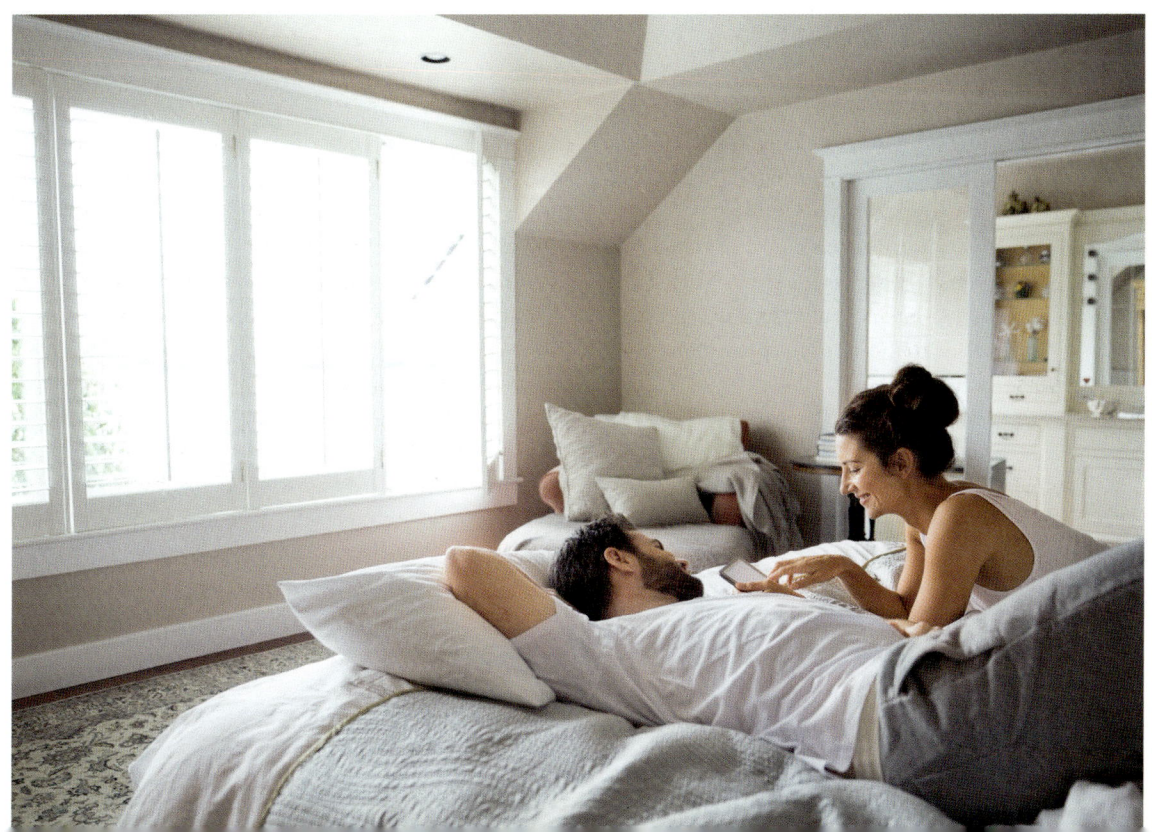

1. TRIMESTER

#SCHWANGER – DU WIRST MAMA!

Herzklopfen. Funken sprühende Freude. Der Gedanke: »Yeah, endlich!« Oder: »Oh mein Gott!« Gefühlschaos. Und wahrscheinlich fragst du dich: Wird jetzt alles anders? Willkommen im 1. Trimester!

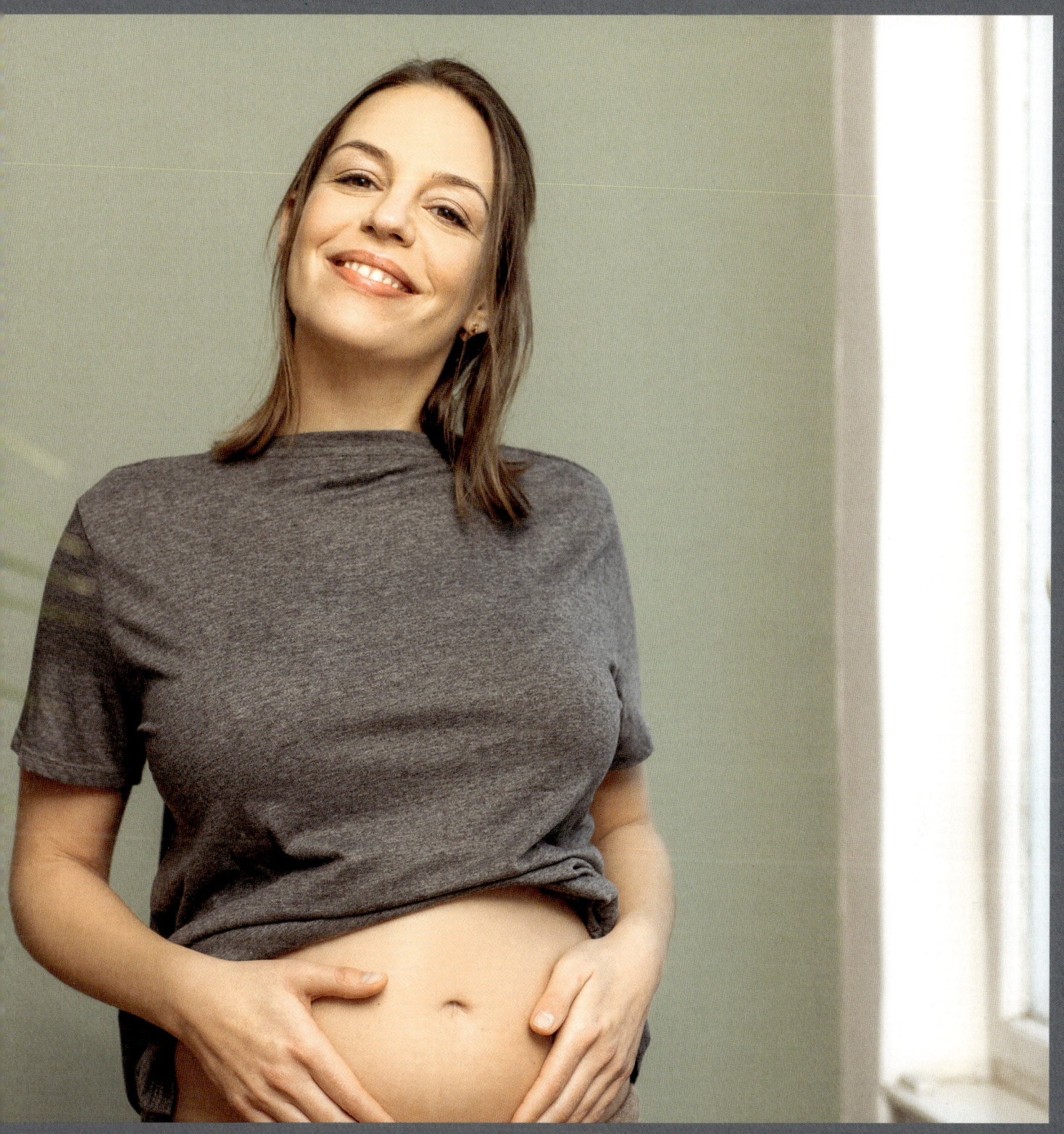

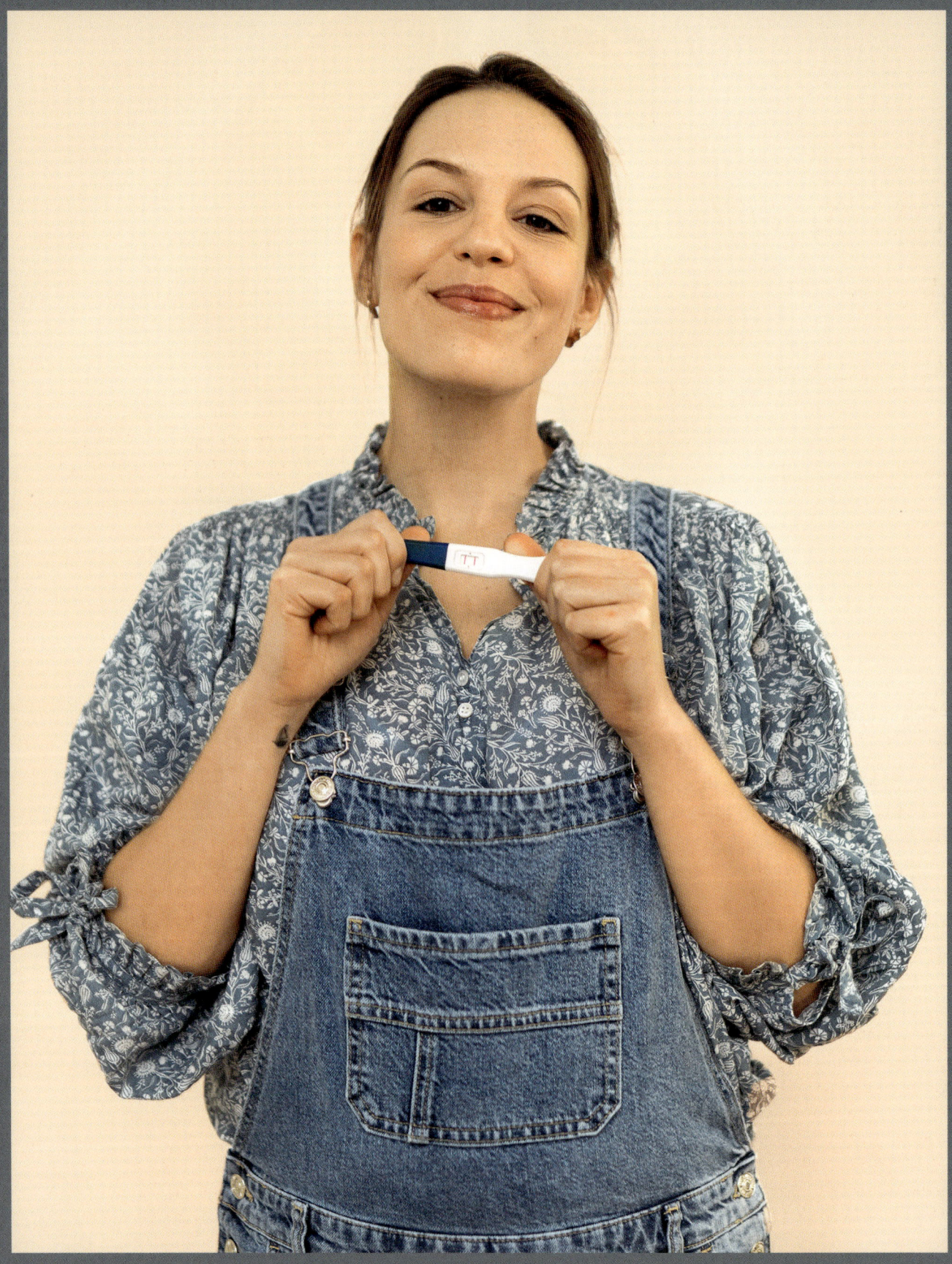

WOW!
DU BIST
ECHT
SCHWANGER!

▼

EIN BABY WÄCHST IN DEINEM BAUCH. IST DAS ZU FASSEN? FÜR VIELE MOMMYS-TO-BE FÜHLT SICH DIESE ERKENNTNIS AM ANFANG TOTAL SELTSAM AN…

as ist auch nicht verwunderlich: Du siehst noch keine Kugel – und für spürbare Tritte ist das Mini-me im Bauch noch viel zu klein. Doch in dir tut sich eine Menge: Dein Körper stellt sich darauf ein, eurem Baby die besten Startbedingungen zu bieten. Du musst (fast) nichts tun. Das Meiste fügt sich von allein – wie genau, liest du ab Seite 32.

EIN GANZ NORMALES WUNDER

Für die Welt mag das Kinderkriegen etwas Alltägliches sein. Aber für dich fühlt es sich wahrscheinlich wie ein Wunder an. Oder so, als wärst du im falschen Film gelandet. Nicht jede Schwangere badet sofort im Glückshormonrausch, sobald sie den positiven Schwangerschaftstest in der Hand hält. Ich etwa saß mit dem Zwei-pinkfarbene-Striche-Stäbchen vollkommen überfordert im Bad. Lachte. Weinte. Und wusste vor lauter Herzklopfen überhaupt nicht, was ich empfinden sollte. Schwanger?!? Für mich eine verdammt große Sache.

Hab Vertrauen

Die kommenden Monate werden vermutlich ziemlich aufregende sein. Du darfst miterleben, wie in dir neues Leben entsteht. Ein klitzekleiner Zellklumpen wächst in rund 40 Wochen zu einem vollkommen fertigen Mini-Menschen heran. In deinem Bauch. Ist das zu glauben?

Wurdest du ungeplant oder überraschend schnell nach dem Startschuss eures Projekts »+1« schwanger, brauchst du vermutlich noch ein paar Tage, um deine Emotionen einzuordnen. Gönn dir Zeit, dich ans Mamawerden zu gewöhnen. Auch dein Partner muss sich auf die neue Situation wahrscheinlich erst einmal ein wenig einstellen. Sprecht offen miteinander über eure Gefühle. Die neue, existenzverändernde Nachricht konfrontiert Eltern in spe schließlich mit vielen Zukunftsfragen und Unsicherheiten.

Spür in dich hinein: Wie fühlt sie sich an, die Vorstellung, Mama zu werden?

Fragen über Fragen

Wie wird sich mein Körper verändern und worauf muss ich jetzt in puncto Ernährung oder Sport achten? Was macht ein Kind mit mir, meinem Leben und unserer Partnerschaft? Werde ich eine gute Mutter sein? Wird mein Partner ein guter Vater sein? Und wie definieren wir das überhaupt? Bestimmt wirbeln dir 1000 Fragen durch den Kopf…

Auf den folgenden Seiten findest du dazu jede Menge Fakten, Inspirationen und Denkanstöße, die dir bzw. euch dabei helfen, eure ganz eigenen Antworten auf eure Fragen zu finden. Denn fürs Eltern werden gibt es kein Patentrezept. Jeder muss, darf, soll seinen eigenen Weg gehen. Die Natur hat das mit den zehn Monaten Vorbereitungszeit also schon ganz gut eingerichtet.

SEI GUTER HOFFNUNG

Sieh der Kugelzeit positiv entgegen. Sag deinem Baby immer wieder, wie sehr du es liebst. Glaub an eure schöne Zukunft als Familie und male sie dir in den buntesten Farben aus. Damit spinnst du erste zarte Bindungsbande und es hilft ein bisschen gegen eventuelle Ängste.

Was bewegt dich besonders? Sich zu sorgen oder Zweifel zu hegen ist ganz natürlich. Je konkreter du sie benennen kannst, umso leichter wird es dir gelingen, dich deinem Partner, deiner Ärztin oder deiner Hebamme anzuvertrauen und Lösungen dafür zu finden. Ja, es gibt schmerzhafte Schicksale, und wenn es so kommt, sollte es kein Tabu sein, offen darüber zu sprechen (hilfreiche Infos findest du ab Seite 254).

Was für dich und dein Baby im Bauch aber gerade viel wichtiger ist: 97 Prozent aller Kinder kommen gesund auf die Welt. Macht das nicht jede Menge Mut? Das Beste, was wir der Angst entgegensetzen können, sind Information und Hoffnung. Vertraue auf dich, deinen Körper, das Baby in dir

VON MAMI ZU MAMI

In den ersten Wochen fühlte ich mich mal fantastisch, mal wie überfahren. Mir half es, mich zu nichts zu zwingen. Ist dir nach weinen, weine. Ist dir nach lachen, lache.

und gestalte deine Schwangerschaft so schön wie möglich. Selbst wenn sie mit kleinen oder größeren Beschwerden einhergeht. Es gibt viele Möglichkeiten, sich selbst zu helfen oder sich helfen zu lassen. Du musst nicht alles alleine schaffen.

VORSORGE

Wusstest du, dass jede Frau die Wahl hat, was die Vorsorgeuntersuchungen betrifft? Du kannst dich deiner Gynäkologin, einer Hebamme oder im Wechsel beiden anvertrauen. In Deutschland trägt die Krankenkasse für jede Variante die Kosten. Hast du eine seelische oder körperliche Grunderkrankung (wie Typ-1-Diabetes, Hashimoto-Thyreoiditis) oder leidest du an einer Depression oder Essstörung, gehört der entsprechende Facharzt in dein Schwangerschafts-Begleitungs-Team. Auch hier trägt die Krankenkasse die Kosten.

Hättest du gern eine Hebamme an deiner Seite?

Sie ist die Fachfrau für die Kugel- und Babyzeit und wenn du das möchtest, begleitet sie dich von Anfang an durch diese spannenden, emotionalen Monate. Bis auf wenige Ausnahmen (z. B. Ultraschall oder Pränataldiagnostik) können Hebammen die Vorsorgen genauso wie Ärzte übernehmen. Wichtig ist, dass die Chemie zwischen euch stimmt und ihr ein gutes Vertrauensverhältnis zueinander aufbauen könnt.

Ich war jedenfalls sehr dankbar dafür, eine tolle Hebamme zu haben. Schon in der Schwangerschaft hat sie mir durch die Zeit mit Frühwehen geholfen und das Vertrauen in mich und unser Baby gestärkt. Deshalb lege ich dir ans Herz: Kümmere dich schon jetzt darum. Es wird immer schwerer, eine Hebamme zu finden. Besonders, wenn du dir eine Beleghebamme wünschst, die bei der Geburt im Krankenhaus dabei ist. Info und Adressen findest du ab Seite 254.

Und was, wenn ich niemanden finde?

Eine digitale Notlösung bei akuten Fragen bieten Start-ups wie »Call a midwife« oder »Kinderheldin«. Die Hebammen dort können natürlich keine

Ferndiagnosen stellen, aber per Telefon oder Internet-Chat Fragen professionell beantworten. Die Krankenkassen zahlen die Kosten dafür in der Regel nicht, nachfragen schadet aber nicht. Bei Beschwerden oder wenn du das Gefühl hast, dass etwas nicht stimmt, kontaktiere bitte deine Ärztin.

Eine Doula als Ersatz?

Eine Doula (von »Dienerin«) ist dafür ausgebildet, sich vor, während und nach der Geburt um das emotionale und psychische Wohlergehen der werdenden Mutter zu kümmern. Sie kann eine wertvolle Begleitung sein, trägt aber keine medizinische Verantwortung und ist somit kein Ersatz für eine Hebammenbetreuung. Die Kosten für ihre Dienste müssen Frauen privat tragen. Weitere Informationen findest du auf folgenden Webseiten: doulas-in-deutschland.de, fg-bv.de, doula-info.de.

WANN ERZÄHLEN WIR DEN ANDEREN VOM BABY?

Mit jeder weiteren Woche, die vergeht, sinkt die Wahrscheinlichkeit einer Fehlgeburt. Manche fühlen sich deshalb mit einem späten Outing um die zwölfte Woche am wohlsten. Auch weil sie selbst noch etwas Zeit brauchen, um sich an den Gedanken »Wir werden (noch mal) Eltern« zu gewöhnen.

Ich persönlich fand es einfach schön, unser Geheimnis ein bisschen für uns zu behalten, weil wir den Zauber und die Vorfreude so erst mal als Paar teilen konnten. Andere platzen von Anfang an vor guter Hoffnung und Freude und teilen die Nachricht sofort mit ihren Liebsten. Manchmal wird man auch ertappt: wegen starker Übelkeit, weil man plötzlich nicht mehr raucht oder Sätze sagt wie »Ich trinke heute keine Weinschorle« und »Ich mag mein Steak bitte durchgebraten«.

Ich dachte früher bei zeitigen Outings: Und was, wenn es schiefgeht? Heute sage ich: Es geht sehr viel öfter gut – und es ist ein schöner Gedanke, sich, seinem Kind und der Natur zu vertrauen. Ein weiterer nicht zu unterschätzender Aspekt: Sollte es dennoch Komplikationen geben, sind die Eingeweihten für dich da und können dich/euch liebevoll auffangen.

Und im Job?

Der gesetzliche Kündigungsschutz gilt ab dem Beginn der Schwangerschaft, unabhängig davon, ob du deine Vorgesetzten bereits ins Vertrauen gezogen hast. Wichtig ist ein frühes Bekenntnis, wenn du mit Körperflüssigkeiten, Röntgenstrahlung, Chemikalien und Putzmitteln zu tun hast. Besprich dich dazu mit deiner Ärztin oder Hebamme.

Setze dich auch zu Hause keinen scharfen Chemikalien aus. Vielleicht mag ab jetzt dein Partner euer Bad putzen oder das Katzenklo säubern? Letzteres lässt du nämlich besser bleiben wegen der Infektionsgefahr mit der für das Baby potenziell gefährlichen Toxoplasmose (Seite 114). Muss es trotzdem sein: Handschuhe benutzen und die Finger gründlich mit Seife waschen. Apropos: Regelmäßiges Händewaschen ist generell wichtig, um sich nicht unnötig mit Keimen zu infizieren.

Was, wenn ich krank werde?

Schnupfen, Husten, Magen-Darm: All das kann dich natürlich auch als Schwangere erwischen. Sprich am besten immer mit deiner Hebamme oder Ärztin darüber. Sie kann dir sagen, welche Hausmittel helfen, wann du deine Symptome lieber von einer Medizinerin abklären lässt und ob bzw. welche Medikamente sinnvoll sind.

MEDIKAMENTE IN DER SCHWANGERSCHAFT

Am besten hältst du immer mit deinem Arzt Rücksprache, bevor du etwas einnimmst – auch bei frei verkäuflichen Arzneimitteln. In der vom Bundesministerium für Gesundheit geförderten unabhängigen App »Embryotox« bzw. auf embryotox.de kannst du Wirkstoffe und Medikamente in die Suche eingeben und erfährst, ob sie für die Schwangerschaft geeignet sind.

DEIN KÖRPER, DEINE PSYCHE

WAS SICH JETZT VERÄNDERT

Dein Körper schafft es beeindruckend schnell, von »normal« auf »schwanger« umzuschalten und die gewaltigen Umstellungsprozesse zu meistern. Die Psyche braucht da schon etwas mehr Zeit. Schließlich ist es gar nicht so leicht, zu realisieren, dass in rund 40 Wochen aus einer winzigen befruchteten Eizelle ein kleiner Mensch entsteht, für den du in den nächsten Jahren die Verantwortung trägst.

Genau genommen tust du das schon jetzt: Du bist das allererste Zuhause für dein Kind auf dieser Welt und stillst alle seine Bedürfnisse. Dein Stoffwechsel, dein Herz-Kreislauf-System, dein Beckenboden und dein gesamter Bewegungsapparat vollbringen in den nun kommenden kugelrunden Monaten Höchstleistungen. Lass es dir deshalb so gut wie möglich gehen. Gönn dir gesundes, leckeres Essen. Bewegung an der frischen Luft. Yoga. Ausruhzeit. Massagen. Also all das, was deinen Körper mit Endorphinen durchflutet und dir und dem Baby in dir positive Energie schenkt.

Vielleicht kommt auch das ein oder andere Zipperlein wie die berühmt-berüchtigte Gefühlsachterbahn oder Übelkeit auf dich zu. Emotionale und körperliche Aufs und Abs zu Beginn der Schwangerschaft sind völlig normal. Dein Hormonsystem wirbelt schließlich alles wild durcheinander. Manche Veränderungen fühlen sich großartig an. Andere nerven und bringen dich womöglich an deine Grenzen. Kurzum: Die Hormone beeinflussen uns in der Schwangerschaft mehr, als es der ein oder anderen lieb ist. Da ist es gut, zu wissen, was die Botenstoffe eigentlich genau mit dem Körper und der Psyche anstellen und welche Veränderungen sie bewirken.

IN DEN ERSTEN WOCHEN DEINER SCHWANGERSCHAFT FINDEN IN DEINEM KÖRPER GEWALTIGE UMAUPROZESSE STATT. KEIN WUNDER, DASS SICH DAS BEMERKBAR MACHT.

BRÜSTE

Sie spannen, wachsen, sind sensibel und bereiten sich aufs Stillen vor – unabhängig davon, ob du das später tun möchtest oder nicht. Tipp: Ein bügelloser Sport- oder Still-BH gibt Halt, ohne einzuengen.

ES STICHT?

Dehnen sich die Mutterbänder, die die Gebärmutter an ihrem Platz halten, kann sich das wie ein Muskelkater oder Stechen seitlich in deiner Leistengegend anfühlen. Sei unbesorgt. Das ist normal. Bist du dennoch alarmiert, besprich dich mit deiner Ärztin oder Hebamme.

MÜDIGKEIT

Das Schwangerschafts-Schutzhormon Progesteron wirkt oftmals wie eine Schlaftablette. So manche Frau wird im ersten Trimester von ihrer Erschöpfung überwältigt. Andere bleiben trotzdem fit.

DU WIRST WEICHER

Nicht nur emotional, sondern auch körperlich. Um Platz fürs Baby zu schaffen, lockert sich das Gewebe und dein Becken dehnt sich aus. Selbst ohne Kugel kann es daher sein, dass schon jetzt deine Hosen nicht mehr so leicht zugehen.

STIMMUNGSSCHWAN-KUNGEN

Die Dauerkarte für die Gefühlsachterbahn ist im Frühschwangerschaftspaket inbegriffen. Hat sich die gewaltige Hormonumstellung nach einigen Wochen eingespielt, sind die Stimmungsschwankungen wieder passé.

ECHT JETZT?!

Irgendwie ist da dieses komische Gefühl. Die Periode lässt auf sich warten. Die Brust spannt. Und du fragst dich nervös: Sollte ich vielleicht einen Schwangerschaftstest machen?

Tu das. Ab dem ersten Tag, an dem deine Periode ausbleibt, kannst du auf das berühmte Stäbchen pinkeln und bekommst innerhalb von Minuten eine Antwort auf die Frage, ob sich da ein Kind ankündigt. Ist der Test positiv, kannst du erst einmal abwarten – oder gleich einen Termin bei deiner Frauenärztin machen.

Was das entstehende Leben gefährdet? Allen voran natürlich Alkohol, Drogen und Zigaretten.

Im Ultraschall lässt sich bereits zwei bis drei Tage nach dem Ausbleiben der Periode an einem kleinen Punkt erkennen, ob neues Leben in dir entsteht. Blut- und Urintests ergänzen die Untersuchung. Bestätigen sie den Befund, bist du nach der offiziellen Zählung schon in der fünften Schwangerschaftswoche. Oder wie im Mutterpass (Seite 113) ausgedrückt: SSW 4+X Tage. Das liest sich noch etwas gewöhnungsbedürftig, wird dir aber schon bald geläufig sein.

GROSSE DINGE BEGINNEN OFT KLITZEKLEIN

Rechnerisch beginnt jede Schwangerschaft mit dem ersten Tag der letzten Periode – also noch bevor es überhaupt zur Empfängnis kam. Denn die Befruchtung findet erst in der Mitte des Zyklus statt, nachdem die Eizelle im Eierstock herangereift ist, ihr umhüllendes Einbläschen platzt, das Ei in den Eileiter »springt« und seine Reise in Richtung Gebärmutter beginnt.

Hattest du vor einiger Zeit Sex, haften an der Eileiterwand schon Spermien – weibliche X- und männliche Y-Samen. Ihre Mission: ins Ei eindringen. Schafft es eins, braucht das nun befruchtete Ei noch fünf bis sechs Tage, bevor es in der Gebärmutter ankommt und sich darin einnisten kann.

Bis dahin teilt es sich fortwährend, sodass eine kleine Zellkugel entsteht (Blastozyste oder Keimblase genannt), aus der sich schon bald der Embryo sowie die Plazenta und die Fruchtblase bilden werden.

Um sich einzunisten, dringt die Blastozyste in die Gebärmutterschleimhaut ein, verbindet sich mit deinen Blutgefäßen und signalisiert deinem Körper, dass er sich auf eine Schwangerschaft einstellen darf. Manche Frauen nehmen die Einnis-

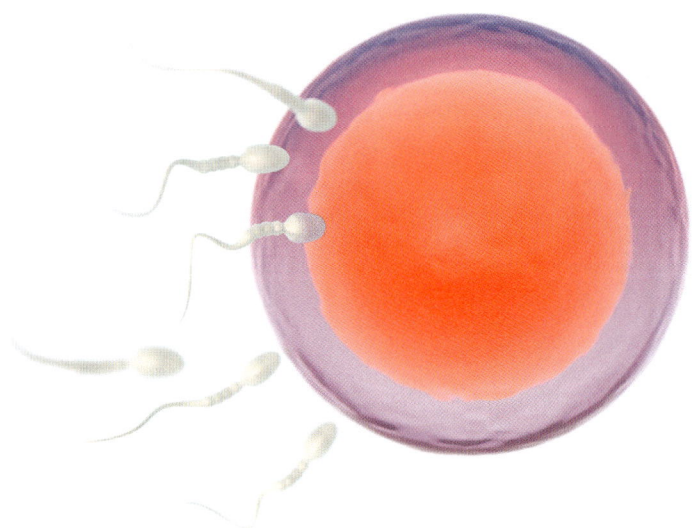

Sobald um den Eisprung herum eine Samenzelle in das Ei eindringt, ist die Zeugung vollzogen: Ein kleiner Mensch beginnt in dir zu wachsen.

AUSNAHMSWEISE STIMMT DIE RECHNUNG 1+1 = 2+X

Aus dem Team Spermium und Eizelle wächst ein neuer Mensch heran. Oder zwei oder x. Es kommen tatsächlich immer mehr Mehrlinge auf die Welt, weil Frauen mit künstlicher Befruchtung nachhelfen oder sich später fürs Kinderkriegen entscheiden – im Schnitt bekommt eine Frau heute ihr erstes Kind mit 30 Jahren. Jedes vierte Baby hat eine Mutter, die 35 Jahre oder älter ist. Fünf Prozent sind über 40 Jahre alt.

Kein Wunder: In einer Studie aus den Niederlanden stellten Forscher bei den untersuchten über 35-Jährigen fest, dass bei einem Fünftel der beobachteten Zyklen mehrere Eizellen he-
ranwuchsen. Bei den Frauen unter 30 Jahren kam das nur in unter 10 Prozent der Fälle vor. Sind mehrere Eizellen vorhanden, erhöht sich die Wahrscheinlichkeit für eine gleichzeitige Befruchtung. Es entstehen Zwillinge bzw. Mehrlinge, die sich in etwa so ähnlich sind wie nacheinander geborene Geschwister.

Anders liegt der Fall bei genetisch identischen, sogenannten eineiigen Zwillingen. Hier teilt sich eine befruchtete Eizelle spontan in der Gebärmutter. Das passiert unabhängig vom Alter und ist deutlich seltener: Bei 1000 Schwangerschaften kommt es nur rund viermal vor.

tung durch eine Schmierblutung wahr. Andere merken gar nichts davon.

DIE HORMONPARTY BEGINNT

Ab jetzt realisierst du deutliche Veränderungen. Denn nun produziert die Plazenta das Schwangerschaftshormon humanes Choriongonadotropin (hCG). Es steigert die Bildung von Progesteron und Östrogen in den Eierstöcken und signalisiert dem Körper, dass du schwanger bist. Deine Periode bleibt aus und die Hormonparty beginnt.

Stimmungsschwankungen

Wie fühlst du dich? Superhappy, nur um plötzlich wie aus dem Nichts genervt zu reagieren? Oder musst du wegen Kleinigkeiten Tränchen verdrücken? Das kann einen ziemlich verunsichern. Muss es aber nicht: Solche Stimmungsschwankungen sind völlig normal in einer so einschneidenden Phase des Umbruchs und der Veränderung. Die Hormonflut kann dir neben Glücksgedanken auch jede Menge Zweifel ins Hirn spülen.

Nur eine Phase

Auch wenn nicht jede(r) offen darüber spricht: Fast keine(r) schwebt während der Schwangerschaft durchgehend auf Wolke sieben – genauso wenig wie davor und danach. Negative Gedanken, Zweifel, ob das gerade wirklich eine gute Idee ist, und eine gewisse Überforderung mit der neuen Lebenssituation kennen viele werdende Eltern.

Lass deine Gefühle zu. Sie sind in Ordnung. Vertraue darauf, dass du alles, was kommt, meistern kannst. Dein Körper ist dafür gemacht, ein Kind auf die Welt zu bringen. Dich darauf einzustellen, dass du Mama wirst, ist ein Prozess. Ein körperlicher und ein seelischer. Du hast neun bis zehn Monate Zeit, dich daran zu gewöhnen.

Spannend: Auch werdende Väter erleben Studien zufolge Hormonschwankungen. Ihr Körper produziert weniger Testosteron und mehr vom Brutpflegehormon Prolaktin.

Hilfe bei Seelennot

Nehmen Ängste, depressive Phasen und Schlafstörungen überhand, kannst du dir Hilfe holen. Besprich dich deswegen mit deiner Frauenärztin oder vertraue dich einer Expertin in einer Schwangerenberatungsstelle oder einer Therapeutin an. Adressen findest du ab Seite 254. Auch wenn sich das momentan so anfühlen mag: Du bist nicht die Einzige, der es so geht. Jede zehnte Frau erlebt eine Schwangerschaftsdepression. Sie kann heute gut behandelt werden.

Unfassbar müde oder topfit?

Auch das ist das Werk der Schwangerschaftshormone. Insbesondere das Progesteron wirkt mitunter wie eine Schlaftablette. Viele Bald-Mamas fühlen sich öfter müde, schlapp und wie ausgebremst. So manche Frau kann gar nicht anders, als sich, so oft es geht, hinzulegen. Ich hätte mich manchmal am liebsten unter den Schreibtisch verkrochen, um wenigstens gaaanz kurz die Augen zuzumachen – und bin abends oft noch vor 20 Uhr völlig erledigt auf der Couch eingeschlafen.

INSPIRATION

PLAYLIST

»Oh My Love« *von John Lennon*

»Long Time Sun« *von Snatam Kaur*

»Daddys Eyes« *von Sarah Connor*

»Wunder« *von Die Firma*

»Wenn du da bist« *von Pur*

»Small Bump« *von Ed Sheeran*

»Blue« *von Beyoncé*

»Happy« *von Pharrell Williams*

Umgekehrt gibt es Schwangere, die im ersten Trimester fit bleiben. So wie Serena Williams, die im zweiten Monat ihrer Schwangerschaft die Australian Open gewann…

Wie das sein kann? Die Herzleistung einer Schwangeren erhöht sich im ersten Trimester genauso wie die Sauerstoffzufuhr in den Muskeln. Das kann die sportliche Leistung verbessern.

Doch nicht jede Bald-Mami ist eine Ausnahmesportlerin. In meinen Gesprächen für dieses Buch kristallisierte sich öfter der Typ »Mich schaffen diese Veränderungen ganz schön« als der Typ »Ich könnte Bäume ausreißen« heraus. Sich fit halten ist trotzdem super. Wie positiv sich moderater Sport auf deine und Babys Gesundheit auswirkt und worauf du achten solltest, liest du auf Seite 80.

DIESE VERÄNDERUNGEN NIMMST DU JETZT WAHRSCHEINLICH WAHR

Dein Körper braucht nun öfter Pausen

Extrem schonen musst du dich in der Kugelzeit nicht. Aber gönne dir Ruhe, wenn dein Körper sie mit klaren Signalen wie Müdigkeit oder Schwindel fordert. Selbst wenn du im Alltag zwischendurch vergisst, dass du schwanger bist. Dein Körper leistet eine Menge, um das Embryo zu schützen, ihm ein Nest zu bauen, es zu versorgen und wachsen zu lassen. Außerdem entstehen in den ersten drei Monaten die Organe deines Babys. Bei diesen Bauarbeiten schadet euch Extraruhe sicher nicht.

Dein Sauerstoffverbrauch steigt während der Schwangerschaft um etwa 20 Prozent. Also regelmäßig raus an die frische Luft, mit geschlossenem Mund tief in den Bauch ein- und durch den leicht geöffneten Mund extra langsam wieder ausatmen. Den Bauch dabei ganz loslassen. Legst du die Hände darauf, spürst du, dass er sich hebt und senkt. Das entspannt den Beckenboden und beruhigt dich, wenn das Chaos in Herz und Kopf dir einmal zu viel wird. Gut tun dir bestimmt auch die Atem- und Yogaübungen ab Seite 42. Am besten gleich ausprobieren.

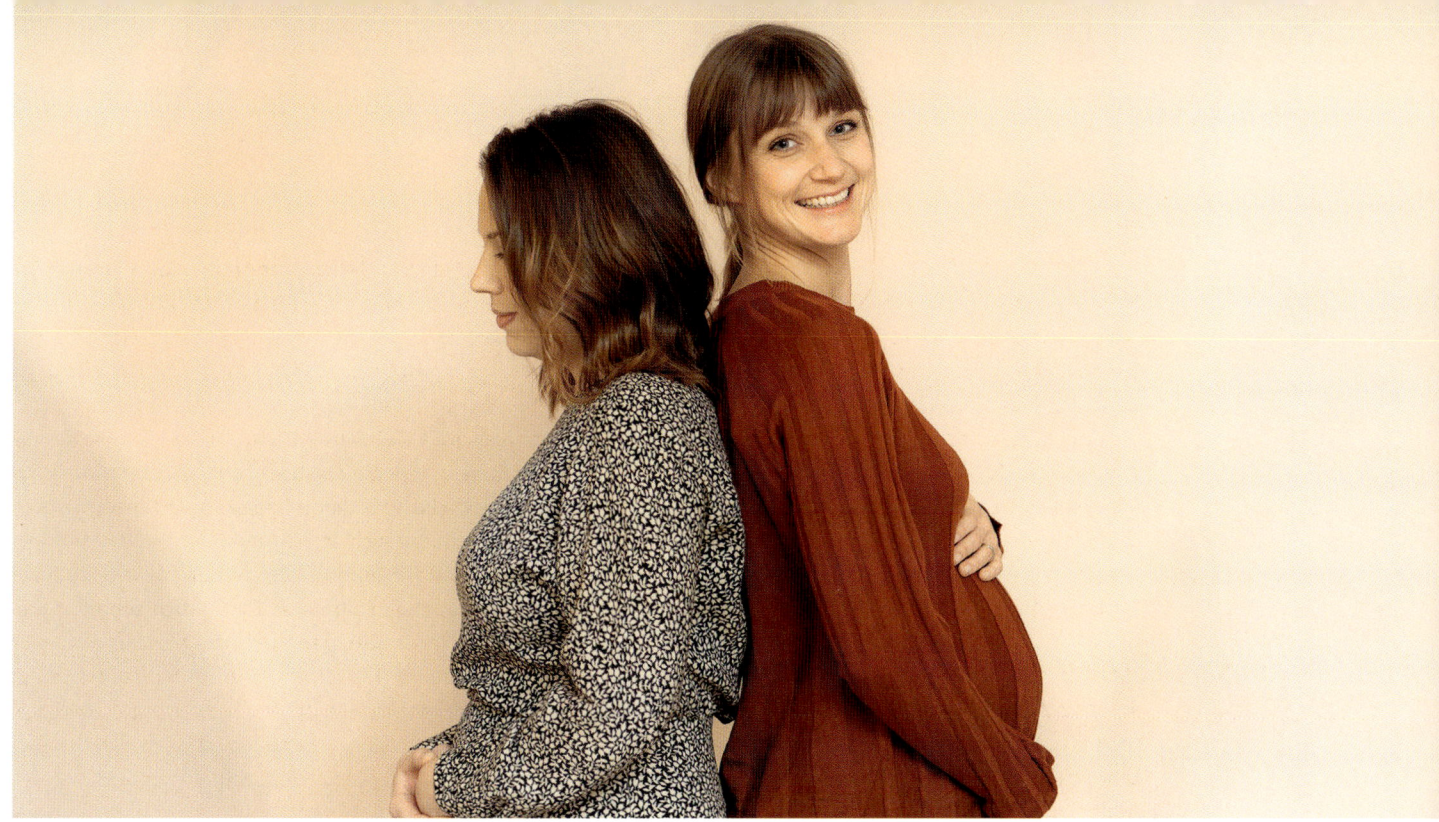

Die Brüste sind sensibler

Ziemlich früh in der Schwangerschaft spürst du die Veränderungen deiner Brüste: Wahrscheinlich wirken sie schon seit Ausbleiben deiner Periode sichtbar praller. Sie ziehen und spannen nun leicht, reagieren empfindlicher auf Druck und oft schimmern die Adern unter der Haut durch.

Das freigesetzte Stillhormon Prolaktin lässt die Milchdrüsen schon jetzt wachsen. Ob du viel oder wenig Milch hast, entscheidet übrigens die genetisch festgelegte Anzahl der Drüsen – nicht die Größe der Brüste. Auch die Talgdrüsen rund um den Brustwarzenhof treten hervor und produzieren natürliche Öle, die die Brustwarzen geschmeidig machen. Was hilfreich ist, wenn du stillen willst.

Die Pigmentierung nimmt zu

Ist dir aufgefallen, dass sich dein Warzenhof dunkler verfärbt – genau wie Leberflecken, falls du welche hast? Das passiert, weil dein Körper jetzt durch die hormonellen Veränderungen vermehrt den Bräunungsfarbstoff Melanin einlagert. Besonders dunkelhaarige Frauen bekommen diese Färbungen im Brust-, Nabel- und Intimbereich. Nach der Geburt normalisiert sich das in der Regel: Warzen-

Im ersten Trimester sind viele Schwangere erschöpft und schnell müde. Das ändert sich meist nach der 12. SSW.

hof und Flecken verblassen wieder. Nicht aber Sonnenschäden: Wer Flecken im Gesicht vorbeugen möchte, sollte sich mit einer schwangerschaftsgeeigneten Sonnencreme mit hohem Lichtschutzfaktor schützen.

Die Haut reagiert jetzt verstärkt auf die Sonnenstrahlung. Schwangerschaftsflecken können entstehen. Deshalb: Nie den UV-Schutz vergessen! Lieber vorbeugen als hinterher an Schäden rumdoktern.

Haare, Nägel, Haut – alles verändert sich

Hast du schon bemerkt, dass deine Nägel schneller wachsen? Vielleicht ändert sich auch die Haarstruktur. Außerdem freuen sich viele Frauen über den berühmten Schwangeren-Glow. Die Haut wirkt praller, weicher und frischer. Hast du weniger Glück, können Pickel sprießen. Das liegt daran, dass die Talg- und Schweißdrüsen ihre Aktivität erhöhen, und ist Typsache.

Zur Pflege benutzt du in diesem Fall am besten pH-neutrale Seife oder Gesichtslotion. Auch super: Heilerdemasken. Vorsicht bei Wirkstoffen wie hoch dosierter Salicylsäure (BHA) und Vitamin A (bzw. Retinol oder Tretinoin). Sie sind für Schwangere nicht geeignet. Im Zweifel lieber individuell mit dem Hautarzt klären, wie du dein Problem in den Griff bekommst.

Du wirst insgesamt weicher

Typisch schwanger, oder? Alles an dir wird ein wenig weicher und runder. Nicht nur im emotionalen Sinn, sondern auch in körperlicher Hinsicht. Obwohl dein Baby noch winzig ist, schafft dein Körper schon jetzt Platz für später: Das Gewebe von Beckenboden, Bändern, Gebärmutter und Vagina lockert auf – und das Becken dehnt sich aus. Es kann also gut sein, dass deine Hosen schon jetzt nicht mehr so leicht zugehen und du einen Haargummi verwenden musst, um den Knopf zu schließen. Und das alles, obwohl noch gar keine große Kugel zu sehen ist.

Der freigesetzte Hormoncocktail mindert zudem die Spannung der glatten Muskulatur. Dadurch läuft die Verdauung langsamer, was leider Verstopfung und Blähungen begünstigt. Tendierst du zu viel Luft im Bauch, kannst du Mineralwasser, Hülsenfrüchte, Lauch und Zwiebeln weglassen. Bei lästiger Verstopfung können dir die Anti-Zipperlein-Tipps auf Seite 84 helfen.

Extraschutz fürs Baby

Um den Muttermund vor Krankheitserregern abzuschirmen, bildet sich davor ein Schleimpfropf, der manchmal auch Gebärmuttersiegel genannt wird. Läuft alles ideal, verschließt er ihn bis zum Ende der Schwangerschaft und löst sich erst wieder, wenn er nicht mehr gebraucht wird. Also bis kurz vor der Geburt.

Wahrscheinlich bemerkst du bald nach dem Ausbleiben deiner Periode einen leichten Ausfluss, weil die Scheide stärker durchblutet wird und mehr Flüssigkeit produziert. Solange er nicht auffällig riecht, aussieht oder juckt, ist das völlig okay. Sonst besser zum Arzt gehen. Schwangere sind anfälliger für Scheiden- und Harnwegsinfektionen, die behandelt werden sollten. Sonst besteht die Gefahr, dass sich eine Nierenbeckenentzündung daraus entwickelt. Diese ist schmerzhaft und kann eine Frühgeburt auslösen.

Alarmsignal Blutungen

Sie sind nicht immer dramatisch, aber ein Grund, zum Arzt zu gehen. Meist reichen Schonung und Geduld. Doch nichts tun zu können, außer abzuwarten, kann zermürbend sein. Vielleicht hilft es dir, laut oder in Gedanken mit deinem Baby zu sprechen. Sag ihm, wie sehr du dich auf es freust. Knüpfe ein inneres Band zu ihm (dazu findest du auf Seite 42 eine wunderschöne Meditation).

Achtsamkeitsübungen können dir helfen, dich emotional zu festigen. Horch in dich hinein und sei gut zu dir! Eine Freundin bekam von ihrer Hebamme den Rat, täglich ein bis zwei Tassen Frauenmanteltee zu trinken, um die Frühschwangerschaft

RISIKO INFEKTIONEN

Durch die Vagina aufsteigende Infektionen lassen sich gut behandeln, können aber unbehandelt ein Risiko für dich und dein Baby darstellen. Bei Verdacht kannst du deinen Scheideneingangs-pH-Wert mit speziellen Handschuhen aus der Apotheke kontrollieren. Ideal ist ein Wert von 4,0 bis 4,4. Liegt er darüber, sprich mit deiner Ärztin.

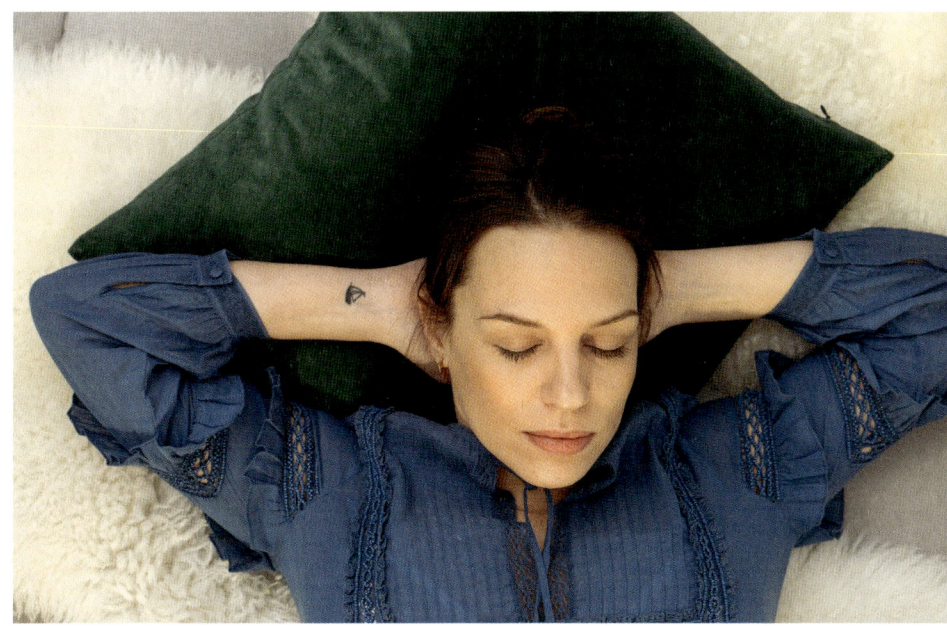

Ruh dich aus, wenn dein Körper es verlangt. In dir vollziehen sich rasante Umbauprozesse, die viel Energie benötigen.

zu stabilisieren. Besprich dich am besten mit deiner Hebamme oder Ärztin, was sie dir empfiehlt.

Und immer wieder Pinkelpausen

Ab der neunten Woche beginnt die wachsende Gebärmutter langsam auf die Harnblase zu drücken. Heißt: Du musst öfter auf die Toilette. Auch nachts. Trink trotzdem um die zwei Liter pro Tag. Das ist wichtig, um den Stoffwechsel zu unterstützen: Du schwitzt nicht nur viel, dein Körper lagert auch zusätzliche Flüssigkeit ein. Nebenbei spült es Nieren und Blase durch und beugt so Infektionen vor. Klingt banal: Aber mir half es, tagsüber viel und am Abend weniger zu trinken, das erspart einem so manchen nächtlichen Toilettengang.

Empfindliche Nase

Was einige in der Frühschwangerschaft noch feststellen: Der Geruchssinn verändert sich. Du nimmst Düfte auf einmal intensiver und manchmal auch ganz anders als gewohnt wahr. Manche ekeln dich sogar an. Oft betrifft das Kaffee, Alkohol und Zigarettenrauch. Bestimmt ein Trick der Natur, damit der Verzicht darauf leichter fällt?

Eventuell wird dir vom Kühlschranköffnen schlecht oder du musst Fleisch und Wurst verbannen. Eine Freundin, die ihr Steak sonst fast blutig

liebte, konnte in ihrer Schwangerschaft nur noch vegetarisch essen. Sie spürte einen Widerwillen gegen tierische Produkte. Auch das könnte ein Sicherheitsmechanismus sein. Im ersten Drittel der Schwangerschaft ist das Immunsystem geschwächt, damit die Körperabwehr den Embryo in der Gebärmutter nicht abstößt. In dieser Zeit gilt es, sich gut vor Infektionen und Keimen zu schützen. Z. B. vor solchen, wie sie häufig in rohen tierischen Nahrungsmitteln vorkommen (mehr zum Thema Ernährung auf Seite 51).

Geschmacksverwirrung

Selbst der Geschmack kann sich verändern. Vielleicht realisierst du eine metallische oder bittere Note oder entwickelst Abneigungen gegen Nahrungsmittel, von denen du früher nie genug bekommen konntest? Hast du Heißhunger auf Saures? Oder ergreift dich, wie bei mir der Fall, eine unbedingte Lust auf Walnusseis, Melone und Grapefruitsaft? Das ist – in Maßen – kein Problem, sagen Experten. Wobei, in Maßen hin oder her: Manchmal ist das Verlangen nach etwas Bestimmten so groß, da muss es einfach her. Sofort!

Meine Mutter erzählt mir bis heute davon, wie mein Vater ihr einmal spätabends eine Currywurst holen musste, als sie mit mir schwanger war. Sie brauchte eine. Und war danach happy. Ich erinnere mich natürlich nicht, aber jedes Baby teilt über die Nabelschnur auch Glückshormone mit seiner Mami. Nach Herzenslust schlemmen muss deshalb auch mal drin sein. Nur eben nicht täglich.

MANGELANZEICHEN

Falls du ein ungesundes Verlangen nach Lehm, Kalkfarben oder Erde verspürst, kann das ein Hinweis auf einen geringen Eisenspiegel sein. Sprich darüber mit deiner Frauenärztin. Sie wird dein Blut testen und dich entsprechend beraten, falls sie einen Eisenmangel bei dir feststellt. Vielleicht reicht es schon aus, mehr eisenhaltige Lebensmittel zu essen (Seite 55). Falls nicht, können Tabletten helfen.

WOHL ODER ÜBEL?

Das Gegenteil der »Ich brauche sofort etwas zu essen«-Attacken heißt Frühschwanger-

schaftsübelkeit. Sie betrifft etwa vier von fünf der werdenden Mamis. Also eine ganze Menge.

Bis heute ist nicht klar, warum das Unwohlsein so verbreitet ist. Wissenschaftler gehen davon aus, dass es an der größeren Menge vom Schwangerschaftshormon hCG im Blut liegt.

Es beginnt im Schnitt in Woche fünf, nimmt zu bis Woche neun und flaut dann bei den meisten bis zur Woche 16 ab. Der Leidensfaktor reicht von »Mir ist morgens furchtbar schlecht« über »Ich muss mehrmals täglich spucken« bis hin zu »Ich bin eine kloschüsselumarmende Dauerübergebende und am Ende meiner Kräfte«.

Was hilft, wenn dir schlecht ist?

Manch eine Schwangere schwört auf Ingwer- und Zitronenwasser, Käsebrote, Kartoffeln oder Vitamin B6 (Pyridoxin). Über die Einnahme von Letzterem sprichst du am besten mit deiner Ärztin. Zehn weitere Anti-Übelkeits-Tipps findest du auf Seite 30.

Frag dich auch: Wann ist es besonders schlimm? Wann wird es (wieder) besser? Eventuell kannst du so deine persönlichen Auslöser für die Übelkeit erkennen und künftig vermeiden.

Ein Gewichtsverlust durchs Übergeben ist für dein Baby kein Drama. Aber dir geht das Erbrechen an die Substanz. Versuche zumindest zu trinken! Wer nicht einmal Flüssigkeit bei sich behält, benötigt eine Infusion gegen die Austrocknung. Übermäßiges, mehrmaliges Erbrechen am Tag und in der Nacht (Hyperemesis gravidarum), wie sie bei Englands Herzogin Kate Schlagzeilen machte, ist oft ein Fall für die Klinik. Sie betrifft zum Glück aber nur ein Prozent der Schwangeren.

Um es ganz ehrlich zu sagen: In sehr seltenen Fällen hilft auch schlichtweg gar nichts außer einer medikamentösen Behandlung und einer Krankschreibung.

Zum Glück gibt es Präparate, die unbedenklich für dich und dein Baby sind. Vertrau dich deiner Ärztin oder deiner Hebamme an.

VON MAMI ZU MAMI

Mein Mantra, wenn alles nervte: »Every moment is temporary –the challenges I face now, will soon pass...« So ist es! Alles ist nur eine Phase. Auch später mit Baby...

Ein kleiner Trost

Übelkeit gilt als Zeichen für eine stabile Schwangerschaft – das bestätigen wissenschaftliche Studien. US-Forscher fanden in mehrmaligen Befragungen mit Frühschwangeren heraus, dass sich die Gefahr einer Fehlgeburt bei Frauen mit Übelkeit um 50 bis 75 Prozent reduziert. Was umgekehrt aber nicht heißt, dass du dir Sorgen machen musst, falls es dir blendend geht.

Zähne schonen

Apropos Brechreiz: Bitte nie sofort nach dem Spucken Zähne putzen. Sonst schrubbst du den weichen Zahnschmelz weg. Durch die Schwangerschaftshormone ist der Säuregehalt im Speichel sowieso schon höher und die Magensäure im Erbrochenen greift den Zahnschmelz zusätzlich an. Besser nur mit Wasser oder alkoholfreier Mundspüllösung nachspülen.

Der alte Spruch »Jedes Kind koste seine Mutter einen Zahn« gilt zwar nicht mehr. Doch durch den erhöhten Östrogenspiegel lockert sich nicht nur das Bindegewebe im Bauch auf, sondern auch das Zahnfleisch. Es wird stärker durchblutet und anfälliger für Entzündungen. Entsteht eine Parodontitis, ist das eine Gefahr für das Baby. Verschiedene Studien zeigen: Wird die Entzündung des Zahnhalteapparats nicht fachgerecht behandelt, steigt das Risiko für eine Frühgeburt. Vereinbare am besten direkt einen Termin mit deinem Zahnarzt und sag ihm, dass du schwanger bist. Ideal sind eine Kontrolle in der Frühschwangerschaft und eine im achten Monat. Auch eine professionelle Zahnreinigung ist mitunter sinnvoll. Sollte eine Behandlung nötig sein, keine Sorge: Es gibt Betäubungsspritzen, die keine Gefahr fürs Ungeborene darstellen.

DER KREISLAUF SCHWÄCHELT?

In den ersten Wochen der Schwangerschaft erweitern sich durch den Östrogenanstieg die Blutgefäße. Bei akutem Blutdruckabfall solltest du dich (wieder) hinsetzen, den Oberkörper vorbeugen und den Kopf zwischen deine geöffneten Beinen hängen lassen. Alternativ: Füße hochlegen und schluckweise etwas Wasser trinken.

So beugst du Kreislaufproblemen vor

Immer langsam aufstehen. Der Blutzucker bleibt mit eiweißhaltigen Snacks wie Nüssen stabil. Am besten immer welche dabeihaben. Heißhunger kann dich jetzt ganz plötzlich überfallen. Dann ist es gut, wenn etwas Gesundes greifbar ist. Kompressionsstrümpfe erleichtern den venösen Rückfluss des Blutes aus den Beinen und beugen ganz nebenbei Krampfadern vor. Auch gut: Wechselduschen und Spaziergänge. Ist dein Blutdruck niedrig: Reichlich Mineralwasser, Kräutertees und Saftschorlen trinken. Das stabilisiert den Kreislauf.

Löst die Zahnbürste Brechreiz aus? Versuche es mal mit einer für Kinder oder mit Zahnpasta auf deinen Fingern.

KUGELRUND GESUND

Machst du dir Gedanken, wie viel du wohl zunehmen wirst? Der einen ist es egal, für die andere ist es ein Riesenthema. Studien zeigen, dass nur jede zehnte Frau zufrieden mit ihrem Körper ist. Da liegen gerade in der Kugelzeit Ängste bezüglich der bevorstehenden, weitestgehend unkontrollierbaren Veränderungen nahe. Der Umstand, dass man sich am Anfang oft noch nicht richtig schwanger,

ZUSATZLEISTUNGEN

In vielen Arztpraxen werden häufig individuelle Gesundheitsleistungen (IGeL) angeboten, für die die Krankenkasse nicht aufkommt. Etwa Akupunktur oder zusätzliche Tests. Wer unsicher ist, kann sich auf www. igel-monitor.de informieren, sich mit seinem Arzt beraten und bei seiner Krankenkasse nachfragen. Manche tragen freiwillig die Kosten für bestimmte Untersuchungen.

sondern eher überfuttert fühlt, macht es einem nicht leichter. Der Bauch ist aufgebläht, aber noch nicht als »made by Baby« zu erkennen.

Dazu kommt die eigene Unsicherheit: Du weißt nicht, wie dein Körper in und nach der Schwangerschaft aussehen und wie er sich anfühlen wird. Du fragst dich vielleicht: Wie viel muss ich mindestens und wie viel soll ich höchstens zunehmen, damit es dem Baby und mir gut geht?

Ungefähre Kilo-Faustregeln

Pauschal beantworten Ärzte die Zunahmefrage ungern, weil dein Ausgangsgewicht dabei eine große Rolle spielt. Ideal ist der Start in die Schwangerschaft mit Normalgewicht. Ist das bei dir so, misst die Waage gegen Ende plus elf bis 16 Zusatzkilos, wenn man sich am Durchschnitt orientiert. Sie verteilen sich aufs Baby, die Plazenta, den Uterus, die Brüste, das Fruchtwasser, dein Blut, das Gewebewasser und die Fettreserven.

Zählst du eher zu den untergewichtigen Frauen, kann eine größere Gewichtszunahme sinnvoll sein (zwölf bis 18 Kilo). Beim Schwangerschaftsstart mit Übergewicht gelten sieben bis elf Kilo als Richtwert. Solltest du stark übergewichtig sein, reichen fünf bis neun Zusatzkilos bis zur Geburt.

Wissenschaftliche Auswertungen zeigen: Übermäßiges Zunehmen tut weder dir noch dem Baby gut. Im Gegenteil. Es kann mit erhöhtem Blutdruck und Blutzucker einhergehen und zusätzlich das Risiko für Erkrankungen wie einen Schwangerschaftsdiabetes (Gestationsdiabetes) erhöhen. In diesem Fall hat der Rat, bewusster zu essen und dich mehr zu bewegen, also nichts mit Schönheits-

Trotzdem: Eine Diät ist ein No-Go. In den Fettzellen eingelagerte, freiwerdende Stoffe könnten deinem Baby und dir schaden.

idealen, Schlankheitswahn oder Bevormundung zu tun. Es sind schlicht Schutzmaßnahmen für dich und dein Baby.

Im Schnitt nimmt eine Schwangere ein bis zwei Kilo im ersten Trimester, sechs bis acht Kilo im zweiten Trimester und vier bis sechs Kilo im dritten Trimester zu. Wie gesagt: Das kann sich bei dir anders verteilen. Die eine legt gleich drei Kilo zu, die andere verliert fünf, weil sie sich erbrechen muss. Nicht zu vergessen: Bauch und Baby wachsen in Schüben. In der einen Woche bleibt die Zahl auf der Waage gleich. In der anderen zeigt sie zwei Kilo mehr an. Ist alles kein Grund zur Sorge.

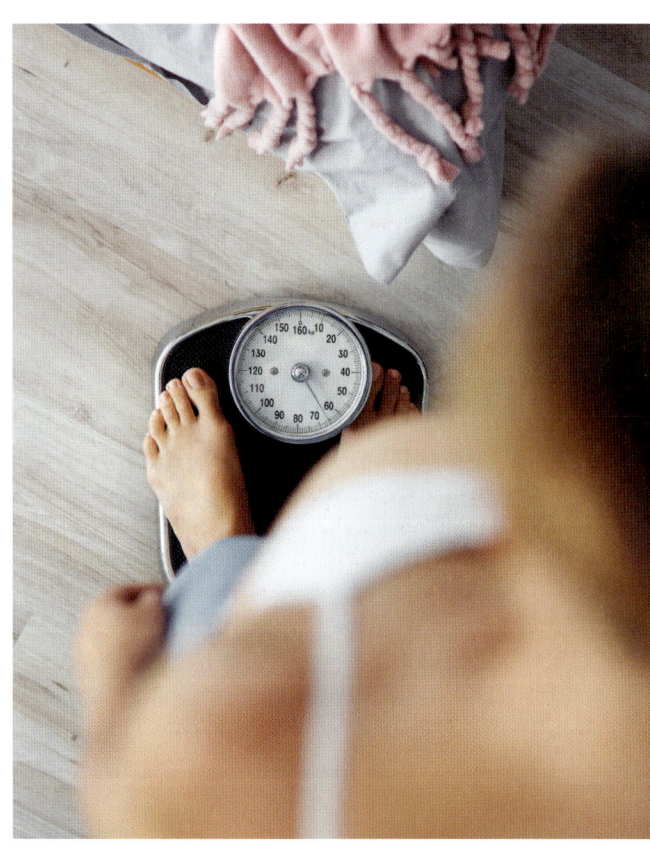

Wie viel du in der Kugelzeit zunehmen solltest, hängt von deinem Ausgangsgewicht ab. Normalgewicht ist ideal.

UND WIE WAR DAS BEI EUCH SO?

MAMI-ERFAHRUNGEN

Jasmin: Ich war stolz auf meinen immer dicker werdenden Bauch. Was die Waage sagte, war mir egal. Mein Mantra: Hauptsache dem Baby geht es gut. Bei der zweiten Schwangerschaft war der Bauch noch viel größer und alles, einfach alles, war so anstrengend mit Kleinkind zu Hause. Das Gewicht war deshalb genauso schnell wieder runter.

Svenja: Am Anfang nahm ich nicht so schnell zu, aber ab dem sechsten Monat fühlte ich mich schon ziemlich schwer. Mein Bauch war vorher nie richtig fest. Deswegen war die straffe Babykugel etwas Besonderes. Es hat Spaß gemacht, lange Kleider zu tragen und Babybauchstylings auszuprobieren. Nach der Geburt war ich erst etwas ungeduldig und wollte schnell abnehmen, aber andererseits hatte ich durch das Stillen immer Hunger. Nach einem guten halben Jahr wog ich weniger als vor der Schwangerschaft. Dass es so schnell geht, hätte ich nicht erwartet.

Anna: Ich habe eigentlich kontinuierlich zugelegt. Bauch und Brust wuchsen von Tag zu Tag. War manchmal schon beängstigend. Doch die Freude aufs Kind war so groß, dass ich damit gut leben konnte. Ich wusste, dass ich die übrigen Kilos irgendwann wieder loswerde. Heute – ein Jahr später – fühle ich mich wohl in meiner Haut. Es hat sich alles gut zurückgebildet.

Julia: Mein Bauch wuchs erst spät. Im siebten Monat hat man es langsam gesehen. Dafür explodierte er in den letzten vier Wochen geradezu. Ab dem zweiten Trimester nahm ich stetig zwei Kilo pro Monat zu. In den letzten vier Wochen habe ich extrem viel Wasser eingelagert und kam in Woche 42 mit 20 Kilo plus raus. Zum Schluss war es mir zu viel, aber ich wusste ja, dass es für irgendwas gut sein würde. Und so war es auch. Schon direkt nach der Geburt wog ich zehn Kilo weniger. Die restlichen nahm ich genauso ab, wie ich sie zugenommen hatte. Ich habe aber auch schnell wieder Sport gemacht.

Milli: Ich habe eine Essstörungsvergangenheit. Meine Gefühle waren zwiespältig: Einerseits freute ich mich auf das Baby und den Kugelbauch, andererseits hatte ich große Angst vor dem Zunehmen und griff sehr bewusst nur zu gesunden Sachen. Offene Gespräche mit meiner Frauenärztin haben mir sehr dabei geholfen, meine Ängste in den Griff zu kriegen. Sich Unterstützung zu suchen kann ich nur empfehlen, auch durch einen Psychologen.

Antje: Durchhalten! Anfangs war ich bei beiden Schwangerschaften wie ausgebremst. Mir war kotzübel, dauernd blutete meine Nase und es fiel mir schwer, mir nichts anmerken zu lassen. Danach ging es aber steil bergauf!

27

INTERVIEW MIT DER GYNÄKOLOGIN ...

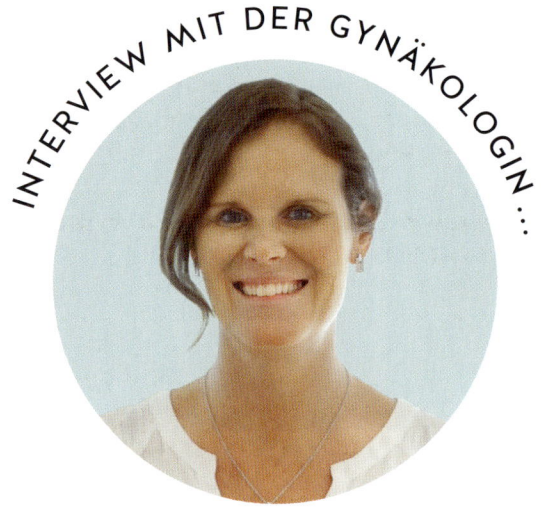

DR. MED. EVA DANNINGER

Die Fachärztin für Gynäkologie und Geburtshilfe praktiziert in München und begleitet jetzt schon seit zwölf Jahren Frauen durch ihre Schwangerschaft und die Zeit danach.

Liebe Frau Dr. Danninger, Sie betreuen täglich Schwangere in Ihrer Praxis: Was erwartet die Frauen bei ihrem ersten Arzttermin?

Eine Schwangerschaft ist keine Krankheit, sondern ein ganz natürlicher Zustand.

Viele Frauen wollen sehr früh kommen. Am liebsten gleich kurz nach dem Ausbleiben der Regel und dem ersten positiven Test zu Hause. Beim ersten Termin geht es deshalb darum, die Schwangerschaft zu bestätigen und auszurechnen, wann das Kind wahrscheinlich geboren wird. Es kann sein, dass man das nach dem ersten Ultraschall noch nicht definitiv sagen kann. Dann machen wir Blut- und Urintests und schauen nach zwei Wochen noch mal, ob sich alles zeitgerecht entwickelt. Ich frage nach Stoffwechsel-, Kinder- und Erbkrankheiten, Allergien, eventuellen Fehlgeburten und Abbrüchen sowie dem Impfstatus. Sind alle wichtigen Testwerte da, bekommt die Schwangere ihren Mutterpass, in den ab jetzt alle Befunde eingetragen werden.

Was geben Sie einer Schwangeren gerne als Rat mit auf den Weg?
Sie darf sich freuen. Eine Schwangerschaft ist keine Krankheit, sondern ein ganz natürlicher Zustand. Ich erlebe immer öfter, dass Frauen verunsichert sind und viele Ängste haben. Gerade wenn sie das Baby noch nicht spüren. Oft lassen sich die Sorgen aber durch Zuhören und Aufklärung entkräften.

Mit welchen Ängsten wenden sich Frauen in der Frühschwangerschaft besonders oft an Sie?
Viele sind beunruhigt, weil sie geraucht oder Alkohol getrunken haben, als sie von der Schwangerschaft noch nichts wussten. Ich sage den Frauen dann immer, dass sie sich darüber jetzt keine Sorgen mehr machen müssen. Denn in den ersten vier Wochen gilt das sogenannte Alles-oder-nichts-Prinzip bei der Entstehung des Kindes. Das heißt, entweder ist die Schädigung so stark, dass der Embryo abgeht. Oder sie ist nur leicht und möglicherweise geschädigte Zellen können ersetzt werden. Ab dem Zeitpunkt, an dem man von der Schwangerschaft weiß, sollte man aber weder rauchen noch Alkohol trinken!

Welche körperlichen Veränderungen lösen die meisten Sorgen aus?
Oft beunruhigen Frauen in der Frühschwangerschaft ihre periodenähnlichen Unterbauchschmerzen. Diese entstehen meist durch das Wachstum der Gebärmutter und die Dehnung der Mutterbänder und sind deshalb ganz normal. Bei vielen Patientinnen hilft hier schon die regelmäßige Einnahme von Magnesium. Bei stärkeren Schmerzen oder einer Blutung rate ich einer Schwangeren aber immer, sicherheitshalber zum Arzt zu gehen, um diese Symptome abklären zu lassen.

In welchen Abständen sind die regulären Untersuchungen vorgesehen?
Bis zur 30. Woche sind die normalen Kontrolltermine monatlich geplant, später 14-tägig. Hier wird alles Wichtige besprochen. Ich untersuche die Schwangere und schaue mir die kindlichen Herztöne an. Wir kontrollieren den Blutdruck, das Gewicht und testen Blut und Urin, um Infektionen oder Entzündungen rechtzeitig zu erkennen.

Wie viele Ultraschalluntersuchungen sind nach den Mutterschaftsrichtlinien vorgesehen?
Drei. Der erste steht zwischen der neunten und zwölften Woche an. Hier geht es um die Bestimmung des Kindesalters und die Fragen: Wie entwickelt sich das Baby und gibt es Auffälligkeiten? Beim zweiten Ultraschall zwischen der 19. und 22. Woche liegt der Fokus auf dem Organ-Screening. Bei der dritten Ultraschalldiagnostik in der 29. bis 33. Woche stellen sich diese Fragen: Wächst das Kind zeitgerecht? Wie liegt es? Ich kontrolliere im Zweifel auch öfter. Bei Verdacht auf eine Unregelmäßigkeit zahlt die Krankenkasse die Untersuchungen.

Frauen über 35 Jahren gelten automatisch als Risikoschwangere. Warum eigentlich?
Rein statistisch gesehen, besteht ein leicht erhöhtes Risiko für chromosomale Fehlbildungen beim Kind. Aber viele Frauen sind heute beim ersten Kind älter und es verläuft alles normal. Das individuelle Risiko kann für eine gesund lebende 40-Jährige ähnlich niedrig sein wie für eine Frau um die 30. Wichtig ist, über eine eventuelle Pränataldiagnostik zu sprechen. Das Zeitfenster dafür liegt zwischen Ende des ersten und Anfang des zweiten Trimesters.

Zu welchen Spezialtests raten Sie?
Ob und welche Untersuchungen ein Paar machen möchte, ist eine individuelle Entscheidung, die jeder anders sieht. Sie hat religiöse und ethische Aspekte, hängt von persönlichen Erfahrungen und der Familiengeschichte ab. Es gibt Paare, die wünschen sich eine möglichst große Sicherheit, und andere, die sagen: Wir überlassen es dem Schicksal und nehmen es an, wie es kommt. Ich empfehle, sich zu fragen: Was wäre, wenn? Welche Konsequenz ziehen wir aus dem Ergebnis? Daraus lässt sich recht klar ableiten, welche Untersuchungen man macht und auf welche man verzichtet.

Warum wird eigentlich bei jedem Vorsorgetermin das Gewicht kontrolliert?

Oft lassen sich Sorgen durch gutes Zuhören und Aufklärung entkräften.

So sieht man schon ohne Ultraschall: Da tut sich was. Außerdem schaue ich, ob eine Frau auffällig wenig oder viel zunimmt. Schießt das Gewicht übermäßig hoch, steigt das Risiko für einen Schwangerschaftsdiabetes. Das möchte ich bremsen. Denn rechtzeitig entdeckt, lässt sich der Blutzuckerspiegel schon durch eine Ernährungsumstellung senken. Stecken Wassereinlagerungen hinter den Gewichtsschwankungen, kann das in seltenen Fällen auf eine beginnende Präeklampsie hindeuten. Sie kann gefährlich für Mutter und Baby werden.

Gibt es weitere Warnzeichen für eine Präeklampsie, die viele noch unter dem Stichwort Schwangerschaftsvergiftung kennen?
Alarmsignale sind hoher Blutdruck, starke Kopfschmerzen, innere Unruhe, Augenflimmern und viel Eiweiß im Urin. Bei der Spezialform HELLP-Syndrom, das mit Veränderungen der Leber einhergeht, können zudem eine starke Übelkeit und rechtsseitige Oberbauchschmerzen auftreten. Ist das Kind weit genug entwickelt, ist die Therapie die Entbindung. Bei unreifen Föten versucht man, die Schwangerschaft zu erhalten, und behandelt im Krankenhaus mit speziellen Medikamenten. Allerdings ist es eine Gratwanderung, bei der die Risiken für Mutter und Kind sehr genau abgewogen werden müssen. Wichtig ist das frühzeitige Erkennen der Präeklampsie. Dann ist sie prinzipiell sehr gut behandelbar.

DIE 10 BESTEN TIPPS GEGEN ...

DIESE FIESE ÜBELKEIT

GEHÖRST DU ZU DEN VIER VON FÜNF SCHWANGEREN, DIE SICH MIT FLAUEM MAGEN UND BRECHREIZ QUÄLEN? DIESE MAMI-TRICKS HELFEN DIR VIELLEICHT.

2

Frühstück
AM MORGEN

...vertreibt Brechreiz und Sorgen. Stell dir Knäckebrot, Salzstangen oder Zwieback ans Bett und knabbere sie in der Früh noch vorm Aufstehen. Das hebt den Blutzuckerspiegel und besänftigt den Magen.

1

Ingwer-
WASSER

Für einen heilsamen Tee raspelst du ein Stück der Knolle klein und gibst einen halben Teelöffel davon in eine Tasse mit heißem Wasser. Zehn Minuten ziehen lassen und in kleinen Schlucken trinken. Bis zu vier Tassen am Tag sind okay. Als schnelle Alternative gibt es Ingwertropfen aus der Apotheke, die man in Wasser gibt.

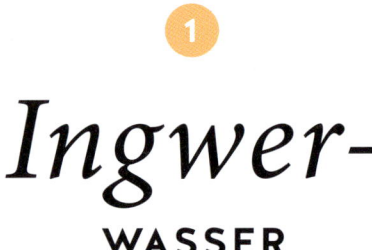

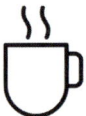

3

Hafer-
GRÜTZE

Auch gut: Haferschleim löffeln oder trockene Haferflocken kauen. Sie binden die Säure und beruhigen den rumorenden Magen. Außerdem schmecken sie angenehm neutral, was bei Übelkeit Gold wert sein kann. Fette, säurehaltige und stark gewürzte Gerichte meidest du wahrscheinlich sowieso, oder?

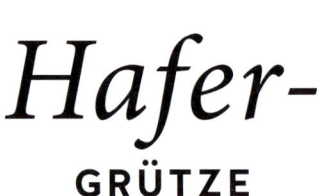

4

Bett-
HUPFERL

Ist dir schon morgens übel, probiere ruhig aus, ob ein Glas Milch oder ein Joghurt vor dem Schlafengehen dir guttun. Ein abendlicher Snack kann morgendlicher Übelkeit vorbeugen.

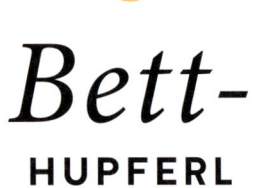

5

Kleiner Stich,
GROSSE WIRKUNG

Aus gutem Grund kein Geheimtipp mehr ist die Akupunktur. Sind deine Ärztin oder deine Hebamme darin ausgebildet, können sie mit einer feinen Nadel gezielt Heilreize setzen, die über deinen Nervenweg zu den Organen weitergeleitet werden.

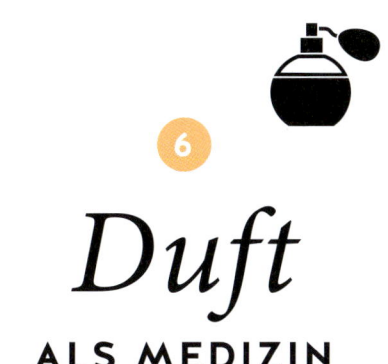

6

Duft
ALS MEDIZIN

Zitrusfrüchte wie Grapefruit, Limette oder Orange riechen viele Übelkeitspatientinnen gern. Du kannst in der Apotheke nach geeigneten Aromaölen fragen.

7

Iss nur,
WAS DIR SCHMECKT

Wenn du für kurze Zeit partout nur Salzstangen runterkriegst, ist das nicht weiter dramatisch. Hast du die Befürchtung, Mängel zu entwickeln, sprich mit deiner Hebamme oder Ärztin. Sie können das im Zweifel testen.

8

Hilfe
PER FINGERDRUCK

Vielleicht ist eine Akupressur etwas für dich? Drücke dazu dreimal pro Tag eine halbe Minute lang mit dem Daumen etwa drei Zentimeter unterhalb deines Handgelenks sanft in die kleine Grube zwischen den Sehnen.

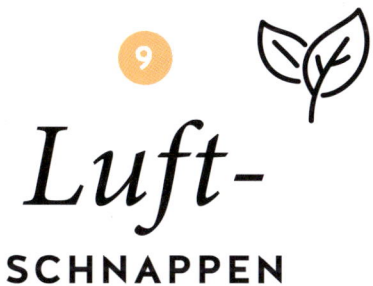

9

Luft-
SCHNAPPEN

Studien zeigen: Bewegung an der frischen Luft mildert Frühschwangerschaftssymptome. Also gleich morgens rausgehen, tief durchatmen und relaxt in den Tag starten. Und: Gönn dir über den Tag verteilt Pausen. Nur nicht direkt nach dem Essen hinlegen. Hältst du dich aufrecht, behältst du eher alles bei dir.

10

Protein-
HÄPPCHEN
UND HÜHNERSUPPE

Viele Schwangere fühlen sich mit fünf bis sechs kleinen proteinreichen und salzigen Snacks am Tag wohler. Iss über den Tag verteilt Cracker mit Erdnussbutter, Quinoa, Joghurt oder eine Hühnersuppe. Letztere gleicht deinen Flüssigkeits- und Elektrolythaushalt aus.

DEIN BABY

WAS SICH JETZT VERÄNDERT

Was war euer schönster Moment bisher im ersten Drittel der Schwangerschaft? Der wohl faszinierendste Augenblick für mich und meinen Mann war mit Sicherheit der, in dem wir in der achten Woche zum ersten Mal das Herz unseres Minis auf dem Ultraschallmonitor schlagen sahen und dazu das rhythmische Pochen hörten. Ein echtes kleines, schlagendes Herz. In meinem Bauch. Selbst jetzt beim Schreiben fühle ich mich genau wie damals: ehrfürchtig. Ergriffen. Und voller Liebe für diesen klitzekleinen Menschen und seinen Papa.

Es ist schon spannend, was da in so kurzer Zeit passiert: Bereits ab dem 22. Tag beginnt das Herzchen mit seiner Arbeit. Ein Meilenstein. Schließlich versorgt es schon bald alle heranwachsenden Organe mit Sauerstoff und Nährstoffen. Es schlägt 120- bis 160-mal pro Minute und damit doppelt so schnell wie das seiner Mutter. Sekündlich entstehen neue Nervenzellen und das Gehirn entwickelt sich rasant.

Ist es nicht erstaunlich, dass bis zum Ende des dritten Monats bereits alle Organe des Babys angelegt sind? Ab Woche neun heißt der Embryo im Medizinerdeutsch übrigens Fötus.

Mit dem Abschluss des ersten Trimesters sind die grundlegenden Bauschritte fürs Projekt Baby getan. Von jetzt an muss der kleine Mensch in deinem Bauch nur noch wachsen, wachsen, wachsen. Gleichzeitig sinkt Woche für Woche das Risiko für eine Fehlgeburt enorm.

Im ersten Monat verfährt die Natur nach dem Alles-oder-nichts-Prinzip. Das bedeutet, dass es bei schweren Fehlentwicklungen bereits früh zu einem Abgang kommt. Ist bis hierher alles gut gegangen, darf dir das also eine ganze Menge Mut machen, dass es auch weiterhin so bleibt und es dem Kind in deinem Bauch bestens geht.

IN DIESEN WOCHEN WERDEN ALLE LEBENSWICHTIGEN ORGANE ANGELEGT. DEIN BABY IST SCHON JETZT EINE KLEINE PERSÖNLICHKEIT, EIN EINZIGARTIGES INDIVIDUUM. UND JEDEN TAG WÄCHST ES MEHR.

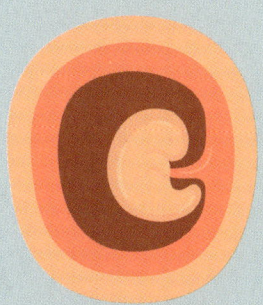 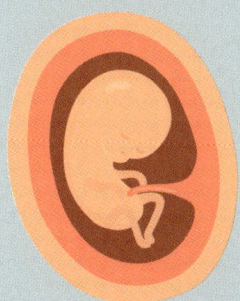 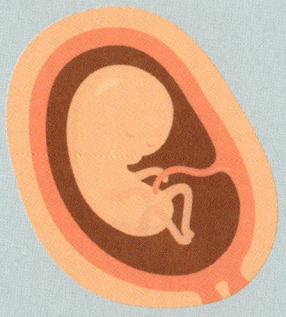

ERSTER MONAT

Bis zur vierten Woche ist das Embryo so winzig klein wie ein Sandkorn. Doch sobald Ei und Samenzelle verschmolzen sind, ist schon angelegt, was sich da für ein Mensch entwickelt… Ab jetzt entstehen unzählige Zellen, die genau wissen, was zu tun ist und an welchen Platz sie gehören. Die Spezialisierung beginnt mit drei Zellschichten: Aus der äußeren wachsen unter anderem das Nervensystem, die Sinnesorgane sowie die Haut und Haaranlagen. Aus der mittleren Schicht entstehen Herz-Kreislauf-System und Bindegewebe. Und aus der innersten Schicht bilden sich nach und nach die Bauchorgane.

ZWEITER MONAT

Das Embryo ähnelt jetzt einer Bohne oder einem Gummibärchen. Es liegt entspannt in seiner Fruchtblase und testet erste zaghafte Bewegungen aus, was du aber natürlich noch nicht spüren kannst. Jedes seiner Organe wird nun angelegt – und so langsam sieht dein Baby nicht mehr nach Kaulquappe aus: Arme, Beine, Schultern, Ellbogen und Knie sind im Ultraschall erkennbar. Genauso wie ein Gesichtchen mit Augen, Nase und Mund. Gut geschützt schwebt es im Fruchtwasser. Finger und Zehen sind noch wie durch Schwimmhäute verbunden. Das Innenohr, inklusive Gleichgewichts- und Hörsinn, entwickelt sich.

DRITTER MONAT

Feigengroß ist das Baby nun. Sein Kopf wirkt riesig im Vergleich zum Körper. Aber viele Organe arbeiten schon: Die Schilddrüse produziert Hormone und das Verdauungssystem nimmt Zucker ins Blut auf. Als Vorübung für den ersten Atemzug trinkt das Kind Fruchtwasser und gähnt. Ab Woche zehn bilden sich individuelle Hand- und Fußabdrücke aus, und dank Nervenzellvernetzung und Muskelaufbau bewegt es einzelne Körperteile: Es spreizt die Füße ab, rudert mit den Armen, ballt die Fäustchen. Hirn und Tastsinn entwickeln sich weiter, und um das Herz zu schützen, schließt sich der Brustkorb.

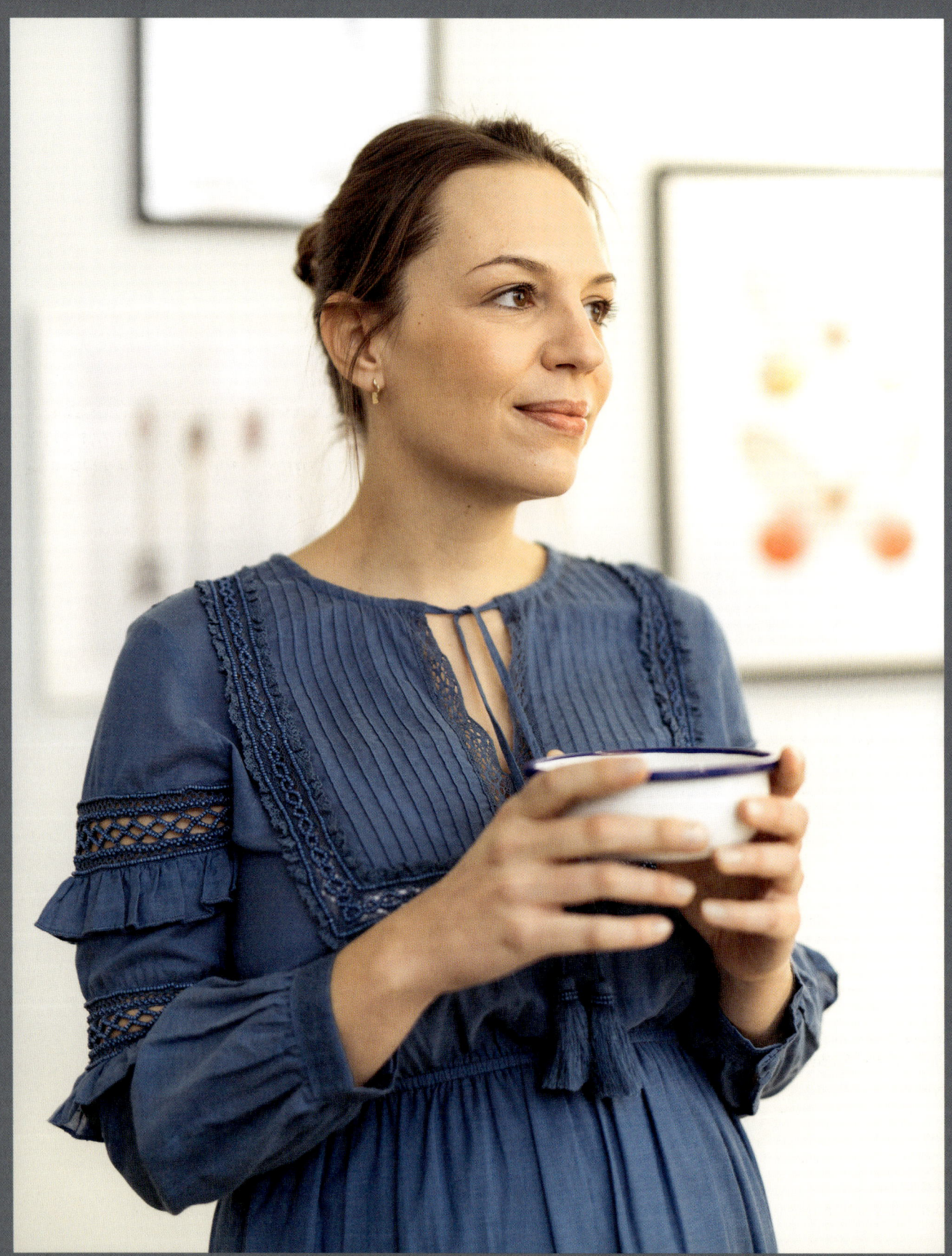

WAS DIR JETZT (VIELLEICHT) GUTTUT

▼

ÄUSSERLICH GEHT DEIN LEBEN ERST EINMAL WEITER WIE BISHER. DOCH IN DEINEM KÖRPER WÄCHST NEUES LEBEN HERAN. WAS FÜR EINE GROSSARTIGE LEISTUNG!

imm dich deshalb ruhig selbst wichtig, gönne dir schöne Momente, knüpfe erste Herzensbande zu deinem Baby und bereite dich mit deinem Partner schon mal aufs Elternsein vor.

WELLNESS UND BERÜHRENDE BERÜHRUNGEN

Egal ob Yoga (Seite 42), ein leckeres Essen (Seite 50), kreativ werden oder sich einfach mal hinlegen: Oft sind die kleinen Dinge die mit der größten Wirkung. Du könntest dir auch ab und zu Zeit nehmen, um unter der Dusche stehend ganz bewusst das Wasserprasseln auf der Haut zu spüren, oder um dich in die Badewanne zu legen. Alltag aus. Entspannung ein – und loslassen …

Vielleicht legst du auch deine Hände auf deinen Bauch und stellst dir vor, wie dein Kind zufrieden und schwerelos im Fruchtwasser schwebt? Oder du schickst ihm liebevolle Gedanken? So baust du schon jetzt Kontakt zu deinem Baby auf und knüpfst erste Herzensbande, die im Verlauf der Schwangerschaft und nach der Geburt immer stärker werden. Eine wundervolle Übung dazu steht auf Seite 42.

Baden – aber bitte nicht zu heiß!

Entspannung im warmen Wasser tut gut. Es sollte nur nicht heißer als 38 Grad sein. Das ist vor allem in den ersten drei Monaten wichtig. Bitte entschuldige den unromantischen Exkurs, doch Studien weisen darauf hin, dass eine erhöhte Temperatur beim Kind zu Fehlbildungen der Organe oder des Skeletts führen kann. Das gilt auch für langes, heißes Duschen. Außerdem belastet große Hitze deinen Kreislauf. Und wer will schon unnötige Schwindelattacken riskieren?

Beautyhelfer

Rückfettende Pflegeduschen und reichhaltige Badeöle ohne reizende Zusatz- und Duftstoffe pflegen die oftmals eher trockene Schwangerschafts-

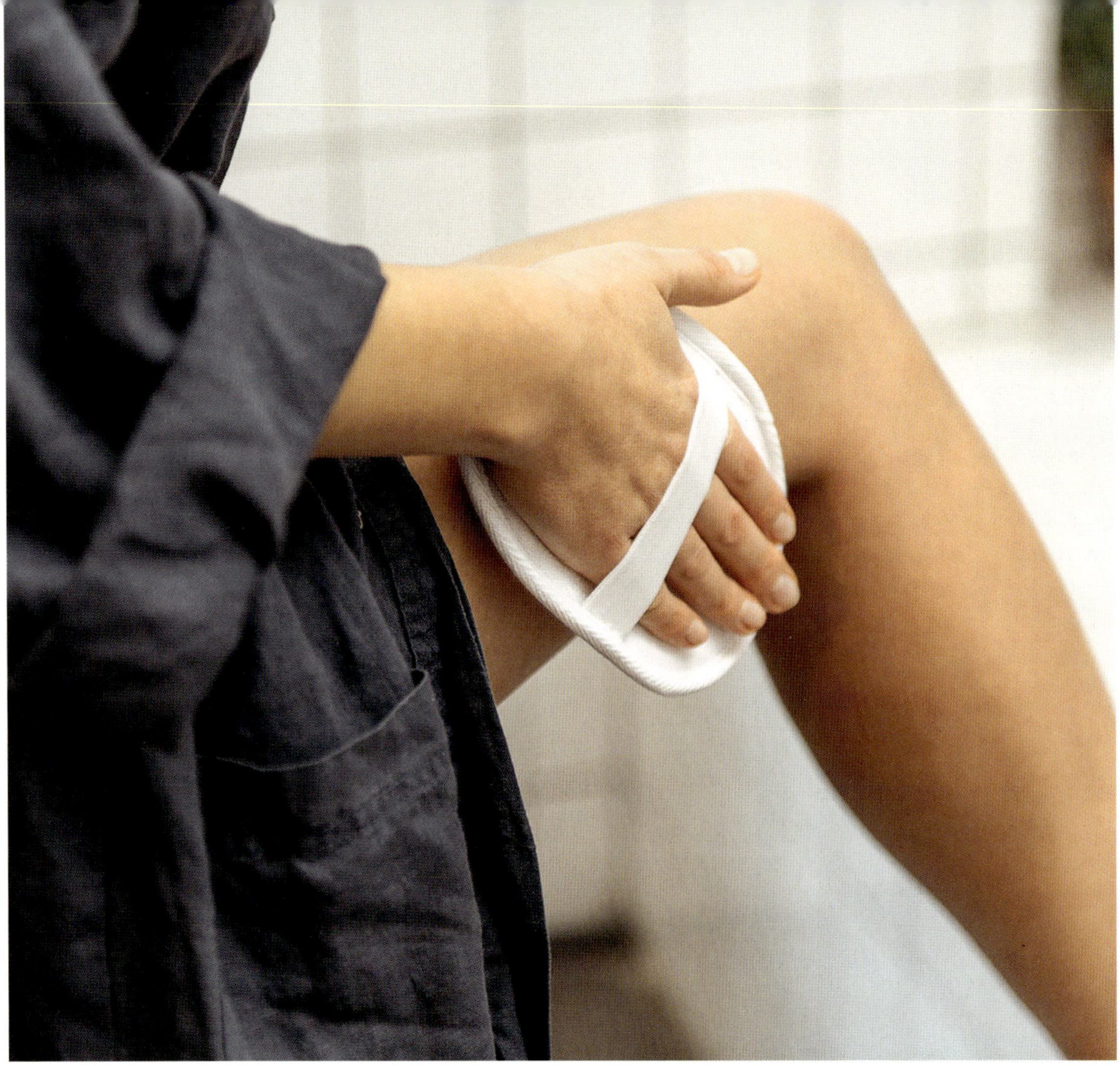

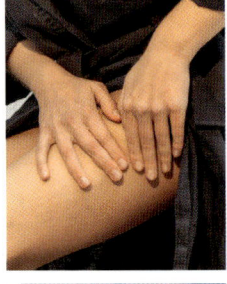

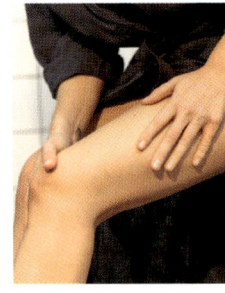

*Sanftes Massieren
oder Abreiben
stärkt das Gewebe
zusätzlich.*

*Die ungeliebten Schwangerschaftsstreifen an Bauch, Po und
Oberschenkeln lassen sich zwar nicht immer verhindern, aber
Extrapflege mit reichhaltigen Ölen oder Körperbutter schadet nie.*

haut besonders gut. Gehörst du zu den Frauen, die in der Kugelzeit extrem auf Gerüche reagieren, ist Probeschnuppern ratsam. Gut riechen können die meisten Mommys-to-be einen DIY-Wannen-Mix aus einem Becher Sahne plus je fünf Tropfen der ätherischen Öle Vanille und grüne Mandarine. Juckt deine Haut, was manchmal durch die Hormonumstellung vorkommt, kannst du (gemahlene) Haferflocken mit ins Wasser geben. Das lindert den Juckreiz.

Nach dem Baden oder Duschen schenke deinem Körper ruhig noch einmal liebevoll Aufmerksamkeit. Reibst du die Haut sanft mit einem kalt gepressten Mandel-, Sesam-, Weizenkeim- oder Kokosöl oder einer reichhaltigen Körperbutter ein, beugt das Juckreiz und Spannungsgefühlen vor.

Bei jeder Berührung setzt du Wohlfühlhormone in deinem Körper frei, die auch den Winzling erreichen. So tust du nicht nur dir, sondern auch deinem Baby etwas Gutes, indem du dich selbst verwöhnst. Ist das nicht eine wundervolle Vorstellung? Wachsen Kind und Kugel im Laufe der Schwangerschaft sichtlich, wird das gemeinsame Baden immer schöner. Und später mit Baby sowieso.

Anti-Streifen-Zupfmassage

Ob du zu feinen Rissen im kollagenen Bindegewebe der Unterhaut neigst, ist genetisch bedingt und altersabhängig. Jüngere Frauen bekommen eher Dehnungsstreifen als ältere. Deshalb hat so manche schon vor der Schwangerschaft welche aus der Pubertät. Bist du kein Fan davon, magst du vielleicht regelmäßig eine durchblutungsfördernde und stärkende Anti-Streifen-Zupfmassage machen. Dazu nimmst du einfach etwas Haut zwischen die Finger, ziehst sie leicht hoch und lässt sie los. Es kann zumindest nicht schaden.

IHR WERDET ELTERN: ZEIT ZUM TRÄUMEN, REDEN UND ORGANISIEREN

Du bist noch am Anfang der Schwangerschaft. Doch ehe ihr es euch versehst, ist es schon da, euer Baby. Deshalb ist es gut, wenn du dich mit deinem Partner zusammen schon frühzeitig darum kümmerst, dass ihr die für euch und euer Kind besten Bedingungen schafft. Dazu gehören neben dem Shoppen zuckersüßer Babysachen und schönen Paarmomenten natürlich jede Menge Absprachen und Orgakram.

Wie habt ihr eure eigene Kindheit erlebt? Was war schön, was weniger? Sprecht darüber, wie ihr euch eure Zukunft vorstellt und welche Weichen ihr stellen müsst, damit ihr eure Pläne verwirklichen könnt. Seid offen zueinander und tauscht euch ehrlich über eure Ängste und Wünsche aus – und gleicht sie mit der Realität ab. Seid mutig!

Es gibt heute viele Varianten, Familie zu leben. Welche soll eure sein?

Für manche Modelle, wie das der Fifty-fifty-Gleichberechtigung von Mutter und Vater, bietet unsere Gesellschaft vielleicht noch nicht die idealen Voraussetzungen. Aber es gibt schon jede Menge Unterstützung und immer mehr familienfreundliche Ansätze bei Arbeitgebern.

Erkundigt euch, wie euer Unternehmen mit diesen Fragen umgeht. Oder überlegt euch neue Lösungsansätze, die ihr vorschlagen könnt. Seinen Weg zu finden und ihn zu gehen ist eine Herausforderung – und eine Riesenchance. Für euch als Familie und für die Gesellschaft insgesamt. Denn: Wir brauchen neue Vorbilder und können jetzt selbst welche sein.

Apropos Vorbilder

Väter, die sich viel um ihre Töchter und Söhne kümmern, haben nicht nur eine bessere Bindung zu ihnen. Studien zeigen auch, dass diese Kinder sich kognitiv, sozial und emotional besser entwickeln. Es sind ganz einfache Dinge, die das Band zwischen Papa und Baby schon in der Schwangerschaft stärken: Ihm durch die Bauchdecke Lieder vorsingen oder ihm erzählen, wie sehr man sich auf das Leben mit Kind freut.

Und später dann, wenn es nach der Geburt auf Papas nackter Brust zum Kuscheln liegen darf, spüren beide ganz genau, wie wichtig sie füreinander sind. Dieses erste Bonding ist besonders dann von Bedeutung, wenn Mama dazu nicht fähig ist (z. B. wegen eines Notkaiserschnitts unter Vollnarkose), und vermittelt eurem Kind von Anfang an die für seine Entwicklung so wichtige Geborgenheit.

Fragen und Infos, die euch weiterbringen

Nutzt die Kugelzeit, um euch gemütlich zusammenzusetzen und darüber auszutauschen, wie ihr euch das Leben mit Baby vorstellt. Das ist die beste Methode, um in den ersten Monaten mit Baby Beziehungsfrust zu vermeiden.

• Wie fühlst du dich mit der Vorstellung: Ich werde Mama? Wie geht es deinem Partner bei dem Gedanken, schon bald Papa zu werden? Und: Wie geht es euch als Paar, wenn ihr daran denkt, in wenigen Monaten die Verantwortung für euer gemeinsames Kind zu teilen?

• Wie malst du dir deine Zukunft aus, in der es verschiedene Rollen neu auszuloten gilt? Wie dein Partner? Und wie lässt sich euer gemeinsamer Wunschweg konkret umsetzen?

• Wie regelt ihr eure nähere Zukunft, was das Finanzielle und Berufliche betrifft? Wer nimmt wann Elternzeit? Eignen sich für euch Elterngeld, ElterngeldPlus, Partnerbonusmonate oder ein Mix aus all diesen Möglichkeiten?

• Überlegt euch schon mal, wie ihr es machen wollt, aber macht euch nicht zu viel Druck: Ihr müsst im Elterngeldantrag zwar ausfüllen, für was ihr euch wann entscheidet. Zeigt die Realität, dass eine andere Anordnung sinnvoller ist, dürft ihr alle Zukunftsmonate noch mal nachträglich ändern. In ein paar Bundesländern könnt ihr den Antrag mithilfe eines Antragsassistenten auf elterngeld-digital.de ausfüllen.

Es gibt viele Wege, eine Familie zu werden. Wie sieht eurer aus?

• Wichtige Infos zu sämtlichen Familienleistungen, die euch zustehen, inklusive hilfreicher Tools wie dem Elterngeldrechner, findet ihr auf der Webseite des Bundesministeriums für Familie, Senioren, Frauen und Jugend, www.familienportal.de. Spannend als Inspiration und Diskussionsbasis ist vielleicht ein Blick in den »Väterreport 2018«, den ihr kostenlos über die Webseite www.bmfsfj.de herunterladen oder bestellen könnt.

MAMA (UND PAPA) WERDEN – IN ZEITEN VON GOOGLE, BLOGS UND YOUTUBE

Wir lesen in Apps und Newslettern, wie sich unser Baby gerade entwickelt. Schauen auf YouTube Kinderwagentests und Geburtsvideos an. Lassen uns von Bloggern in ihren Familienalltag mitnehmen und tauschen uns mit unseren Freunden über soziale Medien aus. Online ist heute genauso Teil unserer täglichen Realität wie offline. Ich könnte mir wie die meisten ein Leben ohne Internet und Social Media nicht mehr vorstellen. Das ist manchmal ein Segen, machmal ein Fluch.

Hand hoch, wer Dr. Google noch nie mit einem Symptom bemüht hat, von dem er verunsichert war. Experten wie Ärztin oder Hebamme sind schließlich nicht immer erreichbar, wenn einem die Angst ums Baby das Herz zusammenschnürt. Doch nicht jeder Klick durch die Trefferliste birgt eine eindeutige Antwort. Oft werfen die Ergebnisse weitere Fragen auf und schüren Ängste. Das weiß jeder, der mal Kopfschmerzen gegoogelt hat und sich danach fragte, ob nicht doch ein Hirntumor dahintersteckt.

In der Schwangerschaft kann eine solche Verunsicherung besonders problematisch sein. Schließlich geht es jetzt nicht mehr nur um dein Leben, sondern auch um das deines Kindes. Da will man nichts riskieren oder gar falsch machen.

Was also tun?

Tausch dich über deine Fragen mit deinem Arzt, der Hebamme und mit (Mama-)Freundinnen aus. Wenn du eine Suchmaschine nutzt, ordne die Webinformationen gut für dich ein:

- Aus welcher Quelle stammt eine Information?
- Spricht ein Experte seine Empfehlung aus oder ist es ein Laie, der persönliche Erfahrungen teilt?
- Ist die Seite von einer Firma gesponsert oder von einer unabhängigen Redaktion, die sich auf aktuelle Studien beruft?
- Von wann stammt der Artikel oder Kommentar?
- Für hochwertige Gesundheitsseiten gibt es den HON-Code, das afgis-Logo oder das Prüfsiegel der Stiftung Gesundheit, an denen man sich orientieren kann. Du findest sie in Regel rechts oder unten auf der Webseite.

Ganz wunderbar eignet sich die Websuche, wenn ihr Ärzte, Hebammen, Beratungsstellen und Mama-Kind-Kurse in eurer Nähe sucht – und zum Finden spannender Blogs.

Blogs und Social Media

Es gibt eine großartige Vielfalt im Netz zu den unterschiedlichsten Schwerpunkten von Tipps über Gesellschaftspolitik-, Bindungs- und Erziehungsthemen bis hin zur persönlichen Kolumne über den ganz normalen Alltagswahnsinn. Eltern-Blogger und Blogger, die Eltern werden, schreiben über das, was sie bewegt. Sie gewähren Einblicke in ihren Alltag, teilen Erfahrungen und Tipps für die Zeit in und nach der Schwangerschaft und der mit Baby oder Kids. Dadurch vermitteln sie werdenden Eltern eine Vorstellung vom Familienleben, die viele nicht mehr selbstverständlich haben.

Auf der Seite von Brigitte MOM findest du über 2000 Mütter- und Väter-Blogs, auch solche von Alleinerziehenden oder Queer- und Co-Eltern. Das zehnköpfige Blogger-Team um #editioneltern kuratiert lesenswerte Blog-Artikel auf edition-eltern.de. Und auf YouTube gibt es z.B. den Gynäkologen Dr. Konstantin Wagner mit seinem Kanal »Richtig Schwanger« (vgl. Interview auf Seite 180) oder Vlogger, die Eltern geworden sind und das immer wieder gerne thematisieren, wie Nela Lee (Interview siehe Seite 40). Gut zu wissen: Natürlich ist bei erfolgreichen Bloggern, die mit ihrer Arbeit Geld verdienen möchten, auch Werbung ein Thema. Sie muss als Anzeige gekennzeichnet werden. Behalte das im Hinterkopf, um so manche Info besser einordnen zu können.

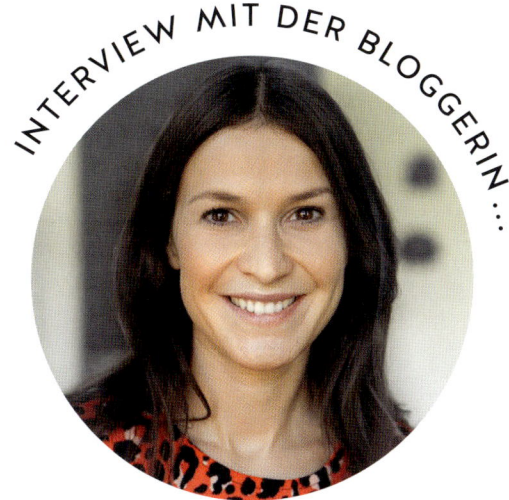

INTERVIEW MIT DER BLOGGERIN …

ISABEL ROBLES SALGADO

Liebe Isabel, du hast mit deiner Freundin Marie Zeisler 2012 das Blogzine www.littleyears.de gegründet. Was war eure Motivation?
Als ich schwanger wurde, stellte ich fest, dass es zwar tolle englischsprachige Lifestyle-Blogs für junge Mütter gibt, aber keine deutschen. Marie ging es ähnlich. Da dachten wir uns: Wenn das so ist, dann machen das eben wir! Wir planten zuerst nur Lifestylethemen und Portraits, merkten aber schnell, wie aufregend das mit dem Mutterwerden ist, und haben auch unsere persönlichen Gedanken dazu geteilt. Das interessierte so viele Leser, dass es immer mehr wurde. Seit unsere Großen älter sind, teilen wir wieder weniger Privates. Dafür bilden wir mehr gesellschaftsrelevante Themen ab – wie neue Familienmodelle oder Vereinbarkeit. Und wir haben einen Podcast.

Welche Family-Blogs liest du selbst regelmäßig?
Vor allem lifestylige US-Seiten wie mothermag.com, lovetaza.com, cupofjo.com oder babyccino-kids.com. Bei den deutschen Blogs sind es z. B. geborgen-wachsen.de, jochenkoenig.net, grosse-koepfe.de, dasnuf.de und mummy-mag.de.

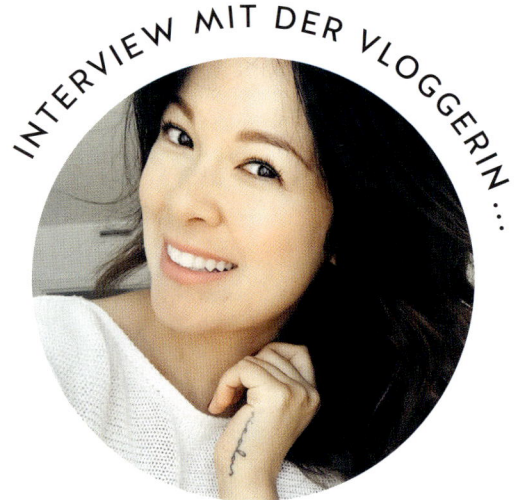

INTERVIEW MIT DER VLOGGERIN ...

NELA LEE

Die Moderatorin und Mama von Nicolas (2016) gibt auf YouTube und Instagram Einblicke in ihren Berufs- und Familienalltag – von Schwangerschafts- und Baby-Updates über ihre Geburtserfahrung bis hin zum Thema Au-pair.

Liebe Nela, in einem deiner Videos sagst du, dass du es liebst, Mutter zu sein, aber nicht so gerne schwanger warst. Magst du erzählen, warum?
Nichts, was ich je erlebt habe, fühlt sich schöner an, als die Liebe zu unserem Sohn. Nur der Weg dahin war schwierig. Mich hat die ersten drei Monate eine 24/7-Übelkeit komplett aus meinem »aktiven« Leben herausgerissen. Ich freute mich unendlich auf unser Baby, aber ich hatte 1000 Fragen, Ängste und großen Respekt vor der Verantwortung für den kleinen Menschen in mir. Im Laufe der Schwangerschaft machte mein Kreislauf schlapp. Ich schlief kaum. Der Rücken tat weh. Der Bauch war riesig. Um mich herum und in den sozialen Medien sah ich nur glückliche Schwangere – und ich fragte mich: Wieso bin ich nicht so happy? Gleichzeitig kam ich mir undankbar vor. Im Grunde durfte ich ja

eine gesunde Schwangerschaft genießen. Es fühlte sich aber leider nicht immer so positiv an.

Was hat dir geholfen?
Salzstangen, Ingwertee, Geduld, Ausruhen und das Verständnis in meinem sozialen Umfeld. Mein Körper hat einfach Zeit gebraucht für diese Umstellung. Wichtig war auch, offen über meine Gefühle zu sprechen. Ich finde, wir Mütter sollten ehrlich sein und uns gegenseitig stärken. Auch meine Social Media Community hat super reagiert und mir viel Kraft gegeben. Der Austausch bedeutet mir auch heute sehr viel.

Du bist sehr offen, was Social Media betrifft. Wie handhabst du das mit deinem Sohn und der Öffentlichkeit?
Ich teile meine Erfahrungen gerne. Die Schwangerschaft nicht oder nur nebenbei zu erwähnen war keine Option. Schließlich drehte sich plötzlich so vieles darum. Aber meinem Mann und mir ist wichtig, Nicolas' Privatsphäre zu schützen und ihn so zu zeigen, dass man sein Gesicht nicht erkennt. Wenn ich merke, es passt so nicht mehr für uns, kann das auch noch weniger werden.

Wann hast du deinem Umfeld von der Schwangerschaft erzählt? Und wann in den sozialen Netzwerken bekannt gemacht?
Wie viele werdende Mütter habe auch ich die ersten zwölf Wochen noch abgewartet, ob das Baby sich gut entwickelt. Die Einzigen, die vorher von der Schwangerschaft wussten, waren, neben meinem Mann natürlich, meine Mutter, meine beste Freundin und mein bester Freund. Nach der zwölften Woche habe ich dann in einem YouTube-Video meiner Community erzählt, dass wir ein Baby erwarten. Das Feedback war riesengroß und die Freude einfach überwältigend.

Wie hast du dich auf die Geburt vorbereitet? Hast du dir Family-YouTuber angeschaut?
Ich habe nur vereinzelt YouTube-Videos zu diesem Thema geschaut, da ich persönlich der Meinung bin,

dass zu viele Informationen eine werdende Mama noch mehr verwirren können. Deshalb war auch meine Hebamme meine erste Ansprechpartnerin, was meine Fragen zur Geburt betrafen. Allerdings können Videos zum Thema »Was gehört in die Kliniktasche«, »Babyzimmer einrichten« oder auch VLogs, die das inoffizielle vierte Trimester beschreiben, sehr unterhaltsam und hilfreich sein. Ich schaue da beispielsweise auch heute noch sehr gerne die Beiträge von Valeria Lipovetsky. Sie ist Model, Bloggerin, VLoggerin und Mutter von drei Jungs. Da sieht man auf eine sympathische Art und Weise, dass jede Mama mit dem Alltag zu kämpfen hat. Auch Anna Frosts YouTube-Kanal mag ich sehr gerne. Sie ist VLoggerin, bloggt auf www.fafine.de über ihr Familienleben mit zwei kleinen Kindern und hat z.B. auch Updates zu ihren Schwangerschaften geteilt. Ihre Videos sind immer authentisch und sehenswert.

Wie hast du dich nach der Geburt gefühlt?
Total erleichtert! Zum einen war ich sehr dankbar, dass wir den Kaiserschnitt gut überstanden hatten. Zum anderen war da dieses unbeschreibliche Gefühl, diese riesige Freude, dass das Baby endlich da ist und, auch da möchte ich ehrlich sein, dass mein Körper wieder mir allein gehört. Das war wirklich schön. Trotz Schmerzen, Wochenfluss und alle zwei Stunden stillen. Ich dachte zuerst, ich wäre unsicher im Umgang mit meinem Sohn. Doch ab dem Moment, in dem Nicolas geboren war, wusste ich: Ich kann das, Mama sein. Natürlich hatte ich Fragen und war froh um Tipps meiner Hebamme. Mein Grundgefühl aber war: Ich weiß, was für mein Kind gut ist.

Wie hast du die körperlichen Veränderungen während der Kugelzeit erlebt?
Die Schwangerschaftskilos verlor ich schnell. Mich hat beschäftigt, dass nicht mehr alles so straff ist wie vorher. Aber der Fokus lag auf Nicolas. Ich habe kaum geschlafen und hätte gar nicht die Kraft gehabt, ein eisernes Sport- und Ernährungsprogramm durchzuziehen, um annähernd wieder meine alte Figur zu bekommen. Klar: Wenn du Heidi Klum und Social-Media-Moms siehst, die sofort wieder schlank sind, nagt das an dir. Aber mein Körper war das Zuhause von Nicolas. Zehn

> *Ab dem Moment, in dem Nicolas geboren war, wusste ich: Ich kann das, Mama sein.*

Monate lang. Wir Mütter sollten uns lieber gegenseitig auf die Schulter klopfen, statt uns ständig selbst fertigzumachen.

Wie gelingt dir das?
Indem ich mich frage: Was brauche ich wirklich, um zufrieden zu sein? Als Nicolas vier Monate alt war, hatten wir uns für eine Nanny entschieden. Ich konnte wieder leichter an meinen Videos arbeiten, Sport machen, gesünder kochen – das tat mir gut. Genau wie Auszeiten im Alltag: Wir stehen beispielsweise morgens früher auf, um in Ruhe Kaffee zu trinken. Mein Mann verbringt Zeit mit Nicolas und ich kann in Ruhe duschen. So starten wir entspannter in den Tag.

Was hättest du gerne vor dem Mutterwerden schon übers Kinderkriegen gewusst?
Dass nicht nur der Kleine mit Windel nach Hause geht, sondern die Mutter auch (lacht). Die Geburt war wirklich ein großes Abenteuer. Wir haben alles auf uns zukommen lassen und dementsprechend gehandelt. Ich würde es im Nachhinein nicht anders machen. Zum Thema Elternwerden kann ich übrigens den Film »Tully« mit Charlize Theron empfehlen. Er hat mich sehr berührt, weil er nicht nur die schönen, sondern auch die schweren Seiten des Mamaseins zeigt. Dazu habe ich ein Video mit meinen Gedanken gedreht und viel Feedback von Schwangeren und Müttern bekommen, die gesagt haben: Endlich sagt jemand, wie es wirklich ist – mal unerträglich, mal pures Glück.

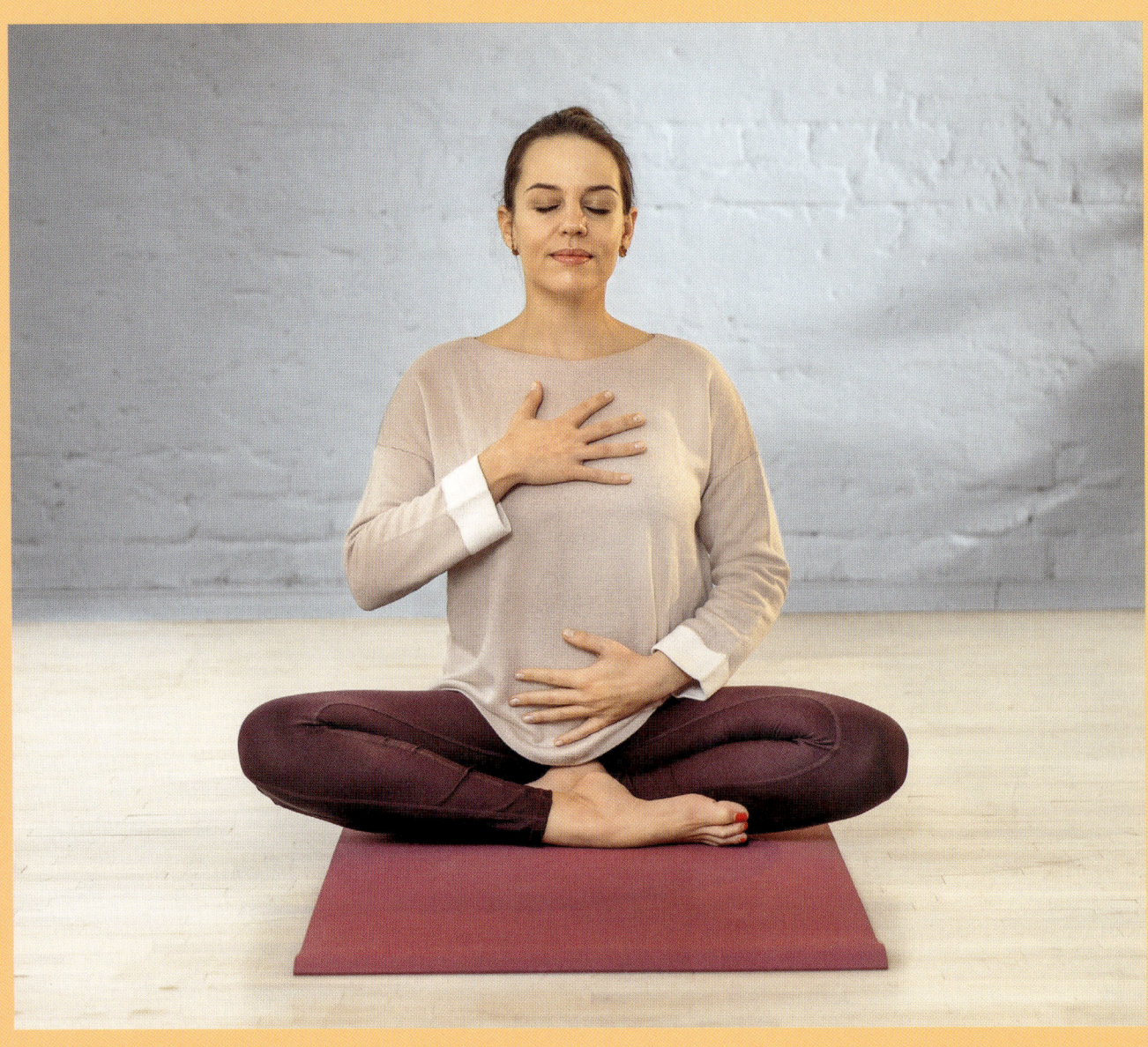

ERSTE ZARTE HERZENSBANDE KNÜPFEN:
DIE GOLDENE-FADEN-MEDITATION

Sie ist inspiriert von der Hebamme Brigitte Meissner und eine wunderschöne Übung,
um die Verbindung zu deinem Baby zu spüren.

1 Nimm einen bequemen, aufrechten Sitz ein. Erde deine Sitzhöcker und lass den Scheitel zur Decke streben, dein Kinn senkst du leicht, sodass deine Wirbelsäule lang wird. Lege eine Hand zu deinem Herzen und eine zum Kind. Schließe die Augen, komme in der Zweisamkeit an und lass den Atem tief und gleichmäßig fließen.

2 Stelle dir vor, dass dein Herz mit dem deines Kindes über einen goldenen Faden verbunden ist. Spüre für eine Weile dieses zarte Band zwischen euch.

BEWEGUNG MIT BENEFITS

YOGA IST EINE WUNDERBARE GANZHEITLICHE ERFAHRUNG: ES KRÄFTIGT DEINEN KÖRPER, VERBINDET DICH MIT DEINEM BABY UND BEREITET DICH PHYSISCH UND PSYCHISCH AUF DIE GEBURT VOR.

Spezielle Asanas, so nennt man die Yogaübungen, fördern die Mutter-Kind-Bindung, lindern Schwangerschaftsbeschwerden wie Wassereinlagerungen, emotionale Verstimmungen und Rückenschmerzen und stärken den Beckenboden. Außerdem helfen dir die Momente auf der Yogamatte, die tief greifenden Veränderungsprozesse anzunehmen, die du gerade durchlebst. Nimm dir diese Auszeiten im Alltag, in denen du durch Bewegung und Atmung zur Ruhe kommst. Wenn du es ausprobierst, wirst du schnell spüren, wie gut Yoga tut – das Dehnen und das gedanklich bei dir und dem Baby sein. Vielleicht weckt es Lust, in einen Schwangeren-Yogakurs zu gehen? Bestimmt gibt es einen in deiner Nähe.

Vorsicht: Muskeln, Bindegewebe, Bänder und Sehnen sind durch die Schwangerschaftshormone weicher und lockerer. Deshalb bist du jetzt besonders flexibel und dehnbar. Überschreitest du deine Grenzen, birgt das die Gefahr, dass du dich verletzt oder frühzeitig Wehen ausgelöst werden. Ein wichtiger Indikator, dass es zu viel ist: Dein Bauch wird hart oder du atmest nicht mehr regelmäßig. Beende dann die Übung und ruhe dich aus.

YOGA ALS DEIN RUHERITUAL

Suche dir einen Wohlfühlplatz in deiner Wohnung, an dem du dir und deinem Kind ungestört Aufmerksamkeit schenken kannst. Vielleicht magst du eine Kerze anzünden und schöne Musik auflegen. Die Songs von Snatam Kaur passen wunderbar, und auch Moby hat ein Album für Yoga und Meditation herausgebracht: »Long Ambients: Calm, Sleep«. Als beruhigender Duft ist Lavendel unschlagbar, Zitrone und Orange beleben.

Zieh dir bequeme Lieblingskleidung an und schau, dass dir eine rutschfeste Matte und Hilfsmittel wie Yogablöcke, Bolster – das sind längliche Yogapolster –, (Keil-)Kissen und eine Decke zur Verfügung stehen. Kurzum: Schaffe dir einen Ort, an dem du dich sicher und geborgen fühlst.

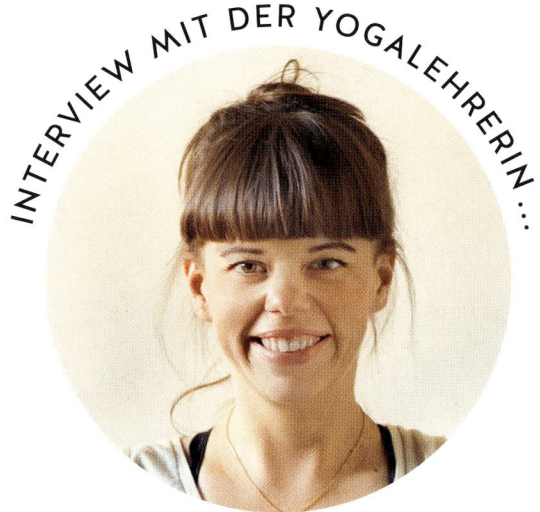

INTERVIEW MIT DER YOGALEHRERIN …

KATI WEILHAMMER

Die examinierte Krankenschwester und Lehrerin für Prä-und Postnatal-Yoga aus München unterrichtet regelmäßig Schwangere und junge Mütter.

Liebe Kati, worauf sollten werdende Mamis beim Yoga in der Schwangerschaft achten?
Selbst wenn du dich am Anfang noch gar nicht richtig schwanger fühlst: Da wächst bereits ein kleines Wesen in dir heran. Schalte ruhig einen Gang zurück und versuche innezuhalten. Überlege bei jeder Übung: Tut sie mir und dem Baby gut? Merkst du, dass du in deiner Yogapraxis vom Ehrgeiz getrieben wirst, frage dich immer, warum du dich zu Höchstleistungen antreibst, obwohl dein Körper die Energie gerade an anderer Stelle benötigt. Für manche Frauen ist das die größte Herausforderung: langsamer zu machen.

Was sollten Schwangere lieber lassen?
Beanspruche dein Zentrum, deinen Bauch, so wenig wie möglich. Das Baby braucht Platz und mag weder Enge, Druck noch Hitze. Bei intensiven Drehungen wird zu viel Druck auf die Organe ausgeübt, was im Zweifelsfall sogar Wehen auslösen kann. Tabu sind meiner Ansicht nach Sprünge, intensive Rückbeugen, klassische Umkehrhaltungen und Übungen, bei denen du stürzen oder dich verletzen könntest.

Was tut Mommys-to-be besonders gut?
Super sind Haltungen, die das Becken und die Hüften dehnen. Sie machen den Bereich flexibler, was die Geburt erleichtern kann. Seitliche Flankendehnungen im Sitzen oder Stehen kreieren mehr Raum und Weite in dir, sodass dein Atem freier fließen kann und dein Kind Platz zum Wachsen hat. Übungen im Vierfüßlerstand tun jetzt gut. Die Katze mit rundem Rücken entlastet den Beckenboden und die Wirbelsäule. Auch das Hüftkreisen entspannt dein Becken und den unteren Rücken. Dein Baby bekommt eine kleine Massage und du vermittelst ihm ein Gefühl von Geborgenheit. Übungen im Stehen oder die Kindshaltung sind vor allem zum Ende der Schwangerschaft hin angenehm: Wenn der Bauch größer wird und es dir schwerer fällt, dich zu bewegen, hast du dabei keinen direkten Druck auf dein Zentrum. Und dann sind da natürlich noch Atemübungen und die Entspannungsphasen, die dir und dem Baby guttun. Durch bewusstes Ein- und Ausatmen kannst du deine Gefühle beeinflussen, dein Herz ruhiger schlagen lassen und du kommst leichter durch die Geburt. Während der Kugelzeit werden alle Übungen anders als im normalen Yoga ohne Atempause praktiziert, damit dein Kind immer gut mit Sauerstoff versorgt wird.

Darf jede Frau in der Schwangerschaft Yoga üben?
Jede, die Lust darauf hat und sich fit fühlt. Yoga ist ein wundervolles Geschenk: Es kann Beschwerden lindern und deinen Körper und Geist auf die Geburt vorbereiten. Nicht zuletzt ist es wertvolle Zeit, um sich mit dem Baby zu verbinden. Es gibt aber auch Kontraindikationen wie eine Plazenta praevia, unstillbares Erbrechen, eine Muttermundschwäche, Frühgeburtsbestreben, Blutungen, Bluthochdruck oder Präeklampsie. Übe Yoga nach einer vorangegangenen Fehlgeburt erst ab der 16. Woche. Ich rate meinen Kursteilnehmerinnen immer, bei Unsicherheiten mit dem Arzt Rücksprache zu halten.

SCHMETTERLINGSFLATTERN

In dieser Haltung kannst du alle Spannungen loslassen – körperlich und emotional. Du löst Enge und Festigkeit in deinen Leisten und der umliegenden Muskulatur und dein Becken wird wunderbar auf die Geburt vorbereitet. Wichtig: Hast du eine Symphysenlockerung, verzichte lieber auf diese Übung.

1 Komme in einen aufrechten und bequemen Sitz. Bringe deine Fußsohlen zueinander und lass deine Knie nach außen sinken. Greife deine Fußgelenke (oder falte deine Hände um deine Zehen), strecke deine Arme und finde so noch mehr Länge für deinen gesamten Oberkörper.

2 Fang jetzt an, dynamisch deine Knie nach oben und unten zu bewegen, wie ein Schmetterling, der mit seinen Flügeln flattert. Mach das für ein bis zwei Minuten. Spüre nach, wie du dich jetzt fühlst.

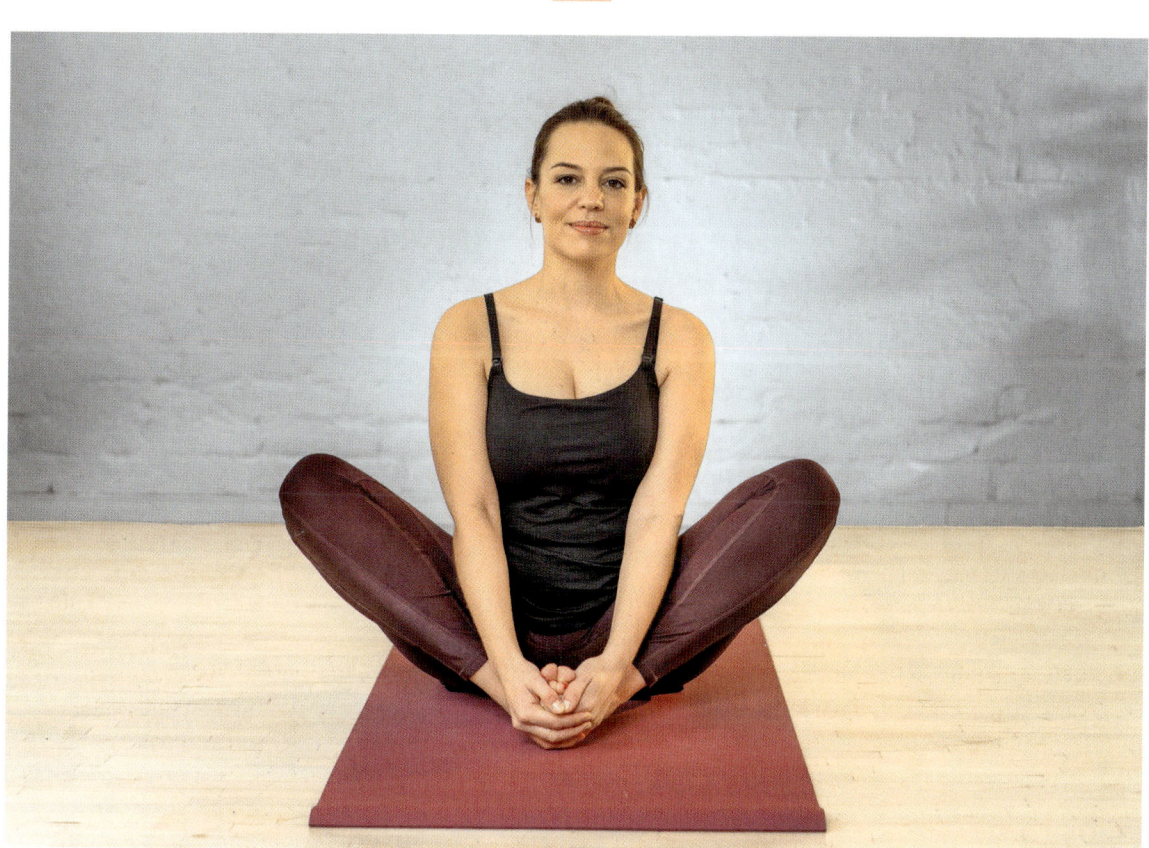

KAMELRITT

Diese Übung aktiviert deinen Oberkörper, lindert Rückenbeschwerden und Verspannungen. Du kommst mehr bei dir und deinem Kind an, wirst ruhig und förderst deine weibliche Intuition. Durch die Bewegungen bekommt dein Baby eine Massage, es kann sich angenommen und beschützt fühlen.

1 Komme in einen aufrechten Sitz, lege die Hände auf den Knien ab und schließe deine Augen. Etabliere wieder deinen bewussten, tiefen Atem.

2 Schaukle mit der Einatmung über deine Sitzhöcker Wirbel für Wirbel nach vorn, hebe dein Brustbein und öffne deinen Herzraum.

3 Mit der Ausatmung schaukle sanft zurück, runde den Rücken und senke dein Kinn Richtung Brustbein. Wiederhole die Übung 5- bis 10-mal.

TIPP: Die Bewegung passiert in der Brustwirbelsäule, nicht in Nacken oder Rücken.

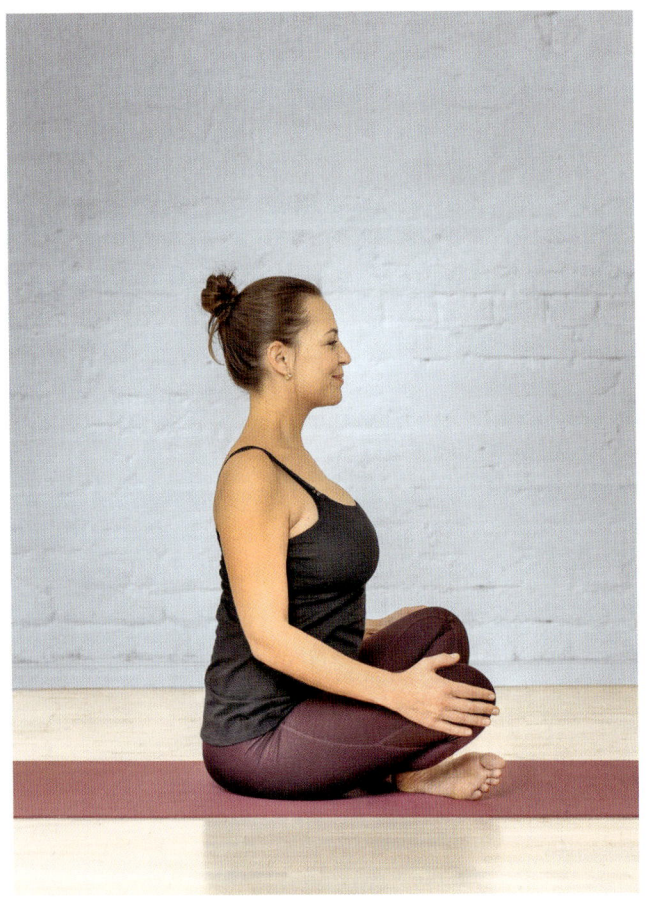 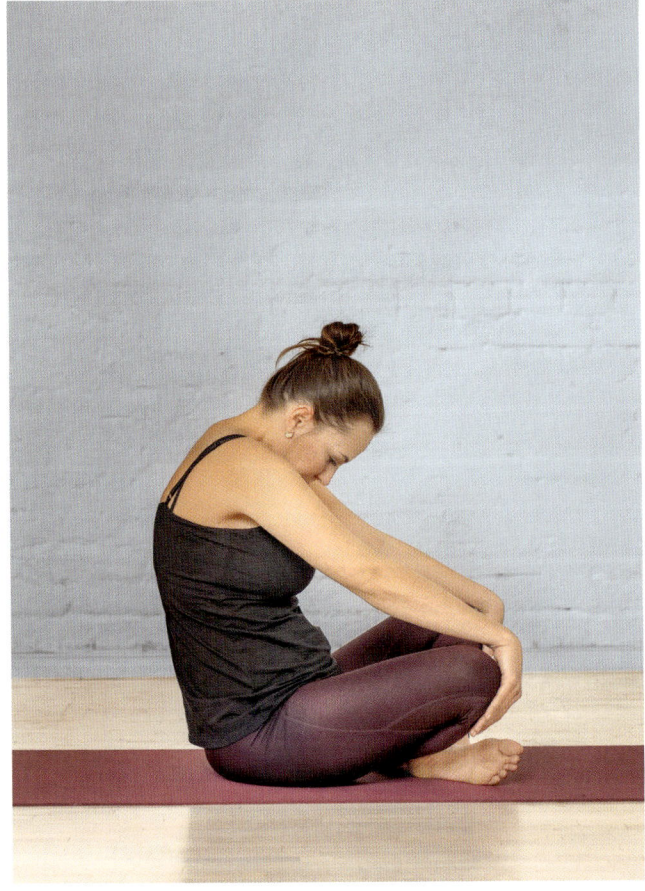

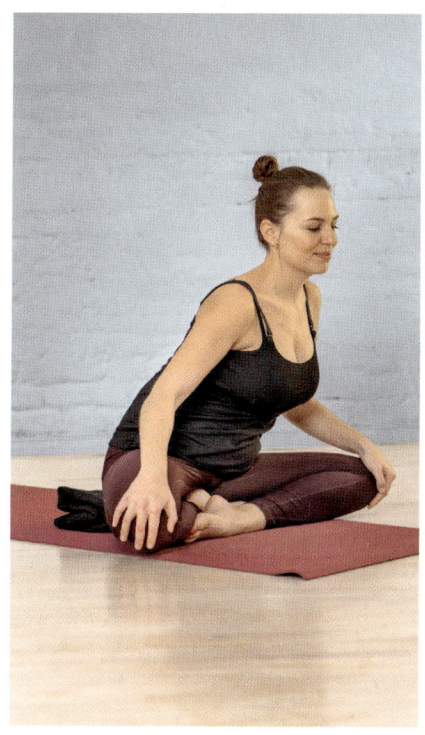 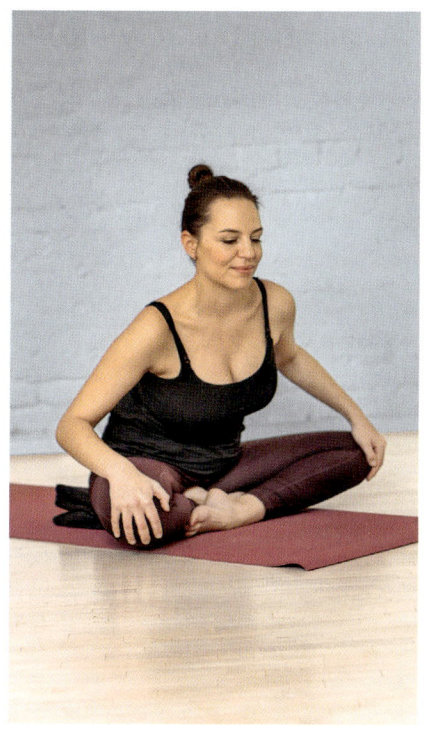 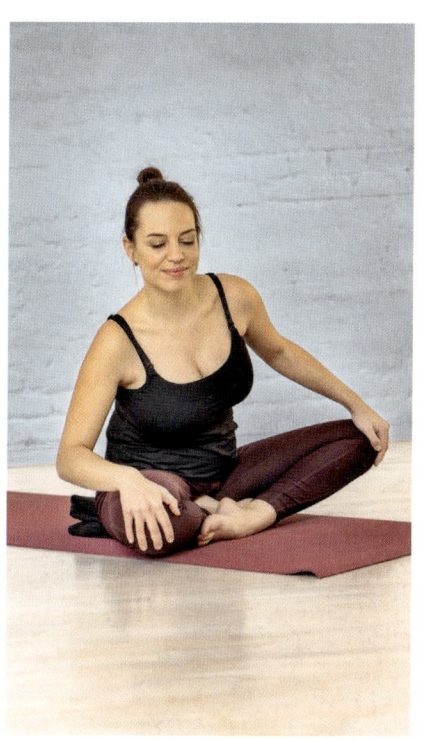

SUFIKREISE

Die Sufikreise haben eine vergleichbare Wirkung wie der Kamelritt.
Viele werdende Mamas erlaubt die kreisende Bewegung aber noch besser, das unsichtbare
Band zwischen sich und ihrem Baby im Bauch wahrzunehmen.

1 Wie im Kamelritt nimm auch für die Sufikreise den aufrechten Sitz ein und finde zu deinem gleichmäßigen Atem.

2 Beginne jetzt mit deinem Oberkörper zu kreisen. Lass die Kreise immer größer werden und integriere deinen gesamten Oberkörper, vielleicht auch Schultern, Nacken und den Kopf in die Bewegung. Tauche ganz ein. Verbinde dich mit der Urkraft, die in dir ruht und dir die Fähigkeit gibt, neues Leben zu schaffen und zu gebären.
Kreise etwa zwei Minuten in jede Richtung.

NADI SHODHANA – DIE WECHSELATMUNG

Sie bringt dich ganzheitlich in Balance. Das wechselnde Ein- und Ausatmen kräftigt zudem das Zwerchfell, regt den Kreislauf an, fördert die Verdauung und die Konzentrationsfähigkeit.

1 Bringe die Fingerkuppen von Zeigefinger und Daumen deiner linken Hand zueinander in Gyan Mudra für inneren Frieden und Ruhe. Strecke die anderen Finger deiner Hand entspannt aus und lege den Handrücken auf deinem Oberschenkel ab.

2 Den rechten Zeigefinger und Mittelfinger legst du aufs dritte Auge, den Punkt zwischen den Augenbrauen. Lege den Daumen auf deinen rechten Nasenflügel und den Ringfinger auf deinen linken Nasenflügel. Atme durch beide Nasenlöcher noch einmal ein und aus und verschließe dann das rechte Nasenloch. Atme ein über links.

3 Verschließe nun links am Ende der Einatmung und atme langsam und ruhig über rechts aus. Wieder einatmen über rechts, rechts verschließen, links öffnen, ausatmen. Abwechselnd für zwei bis drei Minuten. Abschließend spüre in dich hinein und beobachte, wie dein Atem wieder natürlich fließt. Nimm die Ruhe und Ausgeglichenheit in dir wahr.

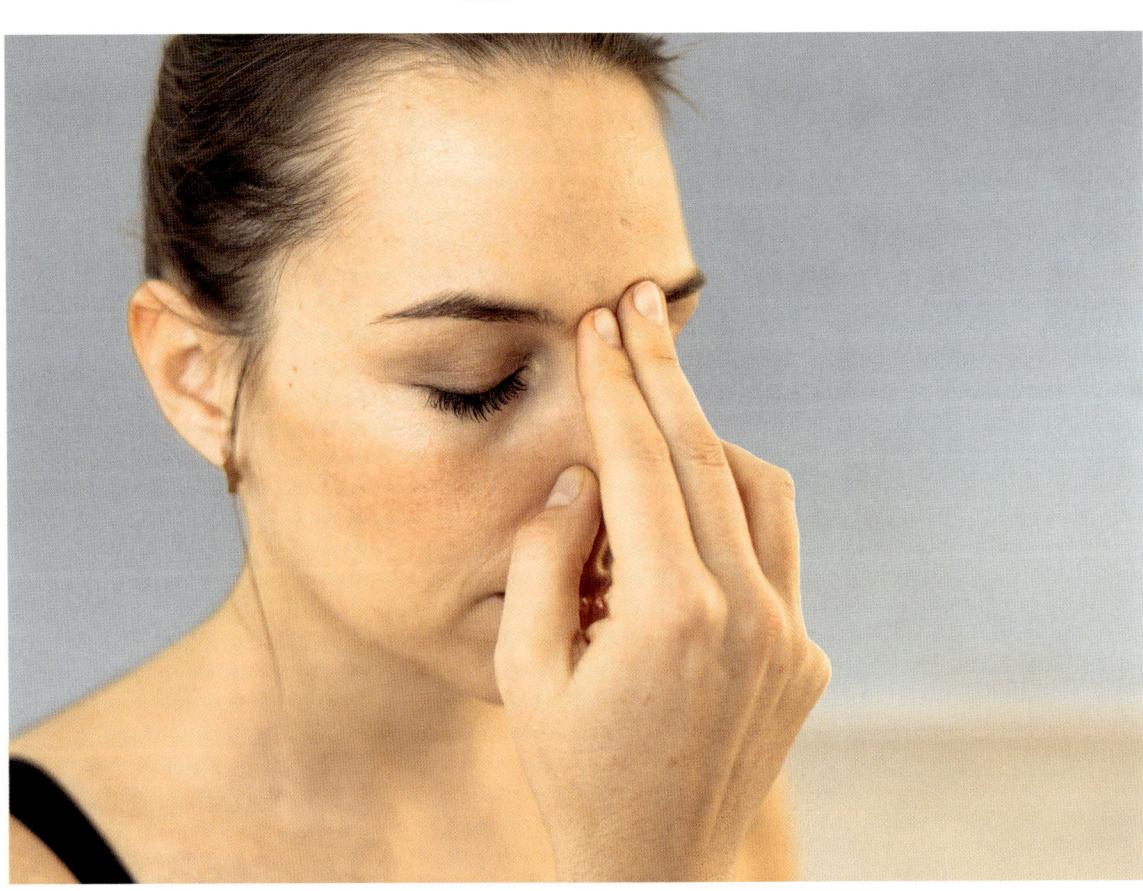

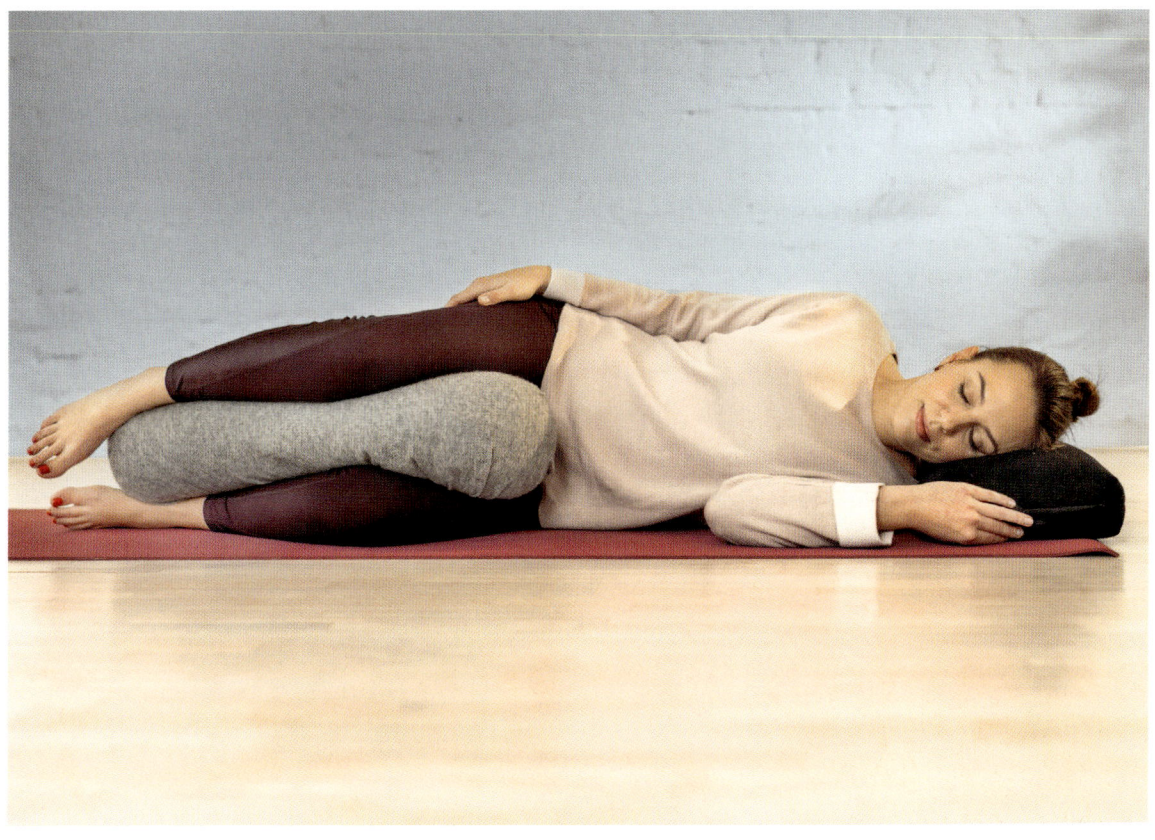

SAVASANA - ENTSPANNUNG

Die Lieblingshaltung vieler Mamas in Schwangeren-Yogaklassen stärkt deine Fähigkeit zur Hingabe, lehrt dich loszulassen und hilft bei Kopfweh und Schlaflosigkeit. Dein Körper baut Stresshormone ab und dein Geist kommt zur Ruhe.

1 Finde eine angenehme Haltung im Liegen. Wenn du noch bequem auf dem Rücken liegen kannst, ist das wunderbar, sonst gerne erhöht mit Kissen – oder einfach in der Seitenlage. Wirbelsäule und Nacken sollten eine Linie ergeben.

2 Schließe deine Augen und entspanne deinen Körper und deinen Geist. Du wirst ganz ruhig, konzentrierst dich auf deinen Atem und spürst, wie der Boden dein Gewicht trägt. Gib es immer mehr an die Erde ab. Du musst nichts tun, nur sein. Bleibe zehn Minuten in dieser Haltung, vielleicht magst du zur Begleitung ruhige Musik hören.

3 Abschließend bewegst du langsam erst die Zehen und Finger, die Füße und Hände, bis dein Körper wach ist. Strecke und dehne dich – und komme langsam über die Seite zum Sitzen.

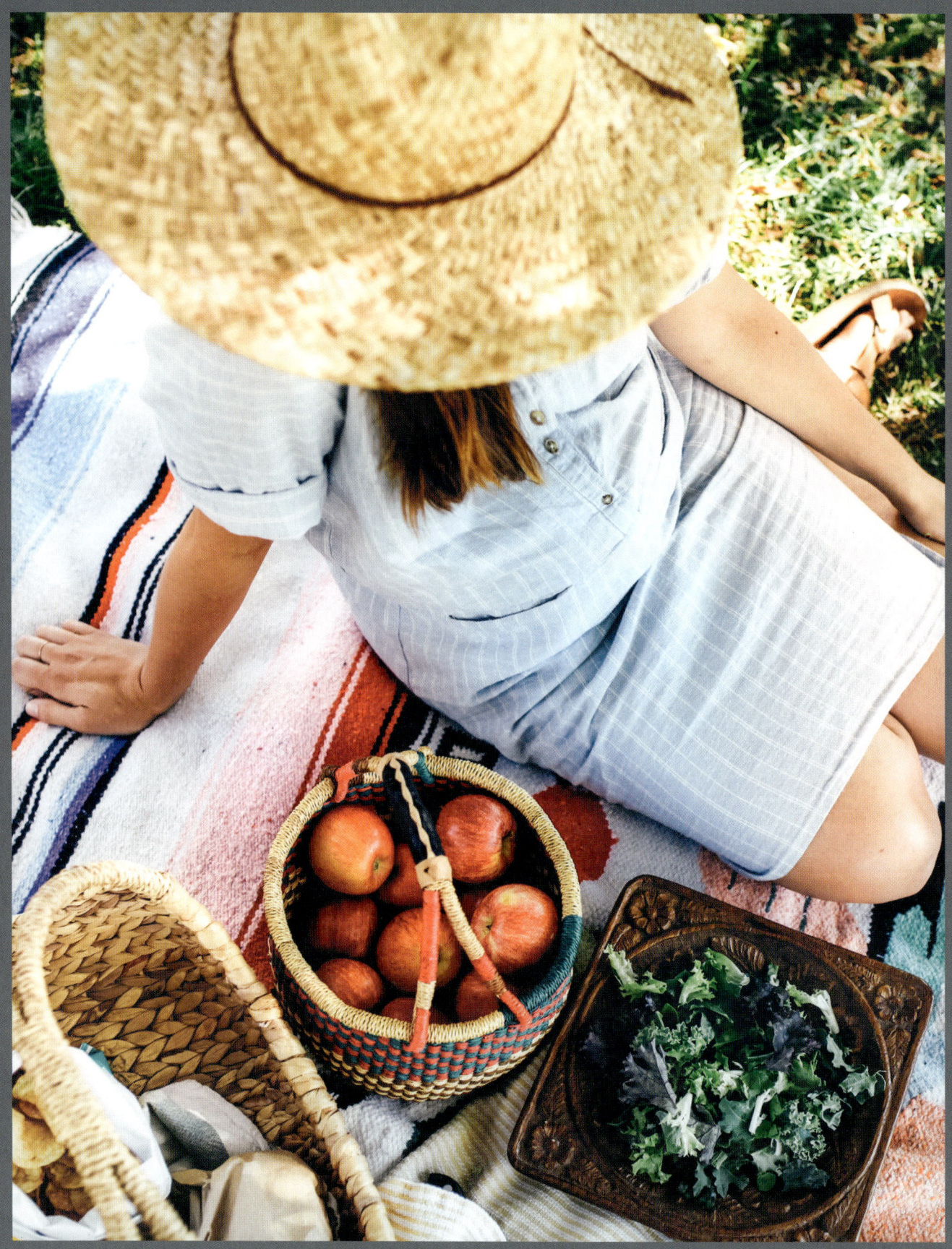

GUT
ZU
WISSEN

WORAUF KANN ICH BEIM ESSEN ACHTEN? WAS BRAUCHT MEIN KÖRPER? WAS DAS BABY IM BAUCH? UND WORAN SOLLTE ICH IM ERSTEN TRIMESTER GENERELL UNBEDINGT DENKEN?

Ernährung, Gesundheit und Wohlbefinden: So viele Fragen bewegen uns zu Beginn der Schwangerschaft. Auf den nächsten Seiten findest du Antworten und Inspiration.

DIE SACHE MIT ...
DER ERNÄHRUNG

Essen ist mehr als nur Nahrungsaufnahme: Es macht satt, glücklich – und in der Kugelzeit mitunter ratlos... Schließlich soll es dem Baby und dir an nichts fehlen. Viele Bald-Mamas versuchen, sich jetzt noch ein bisschen gesünder zu ernähren. Das macht Sinn. Von nun an wirkt sich alles, was du zu dir nimmst, nicht nur auf dich aus, sondern auch auf die Entwicklung deines Bauchbewohners. Da fragst du dich wahrscheinlich:

Wie mache ich es richtig?

Pauschal lässt sich das kaum beantworten. Was du als Schwangere auf jeden Fall gut gebrauchen kannst, ist die geballte Power von Vitaminen und Mineralstoffen. Überproportional steigt der Bedarf an Vitamin C, B_1 und B_6, A und Zink. Du brauchst auch mehr Eiweiß. Für zwei essen musst du aber nicht. Greif einfach zu Lebensmitteln in guter Qualität und iss davon eine möglichst große Vielfalt. Eine ausgewogene vegetarische Ernährung ist in der Schwangerschaft kein Problem.

Veganerinnen sollten sich gut informieren, wie sie sich und ihrem Nachwuchs zuliebe Mängel vorbeugen. Allein mit pflanzlicher Nahrung den Bedarf an Eiweiß, Vitamin B_{12}, Kalzium, Selen, Jod und Eisen zu decken ist in der Schwangerschaft kaum möglich. Wahrscheinlich brauchst du nach Absprache mit deiner Ärztin Ergänzungsmittel.

Was darf ich essen – und was nicht?

Natürlich ist es deine Sache, wie du dich ernährst. Eine gute Grundlage, um seinen Wohlfühlweg zu finden ist es, die wichtigsten wissenschaftsbasierten Ratschläge für Mommys-to-be zu kennen.

Bei einigen Nahrungsmitteln sind sich so ziemlich alle darüber einig, dass sie in der Schwangerschaft ein Gefahrenpotenzial fürs Ungeborene bergen: Dazu zählen vor allem rohe tierische Produkte, weil sie mit Toxoplasmoseerregern befallen sein können, aber auch Alkohol (klar), Energy-Drinks sowie chininhaltige Getränke wie Tonic Water oder Bitter Lemon. Im ersten Drittel stehen Leber und Innereien auf der Besser-nicht-Liste, da sie große Mengen an Vitamin A enthalten. Zu viel davon kann dem Embryo schaden. Auch Lakritze sollte man nicht täglich naschen. Eine finnische Studie deutet darauf hin, dass sie die Entwicklung des Kindes negativ beeinflussen kann.

Was Kaffee betrifft: Die Weltgesundheitsorganisation (WHO) und die Deutsche Gesellschaft für Ernährung empfehlen, nicht mehr als drei kleine Tassen pro Tag zu trinken, denn hohe Dosen Koffein können dem Ungeborenen schaden. Ich bin ein Kaffee-Junkie, ging aber nach Bauchgefühl auf Nummer sicher und schwenkte um auf koffeinfreien. Deutlich schwerer fand ich es dagegen, auf Sushi zu verzichten. Es stand deshalb auf meiner »Nach-der-Geburt-Versorgungs-Wunschliste« ganz oben. In puncto Stillen ist roher Fisch nämlich kein Risiko mehr fürs Kind.

Vorsicht mit rohen Lebensmitteln!

Isst du allerdings in der Schwangerschaft Sushi, Rohmilch bzw. -wurst oder ein blutiges Steak, ist das etwas anderes: In rohen tierischen Produkten können Toxoplasmose- und Listerioseerreger sitzen. Genauso wie in Sand oder Erde und damit auf erdnah wachsendem Obst und Gemüse. Für dich ist eine Infektion damit harmlos. Du merkst nichts davon oder hast nur leichte Grippesymptome bzw. Durchfall. Für dein Baby sind beide Keime jedoch gefährlich: Sie können zu schweren Entwicklungsstörungen führen. Bei Verdacht auf eine Infektion wird daher sofort mit einem Antibiotikum behan-

> ## VON MAMI ZU MAMI
>
> ---
>
> *Erst ab Mitte des zweiten Trimesters nimmt dein Bedarf um rund 200 bis 300 Kalorien zu. Wie wenig das ist, ist vielen gar nicht so klar.*

delt. Das ist wichtig zu wissen. Auch wenn Infektionen sehr selten sind und selbst eine infizierte Mutter ihr Baby nicht zwingend damit ansteckt. Trotzdem sind sich Experten darin einig, dass sich Schwangere durch penible Küchenhygiene schützen und keine rohen Produkte essen sollten.

Kochen, Braten oder Pasteurisieren tötet Erreger ab. Erhitzen in der Mikrowelle reicht dagegen nicht aus. Rohes Obst, Salat und Gemüse kannst du schälen und eventuell kochen bzw. gründlich waschen. Wer ganz sicher gehen will, verzichtet auf Fertigsalate oder vorgeschnittenes Obst und frisch zubereitete Smoothies aus dem Handel. Auf frische Lebensmittel generell zu verzichten ist nicht nötig. Bewahre sie am besten nicht zu lange auf, sondern iss sie rasch. Übrigens: Was die Toxoplasmose betrifft, haben 30 bis 50 Prozent der Schwangeren Antikörper im Blut (nachweisbar durch einen Bluttest). In diesem Fall ist das Baby nicht in Gefahr. Wohl aber durch Listeriose.

Je bunter, desto besser

In die Kategorie »Gern reichlich davon zu dir nehmen« gehören gut gewaschenes Gemüse und Obst in allen Farben, vollwertige Kohlenhydrate (also eher Vollkornbrot und -nudeln als solche aus Weißmehl), Kartoffeln und Hülsenfrüchte sowie Proteine aus gut durchgegartem magerem Fleisch, fettem Fisch, Nüssen, Milchprodukten sowie hochwertige Pflanzenöle. Eine ausgewogene Ernährung in der Schwangerschaft gilt nach wissenschaftlichen Erkenntnissen als bester Weg, um beim Kind Allergien vorzubeugen. Auch der Geschmackssinn prägt sich schon im Mutterleib.

Brauchst du Nahrungsergänzungsmittel?

Wenn du dich ausgewogen und vielseitig ernährst, ist das die ideale Basis. Mit zwei Ausnahmen – so der aktuelle Forschungsstand: Die meisten Frauen schaffen es Studien zufolge nicht, den erhöhten Jodbedarf (230 Mikrogramm pro Tag) allein durch Nahrungsmittel wie Seefisch oder Milchprodukte zu decken. Ärzte raten daher nach Abklärung der Schilddrüsenwerte, täglich zusätzlich 100 bis 150 Mikrogramm Jod einzunehmen. Sprich dich dazu mit deiner Fachärztin ab.

Dazu kommen – abhängig vom Einnahmebeginn und nach ärztlicher Absprache – täglich 400 Mikrogramm oder mehr Folsäure, weil inzwischen gut belegt ist, dass dieses Vitamin einen offenen Rücken (Spina bifida) beim Baby verhindern kann. Es unterstützt den Verschluss des Neuralrohrs. Weil sich das recht früh entwickelt, gilt: Im Idealfall schon bei Kinderwunsch mit der Einnahme beginnen und über die ersten drei Monate beibehalten.

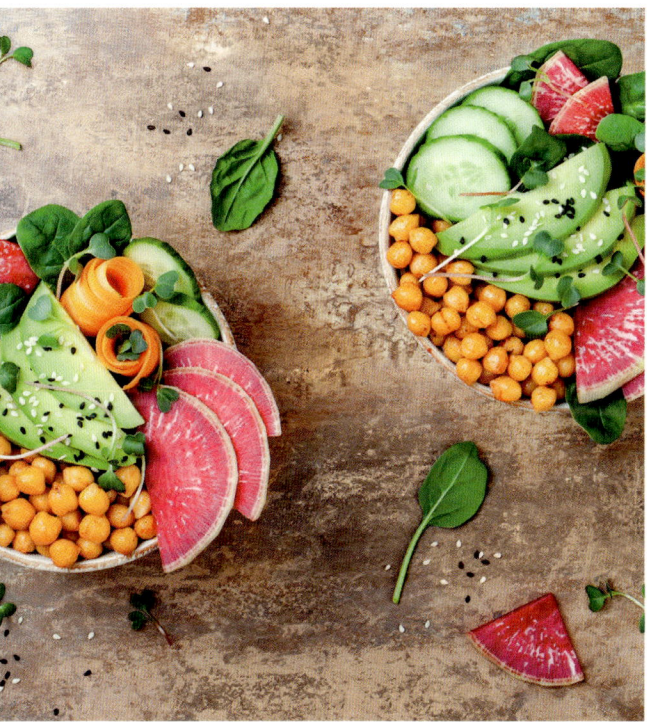

Rainbowfood: Je bunter dein Essen ist, desto mehr Vitamine, Mineral- und Bioaktivstoffe enthält es auch.

Wenn du dich intuitiv nicht gut dabei fühlst, ein bestimmtes Lebensmittel zu essen: Lass es sein. Egal was andere denken. Es muss dir und dem Baby damit gut gehen. Sonst keinem.

Eisentabletten sollten nur Schwangere mit diagnostiziertem Mangel schlucken. Das betrifft rund 20 bis 30 Prozent der Bald-Mamis. Und Multinährstoffpräparate? Ohne Rücksprache mit dem Arzt bzw. nachgewiesenem Mangel halten sie die Experten der Deutschen Gesellschaft für Ernährung (DGE) und des Bundesinstituts für Risikobewertung (BfR) nicht für empfehlenswert. Bei den Vitaminen A, D, E und den Spurenelementen Eisen und Jod bedeutet eine Überdosierung ein unnötiges Risiko. Wertvolle Ernährungsinfos findest du auch auf der Webseite gesund-ins-leben.de. Wenn dir eine App zum Nahrungsmittel-Nachsehen ein besseres Gefühl gibt: Die »Schwangerschaft Lebensmittelampel« gibt es gratis für IOS und Android in den App-Stores.

Du entscheidest

Was oft ein Thema in meinen Gesprächen mit (Bald-)Mamas war: Jeder scheint plötzlich zum Ernährungsexperten zu werden und teilt dir ungefragt seine Meinung mit: von »Jetzt stell dich mal nicht so an« bis »Du weißt schon, das Baby kriegt alles ab, was du isst. Auch Giftstoffe und Keime …«

Das verunsichert. Wer will sich schon einschränken oder als unentspannt abgestempelt werden? Andererseits: Cool sein mag 10 000-mal gutgehen. Wäre ich der eine Fall gewesen, bei dem es anders läuft – ich hätte es mir niemals verzeihen können. Irgendwo in diesem Spannungsfeld muss sich jede Schwangere selbst einordnen. Damit dir das möglichst easy gelingt, habe ich mit einer Expertin über den aktuellen Stand in puncto Ernährung und Schwangerschaft gesprochen (Seite 60).

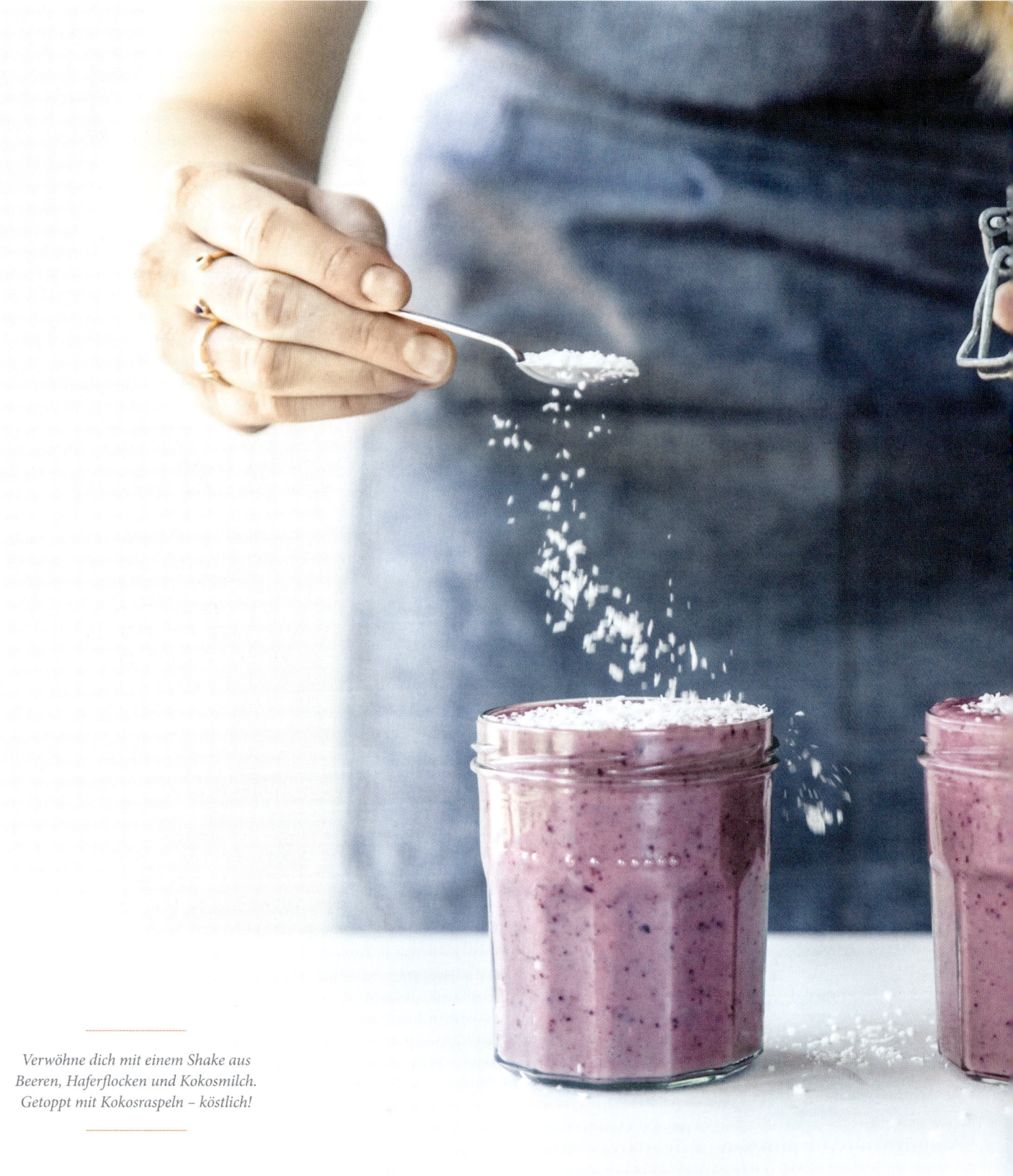

*Verwöhne dich mit einem Shake aus
Beeren, Haferflocken und Kokosmilch.
Getoppt mit Kokosraspeln – köstlich!*

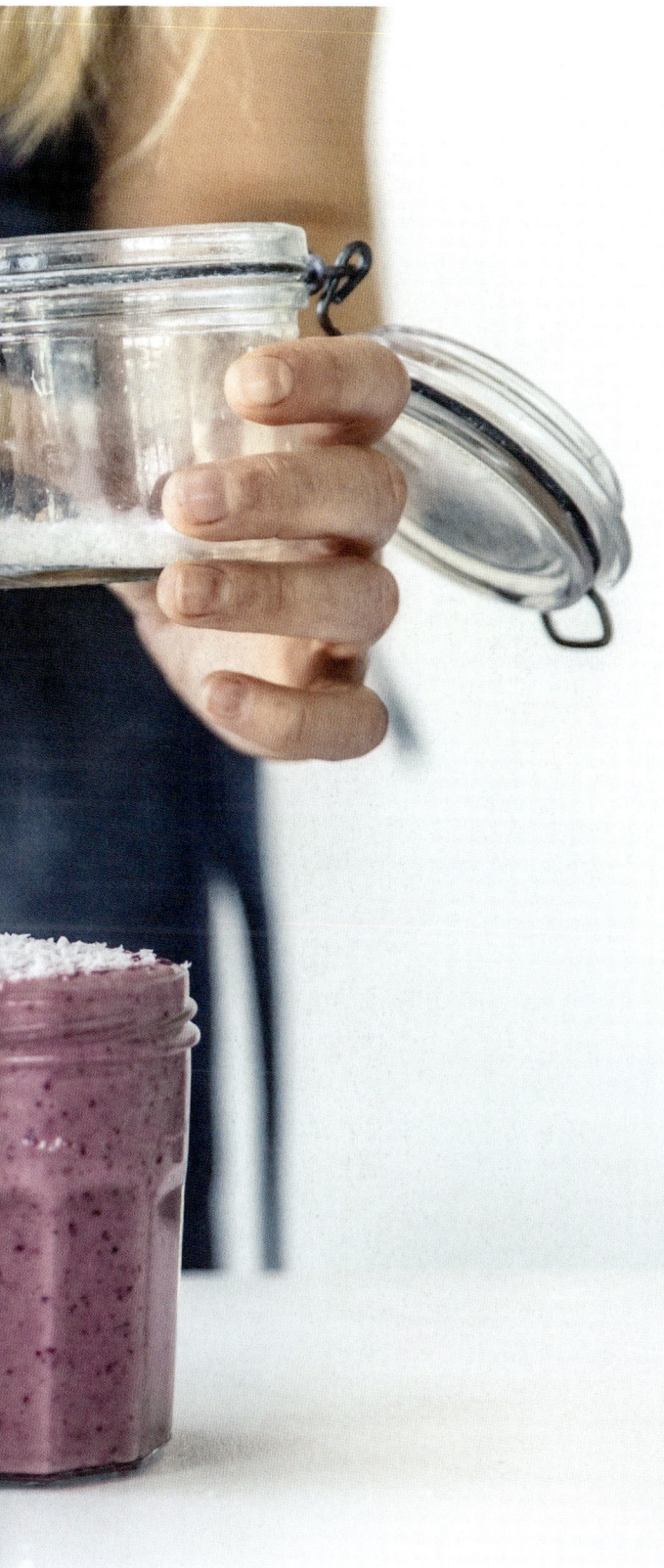

Für dich

EISENSHAKE

Wusstest du, dass du mit Baby im Bauch deutlich mehr Eisen brauchst? Dein Bedarf ist jetzt 2- bis 4-mal so hoch wie sonst. Achte deshalb darauf, dass du so oft wie möglich eisenreiche Lebensmittel zu dir nimmst. Dazu zählen:

• rotes Fleisch
• grünes Gemüse (Brokkoli, Kohl, Spargel, Spinat) und Feldsalat
• Getreide wie Hirse und Haferflocken
• Rote Bete, dunkle Beeren, Trauben
• Trockenobst, insbesondere getrocknete Aprikosen

Gerbstoffhaltige Lebensmittel wie Kaffee und schwarzer oder grüner Tee erschweren die Aufnahme. Vitamin C erleichtert sie. Trink also ruhig eine Orangensaftschorle zu jeder Mahlzeit. Am besten startest du schon morgens mit einem Haferflocken-Hirse-Aprikosen-Müsli in den Tag und gönnst dir regelmäßig Shakes aus frischen oder tiefgefrorenen dunklen Beeren, Haferflocken und Kokosmilch (siehe Bild).

LEERE EISENSPEICHER?

Einen Mangel erkennst du an Symptomen wie Müdigkeit, rissigen Mundwinkeln, Leistungsabfall, einer fahlen Gesichtsfarbe, Schwindel, Atemnot, Herzklopfen. Außerdem wird der Blutfarbstoff Hämoglobin bei den Schwangerenvorsorgen regelmäßig kontrolliert.
Bei (sehr) niedrigen Werten kann die Einnahme eines Eisenpräparats sinnvoll sein.

MILDES SOULFOOD-CONGEE

MANCHE FINDEN IHN FAD, ABER BEI FLAUEM MAGEN IST DER REISTOPF GENAU RICHTIG – UND MIT HÜHNCHEN, GARNELEN UND CO. SCHNELL GEPIMPT!

ZUTATEN
50 g Duftreis
½ TL Salz
1 Stück frischer Ingwer (3 cm)
2 Hähnchenbrustfilets (mit Haut)
2–3 Stängel Koriandergrün
2 EL geraspeltes Gemüse (z. B. Sellerie, Möhre; nach Belieben)

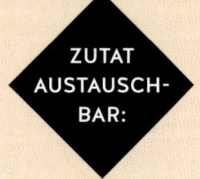

ZUTAT AUSTAUSCH-BAR:

Hähnchenbrustfilet durch Garnelen, Shrimps oder hart gekochte Eier

1 Den Reis in einem Sieb mehrmals unter fließendem kaltem Wasser spülen, bis das Wasser fast klar abläuft. Reis mit 800 ml Wasser und dem Salz in einer Schüssel vermischen und über Nacht einweichen lassen.

2 Den Ingwer schälen und mit 500 ml Wasser in einem großen Topf aufkochen. Die Hähnchenfilets hineinlegen und bei geringer Hitze 15 Minuten leicht köcheln lassen, herausnehmen und beiseitestellen. Den Reis samt Einweichwasser in den Topf gießen und aufkochen. Die Hitze auf kleinste Stufe stellen und den Reis unter gelegentlichem Rühren in 45 Min. zu einem Brei kochen.

3 Inzwischen das Koriandergrün waschen trocken schütteln und fein hacken. Die Hähnchenbrustfilets von der Haut befreien und in Scheiben schneiden.

4 Congee auf Suppenschalen verteilen, Hähnchenbrustscheiben darauf verteilen. Nach Belieben mit gehacktem Koriandergrün und geraspeltem Gemüse bestreuen.

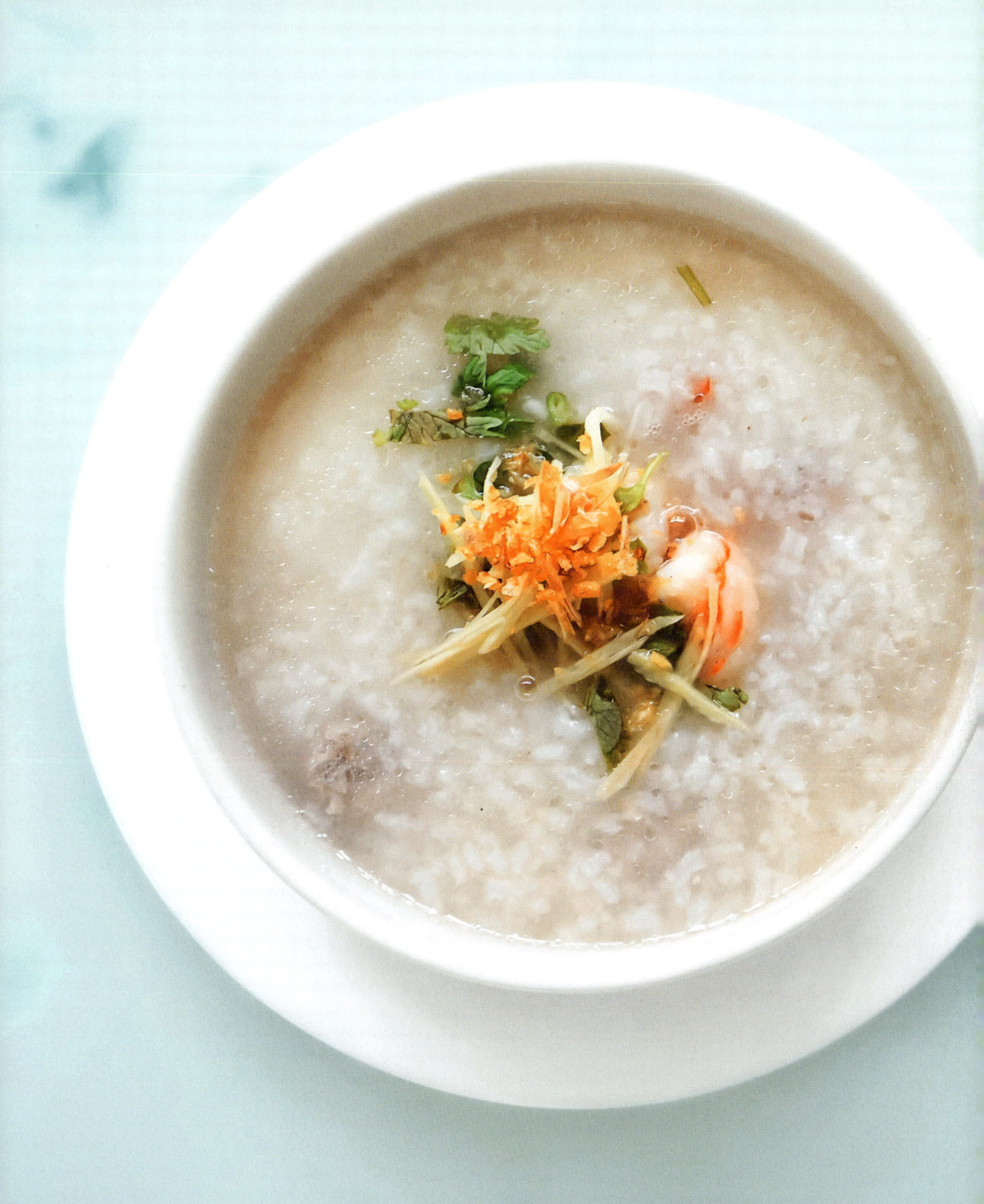

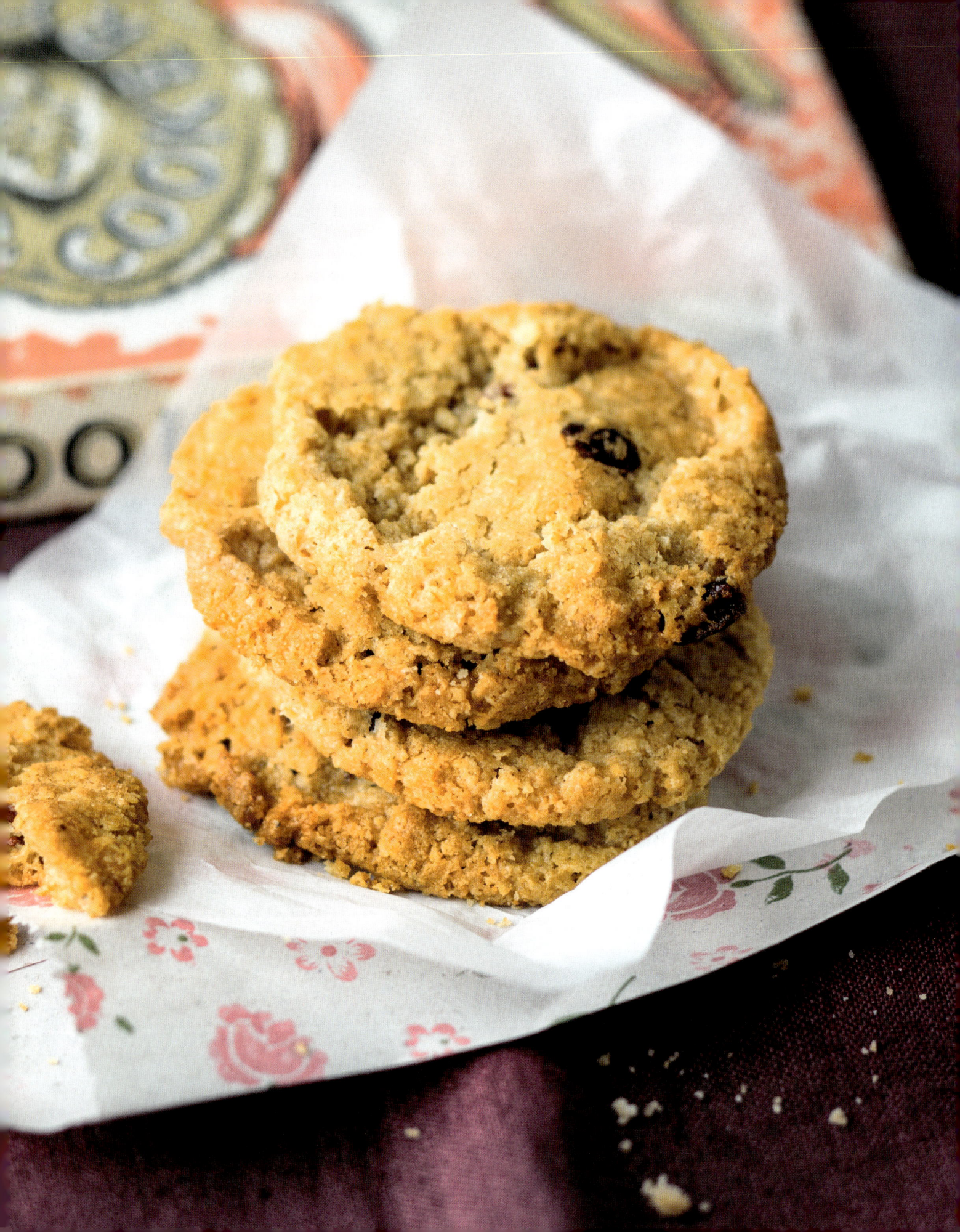

KERNIGE HAFERFLOCKEN-KEKSE

DIR WIRD SCHON MORGENS FLAU IM MAGEN? DANN STELL DIR DIESE KEKSE AUF DEN NACHTTISCH UND LASS DIR NOCH VOR DEM AUFSTEHEN EINEN DAVON SCHMECKEN!

ZUTATEN
125 g weiche Butter
175 g Rohrohrzucker
1 Eigelb (Größe M)
130 g zarte Haferflocken
60 g Dinkelvollkornmehl
½ TL Backpulver
25 g getrocknete Cranberrys

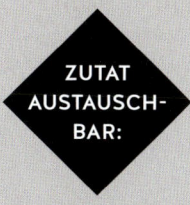

ZUTAT AUSTAUSCH-BAR:

Cranberrys durch Rosinen

1 **Den Backofen** auf 180° vorheizen. Zwei Backbleche mit Backpapier auslegen.

2 **Die Butter** mit dem Zucker und dem Eigelb mit den Quirlen des Handrührgeräts schaumig aufschlagen. Die Haferflocken, das Vollkornmehl und das Backpulver dazugeben und unterrühren. Zum Schluss die Cranberrys untermischen.

3 **Den Teig** in ca. 15 Portionen teilen und diese zwischen den Handflächen zu Kugeln formen. Die Teigkugeln mit reichlich Abstand auf die Backbleche legen und etwas flach drücken.

4 **Die Kekse** im Ofen (Mitte) 10 bis 12 Minuten backen, bis der Rand zu bräunen beginnt. Herausnehmen, mit dem Backpapier vom Blech ziehen und auf einem Kuchengitter vollständig auskühlen lassen.

INTERVIEW MIT DER ÖKOTROPHOLOGIN …

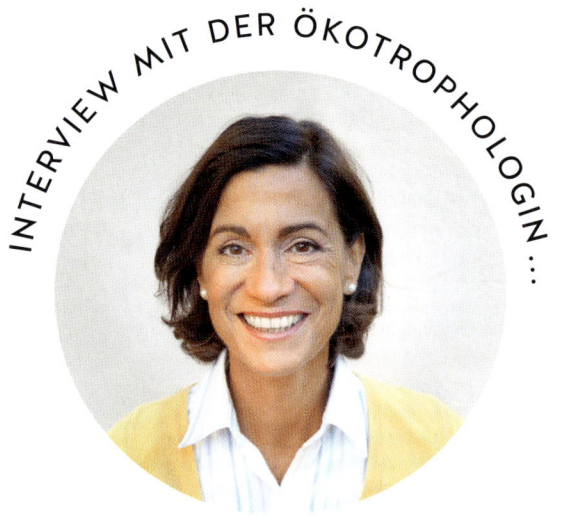

DAGMAR VON CRAMM

Die Ökotrophologin aus Freiburg hat mehrere Bestseller zum Thema Ernährung geschrieben. Sie ist Mutter von Cornelius (1982), Nicolaus (1985) und Magnus (1989) sowie Großmutter von Titus (2018).

Liebe Frau von Cramm, was ist Ihr wichtigster Ratschlag in puncto gesunde Ernährung in der Schwangerschaft?

Schwangere sollten nicht mehr, sondern gezielt Lebensmittel mit einer hohen Nährstoffdichte essen.

Iss nicht für zwei! Die alte Formel »Iss für zwei« ist heute klar überholt. Der Kalorienbedarf erhöht sich mit Baby im Bauch nur wenig. Es gilt: Nicht mehr, sondern ganz gezielt Lebensmittel mit einer hohen Nährstoffdichte essen. Solche, die viele Vitamine, Mineralstoffe, Bioaktivstoffe und Ballaststoffe enthalten. Ideal ist eine vielseitige Vollwertkost.

Wie sieht diese Vollwertkost konkret aus?
Das Motto lautet: bunt und abwechslungsreich. Ideal sind täglich vier Portionen Vollkornprodukte, gerne in Kombination mit Hülsenfrüchten. Das kann morgens ein Porridge sein, mittags dann Vollkornnudeln und abends ein belegtes Vollkornbrot. Dazu kommen drei Portionen Milchprodukte und drei Portionen Gemüse – da steckt auch gleich die in der Schwangerschaft wichtige Folsäure drin. Beim Obst rate ich täglich zu zwei Portionen. Zwei- bis dreimal pro Woche Kaltwasserfisch wie Lachs, Makrele oder Hering versorgen den Körper mit guten Fetten, genau wie Nüsse, Samen und pflanzliche Öle. Ich würde gerade als Schwangere Fisch, Fleisch und Garnelen aus Bio-Haltung bevorzugen. Was viele nicht wissen: Bei Getränken haben wir kein Sättigungsgefühl. Da sollte man auch achtsam sein.

Zu welchen Getränken würden Sie raten?
Ideal zum Durstlöschen sind Wasser, gerne aromatisiert mit einer Scheibe Ingwer, etwas Bio-Zitronen-, -Apfel- oder -Orangenschale, und warme oder abgekühlte Kräutertees. Insbesondere Fencheltee ist wunderbar für die in der Schwangerschaft oft etwas trägere Verdauung.

Und Süßigkeiten?
Die bleiben besser eine Ausnahme. Weglassen würde ich auch zuckerhaltige süße Getränke. Vor allem, wenn eine Frau zu Problemen mit ihrem Blutzuckerspiegel neigt. Bei vier Prozent der Schwangeren entwickelt sich ein Gestationsdiabetes. In diesem Fall sind eine individuelle Ernährungsberatung und eine engmaschige Überwachung beim Gynäkologen und Diabetologen wichtig.

Viele Frauen haben Angst, etwas zu essen, das dem Baby schadet. Worauf können sie achten?
Tatsächlich kommen Schädigungen durch Alkohol viel öfter vor als solche durch Toxoplasmose- oder Listerioseerreger im Essen. Daher rate ich zum strikten Alkoholverzicht. Ich würde aber auch keine rohen Lebensmittel vom Tier essen, sondern sie immer durcherhitzen.

Wann weiß ich, ob etwas genug erhitzt ist?
Sobald Fisch und Fleisch eine Kerntemperatur von 70 Grad erreicht haben, ist das Risiko, an einer Lebensmittelinfektion wie Listeriose oder Toxoplasmose zu erkranken, minimal. Diese Temperatur ist in der Regel gegeben, wenn die Kruste knusprig ist. Wer unsicher ist, kann sich zur Beruhigung ein Bratenthermometer kaufen. Das sticht man ins Lebensmittel rein und kann die Temperatur sofort ablesen. Selbst der Genuss von Räucherlachs, Salami, Rohschinken oder jungem Rohmilchkäse ist kein Problem, wenn sie auf 70 Grad erhitzt werden, weil die Erreger dadurch absterben.

Wie ist das bei unerhitztem Käse?
Pasteurisierter Käse ist immer sicher. Unproblematisch ist auch alter Rohmilch-Hartkäse wie Parmesan oder Gruyère. Die Rinde würde ich aber auch in diesem Fall grundsätzlich abschneiden.

Und bei Salat?
Salat immer gründlich waschen. Auch den abgepackten. Sonst gelten die normalen Hygieneregeln: Rohe und ungewaschene Lebensmittel getrennt von fertigem Essen zubereiten. Und Hände waschen!

Viele Schwangere kennen Gelüste. Kann das auf einen Nährstoffmangel hinweisen?
Dazu gibt es keine belastbaren Daten. Ich stände meiner inneren Gelüstestimme in der heutigen denaturierten Lebensmittelwelt zumindest skeptisch gegenüber und würde auch meinen gesunden Menschenverstand zu Wort kommen lassen. Kann es sein, dass mein Körper Unmengen an Schokolade und Chips braucht? Eher nein. Da ist nichts Überlebenswichtiges drin. Habe ich Lust auf frischen Feldsalat, kann es schon sein, dass mein Körper Folsäure braucht. Dann esse ich eine doppelte Portion davon. Gerne mit Erdbeeren garniert, in denen auch eine Menge davon steckt.

Wie war das in Ihren Schwangerschaften?
Ich hatte großes Glück: Mir ging es so gut wie nie. Erst in der Stillzeit hatte ich Sorge, dass ich zu wenig Milch habe. Aber wenn ich genauer überlege, hatte ich genauso viel Angst zuzunehmen und habe darum zu wenig gegessen und viel zu viel getrunken. Natürlich braucht der Körper beim Stillen Flüssigkeit. Mehr als drei Liter haben allerdings eine kontraproduktive Wirkung und schwemmen aus.

Welche Lebensmittel tun Frauen im Wochenbett und in der Stillzeit besonders gut?
Alles, was wir als Soulfood bezeichnen: Getreidespeisen, Grützen oder ein Gerstenrisotto, was ich persönlich sehr mag. Genau wie alkoholfreies Bier als Erfrischungsgetränk. Es ist kalorienärmer als das früher oft empfohlene Malzbier. Stillende Mütter sollten genug essen, sich wann immer es geht ausruhen und ihr Baby oft anlegen, damit der Milchfluss in Gang kommt. Nach der Geburt ist häufig Verstopfung ein Thema. Mir halfen gelbe Leinsamen. Man muss aber ein großes Glas Wasser dazu trinken. Sonst wirkt es stopfend.

Sollten stillende Mütter bestimmte Lebensmittel grundsätzlich vermeiden?

Rohe und ungewaschene Lebensmittel getrennt von fertigem Essen zubereiten. Und: Hände waschen!

Die Lehrmeinung lautet: nein. Ich bin selbst Mutter und sehe die Angelegenheit eher pragmatisch. Habe ich Blähungen, nachdem ich Hülsenfrüchte gegessen habe, und merke, dass auch das Baby an diesen Tagen mehr weint als sonst? Dann würde ich Bohnen, Linsen oder Hummus einfach mal weglassen. Geht es dem Baby durch diese Maßnahme spürbar besser, verzichte ich in der Stillzeit darauf. Schreit es weiter, liegt es wohl nicht an den Hülsenfrüchten, und ich verkneife sie mir nicht mehr. Gleiches gilt für Zitrusfrüchte und ein mögliches Wundwerden. Da hilft nur: ausprobieren.

DEIN KALENDER FÜR DAS 1. TRIMESTER

VON AUSSEN IST NOCH NICHTS ZU SEHEN, ABER IN DEINEM INNEREN VOLLZIEHEN SICH RASANTE VERÄNDERUNGEN: AUS EINER BE-FRUCHTETEN EIZELLE ENTWICKELT SICH EIN KLEINER MENSCH.

1. WOCHE	2. WOCHE	3. WOCHE	4. WOCHE	5. WOCHE	6. WOCHE

UM WOCHE 2

Eisprung: Hurra – es hat geklappt. Die befruchtete Eizelle macht sich auf den Weg in die Gebärmutter.

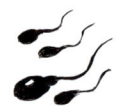

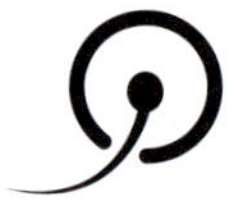

UM WOCHE 5

Ab jetzt kannst du einen Test machen. Tief durchatmen. Ist er positiv, darfst du dich auf ein Baby freuen! Am besten nimmst du nun täglich Folsäure ein, verzichtest auf Alkohol und Zigaretten und bist vorsichtig mit Medikamenten (mehr dazu auf Seite 15 und Seite 254).

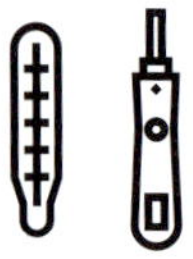

UM WOCHE 6

Wenn du dir von einer Hebamme Unterstützung wünschst, suche dir schon jetzt eine. Mamas im Freundeskreis haben bestimmt Empfehlungen und über die regionalen Verbände und Geburtskliniken findest du Kontaktlisten (Seite 254). Apropos Klinik: Auch hier musst du mitunter schnell sein. Deine Frauenärztin kann dir sagen, wie das in deiner Umgebung ist.

UM WOCHE 10

Du kannst bei deiner Krankenkasse nachfragen, welche Leistungen sie während Schwangerschaft, Geburt und Wochenbett bezahlt bzw. anteilsmäßig übernimmt. Manche haben zusätzliche Angebote und bieten Infomaterialien oder Online-Kurse an.

7. WOCHE	8. WOCHE	9. WOCHE	10. WOCHE	11. WOCHE	12. WOCHE

UM WOCHE 8

Die erste große Vorsorge steht an. Du wirst genau untersucht und zu deiner Krankheitsgeschichte befragt, um Risiken einzuschätzen. Danach bekommst du deinen Mutterpass, den du nun im Idealfall immer bei dir hast. Entzifferungshilfe gibt's ab Seite 113.

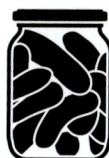

WOCHE 12

Spätestens jetzt wird es Zeit, deinen Arbeitgeber zu informieren, damit der gesetzliche Mutterschutz greift. Vielleicht hast du das auch längst hinter dir, weil du mit Körperflüssigkeiten, Chemikalien oder im Schichtsystem arbeitest und dir besondere Rechte zustehen bzw. ein (eingeschränktes) Beschäftigungsverbot gelten kann.

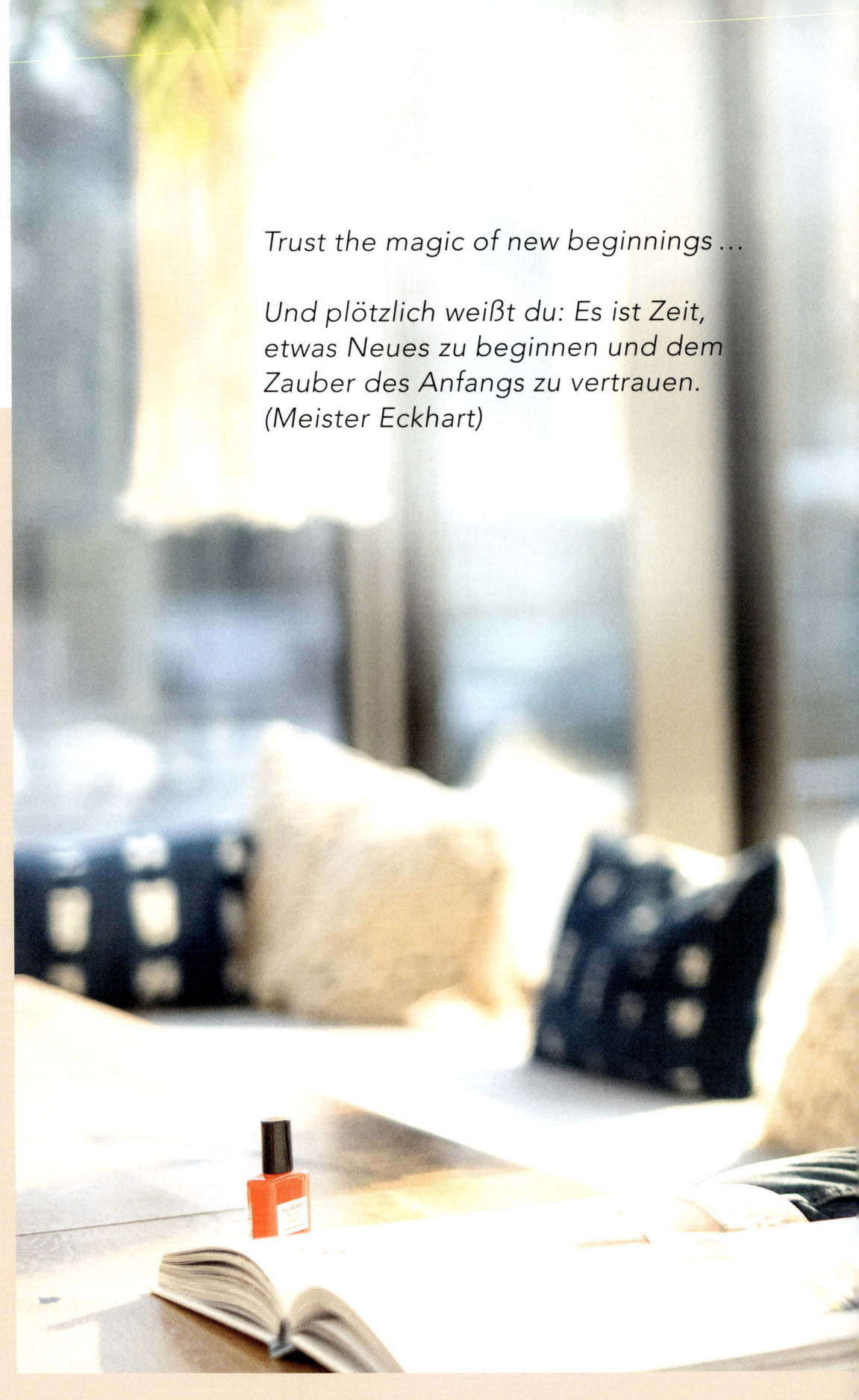

Trust the magic of new beginnings ...

*Und plötzlich weißt du: Es ist Zeit,
etwas Neues zu beginnen und dem
Zauber des Anfangs zu vertrauen.
(Meister Eckhart)*

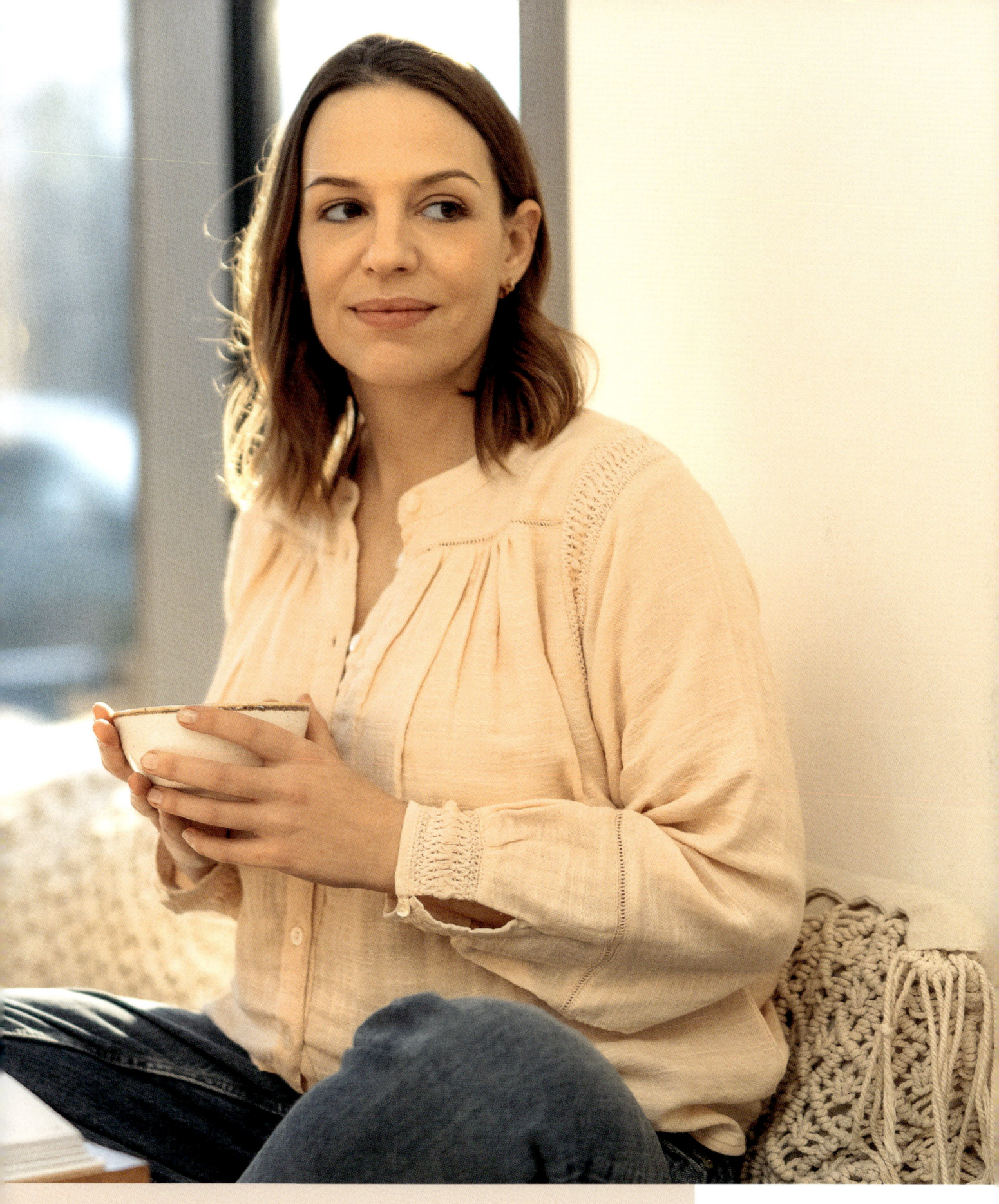

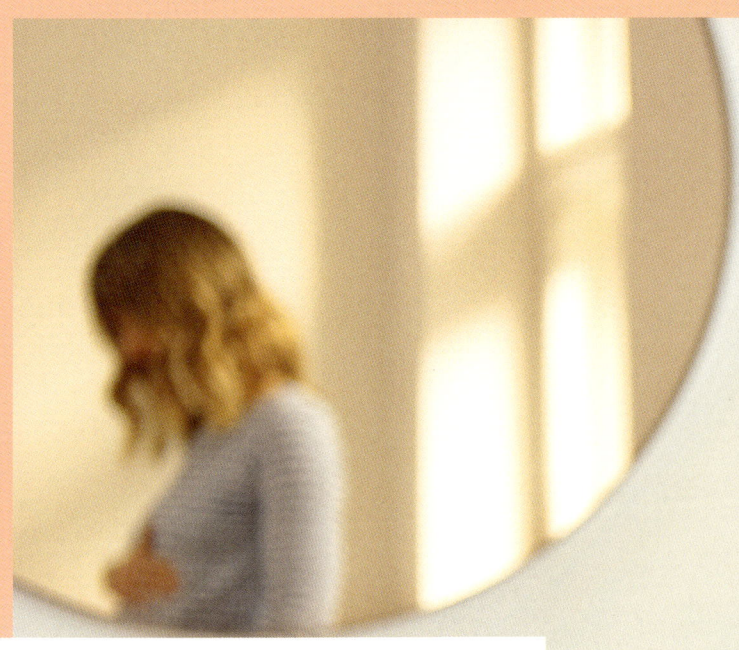

2. TRIMESTER

HELLO #BABYBELLY, ES GEHT RUND!

Glücksherzklopfen und tausend Fragen. Willkommen im zweiten Drittel. Für viele Mamas in spe beginnt jetzt die schönste Phase: Du bist »so richtig« schwanger und dein Baby macht sich langsam bemerkbar.

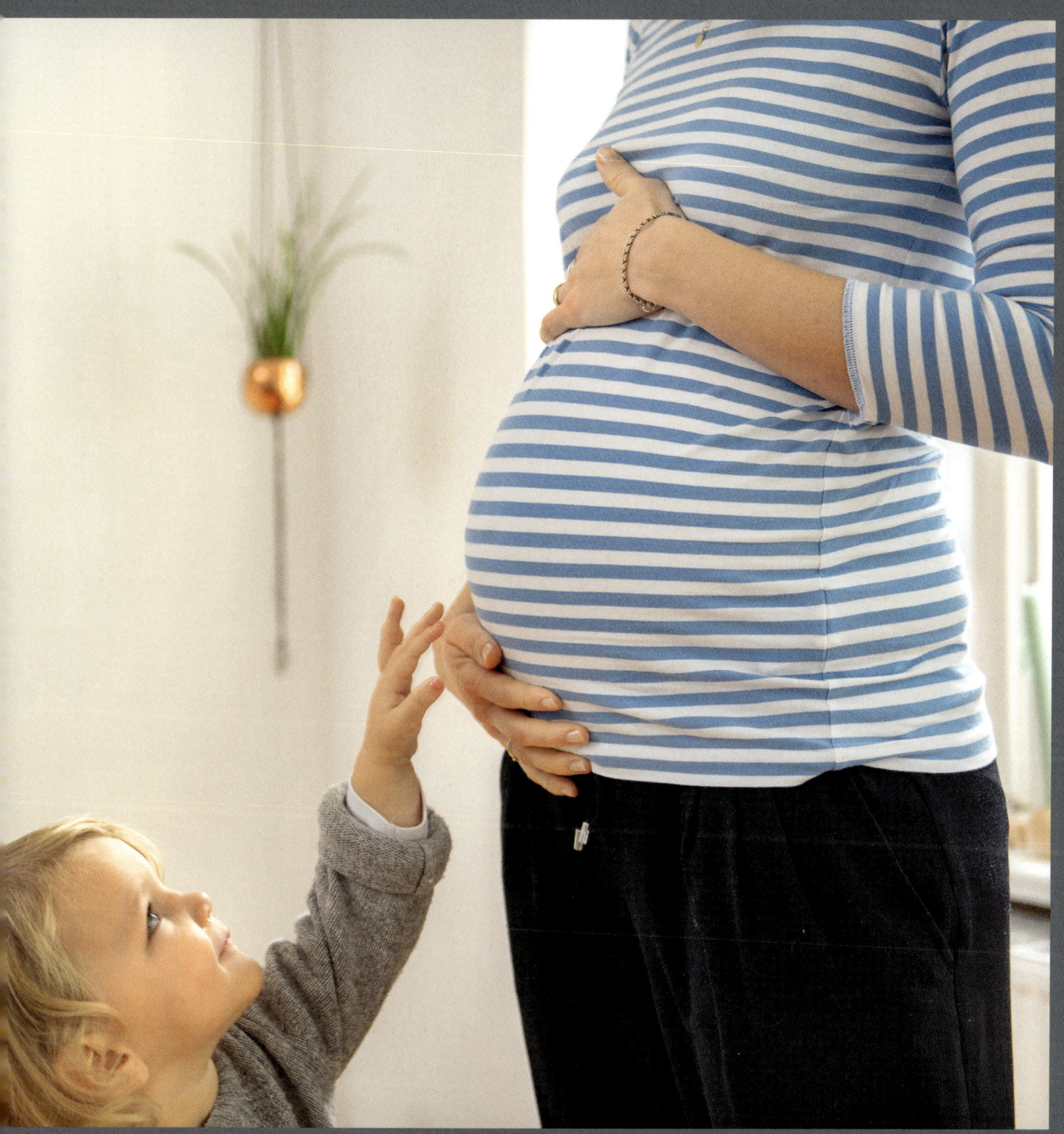

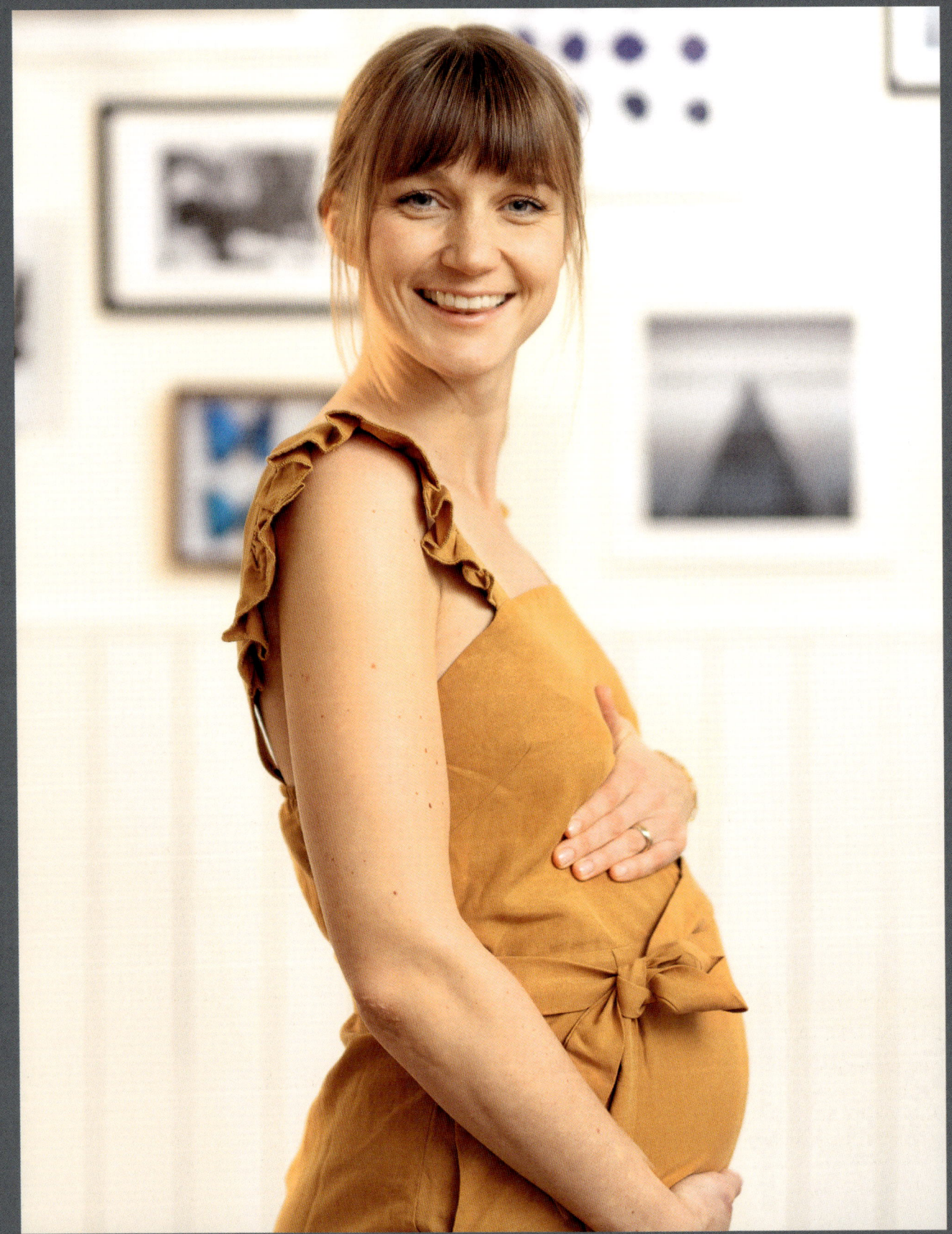

JETZT BEGINNT DIE ZEIT MIT KUGEL

DEIN KÖRPER SCHAFFT PLATZ FÜRS BABY. DAS MERKST DU AM WACHSENDEN BAUCH, DEN ERSTEN SPÜRBAREN KINDSBEWEGUNGEN UND AM EIN ODER ANDEREN ZIPPERLEIN.

Wie fühlst du dich? Bist du happy und stolz darauf, euer Baby in dir zu tragen? Oder kommt es dir noch immer unwirklich vor? So langsam pendeln sich das Gefühlschaos und Zukunftsmuffensausen wahrscheinlich wieder ein. Du gewöhnst dich an den Gedanken, Mama zu werden. Die hormonell bedingten Stimmungsschwankungen nehmen ab. Und schon bald wirst du die ersten Bewegungen des Babys in deinem Bauch spüren. Ein echter Meilensteinmoment, den werdende Mamas oft um die 20. Woche herum erleben.

WIE STEHT IHR ZU PRÄNATAL-DIAGNOSTIK?

Ergänzend zu den Untersuchungen nach den Mutterschaftsrichtlinien besteht die Möglichkeit, außerplanmäßige Pränataldiagnostik in Anspruch zu nehmen, um das Risiko für bestimmte genetische Erkrankungen einschätzen zu können bzw. auszuschließen. Mehr Info dazu findest du auf Seite 116.

Wichtig zu wissen: Pränataldiagnostik vom »normalen« Ultraschall bis hin zu Tests auf Chromosomenstörungen sind ein Angebot. Kein Muss. Ob ihr euch für bestimmte Untersuchungen entscheidet oder dagegen, ist eine sehr individuelle Sache. Lass dich von deiner Ärztin zu den aktuellen Möglichkeiten gut beraten. Deine Hebamme ist übrigens nicht nur für dich da, wenn die Schwangerschaft unkompliziert verläuft. Sie begleitet dich auch bei einer Risikoschwangerschaft, erklärt dir z. B. auffällige Befunde und bespricht alles Wichtige für die Zeit vor und nach der Geburt mit dir. Im Falle eines Abbruchs oder einer Fehlgeburt kann sie dich ebenfalls unterstützen.

ICH BIN SCHWANGER, NICHT KRANK!

Wenn das dein Lieblingssatz ist: prima. Dein positiver Fokus wird dich durch die kommenden Wochen tragen. Die Kugelzeit ist etwas völlig Natürli-

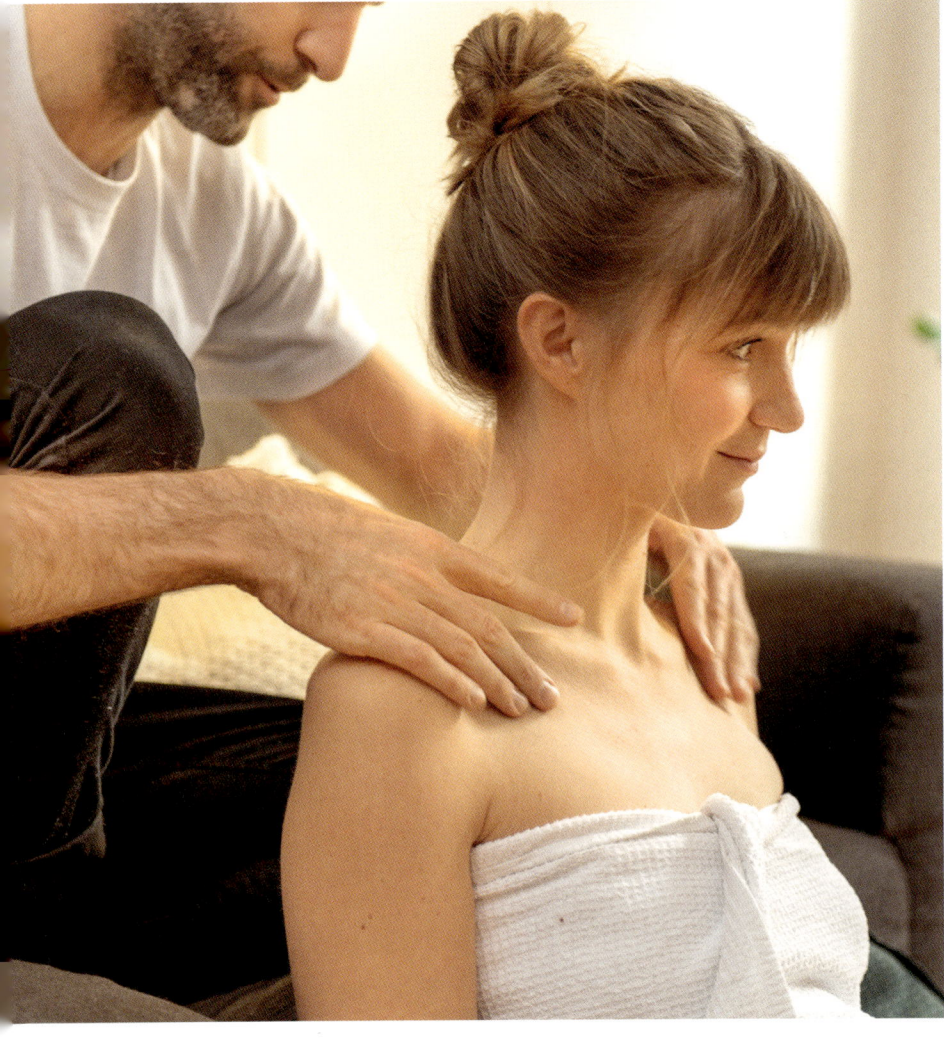

*Nehmt euch jeden Tag Zeit
füreinander. Berührung tut so gut
und setzt Wohlfühlhormone frei.*

ches. Trotzdem ist sie ein Ausnahmezustand, dem du dich – dir selbst und deinem Baby zuliebe – auch mal anpassen darfst. Schließlich musst du niemandem etwas beweisen. Du bist »nur« schwanger. Doch dein Körper baut und beherbergt einen Menschen – und das ist eine große Leistung. Lass es dir dabei so gut gehen wie möglich. Happy Mama, happy Baby. Schließlich hat es den direkten Draht zu deinen Glückshormonen.

#STYLETHEBUMP

Manche Frauen freuen sich schon seit dem positiven Schwangerschaftstest auf Umstands- und Stillmode. Andere kaufen sich die ganze Kugelzeit über nichts und tragen lieber ihre weite Kleidung oder leihen sich die Hemden ihres Partners. Auch Mami-Hacks, wie den Jeansknopf auflassen und mit einem Gummi schließen, klappen oft hervorragend. Hauptsache, du engst dich nicht ein.

Moderne Umstandsmode für jede Gelegenheit bieten z. B. H&M, Zara, Gap, Mamarella, Bellybutton, Noppies, Vertbaudet, Mint & Berry oder Boop an. Du bist etwas ratlos, was das Thema Styling betrifft? Tolle Inspirationen für schöne, alltagstaugliche Outfits mit Babybauch findest du auch auf sozialen Netzwerken wie Instagram oder Pinterest über die Hashtags #stylethebump oder #preggostyle und auf Lifestyle-Blogs wie www.journelles.de oder www.hauptstadtmutti.de.

WELLNESS UND BABYMOON

Nehmt euch jetzt ruhig täglich Zeit, die ihr nur für-einander und das Baby reserviert. Apropos: Während Sex für die einen jetzt besonders toll ist, müssen ihn andere gerade nicht unbedingt haben (Seite 82). Sprecht darüber, um Missverständnisse zu vermeiden. Und weicht im Zweifelsfall aufs Kuscheln und Quatschen aus, um euch nahe zu sein. Lass dich von deinem Liebsten massieren (Seite 109) oder bekochen. Oder ihr plant einen Babymoon. Dafür ist zur Mitte der Schwangerschaft hin eine gute Zeit. Der letzte Urlaub zu zweit ist etwas ganz Besonderes. Wenn deine Schwangerschaft bisher unkompliziert verlaufen ist, spricht auch nichts dagegen. Im Gegenteil.

Wohin geht die Reise und woran solltet ihr denken?

• Einige Wellnesshotels in Deutschland und Österreich haben sich ganz auf die Bedürfnisse ihrer schwangeren Gäste eingestellt und bieten entsprechend speziell darauf abgestimmtes Essen, Mommy-to-be-Massagen und passende Sportprogramme an.

• Oder wollt ihr lieber weiter weg? Wir haben uns in der Schwangerschaft für Dubai entschieden, weil ich mir trotz Winter in Europa Zeit in der Sonne und am Meer wünschte. Der Flug dorthin dauert nicht zu lange und mir war wichtig, dass im Zweifelsfall eine gute medizinische Versorgung gewährleistet ist.

• Egal, wohin es euch zieht: Informiert euch gut über euer Wunschziel: Wie ist das Klima? Empfiehlt die Ständige Impfkommission spezielle Impfungen? Gibt es für euer Ziel Reisewarnungen vom Auswärtigen Amt? Hast du eine Auslandskrankenversicherung? Und bei Reiserücktrittsversicherungen müsst ihr darauf achten, dass sie trotz Schwangerschaft greifen.

• Nicht vergessen: Eine individuelle, schwangerschaftskompatible Reiseapotheke, reichlich Sonnencreme mit LSF 50 und den Mutterpass einpacken. Um keine Thrombose zu riskieren, kannst du dir Kompressionsstrümpfe oder -strumpfhosen verschreiben lassen. Auch wichtig: Viel trinken und bei Reisen in Bus, Bahn, Auto oder Flugzeug Gymnastikpausen machen bzw. regelmäßig herumlaufen, um die Durchblutung anzuregen.

Das verbindet euch: gemeinsam unterwegs und in Bewegung bleiben

Auch schön: zusammen sportlich aktiv sein. Oder allein – je nachdem, was du lieber magst. Bewegung ist DAS Zaubermittel gegen Wassereinlagerungen und Verstopfung, es stärkt dein Immunsystem und hält dich fit. Nur nicht übertreiben. Dein Körper leistet schon eine Menge: Ein Viertel mehr Blut fließt durch deine Gefäße, der Herzmuskel wächst, der Puls ist höher und durch die Schwangerschaftshormone lockern sich alle Muskeln und Bänder. Dein Körper ist daher instabiler und verletzungsanfälliger. Behältst du das im Hinterkopf, ist Sport ideal, um fit durch die Kugelzeit zu kommen und Zipperlein vorzubeugen (Seite 84).

Wie sieht es eigentlich aus mit einem Geburtsvorbereitungskurs? Möchtest du einen machen, kümmere dich direkt darum. Es gibt sie speziell für Erst- oder Zweitgebärende, mit und ohne Partner, als Wochen- oder Kompaktkurse. Je nach Vorliebe. Damit anfangen solltest du spätestens zwölf Wochen vor dem errechneten Geburtstermin, damit du rechtzeitig alle wichtigen Infos bekommst. Manche Krankenkassen gewähren auch für den Partner Zuschüsse. Nachfragen lohnt sich auf jeden Fall.

Vielleicht ist auch ein Elternkurs wie das SAFE-Programm etwas für euch, www.safe-programm.de? In mehreren Terminen vor und nach der Geburt werden hier alle wichtigen Fragen rund um die Schwangerschaft, das Elternwerden, Säuglingspflege und den Aufbau einer sicheren Bindung zum Kind besprochen.

VON MAMI ZU MAMI

Ich habe Yoga in der Schwangerschaft geliebt. Es hat meinen Körper, mein Selbstbewusstsein und meine Bindung zum Baby gestärkt und mir Gelassenheit geschenkt.

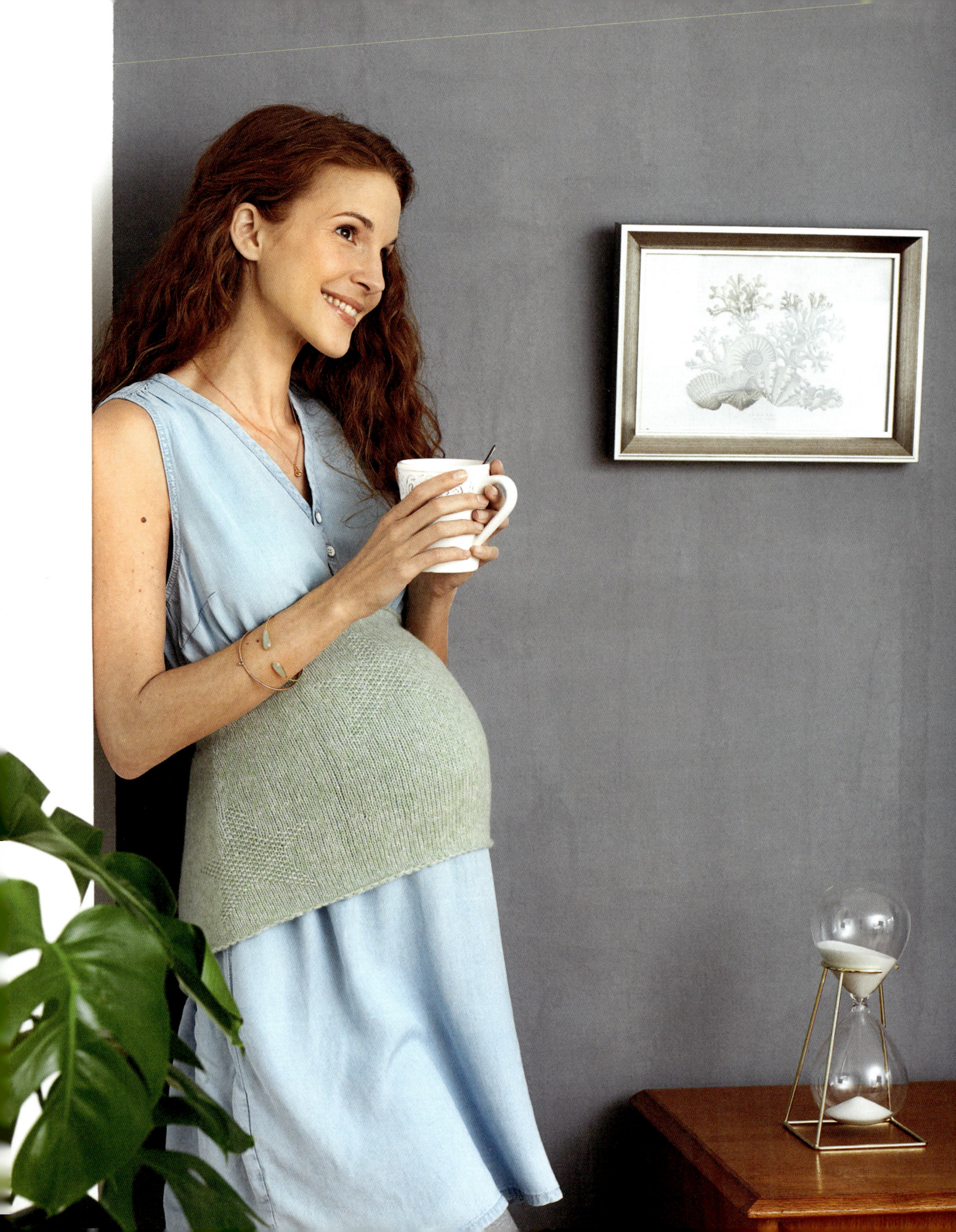

DIY-
BAUCHTUBE
MIT STERNEN

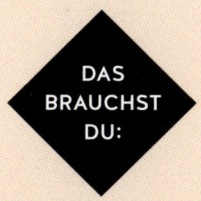

DAS BRAUCHST DU:

100 g Merino-Kaschmir-Misch-garn (80 % Merinowolle, 10 % Kaschmir, 10 % Polyamid; Lauf-länge ca. 320 m/50 g) in Blass-grün · Rundstricknadel Nr. 4 (Länge 120 cm) · Maschenmarkierer · Wollnadel

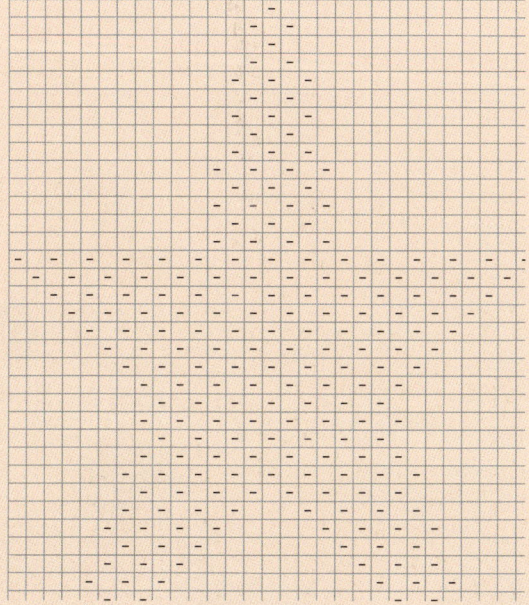

Strickschrift für das Ster-nenmuster: leere Kästen = 1 M r, gefüllte = 1 M links

STRICKANLEITUNG

1 Beginn Schlage 240 M im doppelten Kreuzan-schlag an und schließe diese zur Runde (Rd). Achte darauf, dass der Anschlag möglichst locker ist, damit der Bauchtube elastisch bleibt. Markiere für die Mustereinteilung den Rundenanfang mit dem Maschenmarkierer, fahre dann in Runden glatt rechts fort.

2 Sternenmuster In der 11. Rd die M wie folgt ein-teilen: 46 M glatt rechts, • 29 M Sternenmuster (wie in der Strickschrift links angegeben), 51 M glatt rechts •; die Sequenz zwischen den Punkten (•) noch einmal wiederholen und schließlich mit 29 M Sternenmuster und 5 M glatt rechts enden. Stricke diese Einteilung über 38 Rd, also einen kompletten Mustersatz (vgl. Strickschrift links) lang. Fahre mit 5 Rd glatt rechts über alle M fort. In der nächten Rd arbeitest du den Stern versetzt ein. Gehe dazu vor wie folgt: Beginne mit 5 M glatt rechts, dann • 29 M Sternenmuster, 51 M glatt rechts •, die Sequenz (•) noch einmal wiederholen und mit 29 M Sternenmus-ter und 45 M glatt rechts enden. Stricke auch diese Einteilung wieder über den Mustersatz von 38 Rd. Beende die Arbeit mit 10 Rd glatt rechts.

3 Abschluss Am Ende alle Maschen locker abketten, damit sich die Abschlusskante nicht zusammenzieht und der Tube dehnbar bleibt. Alle Fäden auf der Innenseite vernähen. Dann den fertigen Bauchtube anfeuchten, spannen und trocknen lassen.

DEIN KÖRPER, DEINE PSYCHE

WAS SICH JETZT VERÄNDERT

Die Hormonparty ist in vollem Gange. Nicht nur dein Baby wächst. Endlich siehst du dir die Schwangerschaft auch selbst an – und andere ebenso. Vielleicht stehst du jetzt öfter vor dem Spiegel, drehst dich hin und her und beobachtest, wie sich deine Figur verändert. Schau genau hin. Ist ein Mini-Bauchansatz oder schon deutlich mehr zu sehen? Erkennst du, wie sich deine nach oben hin ausdehnende Gebärmutter in der Körpermitte abzeichnet? Dreht sich die Hüfte sichtbar nach außen? Das alles wahrzunehmen kann wunderschön sein. Viele Schwangere fühlen sich richtig wohl mit sich und ihrem Körper. Sie finden sich sexy. Sind rundum happy.

Anderen bereiten die Veränderungen Sorgen und sie hadern damit. Immerhin entzieht sich alles, was da gerade passiert, ihrer Kontrolle. Die Taille verschwindet und es gibt Tage, da explodiert der Bauch über Nacht. Oder umgekehrt: Ein Weilchen tut sich gar nichts. Das kann dich enorm verunsichern, ist in der Regel aber kein Grund zur Besorgnis. Sprich ruhig mit deiner Hebamme oder deiner Ärztin darüber. Sie sind bei Ängsten und Bedenken für dich da und bringen viel Erfahrung mit. Schließlich haben sie schon eine Menge Frauen mit ähnlichen Befürchtungen und Fragen betreut. Du kannst dich guten Gewissens öffnen und über deine Emotionen sprechen. Egal, ob sie positiv oder negativ sind.

Vielleicht denkst du daran, dass sich über den Hormonweg alle deine Gefühle auf dein Kind übertragen? Das stimmt. Aber auch Sorge und Niedergeschlagenheit gehören zum Leben dazu. So lernt dein Baby schon einmal die gesamte Bandbreite deiner Gefühlspalette kennen.

IM ZWEITEN TRIMESTER IST »ÜPPIG« DAS MOTTO DER STUNDE: ALLES WÄCHST. DIE KUGEL, DER BUSEN, DIE KONTUREN INSGESAMT. DASS DU SCHWANGER BIS, IST NUN NICHT MEHR ZU ÜBERSEHEN.

BAUCHMUSKULATUR

Um Platz für das Baby zu schaffen, dehnen sich die senkrecht verlaufenden Bauchmuskeln in der Mitte leicht auseinander. Das nennt man Rektusdiastase. Mache ab jetzt besser keine Sit-ups mehr, um sie nicht unnötig zu belasten.

ZWEI LITER ZUSATZ-WASSER

… oder noch mehr speichert dein Körper schwangerschaftshormonbeding bis zur Geburt. Bis dahin polstert es deinen ganzen Körper. Hast du damit Beschwerden, helfen vielleicht die Tipps auf Seite 148.

VERGESSLICHKEIT

Die berüchtigte Schwangerschaftsdemenz gibt es wirklich. Das liegt aber an der Hormonumstellung und daran, dass dich gerade viel Neues beschäftigt. Graue Zellen werden nicht abgebaut. Was hilft? Notizzettel und ein Kalender…

LUNGE

Sie kann sich mit zunehmendem Babybauchwachstum nicht mehr voll ausdehnen. Du wirst kurzatmiger. Atemübungen helfen dir dabei, trotzdem reichlich Sauerstoff aufzunehmen.

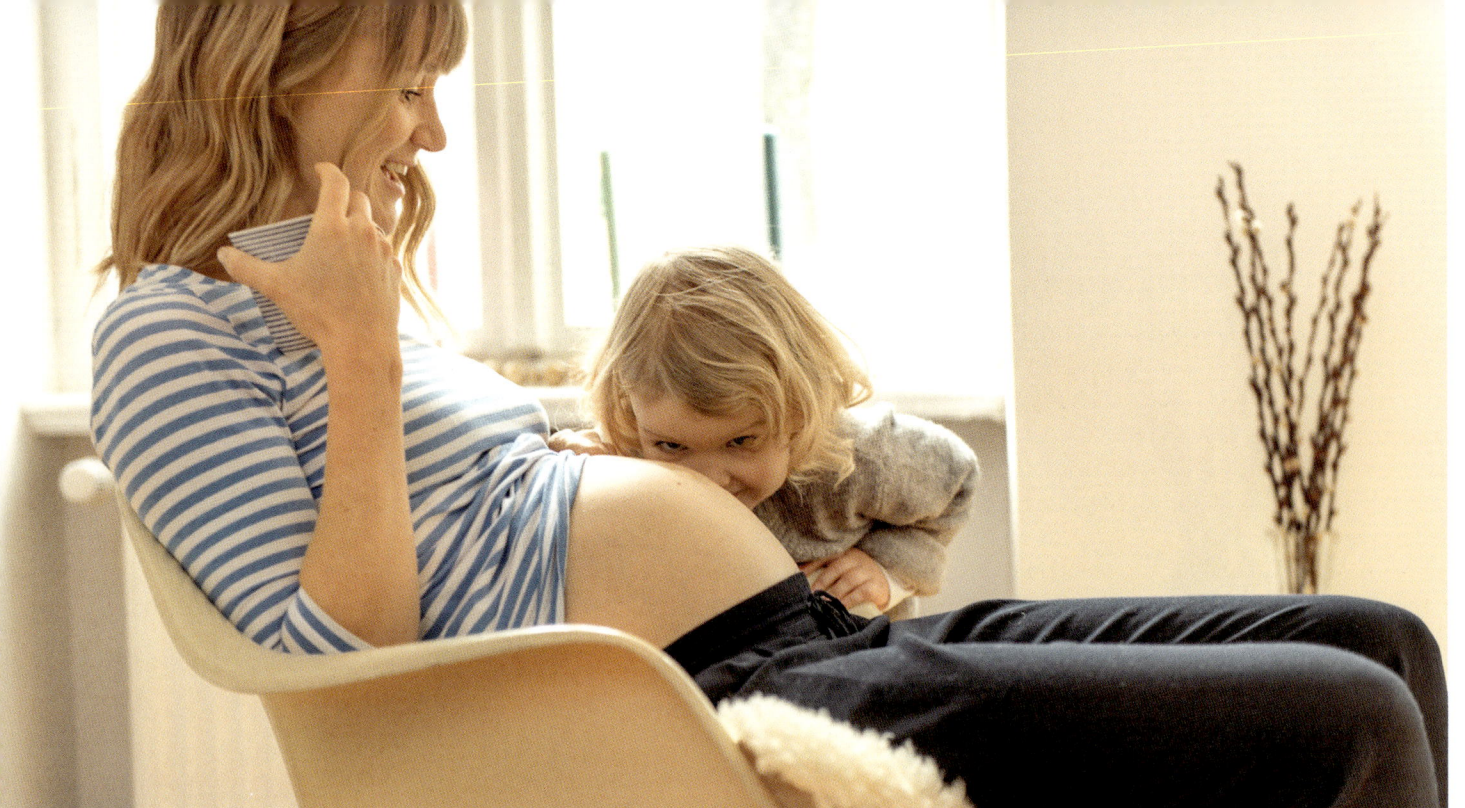

Bist du schon Mami und der Bauch rundet sich, wird es Zeit, dein großes Kind auf das Baby vorzubereiten.

AUF WACHSTUMSKURS

Dein Körper verändert sich, damit ein kleiner Mensch darin wachsen kann. Wie und wo sich die Rundungen bemerkbar machen, ist so unterschiedlich wie es verschiedene Figurtypen gibt …

Du wirst wahrscheinlich insgesamt weicher durch die Wassereinlagerungen. Dein Becken weitet sich, um Platz für das Baby zu schaffen – und der Po legt Fettreserven an. Alles andere ist individuell und eine Sache der Veranlagung. Genau wie dein Babybauch. Wie er aussieht, hängt unter anderem von deiner Größe, deinem Bindegewebe, der Form deines Beckens und der Krümmung deiner Wirbelsäule ab. Manche Frauen tragen ihn breit über das Becken, bei anderen wölbt er sich spitz oder als kleine Kugel nach vorn. Es gibt Schwangere, denen siehst du bis zum sechsten Monat kaum an, dass sie ein Kind erwarten – und

Mamis, die ihren Bauch nur mit Mühe bis zum Ende des dritten Monats verstecken können. Die eine hadert mit sich und fühlt sich wie ein gestrandeter Wal. Die andere liebt ihre neuen, weichen Rundungen und ist stolz auf sie. Und bei vielen wechseln sich beide Gefühle ab. Sie sind mal selbstbewusst, mal verunsichert.

Dicke Bäuche auf Instagram

Über den Hashtag #dickbauchdienstag findest du auf Instagram Bilder von anderen Schwangeren und ihren Bäuchen. Gleiche Zeit, völlig andere Ausmaße … Diese Erkenntnis kann heilsam sein. Falls dich das Vergleichen stresst: Lass es! Du könntest stattdessen liebevoll deinen Bauch massieren und dir bewusst machen: Da geschieht nicht nur etwas mit dir, du kannst dein Wohlbefinden auch selbst aktiv fördern.

Nimm eine reichhaltige Körperbutter oder ein Öl, das du magst, und reibe es sanft in die Haut ein. Um Dehnungsstreifen vorzubeugen, eignet sich die Zupfvariante (außer, du hast frühzeitige Wehen): Einfach etwas Haut zwischen die Finger nehmen und wieder loslassen. Das fördert die Durchblutung und die Elastizität.

»Neun Monate kommt's, neun Monate geht's.«

Diese alte Hebammenweisheit half mir dabei, mich wieder wohl(er) in meinem Körper zu fühlen, der plötzlich »so gar nicht mehr meiner« war. Ich erkannte ihn kaum wieder und Privatsache war er auch nicht mehr. Jeder fühlte sich plötzlich dazu aufgefordert, ganz frei und ungefragt seine Meinung darüber kundzutun.

Besonders Bemerkungen wie »Dein Bauch ist aber ganz schön klein?« nervten mich ziemlich. Schließlich fragte ich mich schon selbst, warum da trotz Zusatzkilos auf der Waage noch immer kein präsentierbarer Babybauch rausploppt. Ob schwanger oder nicht: Ein Satz, der bei der einen Frau ein stolzes Lächeln auslöst, kann eine andere verletzen. Da hilft wahrscheinlich nur Drüberstehen und Kontern oder es mit Humor betrachten: Besonders wenn man merkt, dass ein und derselbe Bauch zur selben Zeit mal mit »Wie schön. So eine süße Minikugel« und »Oh, der ist ja schon ganz schön groß« kommentiert wird.

Mein Babybauch wirkte übrigens bis zum Schluss nicht riesig. Dafür gingen (zu meinem Leidwesen) Po und Beine in die Breite. Als Polster für die Stillzeit angeblich. Was netterweise weniger Menschen so offen negativ kommentierten. Ansonsten habe ich ungefragte Figurkommentare mit einer Bemerkung zum Aussehen meines Gegenübers beantwortet. Wirkt Wunder!

Social-Media-Moms als Vorbilder und Mutmacher?

Sowohl meine Ärztin als auch meine Hebamme waren in puncto Kugelwachstum rundum entspannt. Das tat mir gut. Genau wie Erfahrungen von meinen Freundinnen und auch von anderen (Bald-)Mamas im Netz, denen ich über diverse soziale Medien folge.

Entgegen der weitverbreiteten »Heile-Welt«-Vorwürfe (die zum Teil natürlich stimmen, darüber sollte man sich keine Illusionen machen) fand ich auf Instagram z. B. aber viele Schwangere und Mütter ausgesprochen inspirierend. Nicht wenige zeigen sich offen und verletzlich und teilen ihre Gedanken und Gefühle. Auch um anderen Mut zu

machen, denen es ähnlich geht. Mir jedenfalls hat es viel bedeutet, von den persönlichen Erfahrungen anderer Schwangerer und junger Mütter zu lesen, z. B. unter #momlife #mumlife #mama2019 #mamablogger #(Monat)Baby(Jahreszahl) #pregnant #schwanger(plus Jahreszahl).

Ist es nicht genau das, was wir mit Social Media erreichen wollen: konstruktiv sein? Einander unterstützen? Den Hochglanzfamilien, die sich ausschließlich von ihrer schönsten Seite zeigen, muss man ja nicht folgen, falls sie einem ein schlechtes Gefühl vermitteln. Das wäre verschwendete Energie. Denn eines ist klar: Bei keiner von uns läuft das Leben immer perfekt nach Plan. Und bei keiner ist alles ohne Ausnahme total schrecklich. Daran muss man sich einfach immer wieder erinnern.

Du kannst stolz auf deinen Körper sein!

Er verändert sich, damit ein Mensch darin wachsen kann. Dass das unter Umständen Einschränkungen mit sich bringen kann, mag nerven. Es ist aber erklärbar, wenn du dir überlegst, wie viel Platz dein Baby, die Gebärmutter und die Plazenta nun schon in dir einnehmen. Gegen Ende des zweiten Trimesters steht die Gebärmutter bereits zwischen deinem Nabel und deinem Rippenbogen. Deine Lungen können sich deshalb nicht mehr voll ausdehnen. Die Folge liegt nah: Kurzatmigkeit. Sei beruhigt, deine Organe sind trotz der Enge nicht gefährdet. Sie rutschen dahin zurück, wo sie hingehören, wenn dein Baby geboren und wieder Platz im Bauchraum ist. Klingt das nicht nach einem Superheldentalent?

Weniger superheldenhaft fühlst du dich wahrscheinlich, wenn du morgens nassgeschwitzt aufwachst. Das passiert häufig in der Schwangerschaft. Auch wenn eher selten darüber gesprochen wird. Genauso wie über ein ziemlich lustvolles nächtliches Phänomen: Es gibt Schwangere, die im Schlaf zum Orgasmus kommen. Good luck!

So wie wir alle vor der Schwangerschaft einzigartige Figuren und Einstellungen dazu haben, so individuell verändern sich unsere Körper und Gefühle dazu, wenn wir ein Baby bekommen.

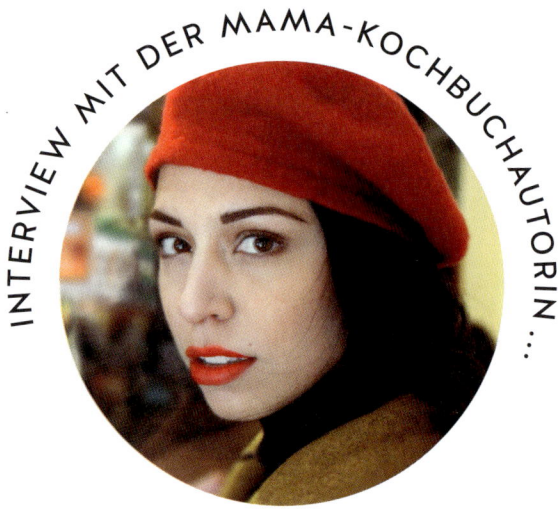

INTERVIEW MIT DER MAMA-KOCHBUCHAUTORIN...

HANNAH SCHMITZ

Liebe Hannah, gab es bei dir Essenstabus?
Nicht viele. Aber auf Alkohol und rohen Fisch habe ich verzichtet. In den ersten beiden Schwangerschaften hatte ich ein großes Vertrauen, dass alles gut wird. Fleisch genoss ich auch, wenn es nicht durchgebraten war. Beim dritten Baby wurde ich komischerweise strenger. Ich wollte unser Glück nicht überstrapazieren. Trotzdem denke ich: Verzichtet man auf alles, was ein Risiko beinhalten könnte, landet man schnell bei trockenem Brot, und damit ist auch niemandem geholfen.

Hattest du Gelüste in der Schwangerschaft?
In der ersten überkam mich oft ein Verlangen nach Scharfem, in der zweiten brauchte ich Süßes. Bei der dritten war mein Heißhunger nicht so spezifisch. Nur wenn ich Appetit auf Avocado oder Mango bekam, musste ich sie sofort haben. Sonst war das eine kleine Katastrophe…

Hast du ein Das-tut-bei-Zipperlein-gut-Rezept?
Ich kämpfte mit Übelkeit und Sodbrennen. Da half mir Congee, eine Reissuppe, die schon meine Oma gekocht hat. Sie ist ein echter Magenbalsam.

Vena-cava-Syndrom

Möglicherweise empfindest du mit wachsendem Bauch die Rückenlage als unangenehm. Oder dir wird dabei sogar schwindelig. Das passiert, weil die Gebärmutter in dieser Position auf die Hohlvene (Vena cava) drückt, die den Blutfluss zum Herzen einschränkt. Vermeiden kannst du das, indem du dich einfach auf die linke Seite drehst. Denn die Vena cava verläuft rechts neben der Wirbelsäule.

Deine Brüste dürften nun gefühlt riesig sein…

Stimmt's? Solltest du später stillen, kann das Volumen noch einmal zunehmen. Jetzt laufen die Vorbereitungen dafür auf Hochtouren. Um die 22. Woche herum beginnt die Ausbildung der kleinen (Montgomery-)Drüsen rund um die Brustwarzen. Manche Frauen bemerken nun manchmal eine gelbliche Flüssigkeit, die aus den Brustdrüsen austritt. Das ist die Vormilch, Kolostrum genannt. Willst du stillen, versorgt sie dein Baby in den ersten Tagen mit allen wichtigen Vitaminen, Nähr- und Abwehrstoffen, bis die »richtige« Muttermilch gebildet wird. Am besten besorgst du dir gleich schon Stilleinlagen (z. B. in der Apotheke oder im Drogeriemarkt).

DIY-Maßnahmen

Bei Brustschmerzen haben sich warme Bäder mit Orangen- oder Rosenblütenessenz, ein stabiler, weicher (Sport-)BH und Brustmassagen bewährt. Vielleicht magst du deine Brüste mit handwarmem Öl kreisförmig mit den Fingern von außen nach innen massieren? Zur Brustwarze hin nur sanft ausstreichen. Auf diese Weise kannst du später auch einem Milchstau vorbeugen.

Wassereinlagerungen

Zwei Liter Zusatzwasser – oder sogar noch mehr – speichert dein Körper schwangerschaftshormonbedingt bis zur Geburt. Bis dahin polstert es Po, Hüften und je nach Veranlagung deine Beine, Arme und Schultern. Sogar dein Gesicht scheint durch die Wassereinlagerungen runder, weicher, und falls du Fältchen hattest, wirken sie jetzt ohne Anti-Aging-Aufwand wie weggebügelt.

Dazu kommt ein bisschen Stillreserve, die sich je nach Veranlagung am Körper verteilt.

Acht von zehn Frauen merken im Laufe der Schwangerschaft, dass sie übermäßig Wasser einlagern. Ringe und Socken schnüren ein und vielleicht passen die Schuhe nicht mehr.

Das liegt am Progesteron, das das Gewebe auflockert, wodurch Wasser aus dem Blutkreislauf eintritt. Verstärkend wirken sich ein Mangel an flüssigkeitsbindendem Salz und Eiweiß im Körper aus. Deshalb gerne Fisch, Hülsenfrüchte und Nüsse essen. Mehr Tipps bei Wassereinlagerungen findest du auf Seite 148.

Rundet sich der Bauch, kann das Baby in Rückenlage auf die Hohlvene drücken. Wird dir schwummrig, dreh dich zur Seite.

Gelüste & Heißhunger

Die Übelkeit (falls sie ein Thema war) flaut nun bei den meisten ab und der Appetit kommt allmählich wieder zurück. Wahrscheinlich überkommt dich ab und zu ein unbändiger Heißhunger? Das ist ganz normal und geht fast allen Mommys-to-be so. Gib deinen Gelüsten ruhig nach. Klar: Überwiegend solltest du natürlich gesund essen und darauf achten, dich und dein Baby mit allen wichtigen Nährstoffen und Vitaminen zu versorgen. Aber es soll dir auch mental gut gehen. Mit schlechter Verzichtslaune ist keinem geholfen.

Ich persönlich mochte mich etwas runder und weicher viel lieber. Nach der Stillphase hat sich das zwar genauso wie die Sache mit den großen Brüsten verloren. Aber hey. Es gibt zumindest Fotos davon … Also nicht vergessen, welche zu knipsen!

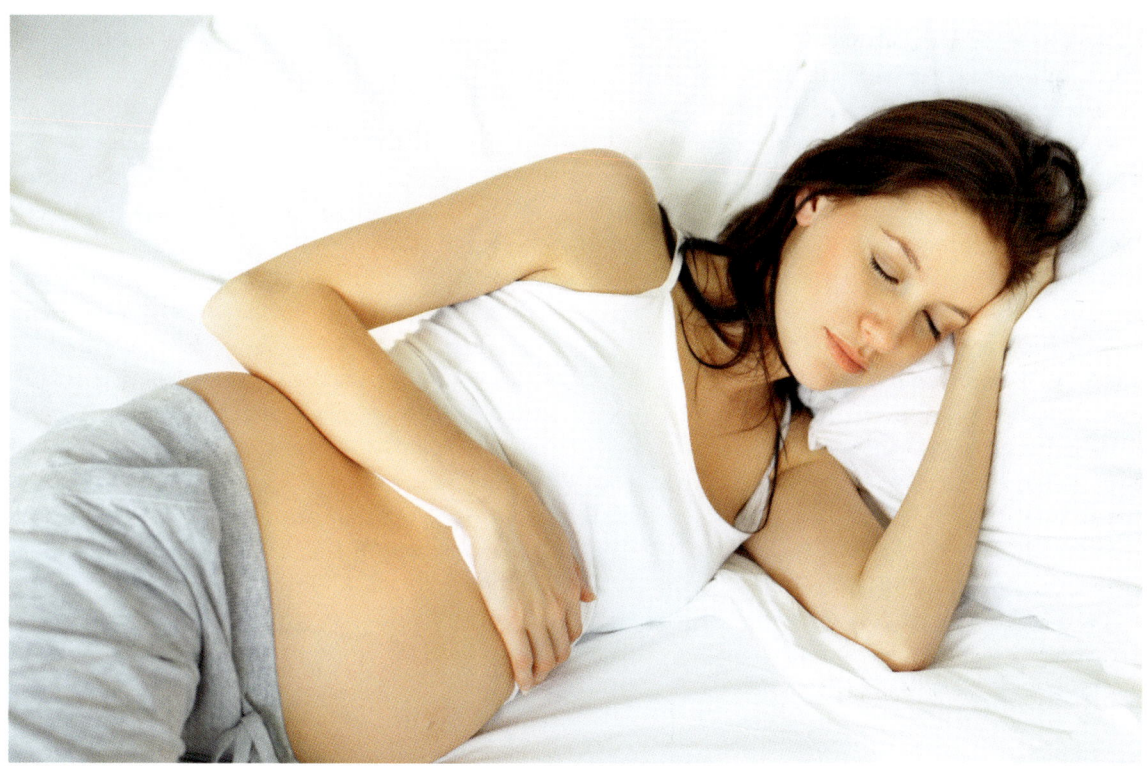

GEHEMMTE ABWEHR

Wenigen ist bewusst, dass die Schwangerschaft das Immunsystem schwächt. Die hormonellen Veränderungen erhöhen zudem die Allergiebereitschaft und Entzündungsgefahr. Das ist nicht so prickelnd, da du dir leichter Infektionen übers Essen oder durch Zeckenbisse einfängst und dich schneller bei Kranken ansteckst. Und das ausgerechnet in einer Zeit, in der du die Einnahme mancher Medikamente im Hinblick auf Nutzen und Risiken sehr genau abwägen musst.

Doch Fakt ist auch: Es ist lebensnotwendig für das wachsende Leben in dir. Dein Baby trägt die Hälfte der Gene väterlicherseits in sich. Das sind fremde Merkmale, die deine Abwehr im Normalfall rasch bekämpfen würde. Tut sie durch die runtergefahrene Abwehr aber nicht. Die Natur hat das also bestmöglich ausbalanciert.

Immunbooster Bewegung

Sport stärkt dein Immunsystem und das Vertrauen in deine eigenen Fähigkeiten. Er aktiviert den Stoffwechsel, verbessert deine und Babys Sauerstoffversorgung und hebt durch die Freisetzung von Endorphinen eure Stimmung. Bist du körperlich aktiv, beugst du damit Rückenschmerzen und Wassereinlagerungen genauso vor wie Stimmungsschwankungen und Verstopfung. Außerdem hilft es dabei, nicht mehr an Gewicht zuzunehmen, als es für dich und dein Baby gesund ist. Und nicht zuletzt sagen viele Schwangere, dass sie sich wohler in ihrem sich verändernden Körper fühlen, wenn sie (weiterhin) sportlich aktiv sind.

Sport als ideale Geburtsvorbereitung

Abgesehen von waghalsigen Unternehmungen mit hoher Sturz- und Verletzungsgefahr, zählt ein moderates Training inzwischen zu den besten Vorbereitungen für die Geburt – die nicht umsonst mit einem Marathon verglichen wird.

Studien zeigen: Frauen, die regelmäßig maßvoll sporteln, haben weniger körperliche Beschwerden in der Schwangerschaft und auch die Geburt verläuft, verglichen mit Couch-Potatoes, komplikationsfreier. Zusätzlich positiv: Wenn Mama trainiert, stärkt das auch Babys Herz und im Schnitt erleben aktive Mütter eine kürzere Geburt.

Zudem scheinen sie besser mit ihren Schmerzen zurechtzukommen und brauchen dementsprechend weniger Schmerzmittel. Woran das liegt? Vermutlich helfen trainierte Muskeln bei der Wehenarbeit. Das gute Körpergefühl und das Bewusstsein um die eigene Stärke und Selbstwirksamkeit tun ihr Übriges. Vielleicht hast du mit diesem Wissen ja Lust, dich zu einem Kurs speziell für Schwangere anzumelden. Egal, ob Aquafitness, Yoga oder Pilates – hier kannst du auch gleich Kontakte mit anderen Bald-Mamis knüpfen.

Nur nicht übertreiben

Exzessiv Sport zu treiben ist in der Schwangerschaft, übrigens genau wie sonst, ebenso schlecht wie sich überhaupt nicht zu bewegen. Solange du dich während der Belastung noch ganz normal unterhalten kannst, passt alles. Wird die Luft allerdings knapp, bitte dringend etwas langsamer machen. Noch genauer gibt eine Pulsuhr beim Training den Takt vor. Schwangere bis 29 Jahre bewegen sich im Bereich von 135 bis 150 Schlägen. Im Alter zwischen 30 und 39 Jahren empfehlen Experten zwischen 130 und 145 Schläge pro Minute als Grenzbelastung für den Kreislauf. Bei Frauen über 40 gelten 125 bis 140 Schläge pro Minute als sicher.

Das Expertenteam der Sporthochschule Köln gibt auf www.sportundschwangerschaft.de Empfehlungen zu Auswahl und Ausübung geeigneter Sportarten und berät Schwangere und junge Mütter darüber hinaus auch kostenlos per E-Mail, wenn diese Fragen zu ihrem Lieblingssport haben (siehe Interview mit Marion Sulprizio rechts).

> ## VON MAMI ZU MAMI
>
> *Deine Widerstandskraft gegen Keime kannst du trotzdem stärken: indem du viel Wasser trinkst, Pausen einlegst und dich körperlich fit hältst.*

INTERVIEW MIT DER SPORTEXPERTIN…

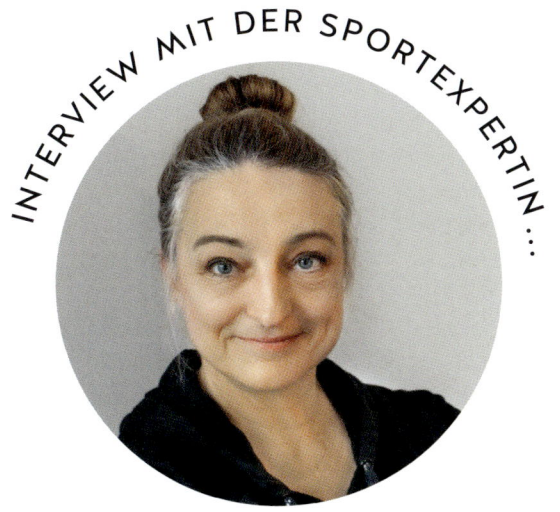

MARION SULPRIZIO

Dipl.-Psychologin und Leiterin des interdisziplinären Coachingteams Sport und Schwangerschaft an der Sporthochschule Köln.

Liebe Frau Sulprizio, Sie beraten mit Ihrem interdisziplinären Team aus Ärzten, Hebammen und Sportwissenschaftlern Frauen während und nach der Schwangerschaft. Wie kam es dazu?
Wir haben einige spannende Projekte zum Thema gemacht und wollten die Forschungsergebnisse mit möglichst vielen Frauen teilen. Moderater Sport wirkt sich positiv aus. Studien zeigen, dass aktive Schwangere weniger körperliche Beschwerden haben und ihre Geburt komplikationsfreier verläuft. Trotzdem gibt es Unsicherheiten und Fragen. Dafür bieten wir ein kostenloses, individuelles Coaching an. Hier melden sich Leistungs- und Freizeitsportlerinnen genauso wie Frauen, die gehört haben, dass Sport gut für sie und ihr Baby ist, und die nun damit anfangen möchten. Manche wollen etwas Bestimmtes wissen, andere kontaktieren uns regelmäßig mit unterschiedlichen Fragen im Verlauf ihrer Schwangerschaft und der Anfangszeit als Mutter.

Was sollte jede Schwangere wissen?
Der Körper verändert sich in der Schwangerschaft und jede Frau muss ihr Training anpassen. Es soll nicht erschöpfend, sondern belebend wirken und Spaß machen. Wird die Luft knapp, sofort eine Pause einlegen, damit das Baby weiterhin ausreichend mit Sauerstoff versorgt wird. Am besten mit Pulsuhr trainieren und dem Beckenboden zuliebe Stoßbelastungen vermeiden. Wer vor der Schwangerschaft nie joggen war, fängt jetzt besser nicht damit an. Erfahrene Läuferinnen sollten ihr Training sanfter gestalten und den Beckenboden aktiv mit einbeziehen, indem sie ihn im Wechsel an- und entspannen und ihre Füße gut abrollen. Auch Krafttraining ist okay, wenn die Schwangere auf geringere Belastungen mit erhöhten Wiederholungszahlen achtet.

Wo sollte man besonders vorsichtig sein?
Bei Sportarten, die mit einer hohen Sturz- und Verletzungsgefahr, schnellen, abrupten Bewegungen und Gegnerkontakt verbunden sind. Schwangere können den Sport, den sie vorher schon beherrscht haben, ruhig weitermachen. Ich selbst habe bis zum fünften, sechsten Monat Handball gespielt. Solange der Bauch nicht zu groß ist, kannst du im Angriff die Bälle verteilen oder aufs Techniktraining ausweichen. Wichtig ist, seine Grenzen zu erkennen.

Gibt es Sportarten, die tabu sein sollten?
Solche, die mit Wucht, Stoß, Schlag oder anderen heftigen Auswirkungen einhergehen wie im Kampfsport. Außerdem Tieftauchen, Skifahren oder Wandern in über 2500 Meter Höhe sowie anspruchsvolle Kraft- und Dehnübungen. Jede Schwangere sollte bei der ersten Untersuchung mit ihrem Arzt besprechen, ob persönliche Gesundheitsrisiken gegen einen bestimmten Sport sprechen.

Welche Sportarten empfehlen Sie Einsteigerinnen?
Alles, was die Gelenke schont, wie Walken, Radfahren und Yoga oder Pilates für Schwangere. Sportarten im Wasser wie Schwimmen und Aquafitness wirken sich nachweislich positiv aus.

FÜR EINE STARKE MITTE

Im besten Fall hast du deinen Beckenboden schon immer trainiert und weißt, wie du ihn bewusst an- und entspannen kannst. Spätestens jetzt als Schwangere kommst du nicht umhin, dich mit ihm zu beschäftigen. Dieser ziemlich großartige Teil deines Körpers besteht aus drei gitterähnlich übereinanderliegenden Muskelschichten. Sein Alltagsjob: die Organe des Beckens tragen und ihnen Halt geben. Jetzt in der Schwangerschaft kommt das Kind samt wachsender Gebärmutter und dem Babyversorgungsorgan Plazenta hinzu.

Damit er diese Herausforderung bestmöglich meistern kann, gönne ihm ein bisschen Aufmerksamkeit. So kannst du ein Gefühl für diesen wichtigen Bereich im Körper einer Frau entwickeln und ihn gezielt stärken. Das ist nicht nur zur Vorbeugung einer Harninkontinenz oder einer Gebärmuttersenkung wichtig. Kannst du den Beckenboden bewusst an- und entspannen, hilft das dir und dem Baby bei der Geburt. Wenn das Köpfchen drückt, sollte er möglichst locker sein, damit dein Kind auf dem Weg in die Welt nicht gebremst wird.

Falls du gerade ein paar Minuten Zeit hast, kannst du versuchen, deinen Beckenboden ganz bewusst zu spüren.

Nimm deinen Beckenboden wahr!

Atme ruhig und entspannt und komme im Moment an. Atme dann bewusst ein und versuche, beim Ausatmen deine Harnröhre, die Scheide und den After zu schließen. Dafür ziehst du die Sitzbeinhöcker leicht zueinander und hebst deinen Beckenboden leicht an. Stell dir dabei vor, du hättest einen Tampon in der Scheide und musst ihn festhalten. Spüre diese Spannung für zwei bis drei Atemzüge und lass dann mit der Einatmung vollständig los. Wiederhole diese Übung mehrmals und immer dann, wenn es dir im Alltag einfällt – an der Haltestelle, im Bus oder im Büro.

VON MAMI ZU MAMI

Ein starker Beckenboden unterstützt den Rücken in der Kugelzeit dabei, das zunehmende Gewicht zu tragen. Und du kommst nach der Geburt schneller wieder in Form.

OHHH, BABY ... WIE IST DAS MIT DEM SEX?

Durch die gute Durchblutung deiner Sexualorgane stehen die Chancen auf einen intensiven Orgasmus (der übrigens wunderbar als Beckenbodentraining taugt) bestens. Sich zu lieben entspannt, stärkt die Verbindung zum Partner und sorgt für ein besseres Körpergefühl. Trotzdem ist das mit dem Sex in der Schwangerschaft ja so eine Sache.

Während die eine jetzt mehr Lust als je zuvor hat und sich supersexy fühlt, verspürt die andere wenig bis keinen Antrieb zur Bettakrobatik. Und ob der Partner auf den Liebesakt mit Babybauch steht oder ihm unwohl beim Gedanken an »Sex zu dritt« wird, ist eine genauso individuelle Angelegenheit. Wichtig bleibt, darüber zu sprechen, sich seine Gefühle zuzugestehen und nichts persönlich zu nehmen oder als Zurückweisung zu interpretieren.

Ob, wie, wann und warum ihr in der Schwangerschaft Sex – oder eben keinen – habt, geht nur euch etwas an. Ein »Normal« gibt es nicht. Vielleicht helfen euch folgende Fakten?

Können wir dem Baby wehtun oder es verletzen?

Nein. Euer Kind liegt bestens gepolstert und geschützt vom Fruchtwasser in der Gebärmutter. Es wird also angenehm hin und her geschaukelt und spürt, dass es euch gutgeht. Denn bei zärtlichen Berührungen und beim Orgasmus wird das Kuschelhormon Oxytocin ausgeschüttet. Das rhythmische Zusammenziehen der Gebärmutter stört das Baby nicht. Die Frage ist eher: Wie fühlst du dich? Manchmal spürst du als Frau nach dem Sex leichte Schmerzen und der Bauch wird hart. Da besteht zwar kein Grund zur Sorge um euren Nachwuchs, aber du musst für dich entscheiden, wie du damit umgehst. Falls du Blutungen oder stärkere Bauchschmerzen bekommst, sprich bitte mit deiner Ärztin oder Hebamme darüber.

Aber was, wenn der Penis das Erste ist, was das Kind sieht?

Das ist anatomisch nicht möglich. Egal, wie üppig ein Mann ausgestattet ist. Vor der Gebärmutter liegt immer noch der rund vier bis fünf Zentimeter lange Gebärmutterhals. Zudem befindet dein Baby sich umgeben von Fruchtwasser ja gut geschützt in der Fruchtblase. Also keine Sorge.

Gilt Sex nicht als wehenfördernd?

Nah am Geburtstermin könnte Sex die Wehen theoretisch durch das im Sperma enthaltene Prostaglandin anstupsen und den Muttermund weicher machen. Auch die leichten Kontraktionen der Gebärmutter, die durch einen Orgasmus ausgelöst werden, können den letzten Kick geben, damit die Wehen einsetzen. Das gilt aber nur, wenn du am Geburtstermin angelangt bist und dein Körper und dein Baby bereit sind. In den ersten Monaten brauchte es dazu so viele Orgasmen, dass selbst der standhafteste Papa das nicht schaffen würde.

Und wann sollte man sich eher zurückhalten?

Häufigem Geschlechtsverkehr spricht nichts entgegen. Es sei denn natürlich, ihr schwimmt nicht auf der gleichen Sexlustwelle. Vorsicht ist lediglich bei einem verkürzten Gebärmutterhals, Blutungen und Frühwehen angebracht. In diesen Ausnahmefällen raten Ärzte von Sex ab, um eine Frühgeburt zu vermeiden.

Heute schon geknutscht? Ob Sex oder nicht: Teilt eure Gedanken und bleibt euch nah. Miteinander kuscheln, reden, sich berühren oder miteinander knutschen wirken genauso verbindend.

Dass Sex in einer unauffälligen Schwangerschaft Wehen auslösen kann, ist ein Märchen. Erwiesen ist aber, dass sich zu lieben entspannt, das Körpergefühl verbessert und die Partnerschaft stärkt.

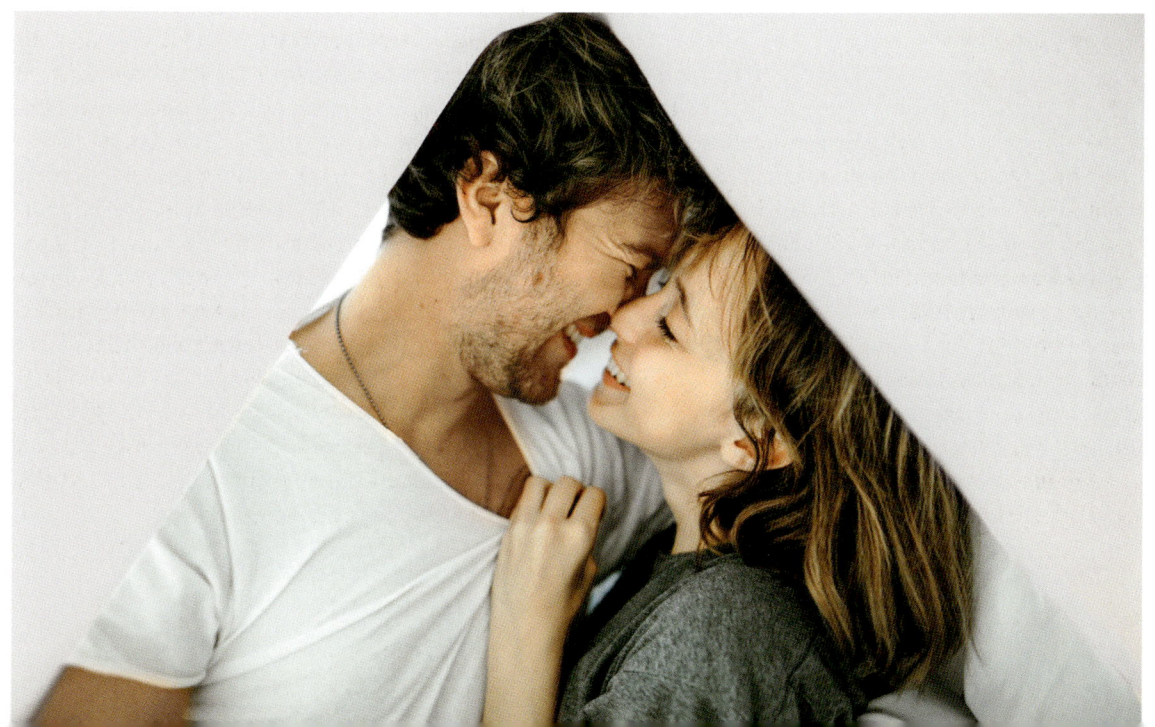

DAS SIND DIE HORMONE ...

Nicht nur deine Hormondrüsen mischen kräftig in puncto Schwangerschaft mit. Auch die Plazenta produziert die einflussreichen Botenstoffe, die Nebenwirkungen wie Verstopfung oder Wassereinlagerungen bescheren können. Zum Glück gibt es Hausmittel, die solche Zipperlein erträglicher machen. Eines der Hormone mit Nebenwirkungen ist das Schutzhormon der Schwangerschaft: Progesteron. Es hemmt die Muskelaktivität der Gebärmutter und ermöglicht so ihr enormes Wachstum. Von anfangs rund 50 Gramm nimmt ihr Gewicht bis zur Geburt um das 20- bis 30-Fache zu: 1000 bis 1500 Gramm. Ist das nicht faszinierend? Weniger faszinierend ist die Tatsache, dass das Hormon genauso beruhigend auf die Darmmuskulatur wirkt. Viele Schwangere haben deshalb immer wieder Probleme mit Verstopfung.

Auf dem Klo geht nix mehr?

• Lass dich vom trägen Darm nicht ärgern. Morgens bringt ihn ein Glas warmes Wasser mit etwas Apfelessig oder eine Schorle mit naturtrübem Apfelsaft in Gang.
• Generell ein guter Tipp gegen eine träge Verdauung ist der, mehr Ballaststoffe zu essen. Das können Superfoods wie Chiasamen genauso sein wie die guten alten geschroteten Leinsamen. Vergiss nur nicht, viel dazu zu trinken. Sonst kehrt sich der Effekt ins Gegenteil um.
• Viel trinken solltest du auch, wenn du zur Darmanregung auf Lactulose, einen synthetischen Milchzucker, setzt. Die Wirkung setzt in der Regel in zwei bis drei Tagen ein.
• Wie stehst du zu Schüßler-Salzen? Bei Verstopfung sollen Nr. 7 Magnesium phosphoricum, Nr. 8 Natrium chloratum und Nr. 10 Natrium sulfuricum Erleichterung verschaffen.
• Perfekte Drinks sind Anis-, Fenchel-, Kümmel- und Pfefferminztee. Sie tun dem Verdauungssystem gut. Ebenso wie Bewegung und probiotische Lebensmittel (Joghurt, Misosuppe, Sauerkraut).
• Auch Bauchmassagen wirken sich positiv aus. Leg dich dazu ruhig mehrmals täglich gemütlich hin und streiche rund fünf Minuten sanft im Uhrzeigersinn um deinen Bauchnabel.

• Nicht nur so manche wehwehchenerfahrene Großmutter rät zur über Nacht eingeweichten Pflaume, die du über den Tag verteilt essen kannst. Kriegst du sie nicht runter, trink ruhig etwas Pflaumensaft – oder täglich eine Tasse Löwenzahnkrauttee (gibt es in der Apotheke).
• Oft unterschätzt: Nimm dir morgens Zeit, um aufs Klo zu gehen. Der Darm liebt Gewohnheiten.
• Hat dir deine Ärztin ein Eisenpräparat verschrieben, kann das die Verstopfungsneigung noch verstärken. Nimm es erst nach dem Essen mit viel Flüssigkeit ein und sprich mit deiner Ärztin über mögliche Alternativen.
• Achtung Abführmittel! Hier ist Vorsicht angebracht, weil manche Präparate vorzeitige Wehen auslösen können. Besprich dich mit deinem Arzt. Insbesondere bei Frühwehen.

Hämorrhoiden

Musst du auf die Toilette: Bitte nie stark pressen. Das belastet den Beckenboden unnötig und fordert Probleme mit Hämorrhoiden geradezu heraus. Die mit Blut gefüllten Schwellkörper im Afterschließmuskel können sich bei zu viel Druck erweitern, was juckt und schmerzt. Es kann sogar bluten. Gefährlich ist das nicht, aber unangenehm.

Als hilfreich empfinden Betroffene es meist, den schmerzenden Bereich zu kühlen. Dazu eignen sich z. B. Kondome, die mit kaltem Wasser gefüllt sind, oder rohe Kartoffelscheiben. Juckreizlindernd wirken Sitzbäder (ein Rezept dafür findest du im Kasten rechts). Alternativ gibt es Beutel mit synthetischen Gerbstoffen in der Apotheke. In hartnäckigen Fällen kann deine Ärztin Salben oder Zäpfchen verordnen.

Waden- und Beinkrämpfe

Oh ja, die sind auch so ein Thema in der Schwangerschaft. Krampfen sich Waden und Beine schmerzhaft zusammen, kann es daran liegen, dass dein Baby dir zu viele Mineralstoffe abzapft. Zum Beispiel Kalzium für starke Knochen. Da hilft nur: Die Vorräte auffüllen. Der Mineralstoff steckt zusammen mit muskelentspannendem Magnesium in Vollkorn- und Milchprodukten und grünem Gemüse. Ein Kaliumdefizit gleichst du mit Obst oder

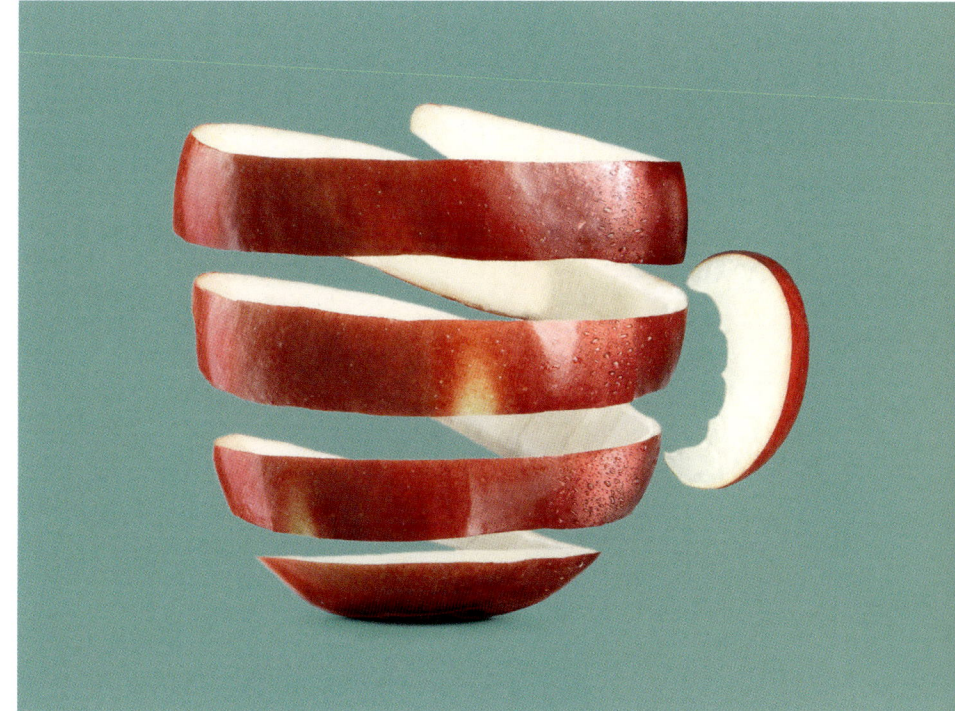

Der Darm ist träge geworden? Lass dich nicht ärgern. Ein Glas Wasser mit Apfelessig oder eine Schorle mit naturtrübem Apfelsaft bringt die Verdauung morgens in Schwung.

Banane (wirkt allerdings stopfend), Nüssen und Samen aus. Auch B-Vitamine (in Hefe, Fleisch, Erdnüssen und Datteln) können knapp werden.

Eine andere Ursache für Wadenkrämpfe ist der wachsende Druck der Gebärmutter auf die Gefäße im kleinen Becken, die die Beine versorgen. In diesem Fall kannst du die Yogaübung Katze und Kuh praktizieren, die auch gleich Rückenbeschwerden vorbeugt (Seite 94).

Gegen nächtliche Krämpfe helfen nach ärztlicher Absprache z. B. Magnesiumtabletten und die Beine tagsüber öfter zu dehnen, sich im Wechsel auf Zehenspitzen und Fersen zu stellen und die Füße kreisen zu lassen. Wer es mit einem homöopathischen Mittel versuchen möchte, fragt in der Apotheke nach Cuprum metallicum D6.

SOS-Hilfe im Akutfall

• Strecke das Bein langsam durch und ziehe die Zehen zum Oberkörper.
• Versuche, den krampfenden Muskel leicht vom Fußgelenk über die Wade bis hoch zum Oberschenkel zu kneten.

• Dann kannst du dich dehnen, indem du die Ferse vorschiebst und den Fuß wieder bewegst.
• Jetzt dürfte der Schmerz so weit nachgelassen haben, dass du ein paar Minuten umherlaufen kannst. Bevor du ins Bett gehst, trinkst du am besten noch ein Glas Wasser.

SITZBADREZEPTE

Lass drei Esslöffel Kamillenblüten oder Hamamelis für zehn Minuten in einem Liter Wasser kochen. Gib den Aufguss einfach durch ein Sieb ins Badewasser und bleibe fünf bis zehn Minuten darin sitzen. Badest du lieber in Eichenrinde, nimm zwei Esslöffel davon auf einen halben Liter Wasser.

DIE 8 BESTEN TIPPS GEGEN ...

RÜCKENSCHMERZEN

MANCHE MAMIS IN SPE BEKOMMEN IHREN RÜCKEN UND IHR BECKEN DURCH DIE KÖRPERLICHEN VERÄNDERUNGEN IRGENDWANN SCHMERZLICH ZU SPÜREN. ZUM GLÜCK GIBT ES HILFE ...

1

Yoga
UND WÄRME

Das zusätzliche Gewicht und der veränderte Schwerpunkt machen es dem Rücken nicht gerade leicht. Oft lindern Yogaübungen und eine Wärmflasche oder ein Bad (bis 38 Grad) die Schmerzen.

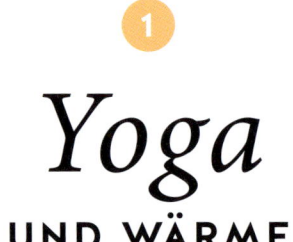

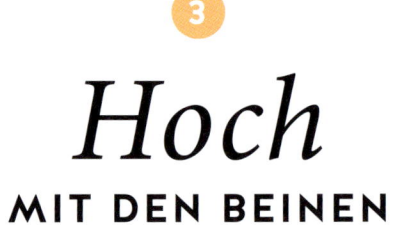

2

Bleib
IN BEWEGUNG

Egal, wie schwer es fällt: In die Schonhaltung zu gehen macht in der Regel alles nur noch schlimmer. Hältst du den Schmerz gar nicht aus, kann dein Arzt dir Termine beim Physiotherapeuten oder schwangerschaftsverträgliche Medikamente verschreiben.

3

Hoch
MIT DEN BEINEN

Hast du (noch) keine Schwierigkeiten, auf dem Rücken zu liegen, bringt dir die Stufenlagerung Entlastung. Leg dich dazu auf den Teppich oder eine Yogamatte und leg deine Beine im rechten Winkel auf einen Stuhl oder die Couch.

4

Auf den

GYMNASTIKBALL

Der Kauf eines Pezziballs lohnt sich alleine schon, um das Baby in den Schlaf zu schuckeln. Jetzt ist er ein Rückenretter: Knie dich vor den großen Pezziball und leg Oberkörper, Kopf und Arme darauf ab. Nun rollst du dich entspannt nach vorne, bis die Arme und der Rücken gestreckt sind – und dann langsam wieder zurück.

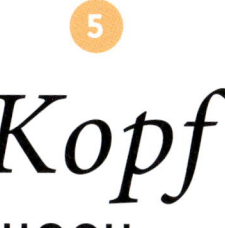

5

Kopf

HOCH …

Versuche, dich gerade zu halten – egal, ob im Stehen oder Sitzen. Das fällt den meisten Menschen am leichtesten, wenn sie sich vorstellen, jemand würde sie wie bei einer Marionette an einem unsichtbaren Faden am Hinterkopf leicht nach oben ziehen. Mit diesem Bild im Kopf wirst du dich wahrscheinlich von ganz alleine aufrichten und merken, wie gut es dir tut.

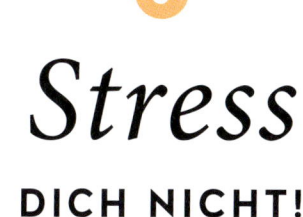

6

Stress

DICH NICHT!

Manchmal ist die Ursache für Rückenschmerzen schlicht auch zu viel Stress. Nimm die Beschwerden als Hinweis darauf, dich mehr zu schonen. Es ist wirklich okay, wenn du ab jetzt ein bisschen langsamer machst. Sorg gut für dich – und gönn dir ein wenig Pflege, vielleicht beim Physiotherapeuten, bei der Massage oder einfach in der Badewanne.

7

Ischias-

SCHMERZEN?

Wird die Nervenwurzel eingeengt, ziehen die Schmerzen oft von der Pobacke bis in die hinteren Oberschenkel. Im Akutfall bitte schnell die Wirbelsäule entlasten: z. B. indem du dich irgendwo aufstützt und das Bein und den Po ausschüttelst oder massierst. Da starke Schmerzen auf einen Bandscheibenvorfall hindeuten können, lass diese am besten vom Arzt abklären.

8

Beckenuhr

FELDENKRAISTRAINING

Leg dich auf den Boden und stell die Füße hüftbreit auf. Die Arme liegen neben dem Körper. Stell dir vor, du liegst auf dem Ziffernblatt einer Uhr. Die Zwölf zeigt in Richtung deines Schambeins. Die Sechs zur Lendenwirbelsäule. Beginne nun dein Becken gleichmäßig entlang der Ziffern zu kreisen. Deine Bauchmuskeln bleiben locker, nur Rücken und Becken arbeiten. Übe das Ganze fünfmal. Dann wechsle die Richtung. Zum Schluss tief in den Bauch atmen und entspannen.

DEIN BABY

WAS SICH JETZT VERÄNDERT

Mich hat es völlig überwältigt, wie stark sich dieses innere Band zwischen unserem Mini und mir schon während der Schwangerschaft anfühlte. Welche Liebe ich für dieses kleine Wesen in meinem Bauch empfand und wie ich anfing, lautlos mit ihm zu sprechen. Mit so starken Empfindungen hatte ich nicht gerechnet. Gleichzeitig war die Vorstellung seltsam: Da turnt ein Mini-Mensch unter meinem Herzen in seiner Fruchtblase, der mit Ärmchen und Beinchen strampelt und mit den Zehen wackelt… Ich war nicht mehr allein in meinem Körper. An diesen Gefühlsmix konnte ich mich bis zum Schluss nicht so richtig gewöhnen.

Wie geht es dir mit deinem Baby im Bauch?

Inzwischen ist eine Menge passiert: Dein Kind entwickelt sich rasant. Um die 20. Woche herum lauscht es schon deiner Stimme, dem Pulsieren deines Blutes, dem Gluckern in Bauch und Darm und es hört deinen Herzschlag. Ihr seid eng miteinander verbunden. Physisch und psychisch.

Was da während der Schwangerschaft zwischen euch wächst, ist der Anfang eurer ganz eigenen und besonderen Mama-Kind-Beziehung. Das zarte Band zwischen euch festigt sich nach der Geburt, sobald du dein Kind das erste Mal im Arm hältst, eure Haut sich berührt, eure Blicke sich treffen und du seine Bedürfnisse stillst. Diese Mutterliebe ist ein ganz besonderes Gefühl – und für viele Frauen mit nichts zu vergleichen, was man vorher für einen Menschen empfand.

Auch dein Partner wird nun langsam (manchmal aber auch erst nach der Geburt) so richtig realisieren, dass da ab jetzt ein neuer Mensch zu eurer Familie gehört, und eine innige Beziehung zu ihm aufbauen. Ihr gewöhnt euch zunehmend an den Gedanken, Eltern zu werden. Ihr werdet tolle sein. Habt Vertrauen in euch!

IST DAS ZU FASSEN? DER KLEINE MENSCH IN DEINEM BAUCH IST SCHON FIX UND FERTIG AUSGESTATTET MIT ORGANEN, AUGENLIDERN, FINGERNÄGELN... EIGENTLICH MUSS ER VON JETZT AN NUR NOCH WACHSEN, WACHSEN, WACHSEN.

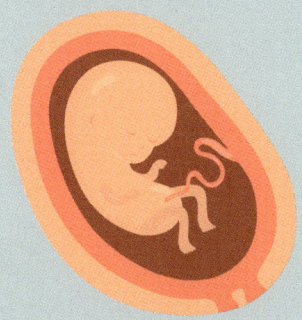 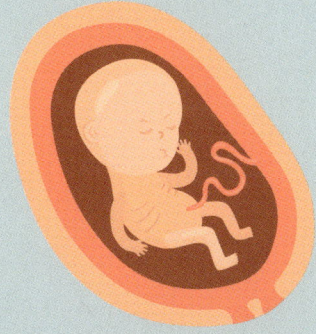 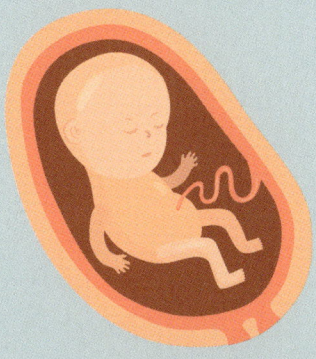

VIERTER MONAT

Die Proportionen passen sich langsam an und dein Baby hat nun die Größe einer Zitrone. Ab der 13. Woche sind alle Organe ausgebildet und müssen nur noch wachsen. Liegt dein Kind günstig, lässt sich ab der 14. SSW im Ultraschall erkennen, ob da ein Junge oder ein Mädchen im Bauch strampelt. Seine Lungen entwickeln sich weiter und das Baby hat Schluckauf, was sich in regelmäßigem, sanftem Zucken im Bauch bemerkbar macht. Dabei atmet es Fruchtwasser ein und schnell wieder aus. Das gilt als gute Übung für später. Über die Plazenta erhält es Nährstoffe plus Antikörper – und es gibt die Abfallstoffe via Nabelschnur zu dir zurück. Ein perfekter Kreislauf.

FÜNFTER MONAT

Dein Baby ist paprikagroß und kann nun hören, da sich die knorpeligen Gehörknöchelchen verknöchern. Töne von außen dringen mehr und mehr zu ihm durch: deine Stimme, Rhythmen, (Spieluhr-)Melodien, und es reagiert auf hohe Frequenzen stärker als auf tiefe. Fürs Skelett braucht das Baby viel Kalzium. Ihm sprießen Härchen und die Zahnleisten werden angelegt. Leber und Milz beginnen weiße Blutkörperchen zu produzieren und die Lungenbläschen bilden sich aus. Minütlich entstehen bis zu 200000 Gehirnzellen. Der Fötus schlägt im Fruchtwasser Purzelbäume, und berührt er zufällig mit der Hand seine Lippen, löst das den Saugreflex aus.

SECHSTER MONAT

So langsam ähnelt dein Kind größenmäßig einer Aubergine. Noch ist sein Körper sehr dünn, doch ab jetzt lagert es mehr Fett ein. Seine Haut ist bedeckt von einer weißgelben Fettschicht (Käseschmiere), die es schützt und wärmt – und durchs Turnen in seiner Fruchtblase kräftigt dein Baby aktiv seine Muskulatur. Es blinzelt jetzt auch erstmals vorsichtig, um die Augen zu öffnen. Bald unterscheidet es Helligkeit und Dunkelheit und reagiert auf Geräusche und Bewegungen von außen. Tippst du (oder jemand anderer) auf deinen Bauch, antwortet es mit spürbaren Tritten. Es gewöhnt sich an eure Stimmen. Und ab Mitte des Monats bildet es seinen Greifreflex aus.

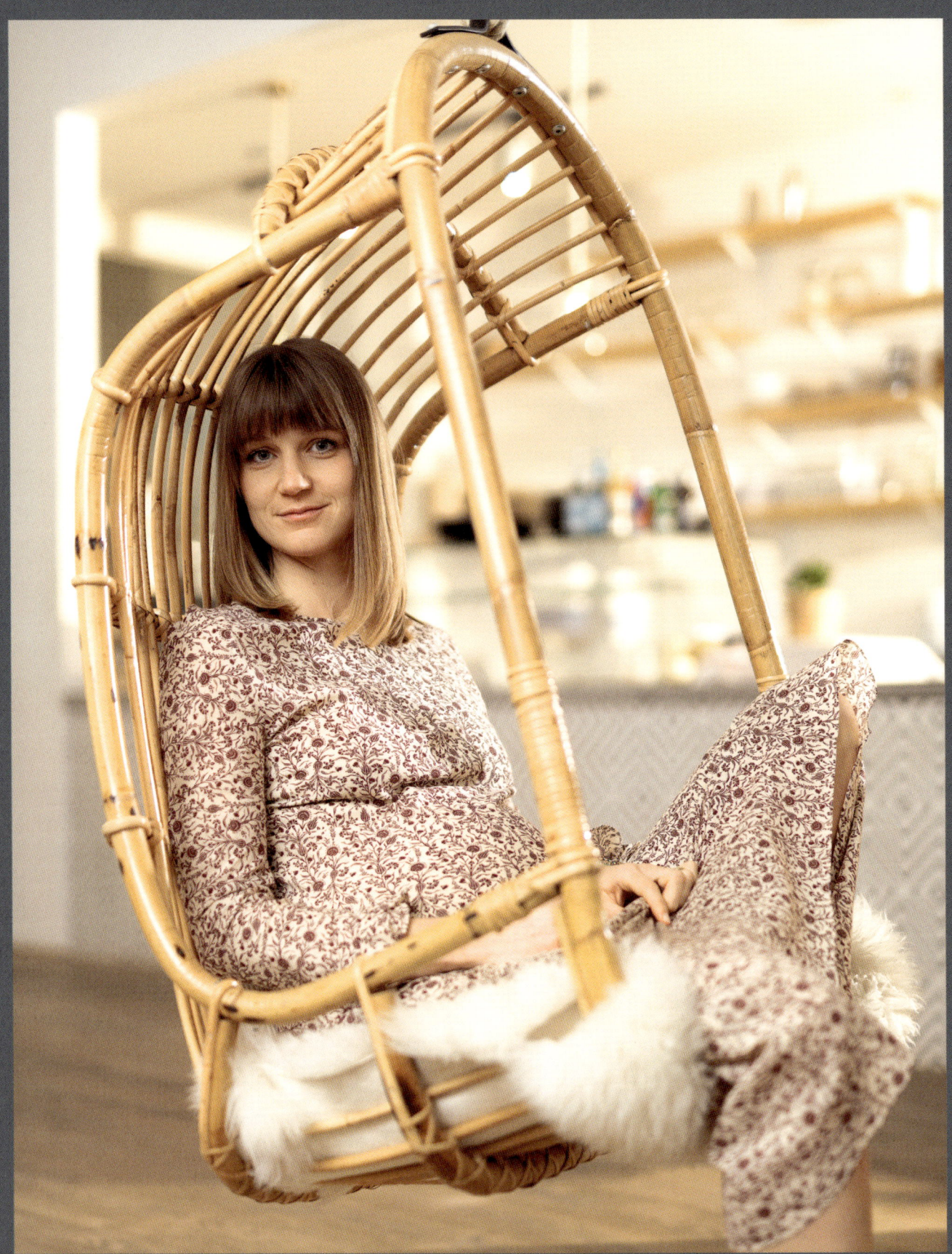

WAS DIR JETZT (VIELLEICHT) GUTTUT

BERÜHRENDE MOMENTE ERLEBEN UND FÜR SPÄTER FESTHALTEN. BEWUSSTE WOHLFÜHL- ZEIT SCHAFFEN – UND LANGSAM REALISIEREN: DA KOMMT BALD EIN ECHTES KIND.

Eines der schönsten Geschenke, das du deinem Kind (und dir) machen kannst, sind Briefe oder ein Tagebuch, das du in der Schwangerschaft zu schreiben beginnst. Denn ehe du dichs versiehst, verblassen die ersten Erinnerungen an diese aufwühlende Zeit. Hast du Erlebtes, Wünsche, Gedanken und Gefühle aufgeschrieben und Bilder aufbewahrt, sind diese eines Tages ein umso wertvollerer Schatz. Du könntest alles in einer schönen Kiste sammeln, in einem Scrapbook verewigen oder die Zeitung vom Tag der Geburt aufheben und eurem Kind zum 18. Geburtstag schenken. Mit 18 Briefen, die ihr jährlich an ihn oder sie geschrieben habt. Oder ihr realisiert eine der Ideen auf Seite 111. Apropos realisieren: Bald wirst du einen ganz besonders berührenden Moment erleben …

Viele Bald-Mamis können es kaum erwarten, die ersten Bewegungen ihres Babys im Bauch zu spüren. Bekommst du dein erstes Kind, musst du darauf wahrscheinlich etwas länger warten als erfahrene Mamis. Es kann in der 16. Woche so weit sein oder auch erst in der 23. Woche, bis du ein zartes Schmetterlingsflügelschlagen, ein leichtes Anklopfen oder ein Luftblasenblubbern gegen deine Bauchdecke als »made by Baby« realisierst. Mehrfachmamis kennen das schon: Sie bemerken die Kindsbewegungen daher oft schon etwas früher als Erstlingsmamas.

Später kommt es noch dicker: Mit zunehmender Größe zeigt sich das Baby immer deutlicher. Puh. Mitunter raubt dir sein Aktivitätsdrang den Atem. Erwischt es Organe wie das Zwerchfell oder den Magen, tut das nicht nur weh – auch dein letzter Snack kann retour kommen.

Und irgendwann heben die kräftigen Tritte und Boxhändchen für jeden sichtbar deine Bauchdecke. Ziemlich verrückt, dieses Gefühl. Es berührt dich im wahrsten Wortsinn im Inneren. Ist das nicht ein wunderbarer Anlass dazu, ein Erinnerungsvideo mit dem Smartphone zu drehen? Und natürlich auch, um den werdenden Vater mit ins Babyfühlritual einzubeziehen.

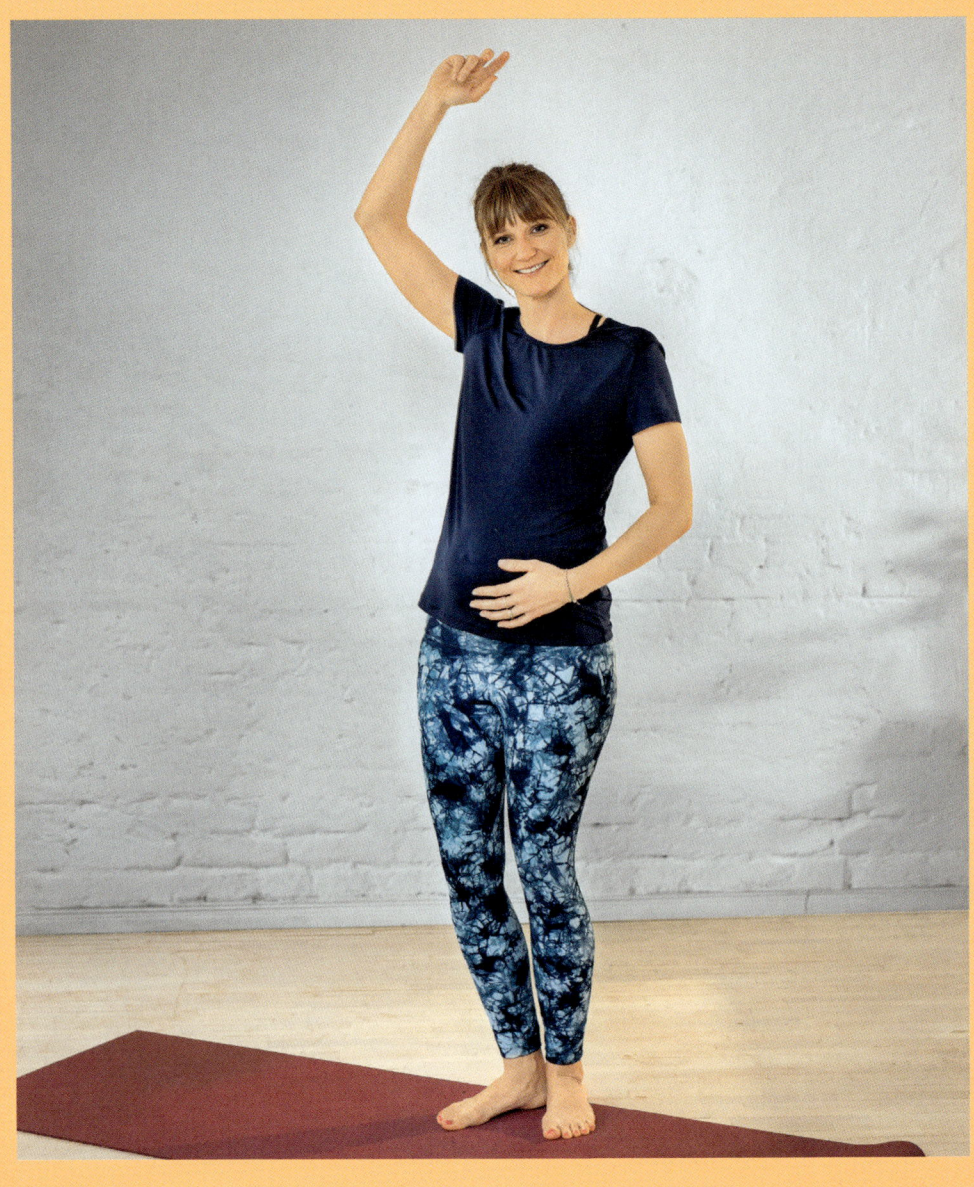

▼

LET'S DANCE

Tanzen setzt Happy-Hormone frei. Bist du glücklich und entspannt – ist es dein Baby auch.

1 Stell dir Musik an, die du gerne magst, und tanze ganz intuitiv dazu. Lass dich vom Rhythmus der Songs leiten und konzentriere dich nur auf deinen Körper und dein Baby im Bauch. Habt Spaß!

2 Lass dein Becken kreisen. Male Achten in die Luft. Bewege dich so, wie es sich jetzt gerade gut für dich anfühlt. Beim Tanzen schüttet dein Körper nicht nur Endorphine aus, es kräftigt deine Muskulatur, ist prima für flexible Faszien, hilft gegen Erschöpfung und fördert die tiefe Bauchatmung. Das ist gut für eure Sauerstoffversorgung.

BEWEGUNG MIT BENEFITS

DIE ERSTEN GROSSEN UMSTELLUNGSPROZESSE SIND GESCHAFFT. YOGA HILFT DIR, DEN KÖRPER ZU KRÄFTIGEN UND DEINE WILLENSKRAFT SOWIE DAS LOSLASSEN ZU TRAINIEREN. QUALITÄTEN, DIE FÜR DIE GEBURT WICHTIG SIND.

Eine wunderbare Übung, um deine körperliche und mentale Kraft und Ausdauer zu stärken, ist die sogenannte Keep up Exercise (Seite 98). Die meisten Frauen hassen sie erst und lieben sie dann nach regelmäßigem Üben doch, weil sie ihnen eine wertvolle Erkenntnis bringt: Wir können Dinge, von denen wir anfangs glauben, sie niemals aushalten zu können, mit der richtigen Atmung, Tönen und Willenskraft durchaus überstehen. Und sogar stärker daraus hervorgehen. Das vor der Geburt zu verinnerlichen, ist eine tolle Sache.

Auch wenn du im Beruf oder bei anderen Verpflichtungen noch sehr eingebunden bist und gefordert wirst, nimm dir immer wieder für einen Moment Zeit, um die Zweisamkeit mit deinem Baby im Bauch zu spüren. Mach dir bewusst, dass du in der Schwangerschaft nicht nur deinen Körper mit deinem Kind teilst, sondern jede Emotion und jedes Erlebnis. Deshalb ist es für euch beide ideal, wenn du gut auf dich achtest und dir immer wieder schöne Momente gönnst.

UMARME DAS LEBEN

Die vor dir liegenden Wochen sind von großem Wachstum geprägt. Eine aufregende Zeit. Vielleicht spürst du auch die ein oder andere weniger schöne Begleiterscheinung der Schwangerschaft? Durch einfache Yogaübungen kannst du dir Erleichterung verschaffen. Genauso wie durchs intuitive Tanzen (wie im Bild links). Auch wenn du dich vielleicht erst dazu überwinden musst: Probiere es aus. Für viele werdende Mamas ist es ein wundervolles Erlebnis, mit ihrem Baby im Bauch zu tanzen und einfach mal loszulassen.

Dance like nobody is watching …

Bewege dich intuitiv. So, wie es dir guttut. Und zu der Musik, die du gerne magst. Selbst wenn ein Tränchen der Rührung fließt: Lass deine Gefühle zu. In den Schwangeren-Yogakursen von Kati Weilhammer laufen diese Songs: »Ong Namo« von DJ Nartak & Five Seasons RMX, »Is This Love« von Bob Marley, »Let's Stay Together« von Al Green.

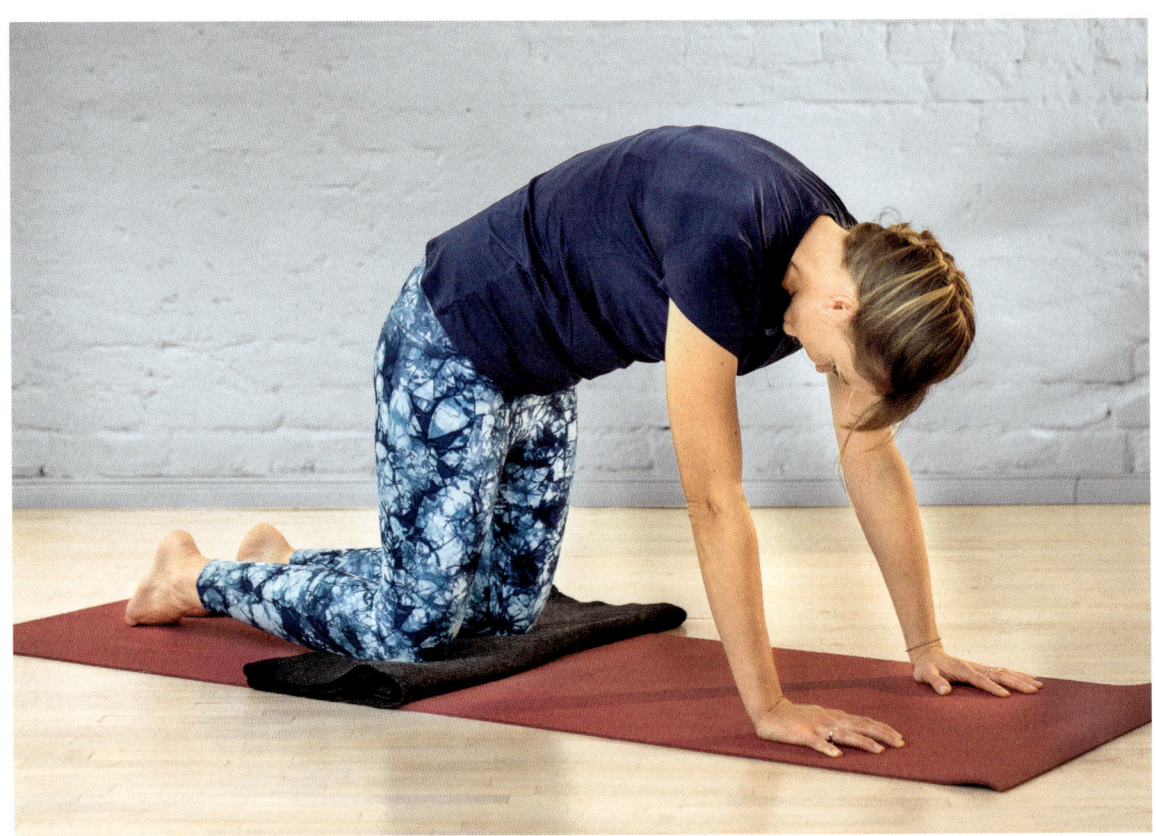

MARJARYASANA UND BITILASANA – KATZE UND KUH

Diese Übung ist empfehlenswert vor dem Zubettgehen, entlastet in der Katzenposition den Beckenboden und hilft dem Kind, seine Geburtsposition zu finden. Die sanfte Bewegung aktiviert die Wirbelsäule und unterstützt die inneren Organe.

1 Katzenbuckel (Rundrücken): Schieb mit der Ausatmung deine Handflächen aktiv nach unten, runde Wirbel für Wirbel deinen Rücken, kreiere Weite zwischen deinen Schulterblättern, schiebe diesen Bereich weit nach oben zur Decke. Dein Schambein zieht auch hier Richtung Bauchnabel. Lass den Kopf sinken und richte deinen Blick zu deinem Kind. 5- bis 10-mal wiederholen.

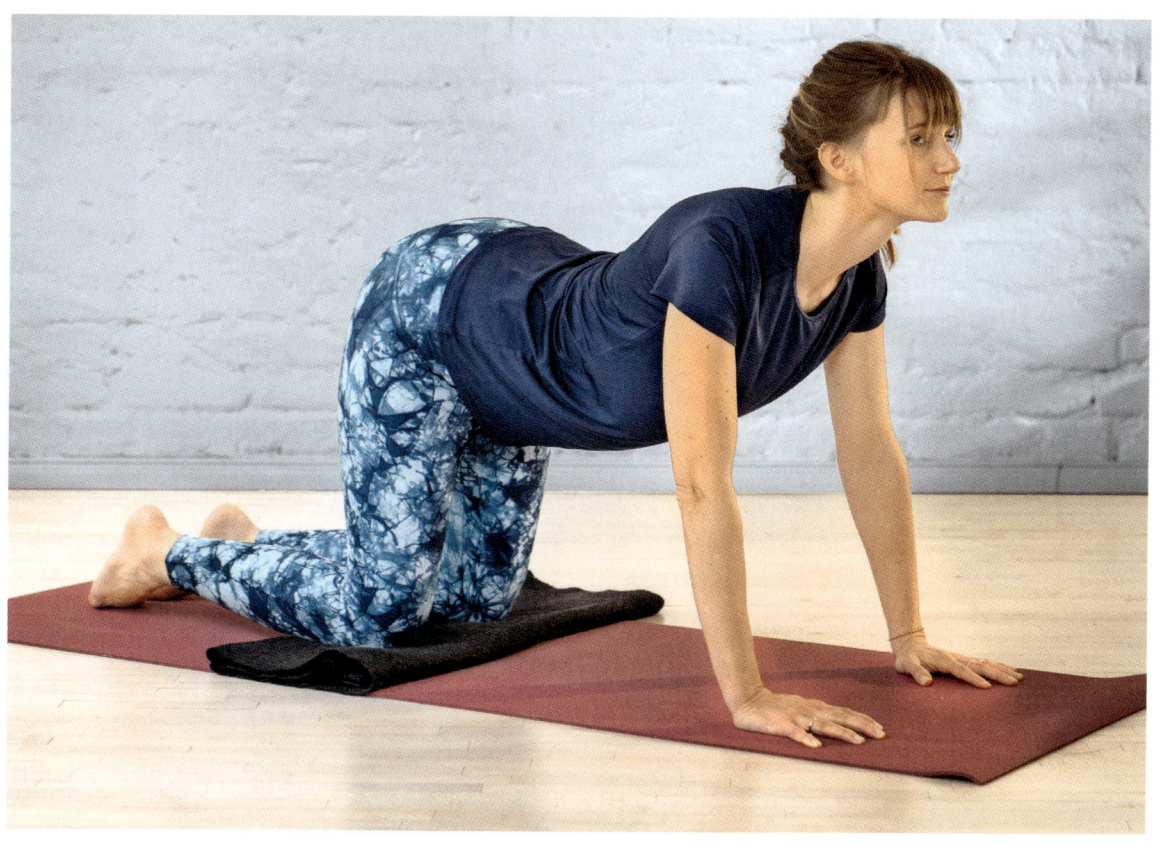

2 Kuhrücken (geführtes Hohlkreuz): Der Fokus liegt hier auf der Brustwirbelsäule und deinem Brustbein, das du mit der Einatmung sanft Wirbel für Wirbel nach vorne durch deine Arme öffnest. Lass deinen Nacken hier lang, bewege deine Schultern weg von den Ohren. Heb dein Schambein Richtung Bauchnabel, sodass dein unterer Rücken lang bleibt.

MALASANA FLOW – SQUATS FLOW

*Die Squats dehnen deine Damm- und Beckenbodenmuskulatur, kräftigen
die Beine und stärken dein Selbstvertrauen in deine Fähigkeit zu gebären.*

1 Rolle deine Yogamatte zu zwei Dritteln fest zusammen. Stell dich schulterbreit mit den
Fersen auf deine Rolle. Richte die Wirbelsäule auf. Dein Scheitel strebt zur Decke.

2 Einatmend bring deine Arme über die Seite zur Decke, Handflächen zueinander.
Senke mit der Ausatmung die Hände vor dein Herz, beuge deine Beine und setze dich
mit geradem Rücken in die Hocke.

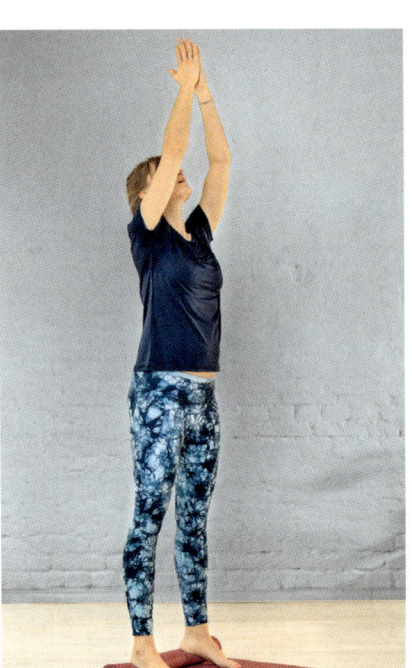 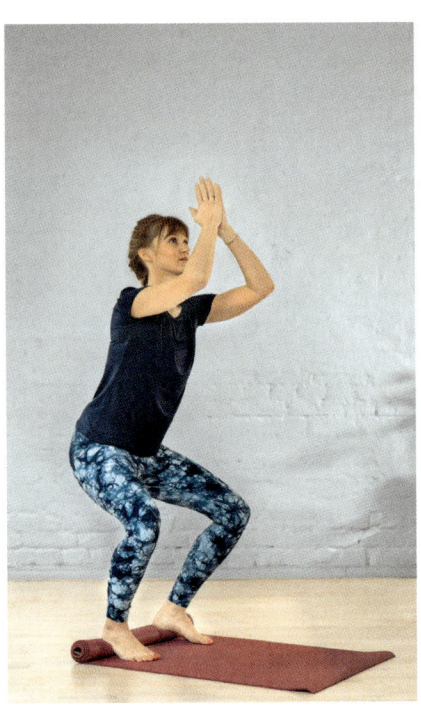

Wichtig: Die Bewegung (Bild rechts, Seite 96) geschieht vor allem in Hüften und Oberschenkeln, deine Kniegelenke sollen sich nicht über deine Zehenspitzen bewegen!

3 Setze deine Handflächen auf den Boden und verlagere dein Gewicht nach vorne, um über deine Armkraft erst deine Hüften zu heben und deine Beine zu strecken und dann langsam die Arme mit der Einatmung über die Seite nach oben zur Decke zu führen und dich aufzurichten. Oben angekommen, bring die Handflächen zueinander und senke dich mit der Ausatmung in deinen zweiten Squat.
Wiederhole diese Abfolge 15-mal.

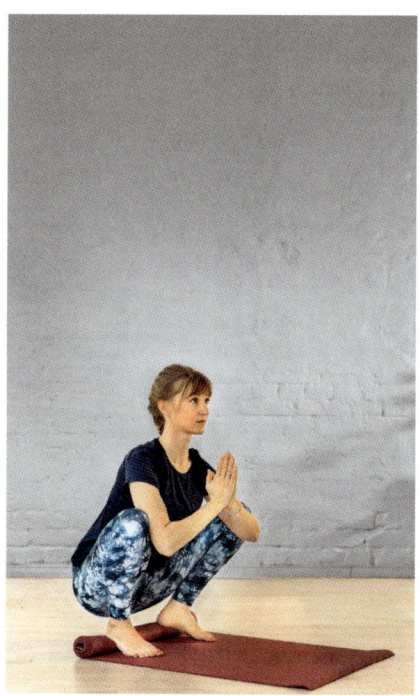
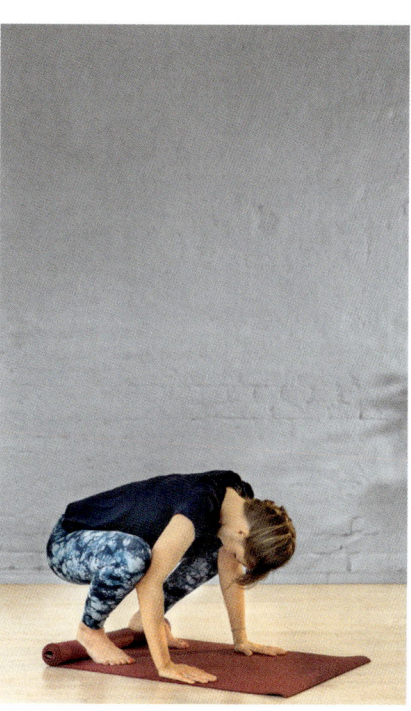
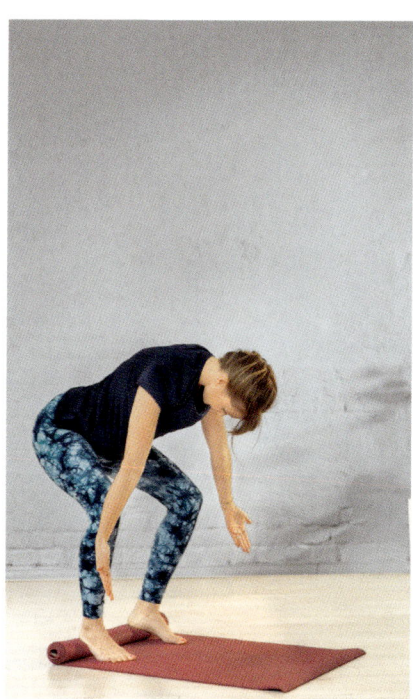

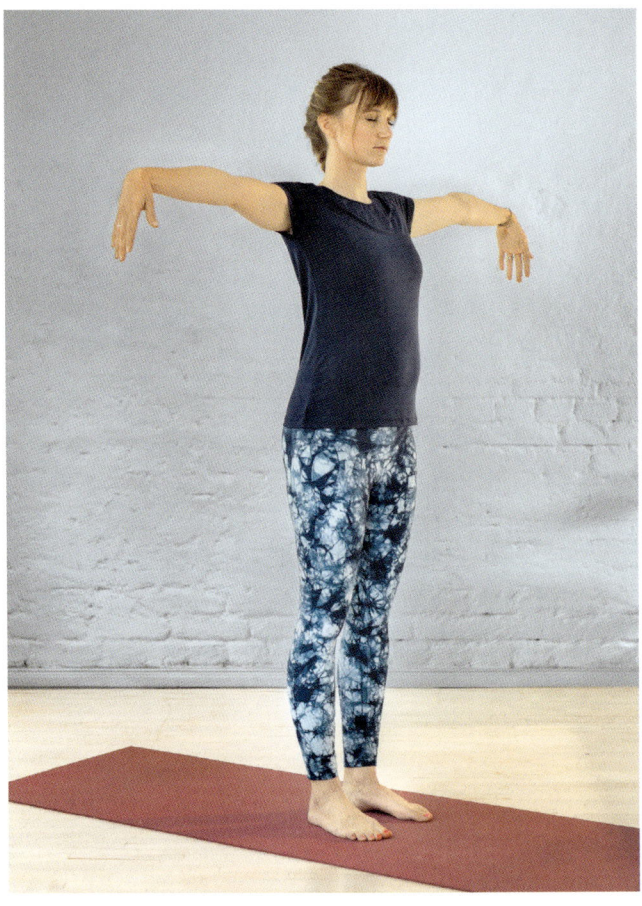

KEEP UP EXERCISE UND TÖNEN

Diese Übung ist eine der effektivsten im Hinblick auf die Geburt und die Zeit danach. Sie hilft dir, über dich hinauszuwachsen und stärkt dich körperlich und mental. Vorausgesetzt, du übst regelmäßig… Wichtig: Lass deinen Atem tief fließen, denn dein Beckenboden ist mit deinem Zwerchfell verbunden. Ebenso mit deinem Kiefer, deshalb bleibe hier weich.

1 Strecke deine Arme auf Schulterhöhe zur Seite. Handgelenke und Finger bleiben entspannt. Halte diese Position drei bis fünf Minuten. Atme dabei tief und gleichmäßig und entspanne deinen Kiefer. Auch wenn die Übung dich extrem herausfordert und die Arme wehtun.

2 Stell dir vor, dass jegliche Anspannung und negativen Gefühle aus deinem Herzen zu deinen Händen fließen und aus den Fingern heraustropfen. Gib nicht auf. Du schaffst das!

TIPP: Wenn du magst, fange in der letzten Minute an, auf »O« oder »U« zu tönen. Das wird dir helfen, deine Kräfte zu mobilisieren, und ist eine tolle Vorbereitung auf die Geburt.

GARBHASANA – STELLUNG DES KINDES

*In der Kindhaltung entspannen sich Rückenmuskulatur und Beckenboden. Sie fördert
Beweglichkeit im Hüftgelenk und die natürliche Weitung des Beckenkanals.
Bei zunehmendem Gewicht des Kindes findet die Wirbelsäule Länge und Entlastung.*

1 Unterpolstere dir deine Beine mit einer Decke, wandere mit den Knien so weit auseinander, dass dein Bauch genügend Platz hat. Die großen Zehen berühren sich. Dein
Gesäß ruht auf den Fersen, sitze für ein paar Atemzüge aufrecht da. Die Augen sind
geschlossen, der Atem tief.

2 Wandere mit den Händen langsam nach vorne, lass den Oberkörper sinken.
Lege dir bei Bedarf eine Decke zwischen Gesäß und Fersen, damit du bequem loslassen
kannst. Bring die Stirn zur Matte oder lege deinen Oberkörper auf einem Bolster ab.

3 Strecke die Arme locker aus oder bringe sie nach vorne unter den Kopf.
Entspanne die Rückenmuskulatur mehr und mehr, lass den Atem frei fließen und sich
über die gesamte Wirbelsäule ausdehnen.

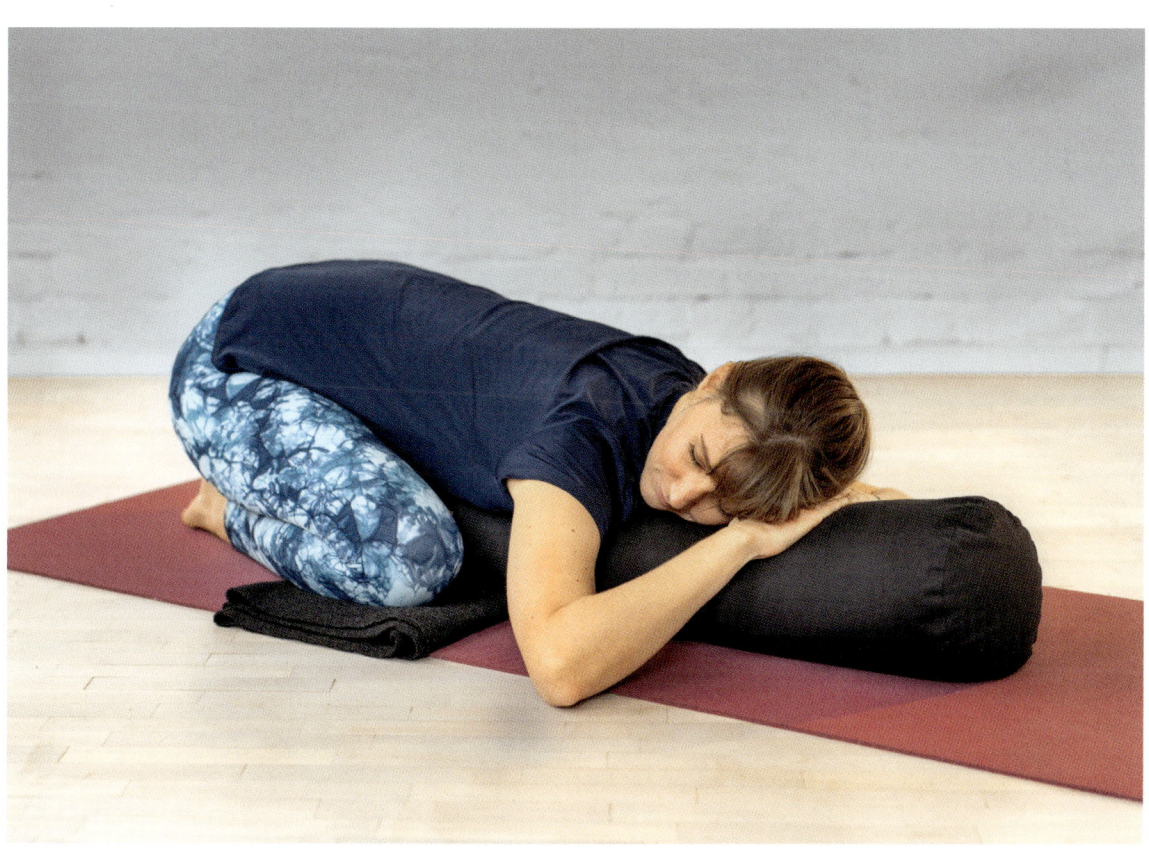

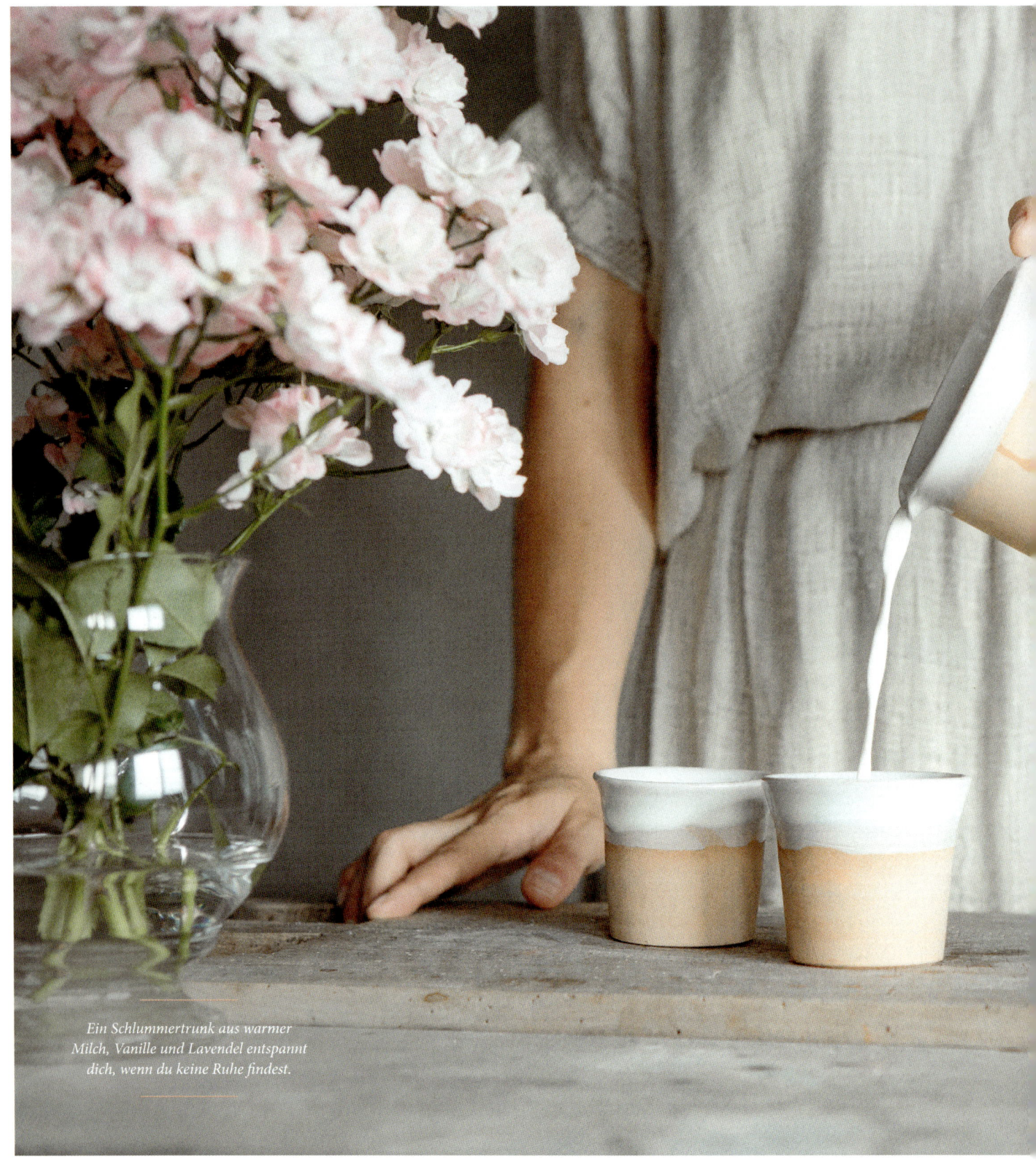

*Ein Schlummertrunk aus warmer
Milch, Vanille und Lavendel entspannt
dich, wenn du keine Ruhe findest.*

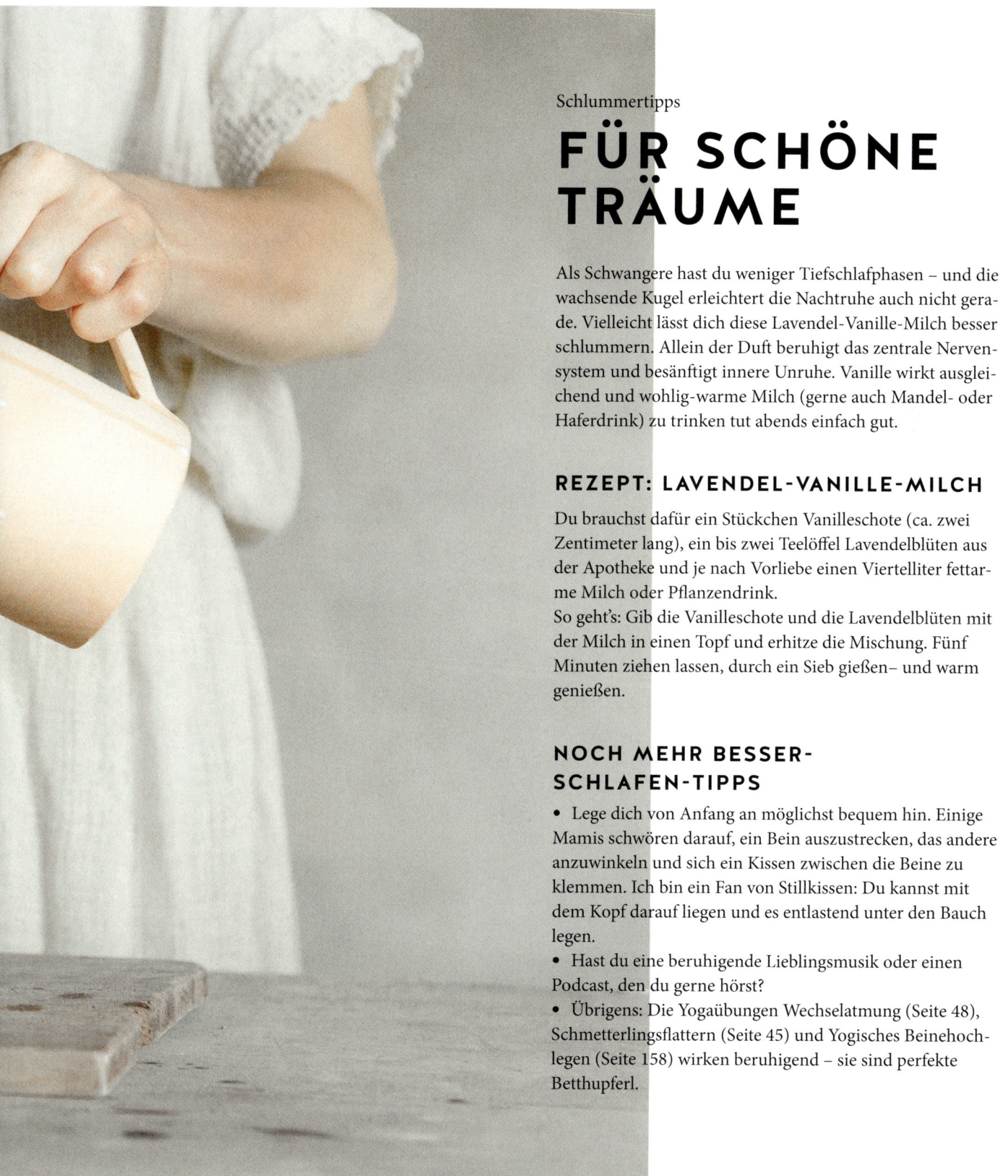

Schlummertipps

FÜR SCHÖNE TRÄUME

Als Schwangere hast du weniger Tiefschlafphasen – und die wachsende Kugel erleichtert die Nachtruhe auch nicht gerade. Vielleicht lässt dich diese Lavendel-Vanille-Milch besser schlummern. Allein der Duft beruhigt das zentrale Nervensystem und besänftigt innere Unruhe. Vanille wirkt ausgleichend und wohlig-warme Milch (gerne auch Mandel- oder Haferdrink) zu trinken tut abends einfach gut.

REZEPT: LAVENDEL-VANILLE-MILCH

Du brauchst dafür ein Stückchen Vanilleschote (ca. zwei Zentimeter lang), ein bis zwei Teelöffel Lavendelblüten aus der Apotheke und je nach Vorliebe einen Viertelliter fettarme Milch oder Pflanzendrink.

So geht's: Gib die Vanilleschote und die Lavendelblüten mit der Milch in einen Topf und erhitze die Mischung. Fünf Minuten ziehen lassen, durch ein Sieb gießen – und warm genießen.

NOCH MEHR BESSER-SCHLAFEN-TIPPS

• Lege dich von Anfang an möglichst bequem hin. Einige Mamis schwören darauf, ein Bein auszustrecken, das andere anzuwinkeln und sich ein Kissen zwischen die Beine zu klemmen. Ich bin ein Fan von Stillkissen: Du kannst mit dem Kopf darauf liegen und es entlastend unter den Bauch legen.

• Hast du eine beruhigende Lieblingsmusik oder einen Podcast, den du gerne hörst?

• Übrigens: Die Yogaübungen Wechselatmung (Seite 48), Schmetterlingsflattern (Seite 45) und Yogisches Beinehochlegen (Seite 158) wirken beruhigend – sie sind perfekte Betthupferl.

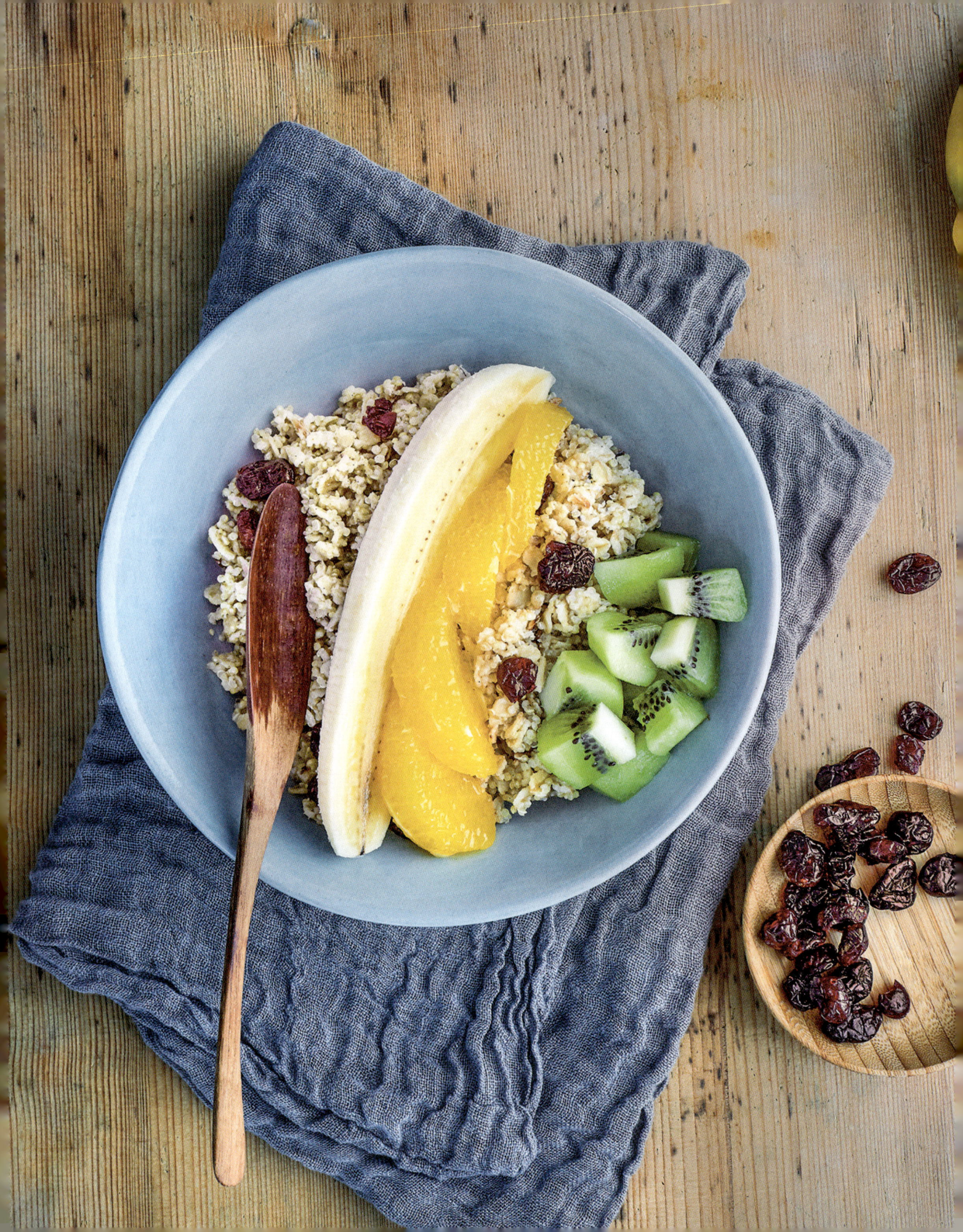

QUINOA-
PORRIDGE-
BOWL

*QUINOA IST REICH AN WERTVOLLEN MINE-
RALSTOFFEN UND IM PORRIDGE BESONDERS
BEKÖMMLICH. VOR ALLEM BEI LEICHTER
ÜBELKEIT EMPFEHLENSWERT!*

ZUTATEN

30 g Quinoa
1 TL Rapsöl
50 g Haferflocken
200 ml Haferdrink
1 Prise Vanillemark
1 Banane
1 Kiwi
½ Orange
2 EL getrocknete Cranberrys

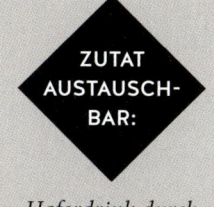

**ZUTAT
AUSTAUSCH-
BAR:**

*Haferdrink durch
Nuss- oder Mandeldrink*

1 **Die Quinoa** in einem Sieb kalt abbrausen und abtropfen lassen. Das Öl in einem Topf erhitzen, die Haferflocken dazugeben und kurz anrösten. Quinoa, Haferdrink und Vanillemark zugeben, den Topfinhalt unter Rühren aufkochen lassen und dann zugedeckt bei niedriger Hitze ca. 15 Min. köcheln lassen.

2 **Inzwischen** die Banane und die Kiwi schälen, die Banane in Scheiben schneiden und die Kiwi würfeln. Die Orange samt weißer Haut mit einem scharfen Messer dick schälen und die Fruchtfilets zwischen den weißen Trennhäutchen herausschnei-den. Die Filets nach Belieben in mundgerechte Stücke schneiden.

3 **Den Porridge** auf zwei Schüsseln verteilen, mit den Cranberrys bestreuen, das Obst darübergeben und sofort servieren.

POWERRIEGEL

MIT SCHOKOLADE
UND MANDELN

*PERFEKT BEI NASCHLUST: MÜSLI-RIEGEL!
EINMAL VORBEREITET, LIEGEN SIE GRIFF-
BEREIT UND VERSORGEN DICH MIT NEUER
ENERGIE UND WERTVOLLEN NÄHRSTOFFEN.*

ZUTATEN
*40 g Zartbitterkuvertüre
140 g Haferkleie
80 g gemahlene Mandeln
20 g Kokosraspel
1 Prise Salz
1 TL Zimtpulver
2 EL Olivenöl
80 g Ahornsirup
80 g Honig
60 g Sahne*

1   Den Backofen auf 170° vorheizen, eine Form
(ca. 26 x 20 cm) mit Backpapier auslegen. Die
Kuvertüre fein hacken und mit Haferkleie, Mandeln,
Kokosraspeln, Salz und Zimt in einer Schüssel
mischen. Öl, Ahornsirup, Honig und Sahne in einer
zweiten Schüssel mit dem Schneebesen verrühren.
Zur Mandelmasse gießen und alles gut vermischen.

2   Die Masse in die Form geben und mit einem
Teigschaber gleichmäßig festdrücken. Mit einem
Messer in 12 Riegel teilen und im Ofen (Mitte) ca.
20 Min. backen. Herausnehmen, die Riegel vonein-
ander trennen und abkühlen lassen. Im Kühlschrank
ca. 1 Woche haltbar.

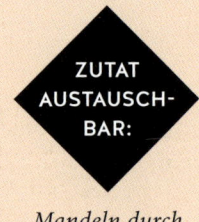

**ZUTAT
AUSTAUSCH-
BAR:**

*Mandeln durch
Haselnüsse*

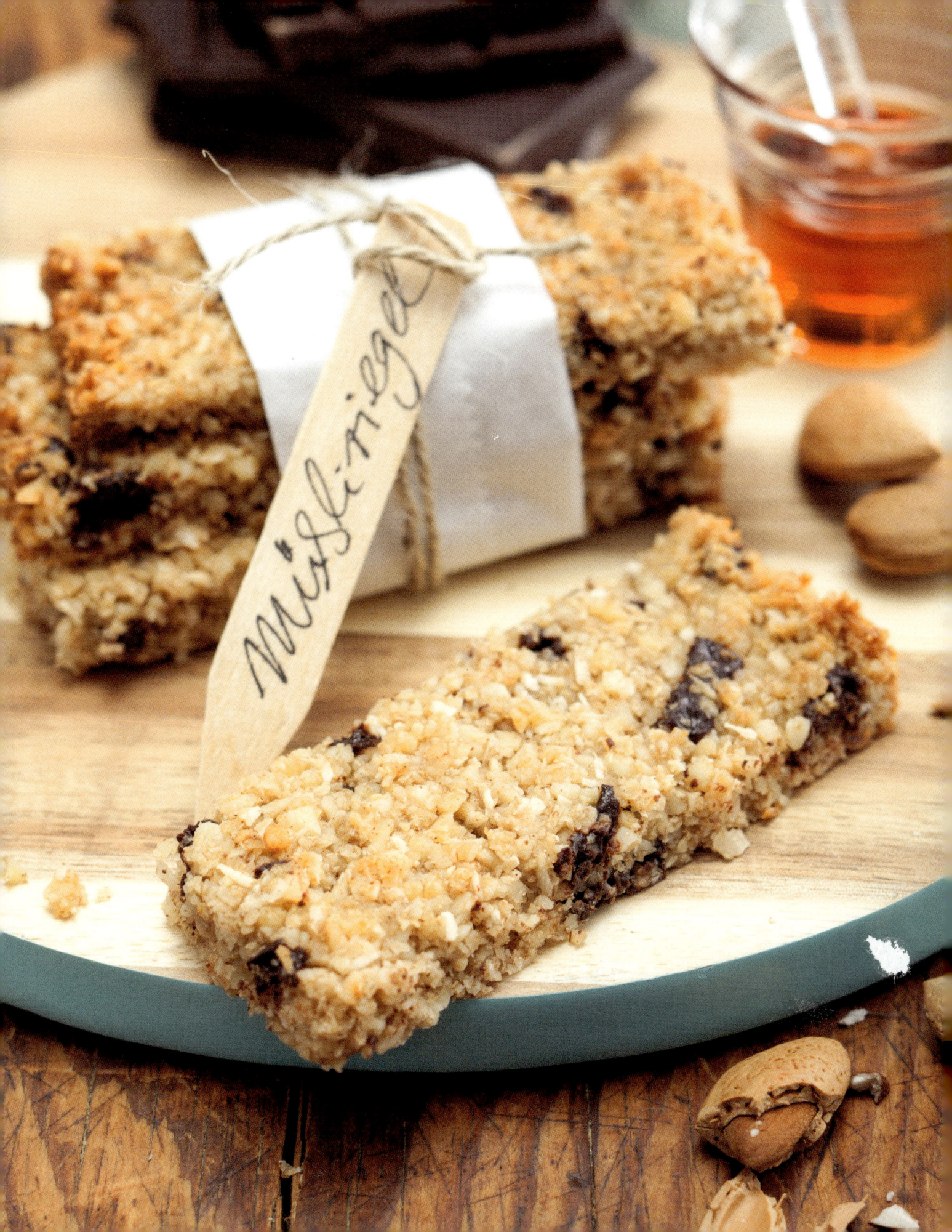

INTERVIEW MIT DER AYURVEDAÄRZTIN...

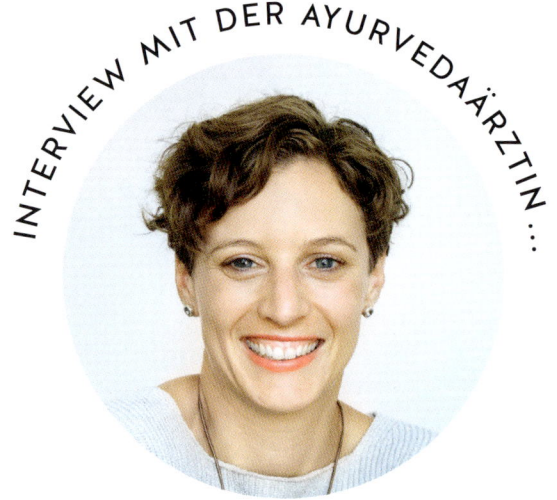

DR. MED.
JANNA SCHARFENBERG

Die ganzheitlich praktizierende Ärztin, Ayurveda- und Yogaexpertin arbeitet als Gesundheitscoach und teilt in ihrem Podcast »Einfach gesund leben« ihr Wissen. Sie ist seit 2017 Mama einer Tochter.

Liebe Janna, du bist selbst Gesundheits- und Wohlfühlexpertin. Wie hast du deine eigene Schwangerschaft erlebt?
Mir ging es gut. Ich war nur anfangs müde und musste mich in den ersten drei Monaten schonen,

Mein Körper formt einen Menschen. Dadurch konnte ich das Langsammachen annehmen.

weil es mit der Einnistung unsicher war. Für mich war das eine Herausforderung. Aber mir wurde bewusst: Mein Körper formt einen Menschen. Dadurch konnte ich das Langsammachen annehmen. Raus aus der Schnelligkeit des Alltags nimmt mich

Yoga: Du lernst, in dich hinein- und zum Baby hinzuspüren und deine Atmung zur Entspannung einzusetzen. Das ist auch für die Geburt wertvoll.

Yoga ist ein wichtiger Aspekt in der indischen Heilkunst Ayurveda. Ein weiterer ist die Ernährung. Du beschäftigst dich schon lange mit dieser ganzheitlichen Gesundheitslehre: Hast du Tipps für die Schwangerschaft?
Die Schwangerschaft ist eine Zeit, in der Frauen alles guttut, was sie nährt, erdet und wärmt. Ich habe deshalb viele kleinere Speisen mit komplexen Kohlenhydraten zu mir genommen: Porridge mit etwas Leinöl, gedünstetes Obst, Hülsenfrüchte, Gemüse oder Suppen. Rohkost lassen Schwangere nach der ayurvedischen Lehre besser weg: Sie kühlt und ist schwer verdaulich. Bei Lust auf Süßes ist eine warme Dattelmilch toll. Sie spendet Energie und wirkt gewebeaufbauend. Du brauchst für eine Portion eine Tasse pflanzliche Milch, einen halben Teelöffel Ghee (oder Kokosöl), je eine Prise gemahlenen Kardamom, Vanillepulver sowie Zimt und zwei weiche Datteln ohne Stein. Alle Zutaten mixen, in einem Topf langsam erhitzen und warm genießen.

Hast du noch mehr Tipps, mit denen Schwangere Zipperlein vorbeugen können?
Um die Haut geschmeidig zu halten und das Nervensystem runterzufahren, habe ich abends meinen Körper mit erwärmtem Sesamöl eingerieben. Dazu habe ich einen Minitropfen ätherisches Lavendel- oder Rosenöl gegeben. Wem Sesamöl zu streng riecht, der kann Mandelöl verwenden. Massiert wird immer sanft in Richtung Bauch. Bei den Beinen und Armen beginnen und in langsamen, streichenden Bewegungen das Öl auftragen. Bauch, Brustkorb und Gelenke reibt man in kreisenden Bewegungen ein. Ich habe mich dann immer in ein Handtuch gehüllt, bei dem Flecken nicht tragisch sind, und mich ausgeruht. Das Öl danach nur kurz mit warmem Wasser abspülen und die Haut trocken tupfen. Gegen Sodbrennen hilft Mandelmilch. Dafür einfach

über Nacht Mandeln in ein Glas Wasser legen, am nächsten Morgen pürieren, leicht erwärmen und den Tag über trinken.

Du bist selbst Ärztin und kennst den Klinikalltag. Wie hast du dich auf die Geburt vorbereitet?
Wir haben uns eine mittelgroße Klinik mit Neonatologie ausgesucht, damit unser Baby im Zweifel gut versorgt ist. Und mir war wichtig, eine Doula als Geburtsbegleiterin an meiner Seite zu haben. Ich weiß ja, wie überlastet das Klinikpersonal bei mehreren Geburten gleichzeitig sein kann. Mit ihr habe ich zur Vorbereitung täglich meinen Kraftort visualisiert, zu dem ich mich innerlich zurückziehen kann, wenn mir alles zu viel wird. Und sechs Wochen vor der Geburt habe ich auf Zucker und Gluten verzichtet. Die Idee dahinter ist, dass beides die Ausbildung von Rezeptoren dimmt, an die sich das Prostaglandin anheftet, das Hormon, das das Startsignal für die Geburt gibt. Lässt man Zucker, Weißmehl- und Fertigprodukte weg, soll sich das positiv auf die Geburt auswirken. Das ist wissenschaftlich noch nicht erwiesen. Deshalb würde ich das nur mit Unterstützung durch einen Ernährungsberater empfehlen.

Hat es geklappt?
Ich hatte auf jeden Fall eine schöne Geburt. Unsere Tochter kam zehn Tage vor dem errechneten Termin. Abends hatte ich einen Blasensprung und bin mit meinem Mann zur Kontrolle in die Klinik gefahren. Über Nacht waren wir zu Hause. Mittags darauf bekam ich zackige Wehen. Als wir im Kreißsaal ankamen, war der Muttermund schon sieben Zentimeter offen und abends war unser Kind da. Ich weiß nicht, ob es am bewussten Atmen, der Freude über die sieben Zentimeter oder am eingeübten Kraftort lag, aber ich konnte die Wehen ganz gut aushalten.

Wie ging es dir im Wochenbett mit deinem neugeborenen Baby?
Eigentlich gut. Das Stillen hat recht schnell geklappt und die Kleine hat viel geschlafen. Das hat mich je-
doch dazu verleitet, zu früh wieder viel zu machen. Im Nachhinein merkte ich, dass ich doch sehr erschöpft war. Auch weil unsere Tochter nach einigen Wochen nicht mehr gut schlief. Es wurde erst besser, als wir uns Hilfe von einer Expertin geholt, an vielen kleinen Stellschrauben gedreht und einen Rhythmus entwickelt hatten. Das kann ich nur empfehlen.

Hat das Wochenbett im Ayurveda eigentlich eine besondere Bedeutung?
Es ist eine heilige Zeit, in der der Fokus nicht nur auf die Bindung zwischen Mutter und Kind gelegt wird, sondern die Frau auch wieder zu Kräften kommen soll. Dafür wird sie 40 Tage lang von anderen Frauen gepflegt, mit Essen versorgt und unterstützt, ein Zeitraum, der symbolisch für die Schwangerschaft steht. Wärmende und kräftigende Speisen sollen ihr Verdauungsfeuer stärken, die Milchproduktion anregen und die Rückbildung unterstützen. Ein klassisches Rezept dafür ist das Wochenbett-Kitchari. Das ist ein Eintopf, der sehr bekömmlich sowie reich an Nährstoffen, komplexen Kohlenhydraten und Eiweiß ist. (Ein Rezept findest du auf Seite 229.)

Hat das Muttersein deinen Blick als Ärztin und Gesundheitscoach verändert?
Auf jeden Fall. Ein Aspekt ist, dass man als Working-Mom ganz schön balancieren muss zwischen Arbeit, Kind und Co. Ein anderer, dass ich andere Mütter jetzt viel besser verstehe. Man macht sich vorher keine Vorstellung davon, wie einnehmend das Leben mit Kind wirklich ist.

Bei Lust auf Süßes ist eine warme Dattelmilch toll. Sie spendet Energie und wirkt gewebeaufbauend.

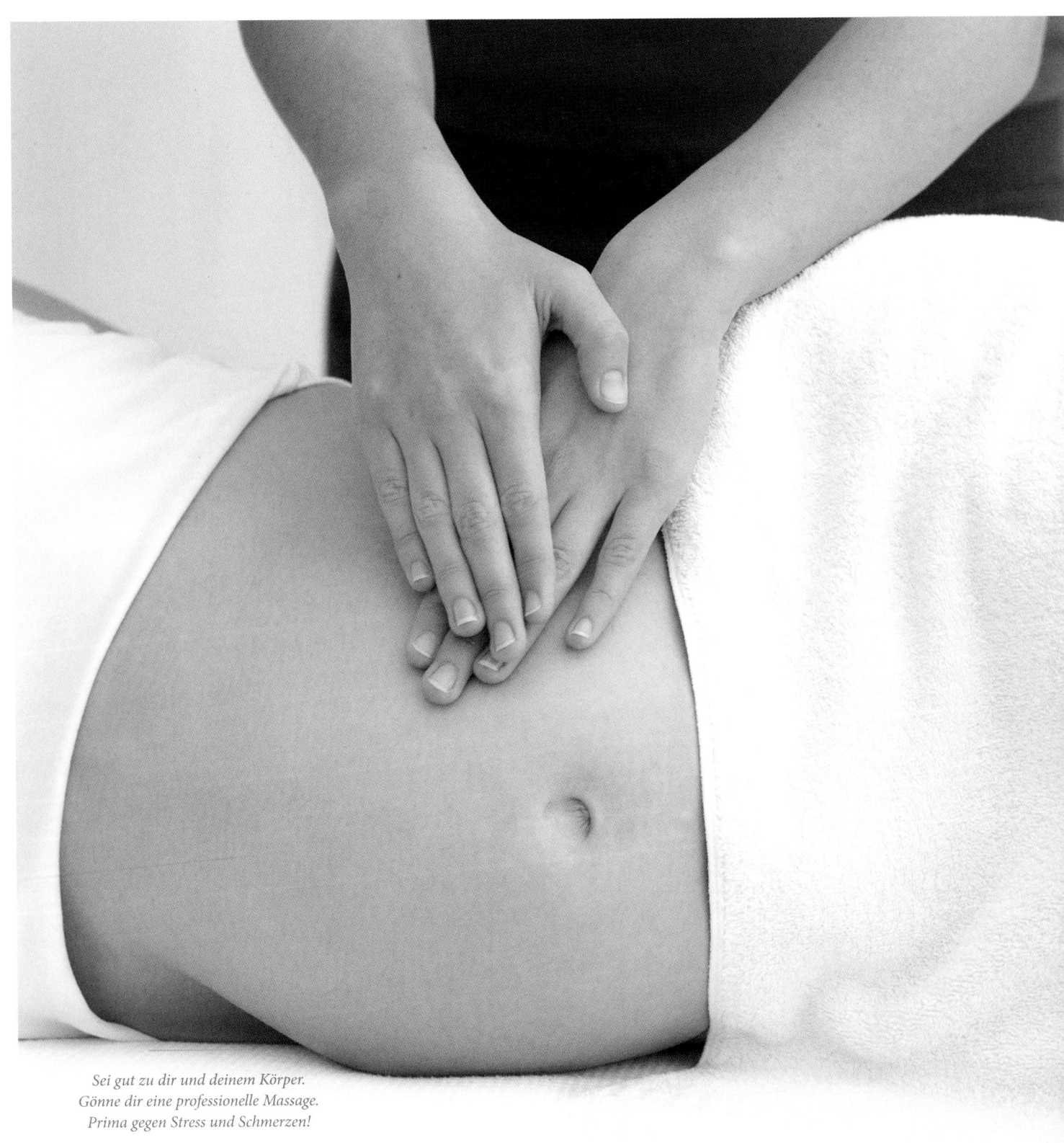

Sei gut zu dir und deinem Körper.
Gönne dir eine professionelle Massage.
Prima gegen Stress und Schmerzen!

Für dich

WOHLFÜHL-MASSAGEN

Eine Massage mit deinem Lieblingsöl tut jetzt mit Kugel so gut… Das liegt an den Endorphinen, die der Körper bei angenehmen Berührungen freisetzt. Endorphine, das sind Glückshormone, die Stress und Schmerzen verblassen lassen und die du mit eurem Baby über die Nabelschnur teilst. Und es gibt noch mehr Argumente für eine Massage:

• Angenehmes Kneten, Streichen und Klopfen mit pflegenden Ölen stärkt das Immunsystem und regt die Blutzirkulation an.

• Die Zellen werden besser mit Nährstoffen und Sauerstoff versorgt, wodurch sich auch der Nährstoffaustausch in der Plazenta verbessert.

• Liebevolle Berührungen regen die Selbstheilungskräfte an.

• Bei Wassereinlagerungen bietet sich die Zupfmassage an: Etwas Haut zwischen die Finger nehmen und wieder loslassen. Dadurch wird das Lymphsystem angeregt: Der Körper schwemmt überschüssiges Wasser leichter aus.

• Setze dich am besten rittlings auf einen Stuhl oder lege dich bequem seitlich hin. Dein Partner kann dich mit kreisenden, drückenden und streichenden Bewegungen verwöhnen. Vor allem im Kreuzbein- und Schulterbereich ist das für viele Schwangere angenehm, weil hier oft Verspannungen sitzen. Wichtig: Da das Bindegewebe locker ist, beim Massieren nur moderaten Druck ausüben.

• Nimm dir danach ruhig Zeit, um dich auszuruhen, den Berührungen nachzuspüren.

• Auch gut: eine wohltuende Massage vom Profi, der in Schwangerenmassage ausgebildet ist.

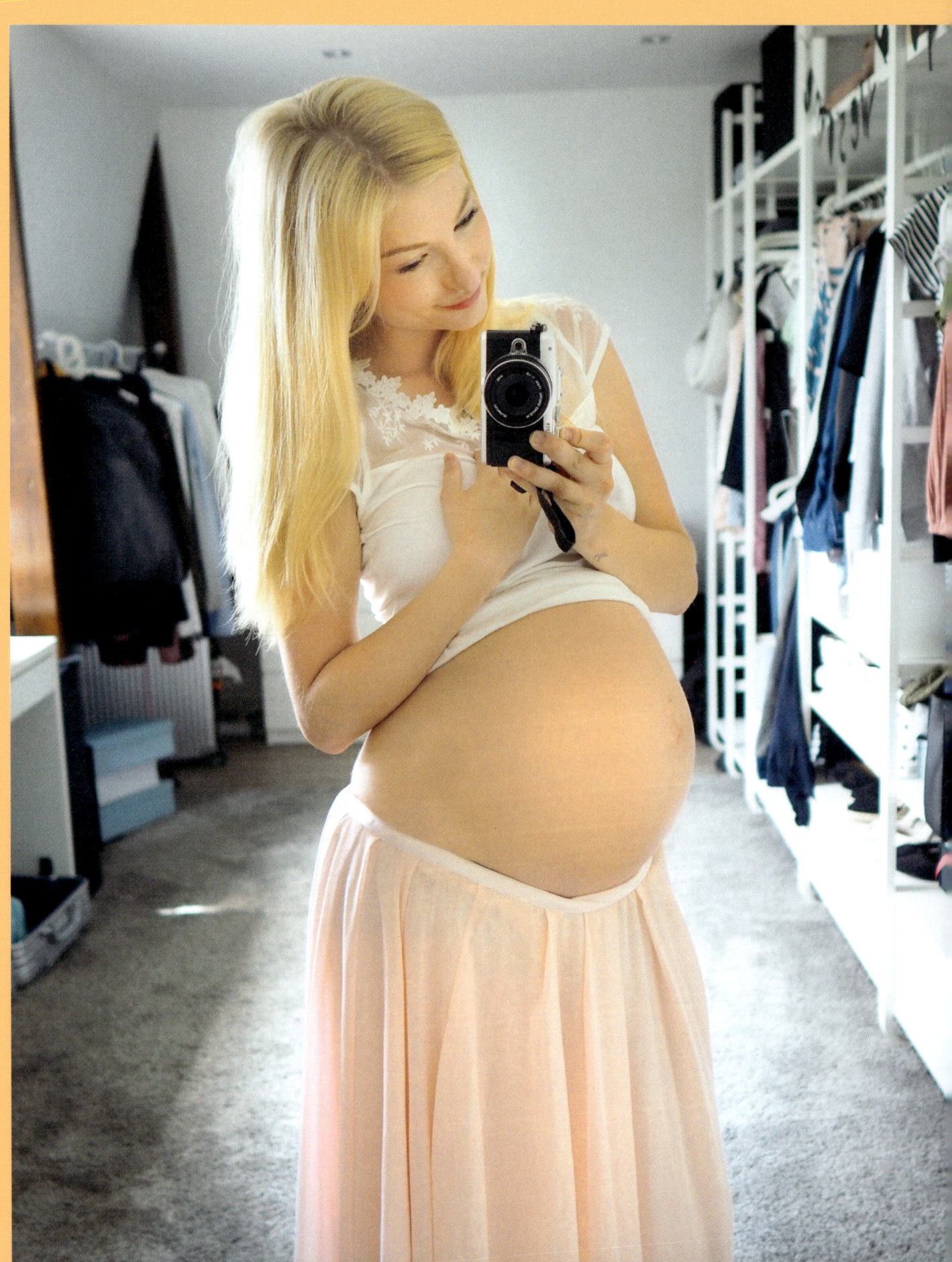

WIE LÄSST SICH DIE KUGELZEIT FESTHALTEN?

AUF INSTAGRAM @JOANASLICHTPOESIE TEILT DIE JUNGE MAMA VON HANNES (2018) TOLLE KREATIVE IDEEN UND ZEIGT, WIE SIE KIND, KARRIERE UND WAHLWEISE IHREN ALLTAG WUPPT (ODER AUCH MAL NICHT).

JOANA HEINEN,
CREATIVE DIRECTOR

Liebe Joana, du bist Gründerin einer erfolgreichen Digitalagentur (www.odernichtoderdoch.de und www.joandjudy.de) und hast auf Instagram eine große Community, mit der du offen deine Erfahrungen und Fragen aus deinem Alltag als junge Mama teilst. Wie empfindest du den Austausch über soziale Medien?

Die Tipps aus der Community zu Babythemen wie zur Ersten Hilfe bei Bauchschmerzen finde ich als Erstmama wahnsinnig hilfreich. Ohne wäre ich bestimmt hie und da verzweifelt. Außerdem findet man im Internet – vor allem bei Pinterest – zahlreiche Inspirationen, wie man die schöne Zeit der Schwangerschaft und mit Baby festhalten kann. Am Anfang meiner Schwangerschaft habe ich mir ganz viel vorgenommen, was ich alles unbedingt machen wollte. Im Endeffekt war ich dann aber so lustlos und träge, dass ich das meiste schnell wieder verworfen habe. Daher wäre mein erster Tipp, sich nicht zu viel vorzunehmen, sondern erst mal zu schauen, wie es kommt. Erinnerungen sind schön, aber nicht um jeden Preis. Wenn Übelkeit, Müdigkeit und Co. einem einen Strich durch die Rechnung machen, dann ist das halt so.

Da geht es vielen ähnlich. Wie hast du deine Schwangerschaft denn letztlich dokumentiert?

Ich habe schon früh angefangen, das Wachsen meines Bauches mit dem Handy vorm Spiegel festzuhalten. Immer die gleiche Pose in der gleichen Umgebung mit unterschiedlichen Outfits. So wurde es eine wunderschöne Reihe. Dazu habe ich mir Notizen gemacht: Datum, SSW, Gewicht, Bauchumfang und Besonderheiten. So lässt sich später alles nachtragen, wenn einem während der Schwangerschaft die Muße für ein hübsches Tagebuch fehlt. Kurz vor dem Entbindungstermin habe ich mir außerdem als moderne Alternative zum doch etwas sperrigen Bauch-Gipsabdruck eine ganz kleine 3-D-Druckfigur von mir anfertigen lassen. Ich möchte später von jeder Schwangerschaft eine haben. Auch ein professionelles Fotoshooting ist schön. Nur nicht zu früh oder zu spät! Vielen kommt der Bauch schnell sehr groß vor. Shootet man dann schon um die 20. SSW, ärgert man sich später vielleicht, dass man nur wenig auf den Fotos sieht. Zu spät ist auch schwierig: Babys kommen, wann sie wollen, und auf den letzten Metern fühlt man sich oft unbeweglich und wenig fotogen.

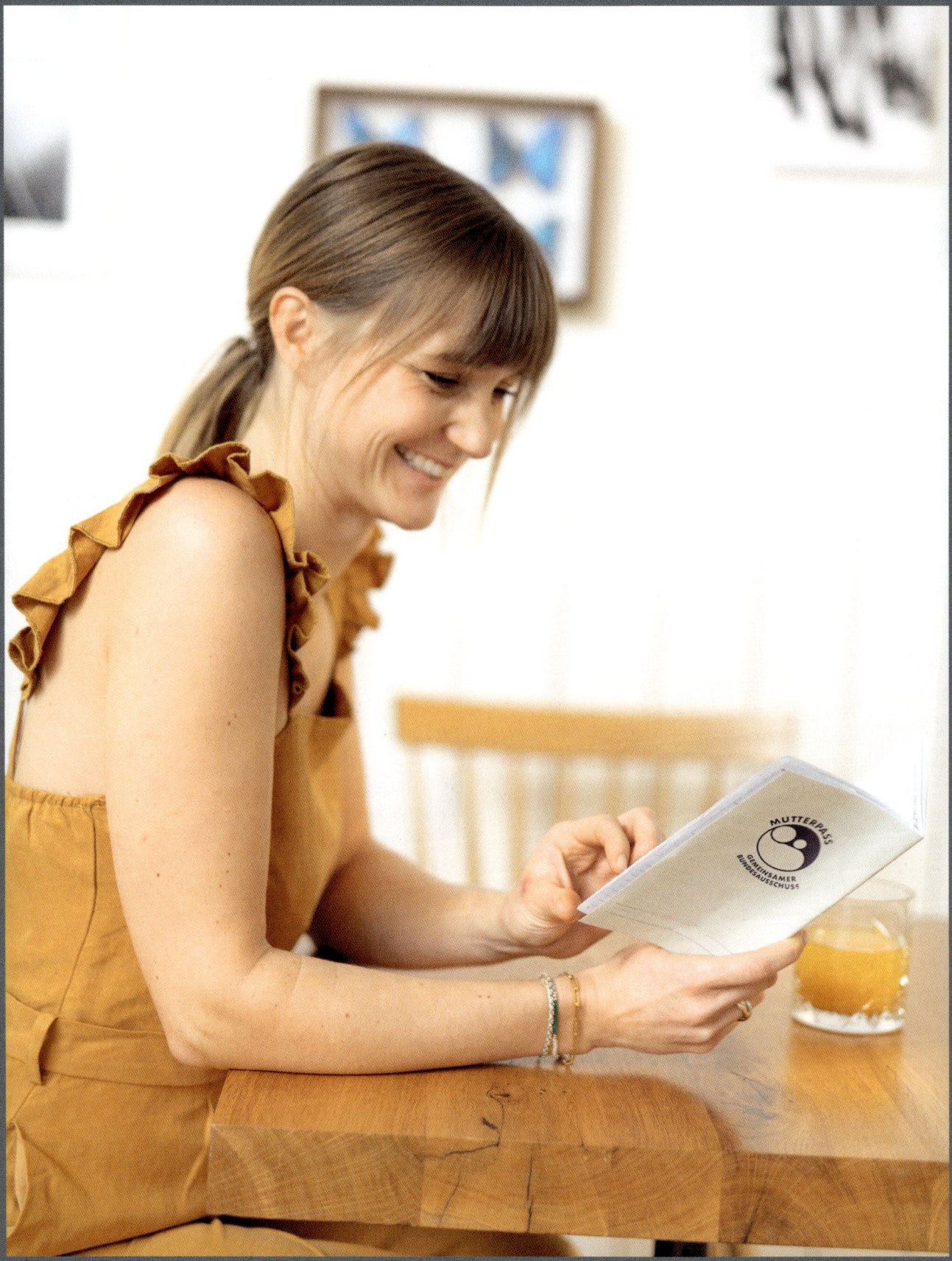

GUT ZU WISSEN

WIE LESE ICH DEN MUTTERPASS? WORAN MUSS ICH JETZT IM ZWEITEN TRIMESTER DENKEN – UND WAS SOLLTE ICH ZUM THEMA PRÄNATAL-DIAGNOSTIK WISSEN? ANTWORTEN UND DENKANSTÖSSE FINDEST DU HIER.

Ab deinem ersten oder zweiten Frauenarzt- oder Hebammentermin hast du es schwarz auf weiß: Du wirst Mama und bekommst einen Mutterpass. Willkommen im Club. So richtig hübsch sieht er nicht aus. Schöne Einbände aus den unterschiedlichsten Materialien findest du zum Bestellen im Internet. Oder du lässt dir von deiner Gynäkologin eine Hülle geben. Ich habe meinen mit schönem Papier und Masking-Tape eingepackt. Hauptsache, er zerfleddert nicht, wenn du ihn ab jetzt ständig bei dir trägst. Denn in diesem Heftchen vermerkt deine Hebamme oder die Frauenärztin alle wichtigen Befunde in der Schwangerschaft. Hast du ihn bei dir, kann dir und dem Baby im Komplikationsfall auch ein fremder Arzt schnell helfen, weil er sofort einen Überblick über den Schwangerschaftsverlauf hat.

Selbstverständlich kannst du deine Ärztin und deine Hebamme jederzeit danach fragen, was all die Notizen bedeuten. Für einen ersten Überblick kannst du hier schon mal spicken.

MUTTERPASS DEUTSCH, DEUTSCH MUTTERPASS

Häufig tauchen Abkürzungen oder Symbole auf, die man erst mal entschlüsseln muss. Negativer Befund: neg. oder Ø; positiver Befund: pos. oder + und ohne (krankhaften) Befund: o. B.

Auf Seite zwei und drei im Mutterpass findest du alle wichtigen Blutuntersuchungen inklusive deiner Blutgruppe. Der Rhesusfaktor beispielsweise zeigt an, ob sich dein Blut mit dem eures Kindes verträgt. Falls nicht (bei negativem Rhesusfaktor), bekommst du in der 28. Woche oder bei Blutungen vorsorglich eine Anti-D-Gabe, die Antikörper gegen Rhesus-positives Blut enthält. Das schützt dich, dein Kind und zukünftige Babys. Der Grund: Würde dein Körper selbst Antikörper bilden, blieben diese im Blut und könnten zu Problemen bei einer Folgeschwangerschaft führen. Die von außen zugeführten Antikörper bauen sich dagegen wieder ab. Deshalb ist die Untersuchung fester Bestandteil jeder Vorsorge.

Außerdem wird am Anfang und in der späteren Schwangerschaft getestet, ob bestimmte Antikörper im mütterlichen Blut enthalten sind, die das Baby gefährden könnten. Das kommt selten vor, würde aber hier vermerkt werden.

Wichtig ist außerdem der Röteln-HaH-Test (Hämagglutinationshemmtest), der aussagt, ob du gegen Röteln immun bist. Bist du es nicht, solltest du vor allem in den ersten zwölf Wochen vorsichtig sein und dich besonders vor einer möglichen Ansteckung schützen. Der Test wird im Verlauf der Schwangerschaft noch einmal wiederholt.

Ein Abstrich am Muttermund zeigt, ob du mit Chlamydien infiziert bist. Wenn ja, verschreibt dir dein Arzt ein Antibiotikum, damit es nicht zu einer Frühgeburt kommt. Der HIV-Test wird nur nach deiner Zustimmung gemacht und wie das Ergebnis der Untersuchung auf Geschlechtskrankheiten (LSR-Test = Lues-Such-Reaktion) nicht im Mutterpass eingetragen. Wichtig sind beide, um gegebenenfalls Therapien einzuleiten, die das Kind vor einer Ansteckung schützen.

Leidest du unter der infektiösen Leberentzündung Hepatitis B, bekommt dein Kind nach der Geburt eine Impfung, diese kann den Ausbruch der Krankheit in den meisten Fällen verhindern.

Geburtsinfo

Du bist schon Mami? Der Verlauf vorangegangener Schwangerschaften und Geburten wird auf Seite 4 festgehalten. Auf Seite 5 und 6 stehen der Geburtstermin und deine Krankheitsgeschichte, die bei der ersten Vorsorge anhand eines Fragenkatalogs erfasst wird. Auf dieser Basis erfolgt die Einstufung als Risikoschwangere. Was aufgrund der vielen Kriterien gar nicht so selten passiert. Sei daher nicht unnötig besorgt, falls das bei dir so ist. Es bedeutet nur, dass du etwas engmaschiger betreut werden kannst. Zusätzlich trägt deine Ärztin oder deine Hebamme besondere Befunde ein, um sie im Blick zu behalten.

Herzstück des Mutterpasses

Seite 7 und 8: Das Gravidogramm (Schwangerschaftsverlauf) gibt einen Überblick über die Ergebnisse jeder Vorsorgeuntersuchung, die Entwicklung der Schwangerschaft und des Kindes. Die Querseite beginnt mit einem Feld für die Schwangerschaftswoche (SSW) am Untersuchungstag und bietet Platz für eine eventuelle Korrektur. Der Eintrag 10 + 2 bedeutet z. B., du bist am zweiten Tag in der elften Woche schwanger. Danach wird mit fortschreitender Schwangerschaft durch eine Tastuntersuchung der Fundusstand (das ist der höchste Punkt der Gebärmutter) und damit das Wachstum der Gebärmutter bestimmt.

Die Kindslage rückt in den letzten Wochen vor der Geburt in den Fokus und entscheidet mit darüber, ob eine spontane Geburt oder ein Kaiserschnitt geplant wird. BEL steht für Beckenendlage. SL für Schädellage und QL für Querlage.

Im nächsten Eintragungsfeld ist Platz für die Herztöne und spürbaren Kindsbewegungen. Notiert wird auch, ob du Wassereinlagerungen (Ödeme) oder Krampfadern (Varikosen) hast. Es folgen Angaben zum aktuellen Gewicht, Blutdruck (RR), der Hämoglobin-(HB-)Wert und eventuell der Eisenspeicherwert Ferritin sowie die Ergebnisse des Urintests auf Eiweiß, Zucker, Nitrit, Blut und Bakterien. Ziel ist es, Infektionen, Risiken oder behand-

TOXOPLASMOSE

Die eigentlich harmlose Infektion Toxoplasmose wird durch nicht ausreichend erhitztes Fleisch (Seite 52) oder Katzenkot übertragen. Hattest du die Erkrankung schon, sind Antikörper in deinem Blut. Falls nicht, kann eine Infektion in der Schwangerschaft zu schweren Schäden an den Augen und im Gehirn des Kindes führen. Die Testkosten trägt die Krankenkasse nur bei begründetem Verdacht. Im Rahmen der Individuellen Gesundheitsleistungen (IGeL) kannst du ihn selbst zahlen. Es gibt eine Therapie, die im Infektionsfall helfen kann.

Zusatzuntersuchungen

Seite 9 wird nur bei Besonderheiten ausgefüllt: Zur Dokumentation stationärer Behandlungen z. B. oder bei kardiotokografischen Befunden (CTG), auch Herzton-Wehen-Schreiber genannt.

Seite 10 und 11 sind für Ergebnisse der drei Ultraschalluntersuchungen gedacht. Der Arzt misst dabei die Größe des Kindes und die Entwicklung seiner Organe, seine Herzaktivität, die Fruchtwassermenge und den Sitz der Plazenta.

Hier gibt es einige Abkürzungen, die sich nicht gleich erschließen. BPD steht für den Querdurchmesser des kindlichen Kopfes. KU bezeichnet den Kopfumfang. Mit ATD ist der Querdurchmesser vom Bauch des Babys gemeint, AU der Bauchumfang. FL/HL stehen für die Länge des Oberschenkel- und Oberarmknochens. All diese Werte geben Hinweise darauf, ob dein Baby sich auch zeitgemäß entwickelt und wie groß es schon ist.

Ultraschallbefunde

Auf der sich anschließenden Doppelseite ist weiterer Platz für die Ergebnisse der verschiedenen Ultraschall- sowie dopplersonografischen Untersuchungen.

Wenn du verfolgen willst, wie die Wachstumsentwicklung deines Kindes im Vergleich zum Durchschnitt ist, findest du auf Seite 13 eine Normkurve, in die deine Ärztin ihre Messungen einträgt. Die drei Buchstaben SSL stehen dabei für die Scheitel-Steiß-Länge.

Auf den Seiten 15 und 16 geht es schließlich um die Dokumentation von Geburt, Wochenbett und Abschlussuntersuchung.

Weiterführende Informationen und Merkblätter zum Mutterpass sowie zu den einzelnen Vorsorgetests findest du auf der Internetseite vom Berufsverband der Frauenärzte und der Deutschen Gesellschaft für Gynäkologie und Geburtshilfe unter www.frauenaerzte-im-netz.de.

VON MAMI ZU MAMI

Liegt dein Baby nicht in der Normkurve, mach dich nicht verrückt: Sind die Eltern groß/klein, ist es oft auch das Kind. Und: Jeder Mensch entwickelt sich individuell.

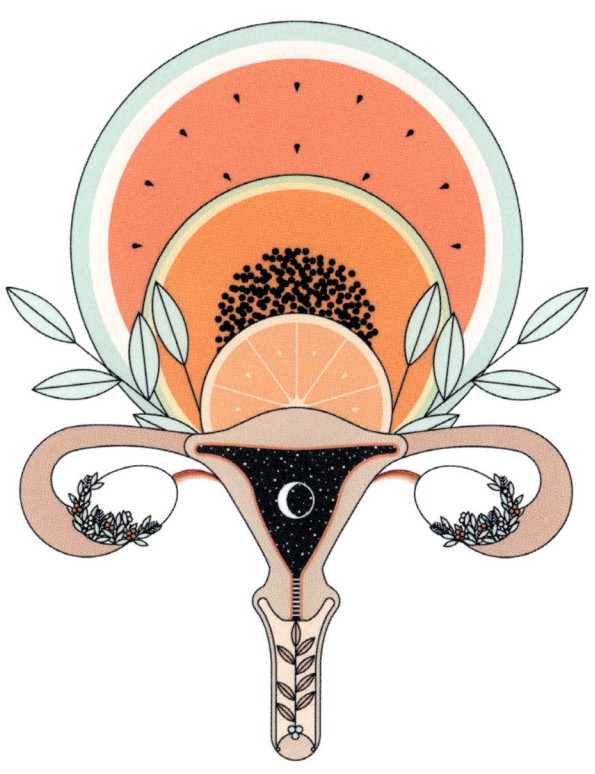

Der Fundusstand wandert bis zur 36. SSW hoch bis zum Rippenbogen. Ein Zeichen, dass das Baby gut gedeiht.

lungsbedürftige Entwicklungen wie einen beginnenden Diabetes zu identifzieren. Abschließend wird das Ergebnis der vaginalen Untersuchung vermerkt: Ist der Muttermund verschlossen? Die Zervix zeitgerecht? Das ist wichtig, um Frühgeburtsbestrebungen zu erkennen. Die individuelle Risikoeinschätzung von Seite 6 und sonstige Bemerkungen komplettieren das Gravidogramm.

DIE SACHE MIT ... DER VOR-GEBURTLICHEN DIAGNOSTIK

Noch nie gab es so viele Untersuchungsmöglich-keiten wie heute, um sich ein Bild von der Gesund-heit eines Babys im Bauch zu machen.

Mithilfe von Ultraschall, Blut-, Gewebe- und Genanalysen können Medizinerinnen inzwischen viele Erkrankungen wie Herzfehler, Fehlbildungen oder Chromosomenstörungen frühzeitig entde-cken. Zum neuesten Stand darüber, was man mit welchen Untersuchungen herausfinden kann, klärt dich deine Frauenärztin ausführlich auf. Infos zu etablierten Tests findest du auch auf den nächsten Seiten. Gleichzeitig hast du – und das ist vielen Schwangeren gar nicht bewusst – auch ein Recht auf Nichtwissen. Werdende Mütter bzw. Eltern ste-hen also vor der Entscheidung, ob und wenn ja, welche Untersuchungen für sie infrage kommen.

Doch wie trifft man die? Es geht schließlich um ein Baby, das längst im Bauch heranwächst und von dem man sich aus tiefstem Herzen wünscht, dass es gesund ist. Was, wenn ein Test bestätigt, dass dieser Wunsch sich nicht erfüllt? Eine Antwort darauf kann jeder nur für sich selbst finden, abhän-gig von seiner Lebenssituation, seinen persönli-chen Ressourcen und Wertevorstellungen.

WO GIBT ES HILFE?

Besteht der Verdacht, dass ein Kind behin-dert oder krank zur Welt kommt, können Eltern sich kostenfrei an eine psychosozi-ale Schwangerenberatungsstelle in ihrer Nähe wenden. Die Mitarbeiter stehen unter Schweigepflicht und informieren neutral und ergebnisoffen. Dein Arzt kann dich dorthin vermitteln. Eine Liste mit Kontakt-adressen von Beratungsstellen, Selbsthilfe-gruppen und Behindertenverbänden findest du außerdem unter www.bzga.de/pnd.

Folgende Fragen können dir (und deinem Partner) vielleicht dabei helfen:

• Was wäre bei einem auffälligen Ergebnis? Ist dir bewusst, dass für eine sichere Diagnose oft invasi-ve (das heißt in den Körper eindringende) Metho-den wie eine Amniozentese nötig sind?
• Wie stehst du zum Thema Behinderung? Kannst du dir vorstellen, ein besonderes Kind zu haben?
• Wie geht es dir mit dem Gedanken an einen möglichen Schwangerschaftsabbruch? Kommt er für dich infrage – oder kannst du dir das nicht vor-stellen?
• Wie steht ihr als Paar zu diesen Fragen?

Mögliche Untersuchungen im zweiten Trimester

Das Ersttrimester-Screening

Unerlässlich vor jeder Untersuchung ist eine gute Aufklärung. Frag unbedingt nach, wenn dir etwas unklar ist. Wenn ihr euch für zusätzliche Pränataldi-agnostik entschieden habt, ist jetzt die Zeitspanne für das Ersttrimester-Screening. Bei dieser ausführ-lichen Ultraschalluntersuchung sieht sich eine spe-ziell dafür geschulte Medizinerin die Organe des Babys an und überprüft, ob sie zeitgerecht entwi-ckelt sind. Dazu misst sie die Nackenfalte des Kin-des und nimmt gegebenenfalls ein wenig Blut ab, um das Risiko bzw. die (statistische) Wahrschein-lichkeit für bestimmte Erkrankungen oder Behin-derungen einschätzen zu können. Liegen zuvor keine Hinweise auf Auffälligkeiten vor, kostet der Test um die 200 bis 250 Euro.

Trisomie-21-Bluttest

Zusätzlich gibt es seit einigen Jahren einen sehr aussagekräftigen Bluttest auf Trisomie 21 (sowie auf die Trisomien 18 und 13). Im Labor wird hierfür im mütterlichen Blut enthaltene zellfreie DNA iso-liert und auf Abweichungen untersucht. Er kostet rund 250 bis 300 Euro – derzeit prüft der Gemein-same Bundesausschuss der Krankenkassen eine Kostenübernahme.

Zeigt der Test ein erhöhtes Risiko an, muss er, um ganz sicher sagen zu können, ob das Baby wirklich von einer Chromosomenstörung betroffen ist, mithilfe einer Chorionzottenbiopsie (Punktion

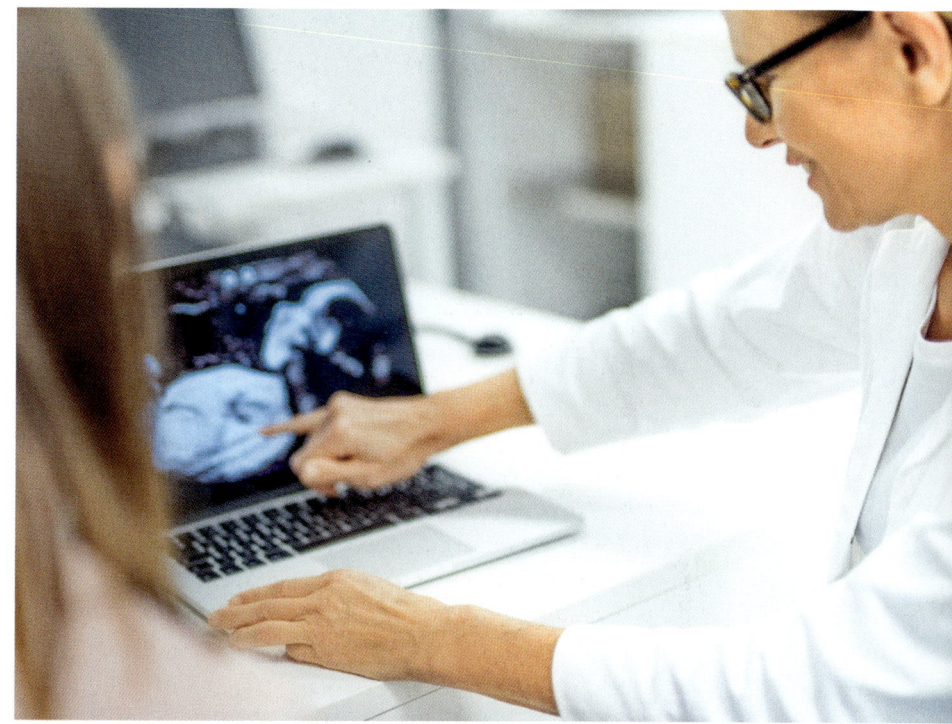

Pflicht vor jeder vorgeburtlichen Untersuchung: ein ausführliches Aufklärungsgespräch. Trau dich und frag nach!

der Plazenta) oder Amniozentese (Fruchtwasseruntersuchung) bestätigt werden.

Die Chorionzottenbiopsie

Die Punktion der Plazenta zum Ausschluss bestimmter genetischer Erkrankungen ist ab der zwölften Woche möglich. Erste Ergebnisse sind bereits nach ein bis zwei Tagen zu erwarten.

Der Eingriff erfolgt meist ambulant unter örtlicher Betäubung. Für die Entnahme führt die Ärztin unter Ultraschallkontrolle eine Punktionsnadel durch die Bauchdecke in das Gewebe, aus dem sich die Plazenta entwickelt, und entnimmt dabei Chorionzottengewebe. Dieses trägt in der Regel dieselbe genetische Information wie das Kind in sich, deshalb gibt die Untersuchung Aufschluss über eventuelle Veränderungen des Erbguts. Wichtig: Nach dem Eingriff sollte sich die Schwangere einige Tage möglichst schonen.

Sehr selten löst der Eingriff Blutungen, eine Infektion oder eine Fehlgeburt aus. Deshalb ist eine umfassende Aufklärung bzw. Abwägung von Nutzen, Risiken und Nebenwirkungen im Vorfeld wich-

tig – wie bei jeder invasiven (das heißt in den Körper eindringenden) Untersuchung.

Die Amniozentese

Bei auffälligen Vorbefunden ist im zweiten Trimester eine Amniozentese zur Abklärung möglich – besser bekannt als Fruchtwasseruntersuchung. Dafür entnimmt eine erfahrene Ärztin mit einer Hohlnadel durch die Bauchdecke Fruchtwasser aus der Fruchtblase. Die kindlichen Zellen darin werden im Labor untersucht, was gut zwei Wochen dauern kann. Das Ergebnis bietet eine zu fast 100 Prozent zuverlässige Diagnose über bestimmte Erbkrankheiten und Chromosmenabweichungen. Obwohl die invasive Untersuchung inzwischen sehr sicher ist, geht sie mit einem möglichen Risiko für das Kind einher. Deshalb ist eine gute Aufklärung im Vorfeld sehr wichtig. Die Krankenkasse kommt für die Kosten auf. Nach dem Eingriff sollte sich die Schwangere auf jeden Fall einige Tage schonen. Treten kurz danach Beschwerden wie Unterbauchschmerzen, Fruchtwasserabgang und Fieber auf, bitte mit dem Arzt Rücksprache halten.

INTERVIEW MIT DER ÄRZTIN ...

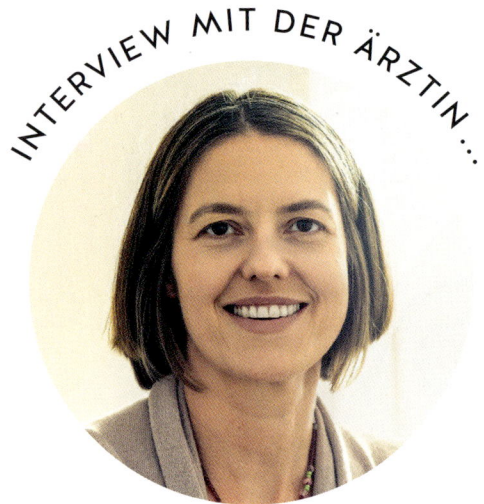

DR. MED. AGNES HUBER

*Die Fachärztin für Frauenheilkunde und Geburts-
hilfe hat sich auf Pränatalmedizin spezialisiert und
praktiziert in München. Sie ist Mama von zwei
Töchtern (2006, 2009).*

**Liebe Frau Dr. Huber, Sie haben sich auf die
vorgeburtliche Medizin spezialisiert. Was ist Ihre
Erfahrung: Geben Zusatzuntersuchungen mehr
Sicherheit, wenn sich eine Schwangere um die
Gesundheit ihres Babys im Bauch sorgt?**
Ich denke, die Untersuchungen können viele werdende Eltern beruhigen, aber manchmal auch die
Quelle von noch mehr Unsicherheiten und Sorgen
sein. Vor allem, wenn ein Befund erst einmal noch
unklar ist. Ich bin selbst Mutter und weiß daher, wie
sehr man sich wünscht, dass einem jemand sämtli-
che Ängste nimmt und sagt: Du kannst ganz beruhigt sein, alles wird gut. Leider kann jedoch kein
Test die absolute Sicherheit geben, dass ein Kind gesund auf die Welt kommt.
Wir können heute aber bereits vieles ausschließen
und den meisten Frauen beispielsweise schon im
Ersttrimester-Screening um die 13. Woche herum

erklären: Der Ultraschall und der Bluttest sehen un-
auffällig aus. Manchmal entdecke ich aber auch Auffälligkeiten bei der detaillierten Untersuchung.

**Wie geht es weiter, wenn Sie etwas Auffälliges
entdecken?**
So eine Situation ist immer ein emotionaler Notfall.
Aber meist keiner, bei dem sofort etwas entschieden
werden muss. Wichtig ist erst einmal eine umfassende Aufklärung: das Besprechen der individuellen Situation sowie weiterer denkbarer Schritte und Fol-
geuntersuchungen, um den Befund abzuklären.
Dabei spielt auch die Aufklärung über Risiken und
Komplikationen eine Rolle, die bei diesen Untersuchungen möglich sind. Es ist gut, wenn die Schwangere mit ihrem Partner oder einer Vertrauensperson
in die Praxis kommt, damit sie in dieser oftmals
überwältigenden Situation nicht alleine ist. Zusätzlich biete ich immer an, sich Zeit zu nehmen, um Informationen zu sammeln, sich mit vertrauten Menschen auszutauschen und zu einer psychosozialen
Beratungsstelle zu gehen. Ich kann nur raten, bei
Unklarheiten immer nachzufragen! Um unnötige
Ängste zu vermeiden, ist es sehr wichtig, dass die
werdenden Eltern nachvollziehen können, was ein
bestimmtes Untersuchungsergebnis genau bedeutet.

Haben Sie ein konkretes Beispiel?
Zeigt sich beispielsweise beim Ersttrimester-Screening eine verbreiterte Nackenfalte und/oder sind die
Blutwerte irgendwie auffällig, so erhöht sich zwar
das Risiko für Chromosomenfehler. Es bedeutet
aber NICHT automatisch, dass das Ungeborene im
Bauch der Frau einen Chromosomenfehler hat. Das
erhöhte Risiko resultiert aus einer statistischen Be-
rechnung, es handelt sich um eine Wahrscheinlichkeit. Es ist wichtig, dass die Eltern verstehen, dass
dieser Befund noch keine konkrete Diagnose für ihr
eigenes Kind darstellt. Sie müssen sich in der Folge
aber fragen: »Inwieweit bin ich – sind wir – bereit,
dieses erhöhte Risiko anzunehmen?« Wollen sie den
Befund mit zusätzlichen Tests genauer abklären?
Oder entscheiden sie sich dafür, dass sie trotz des erhöhten Risikos keine weiteren Untersuchungen

mehr wollen? Das ist eine sehr individuelle Entscheidung. Eine von vielen, die Eltern im Laufe ihres Lebens für ihr Kind treffen müssen.

Wann empfinden Sie die Pränatalmedizin als Segen?

Zum Beispiel, wenn ein Paar bereits eine bestimmte Vorgeschichte hat und durch vorgeburtliche Tests weiß: Diese Fehlbildung hat unser Baby definitiv nicht. Dann ist das eine große Erleichterung. Einige Erkrankungen sind frühzeitig erkannt behandelbar: Zum Beispiel eine Blutarmut, eine akute Infektionskrankheit beim Baby oder das Zwillingstransfusionssyndrom, das bei eineiigen Zwillingen auftreten kann, die sich eine Plazenta teilen.

Im Rahmen des Ersttrimester-Screenings gibt es inzwischen auch einen Bluttest, mit dem sich das individuelle Präeklampsierisiko der werdenden Mutter herausfinden lässt. Ist es bei einer Schwangeren sehr hoch, kann sie engmaschiger betreut werden und auf ärztlichen Rat hin vorbeugend täglich 150 mg Aspirin einnehmen.

Wenn wir sehen, dass ein Kind einen Herzfehler oder eine Lippen-Kiefer-Gaumen-Spalte hat, eröffnet das die Chance, eine optimale Entbindungs- und Versorgungssituation für das Kind zu schaffen. Eine frühe Diagnose gibt den Eltern Zeit, sich auf ihr besonderes Kind einzustellen. Sie können mit Spezialisten und Selbsthilfegruppen sprechen und sich vorbereiten.

Die Diagnose einer unheilbaren Erkrankung oder Behinderung stellt ein Paar im Zweifel vor die belastende Entscheidung für oder gegen ihr Kind. Was raten Sie in dieser Situation?

Wichtig ist eine gute Begleitung durch die betreuenden Ärztinnen und eventuell durch die Hebamme und weitere Spezialisten. Dazu gehören je nach Befund Genetiker, Kinderärzte oder Teams, die besonders viel Erfahrung im betreffenden Bereich haben. Auch Gespräche in einer Beratungsstelle und mit Menschen, die in einer ähnlichen Situation sind, können helfen, sich ein realistisches Bild von der Behinderung und ihren möglichen Folgen zu machen.

Das versetzt die Eltern bzw. die Schwangere in die Lage, eine informierte Entscheidung zu treffen – und keine aus dem ersten Schock heraus. Es ist natürlich sinnvoll, sich bereits vor einer Untersuchung Gedanken darüber zu machen, wie man zu den Ergebnissen steht. Meiner Erfahrung nach entstehen die Wege jedoch oftmals erst beim Gehen.

Wie meinen Sie das?

Es gibt Eltern, die sich vorher absolut sicher sind, ein Kind mit Trisomie 21 nicht zu bekommen. Sind sie mit der Diagnose tatsächlich konfrontiert und beschäftigen sich intensiv damit, was das konkret für ihre Zukunft und die Lebensqualität ihres Kindes bedeutet, sehen sie es plötzlich anders. Oder es ist genau umgekehrt. Sie realisieren: Das schaffe ich nicht. Der Umgang mit Krankheit und Behinderung ist hochindividuell. Er ist von Paar zu Paar, von Frau zu Frau verschieden.

Mich macht die Pränatalmedizin sehr demütig, weil sie werdende Eltern mitunter vor Entscheidungen stellt, die sie als quälend und nahezu unlösbar empfinden können. Meiner Erfahrung nach wird keine leichtfertig getroffen. Egal, welchen Weg jemand wählt: Jede Entscheidung verdient unseren Respekt und Unterstützung. Das gilt auch für eine Entscheidung für oder gegen vorgeburtliche Diagnostik.

Egal, welchen Weg jemand wählt: Jede Entscheidung verdient Respekt und Unterstützung. Genauso wie die für oder gegen vorgeburtliche Diagnostik.

DEIN KALENDER FÜR DAS 2. TRIMESTER

JETZT BIST DU IN DEINER SCHWANGER-SCHAFT ANGEKOMMEN. DU KANNST DIR LANGSAM DARÜBER GEDANKEN MACHEN, WO DEIN BABY ZUR WELT KOMMEN SOLL.

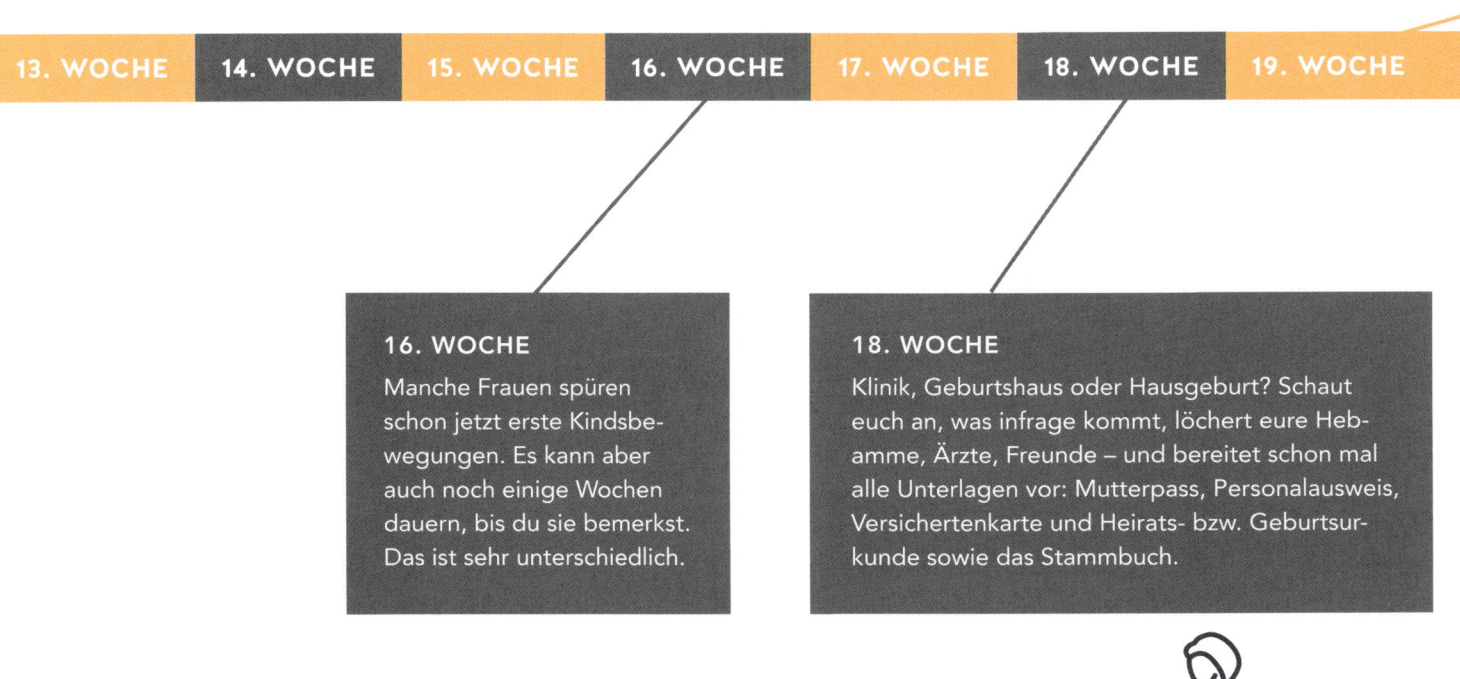

| 13. WOCHE | 14. WOCHE | 15. WOCHE | 16. WOCHE | 17. WOCHE | 18. WOCHE | 19. WOCHE |

16. WOCHE
Manche Frauen spüren schon jetzt erste Kindsbewegungen. Es kann aber auch noch einige Wochen dauern, bis du sie bemerkst. Das ist sehr unterschiedlich.

18. WOCHE
Klinik, Geburtshaus oder Hausgeburt? Schaut euch an, was infrage kommt, löchert eure Hebamme, Ärzte, Freunde – und bereitet schon mal alle Unterlagen vor: Mutterpass, Personalausweis, Versichertenkarte und Heirats- bzw. Geburtsurkunde sowie das Stammbuch.

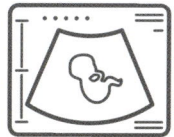

AB 24. WOCHE

Dein Arzt bietet dir jetzt einen Blutzucker-gestützten Suchtest zur Früherkennung von Schwangerschaftsdiabetes an. Bei auffälligen Werten ab 135 mg/dl wird ein weiterer Test (oGTT) veranlasst. Rechtzeitig entdeckt, kann der Blutzuckerspiegel durch eine Ernährungsumstellung oder Insulinspritzen gesenkt werden.

26. WOCHE

Weißt du, ob deine Krankenkasse in der Anfangszeit mit Baby die Kosten für eine Haushaltshilfe oder Mutterpflegerin trägt? Am besten fragen und beantragen. Vor allem wenn du alleinerziehend bist oder größere Kinder hast.

19. BIS 23. WOCHE

Jetzt ist die Zeit für den zweiten großen Ultraschall, um zu sehen, ob sich bei deinem Kind alles gut entwickelt.

| 20. WOCHE | 21. WOCHE | 22. WOCHE | 23. WOCHE | 24. WOCHE | 25. WOCHE | 26. WOCHE |

20. WOCHE

Wie sieht es mit einem Geburtsvorbereitungskurs aus? Die Krankenkasse trägt die Kosten dafür. Egal, ob du dich für einen mit oder ohne Partner(in) entscheidest, ihn über mehrere Wochen besuchst oder einen Wochenendkurs wählst (Seite 71). Oder interessiert dich ein HypnoBirthing-Kurs auf Privatkosten? Mehr dazu findest du auf Seite 170.

25. WOCHE

Zu größeren Anschaffungen wie Kinderwagen, Autositz, Bett & Co. informiert ihr euch am besten schon jetzt. Viele haben lange Lieferzeiten. Es muss übrigens nicht immer ein Wickeltisch sein. Oft reicht ein Aufsatz für Kommode oder Badewanne. Und manches kommt gebraucht oder zum Leihen infrage.

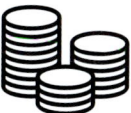

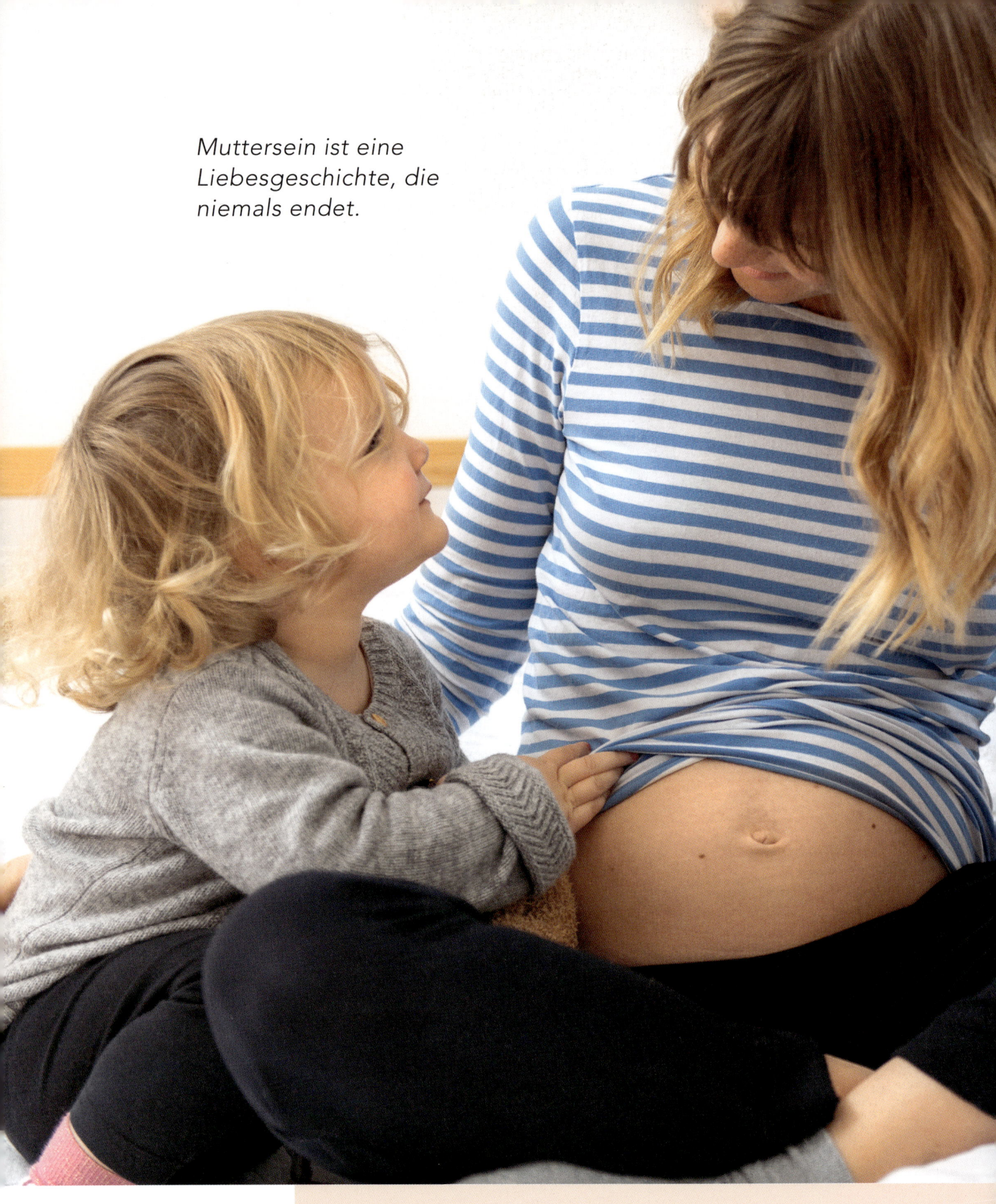

Muttersein ist eine
Liebesgeschichte, die
niemals endet.

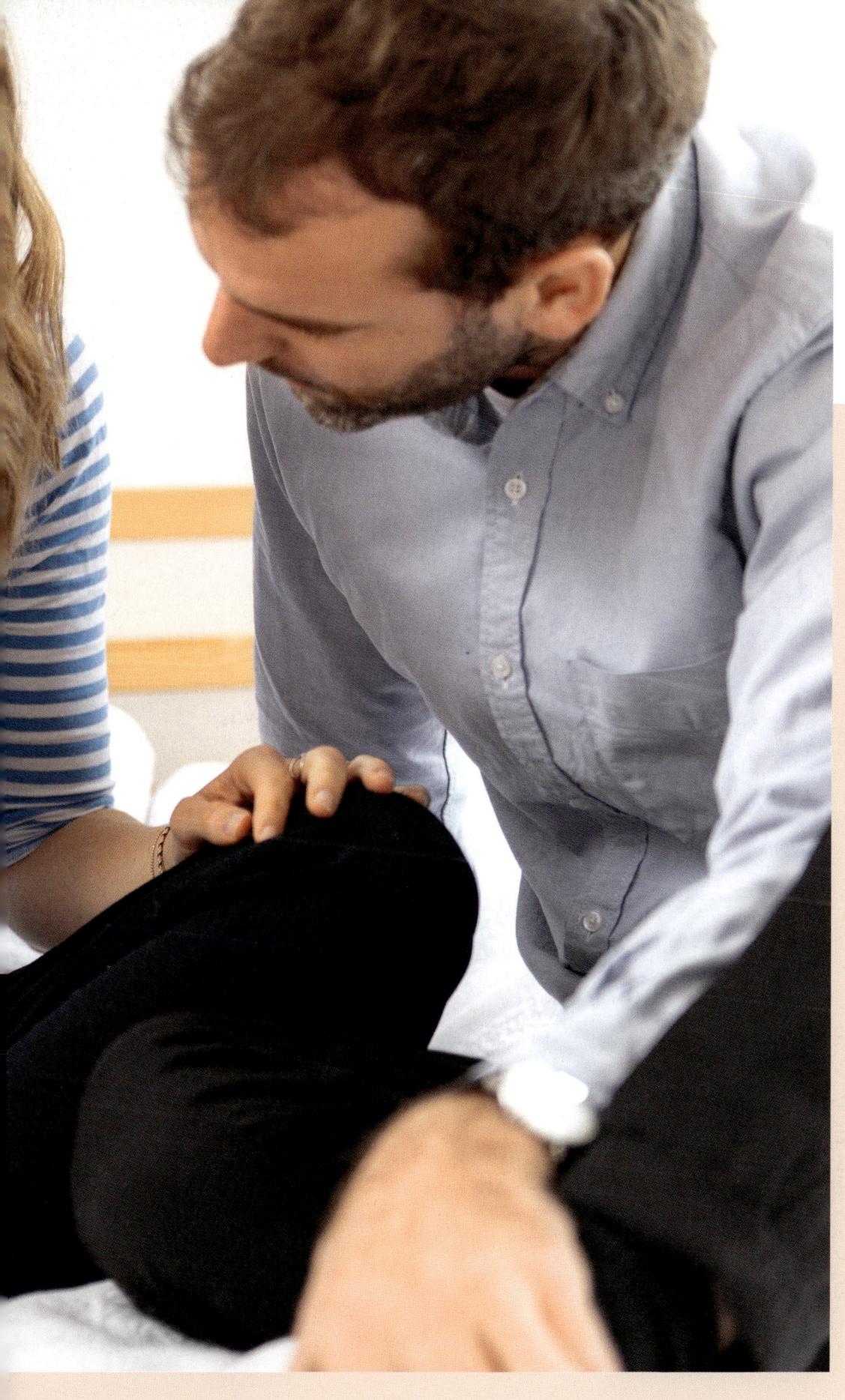

3. TRIMESTER

#ENDSPURT: BALD IST DEIN BABY DA

---

*Jetzt dauert es nicht mehr lange und du
bist Mama: Dein Bauch wird immer runder
und runder, die Mutterschutzzeit rückt näher
und ihr bereitet euch auf die Geburt vor ...
Willkommen am Ende der Kugelzeit!*

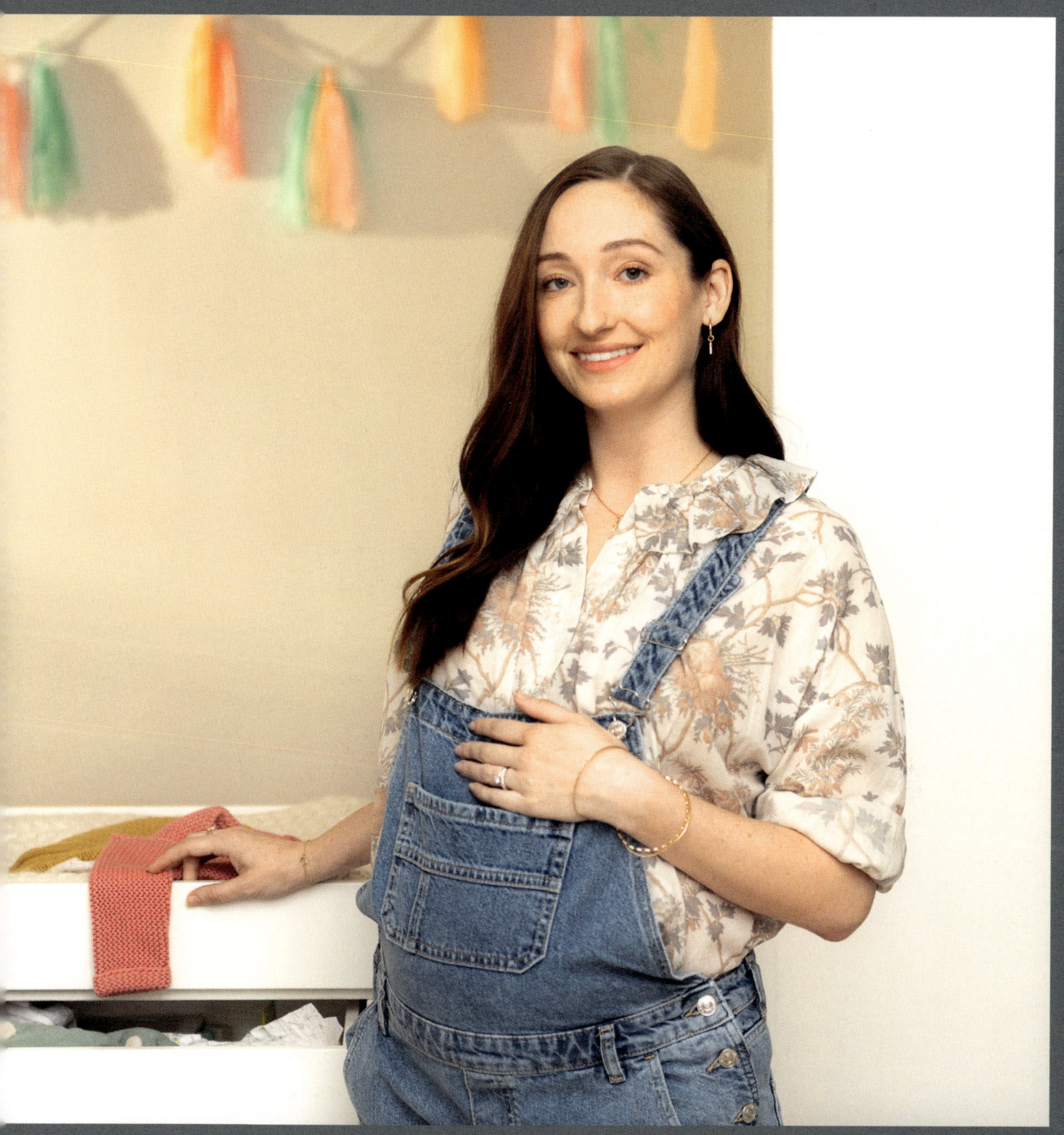

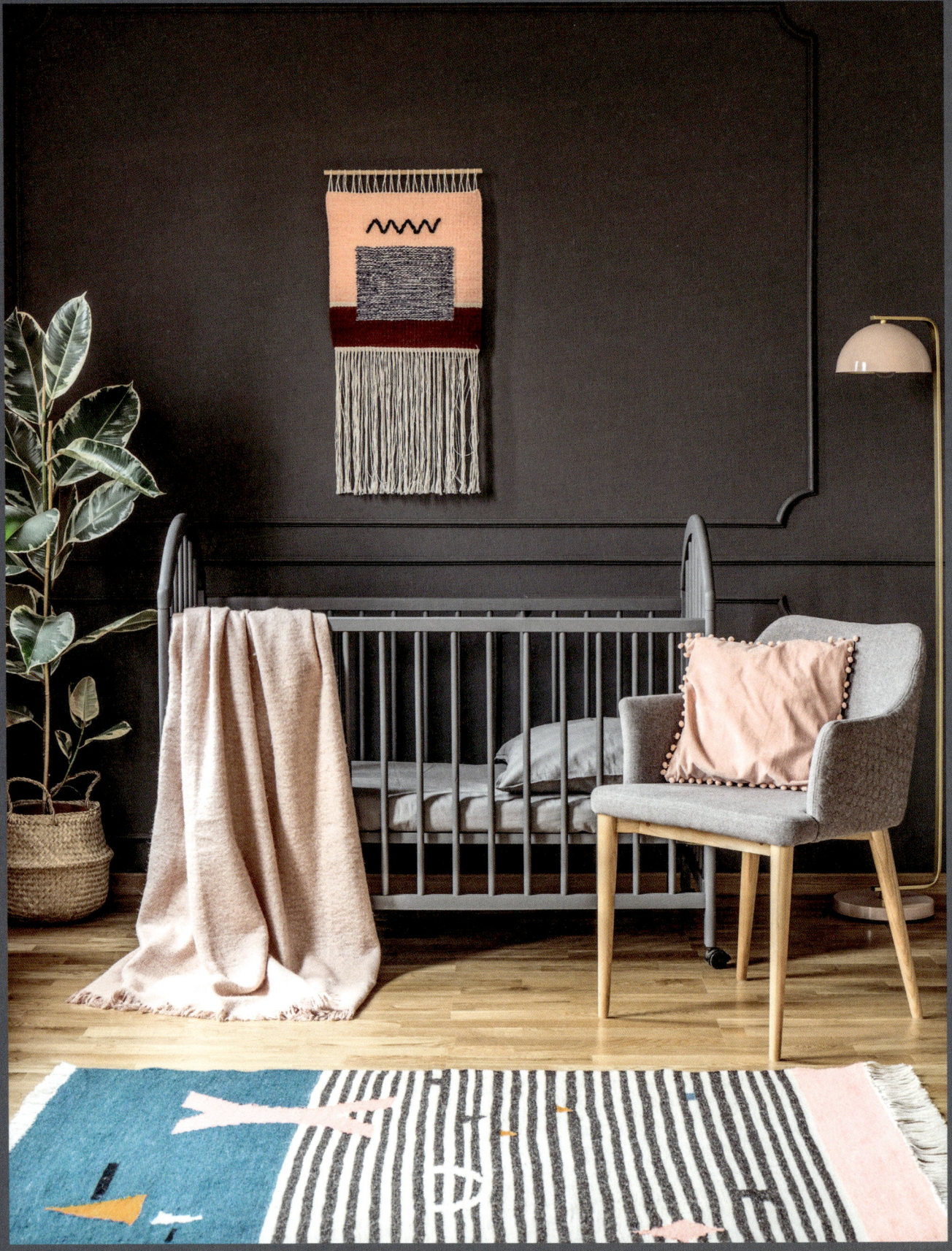

VERRÜCKT!

NUR
NOCH DREI
MONATE ...

MANCHE KÖNNEN DIE GEBURT KAUM ERWARTEN, ANDERE WÜNSCHEN SICH INSGEHEIM NOCH EIN BISSCHEN MEHR ZEIT MIT KUGEL. WIE GEHT ES DIR?

Jetzt beginnt die heiße Phase des Nestbaus und der letzten Vorbereitungen für die Geburt sowie die erste Zeit danach mit Baby.

GEBURTSVORBEREITUNG

Falls du alleine oder mit Partner um die 28. Woche herum zu einem Geburtsvorbereitungs- oder HypnoBirthing-Kurs (Seite 170) gehst, schreib dir ruhig vorher Fragen und Wünsche auf, damit sie in der Aufregung nicht in Vergessenheit geraten.

Dass ihr hier »peinlich hecheln« müsst, ist übrigens ein Mythos. Im Kurs geht es vielmehr darum, ein Verständnis dafür zu entwickeln, was bei der Geburt anatomisch passiert. Außerdem lernst du hilfreiche Atemtechniken, kannst schon einmal mögliche Geburtspositionen ausprobieren und erfährst alles über die derzeit möglichen Mittel, um Schmerzen zu lindern. Ihr besprecht Fragen rund ums Baby, die euch am Herzen liegen, redet über Ängste und löst sie bestmöglich auf – und du

knüpfst erste Kontakte zu anderen Schwangeren aus deiner Umgebung. Vielleicht sind ja einige nette Mütter dabei und ihr tauscht eure Nummern aus oder startet eine Messenger-Gruppe.

Ich habe das mit einigen Frauen aus der Schwangerenyogakurs gemacht. Der Austausch war großartig. Auch später, als unsere Babys auf der Welt waren. Wir haben uns oft mit den Minis verabredet, unsere Erfahrungen geteilt und es sind sogar Freundschaften entstanden, die auch unabhängig von den Kinder-Dates Bestand haben.

Vorsorge

Ab jetzt werden die regelmäßigen Vorsorgetermine immer wichtiger, um selten vorkommende Probleme wie eine Mangelversorgung des Babys rechtzeitig zu erkennen. Sei unbesorgt, ziemlich sicher habt ihr eine unkomplizierte Zeit.

Und falls unerwartet doch Schwierigkeiten auftreten sollten, bist du bei deiner Ärztin und deiner Hebamme in den besten Händen.

Hast du stark einschränkende Schwangerschaftsbeschwerden, die dir das Weiterarbeiten in deinem Beruf unmöglich machen, oder musst du dich besonders schonen, kann deine Gynäkologin dir ein individuelles Beschäftigungsverbot ausstellen. Das heißt, du arbeitest bis zum Mutterschutz gar nicht mehr oder nur noch eine reduzierte Anzahl von Stunden pro Tag. Dein Gehalt bekommst du in dieser Zeit trotzdem in voller Höhe.

Manchen Frauen geht es blendend, bei anderen nehmen allmählich die Schwangerschaftsnebenwirkungen zu. Gegen alle Zipperlein gibt es Hausmittel (ab Seite 144) und Medikamente. Vorbeugend wirken Bewegung und Yoga (Seite 154). Das bestätigen wissenschaftliche Studien.

ZEIT FÜR ORGANISATORISCHES

Ende der 34. Woche beginnt für angestellte Frauen der gesetzliche Mutterschutz. Er endet acht Wochen nach der Entbindung, bei Früh- und Mehrlingsgeburten nach zwölf Wochen. Der besondere Kündigungsschutz gilt bis vier Monate nach einer Geburt oder einer Fehlgeburt ab der 12. Woche. Bei Selbstständigen ist vieles etwas anders. Schau am besten auf der Webseite www.familienportal.de des Bundesministeriums für Familie, Senioren, Frauen und Jugend nach.

Hier findest du alle Informationen zu organisatorischen und finanziellen Themen, die entsprechenden Anträge (auch fürs Kindergeld) und hilfreiche Tools wie den Elterngeldrechner. Damit bekommst du einen ersten Eindruck, mit wie viel Geld du nach der Geburt rechnen kannst.

Finanzelle Hilfen

Insgesamt steht euch ab der Geburt 14 Monate lang Elterngeld zu. Vorausgesetzt, ihr bzw. du lebst mit deinem Kind in einem Haushalt, arbeitest unter 30 Stunden in der Woche und hast als Alleinerziehende nicht mehr als 250 000 Euro und als Paar

nicht mehr als 500 000 Euro jährlich verdient. Wie ihr die Elterngeldmonate aufteilt, ist eure Entscheidung. Aber um die vollen 14 Monate auszuschöpfen, müssen mindestens zwei Monate beide Partner Elterngeld beziehen. Einzige Ausnahme: Du bist alleinerziehend. Leben Mutter und Vater zusammen, aber es nimmt nur einer von beiden Elterngeld in Anspruch, stehen ihm insgesamt lediglich zwölf Monate finanzielle Hilfe zu.

Beim ElterngeldPlus wird das Geld eines Monats aufgeteilt: Aus einem einzigen Elterngeldmonat werden zwei ElterngeldPlus-Monate. So lässt sich der Bezugszeitraum auf bis zu 28 Monate verlängern. Das ist interessant, wenn beide Eltern in Teilzeit arbeiten. Am besten informiert ihr euch gut, um die für euch beste Lösung zu finden, und füllt den Antrag schon vor der Geburt aus. Dann müsst ihr euch nicht mehr so intensiv darum kümmern, wenn euer Baby da ist. Falls ihr euch umentscheidet, könnt ihr die Aufteilung auch im laufenden Elterngeldbezug ändern. Dazu genügt eine Mitteilung an die Elterngeldstelle. Ihr blickt nicht so richtig durch? Oder das Geld ist sehr knapp? Viele Familienberatungsstellen helfen beim Beantragen des Elterngelds und informieren individuell über zusätzliche finanzielle Hilfen.

Was du wirklich fürs Baby brauchst

Sicher magst du für dein Kind noch einiges vorbereiten. Wobei du gar nicht so viel brauchst, wie es uns die Werbung manchmal suggerieren mag. Wir haben vorab nur wenig besorgt – und erst nach und nach Dinge gekauft, die zu unserem Mini gepasst haben. Einige Anschaffungen haben sich in vielen Gesprächen mit jungen Müttern besonders oft als hilfreich herauskristallisiert.

Dazu zählen das Beistellbettchen fürs Elternschlafzimmer, eine Federwiege, eine Trage bzw. ein Tuch inklusive Trageberatung und große Mulltücher (fürs Bäuerchen nach dem Trinken, als De-

VON MAMI ZU MAMI

Nutzt die Gelegenheit, noch einmal intensiv über eure Wünsche und Vorstellungen für eure Zukunft zu sprechen – und wie ihr diese konkret umsetzen möchtet.

cke, Stillschal, Notfallwindel, zum Pucken – sie sind Multitalente). In einem Nestchen oder Pucktuch fühlen sich viele Neugeborene geborgen, weil es ihnen eine Begrenzung wie zuvor im Mutterleib gibt. Fürs Auto ist eine Babyschale Pflicht.

In puncto Säuglingspflege macht folgendes Sinn: ein Wickelplatz mit weicher Unterlage und wasserfester Auflage, eine Wärmelampe mit Abschaltautomatik, (Stoff-)Windeln für Neugeborene, weiche Waschlappen aus Stoff oder Watte, eine Schüssel oder ein ausgespülter Seifenspender, in den ihr fürs Wickeln frisches Wasser füllen könnt, Mandelöl, ein Fieberthermometer, sanfte Wundpflegeprodukte, ein Mülleimer mit Deckel und ein süßes Mobile. Zum Baden: ein weiches Handtuch mit Kapuze und ein Badethermometer.

Bei Bedarf erleichtert dir eine Wickeltasche bzw. ein Rucksack mit vielen Fächern und ein strahlungsarmes Babyphon den Alltag.

SEELENWELLNESS

Gönn dir Pausen, in denen du deinen Akku auflädst. Sorry, ich wiederhole mich. Aber von Herzen: Tu es wirklich! Vor allem, wenn du wegen der wachsenden Kugel nachts nicht durchschlafen kannst. Vielleicht schreibst du dir eine Was-ich-vor-der-Geburt-noch-für-mich-tun-möchte-Liste?

Frag dich: Was ist dir wichtig – und was kannst du noch stressfrei verwirklichen oder dir von anderen wünschen (Seite 164)? Gönn dir Zeit, um gut zu dir und deinem Körper zu sein. Und bewahre dir dieses Gefühl für Tage auf, an denen du dich hinten anstellen musst. Dank der Liste mit Dingen, die du liebst, hast du einen Spickzettel für später, wenn das Baby da ist. Wird dir alles zu viel, schaust du darauf, suchst dir etwas aus und machst es gleich oder legst sofort einen Zeitpunkt dafür fest. Alllein die Vorfreude wirkt Wunder und du kannst wieder gelassener im Hier und Jetzt sein.

Junge Mütter neigen dazu, sich selbst zu vergessen. Das hat die Natur so eingerichtet, damit sie sich voll und ganz auf ihr Baby einlassen. Ich kann dir aus Erfahrung sagen: Die eigenen Bedürfnisse zu ignorieren ist keine gute Idee. Egal, wie wenig Zeit bleibt. Wir dürfen sie uns nehmen.

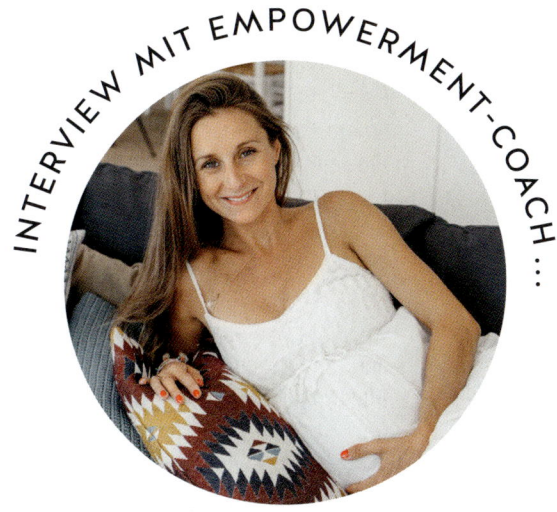

INTERVIEW MIT EMPOWERMENT-COACH...

LAURA MALINA SEILER

Liebe Laura, du bist als Unternehmerin, Buchautorin und mit deinem Podcast »Happy, Holy & Confident« erfolgreich und wirst in Kürze Mama: Wie erlebst du deine Schwangerschaft?
Als eine ganz wundervolle Erfahrung. Ich war noch nie so geerdet und präsent bei mir – und das ist ein schönes, neues Gefühl. Die Schwangerschaft bringt mich zurück in die eigene Weiblichkeit und hin zu einem neuen Körperbewusstsein. Ich bin liebevoller zu mir selbst und achte mehr auf mich. Es ist ein Wunder, zu erleben, wie ein kleiner Mensch in einem wächst und man diese tiefe Verbindung zu ihm aufbaut.

Hast du einen besonderen Weg, dich auf die Geburt vorzubereiten?
Ich mache regelmäßig Hypnosen, gehe zur Akupunktur und visualisiere viel. Das heißt, ich stelle mir vor, wie unser Kind in der richtigen Position liegt und wie ich mich während der Geburt fühlen möchte: ganz entspannt. Das Erste hat schon geklappt: Unser Baby hat eine Eins-a-Startposition eingenommen. In meiner Morgenmeditation verbinde ich mich mit unserem Kind, schicke ihm Liebe und sage ihm, wie sehr wir uns freuen.

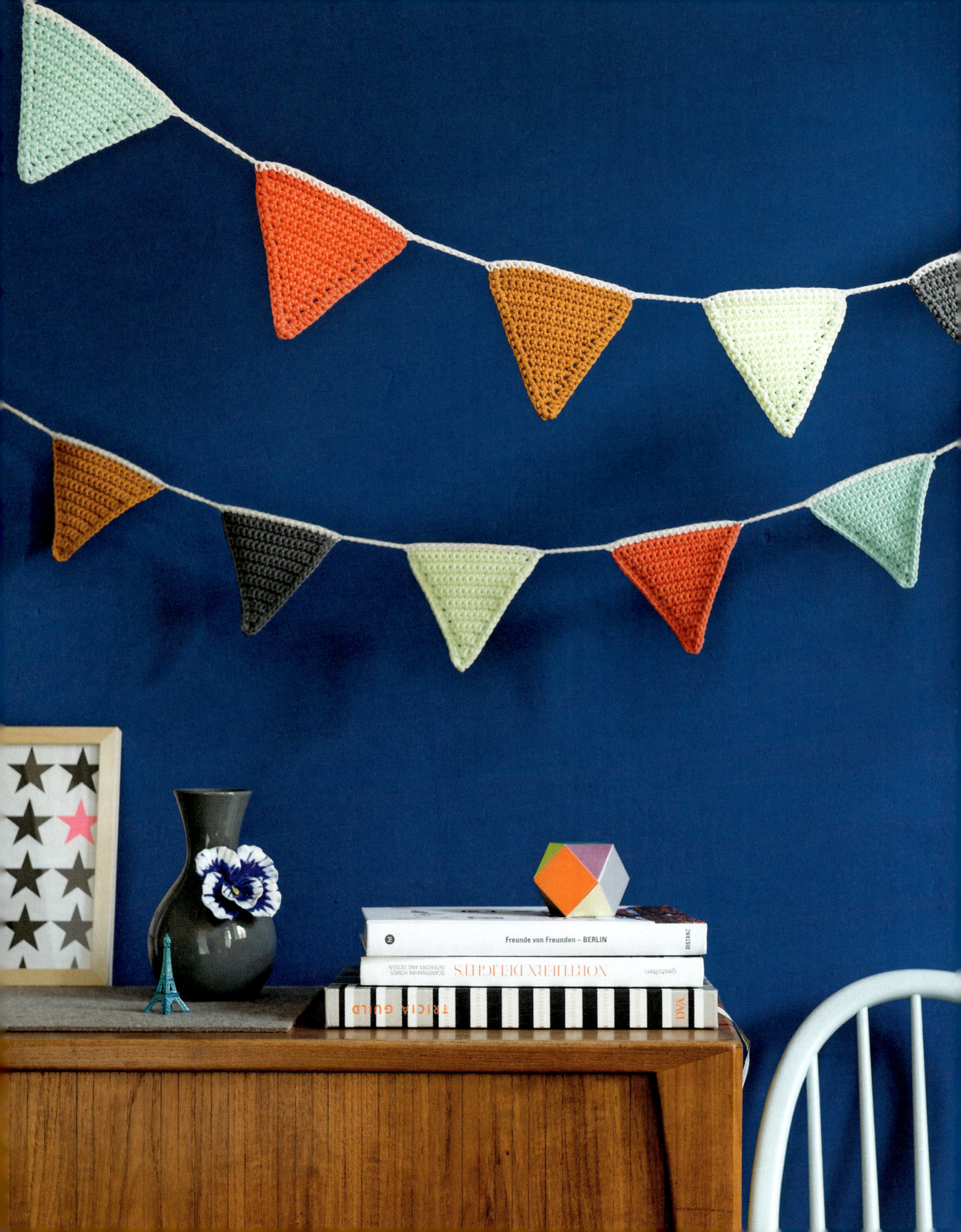

DIY-WIMPEL-KETTE FÜRS BABY

KINDERZIMMERDEKO

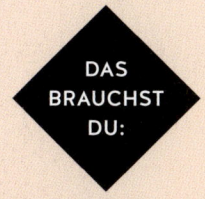

DAS BRAUCHST DU:

Je 50 g Baumwollgarn (100 % Baumwolle; Lauflänge 63 m/50 g), in Mint, Kamelie, Grau, Zimt und Pistazie für die Wimpel, 20 g in Natur für die Wimpelkette · Häkelnadel in Stärke 4,5

1 Für die Wimpel Lege eine Anfangsschlaufe auf die Nadel und häkle eine Luftmaschenkette aus 2 Luftmaschen (LM). **1. Reihe:** Häkle 1 feste Masche (FM) in die 2. LM neben der Nadel (= 1. LM der Luftmaschenkette). Wenden. **2. Reihe:** 1 Wende-LM (W-LM), dann 3 FM in die FM der vorangegangenen Reihe häkeln. Wenden. **3. Reihe:** 1 W-LM, die erste FM in die erste. Masche (M) der Reihe (R) häkeln. Häkelstück wenden. **4. Reihe:** 1 W-LM, 2 FM in die erste M der Reihe häkeln. Je 1 FM bis zur letzten M der Reihe häkeln. In die letzte M der R 2 FM häkeln. Wenden. **5. bis 24. Reihe:** Die Reihen 3 und 4 im Wechsel wiederholen, bis du 25 FM in der R hast. **25. bis 29. Reihe:** 1 W-LM, die erste FM in die erste Masche (M) der Reihe häkeln, dann je 1 FM in jede weitere M der Reihe häkeln. Häkelstück wenden.

30. Reihe: Wie Reihen 25 bis 29: Dann Häkelkante vorbereiten: Dazu in die allerletzte M der Reihe insgesamt 3 FM häkeln.

2 Für die Wimpelkante Nun umrandest du den Wimpel. Dafür häkelst du entlang der Seite in die letzte M jeder Reihe jeweils 1 FM, bis du an der Seite des Wimpels angelangt bist. In die M an der Spitze häkelst du 3 FM. Dann an der 2. Seite mit je 1 FM pro Reihe weiterhäkeln. Die Umrandung schließt du mit 1 Kettmasche (KM) in die 1. M an der Oberkante. Garn abschneiden, den Restfaden vollständig durch die Schlaufe auf der Nadel ziehen und vollständig vernähen.

3 Für die Kette Die Wimpel verbindest du mit einer LM-Kette. Häkle 7 LM und schließe diese mit 1 KM in die erste LM zu einer Schlaufe. Häkle weitere 30 LM. Befestige dieses Band am ersten Wimpel, indem du 1 FM in die rechte obere Ecke des Wimpels häkelst. Weiter mit je 1 FM in jede Masche entlang der Oberkante. Häkle 10 LM als Abstand zwischen den Wimpeln, dann verbinde den nächsten Wimpel auf die gleiche Weise mit der Kette. Sind alle Wimpel verbunden, häkle 37 LM. Forme eine zweite Schlaufe, indem du 1 KM in die achte LM neben der Nadel häkelst. Das Garn abschneiden und vernähen.

DEIN KÖRPER, DEINE PSYCHE

WAS SICH JETZT VERÄNDERT

Bestimmt denkst du, dass dein Bauch nicht mehr viel größer werden kann. Wird er aber! Kind und Kugel machen noch einmal einen großen Wachstumsschub. Vielleicht fragst du dich: Was wiegt am Ende eigentlich was? Orientiert man sich an den Durchschnittswerten, ist dein Baby bis zur Geburt rund 3000 bis 4000 Gramm schwer. Auf gut 2000 Gramm kommen Gebärmutter, Plazenta und Fruchtwasser. 2500 bis 3500 Gramm fallen auf Fettreserven für Geburt und Stillzeit. Dazu kommen rund 250 Gramm pro Brust, dein höheres Blutvolumen (ca. 1200 Milliliter) und zusätzliche Gewebeflüssigkeit (ca. 2500 Milliliter).

Ein Entwicklungsmeilenstein im letzten Drittel sind die Übungswehen. Das heißt, du spürst jetzt immer öfter, wie sich deine Gebärmutter zusammenzieht. Sie trainiert für die Geburt. In den letzten vier Wochen gehen sie über in Senkwehen, die so genannt werden, weil sie dem Baby beim Absenken ins Becken helfen. Keine Angst, wenn sie mehrmals am Tag in unregelmäßigen Abständen kommen. Bis zu drei pro Stunde sind völlig normal und ein prima Anlass, schon jetzt Atemübungen für die Geburt auszuprobieren.

Nur wenn Kontraktionen deutlich früher und häufiger auftreten, schmerzhaft nach unten drücken oder regelmäßig sind, melde dich bei deiner Ärztin, um mögliche Frühwehen und eine vorzeitige Öffnung des Muttermunds auszuschließen.

PUH, SO LANGSAM KUGELST DU WIRKLICH DURCH DIE WELT:
BALD KANNST DU NICHT MAL MEHR DEINE ZEHEN SEHEN,
DIE GEBÄRMUTTER DEHNT SICH BIS ZUM RIPPENBOGEN AUS.

BAUCH

Riesig? Mini? Rund übers ganze Becken oder nach vorne gedehnt? Wie dein Babybauch aussieht, ist individuell und hängt von Faktoren wie deiner Körpergröße, deinem Bindegewebe, der Krümmung deiner Wirbelsäule, der Form deines Beckens und der Lage deines Babys ab.

BRÜSTE

Sie sind ziemlich gewachsen und vielleicht schon so gut auf Babys Ernährung eingestellt, dass bereits Vormilch aus den Brustwarzen kommt. Was hilft? Stilleinlagen, Coolness und Vorfreude aufs Baby.

GEBÄRMUTTER

Im Verlauf der Schwangerschaft nimmt sie um das bis zu 30-fache ihrer selbst zu. Wächst die Gebärmutter, geraten die Haltebänder unter Spannung: Du nimmst das vielleicht als ziehenden Schmerz rechts und links des Nabels wahr, der bis in die Leisten, den Rücken und das Kreuzbein ziehen kann. Das ist nicht angenehm, aber kein Grund zur Sorge. Bist du trotzdem alarmiert, sprich mit deiner Gynäkologin oder Hebamme.

BLASE

Unangenehm, aber nicht selten: Es tröpfelt unkontrolliert. Du bildest mehr Urin, hormonbedingt nimmt die Spannung in der Harnröhre ab und das wachsende Baby quetscht auf die Blase. Slipeinlagen geben unterwegs Sicherheit. Auch gut: Beckenbodenübungen und beim Lachen, Niesen, Husten den Kopf zur Schulter drehen. Dadurch geht weniger Urin ab und du entlastest gleichzeitig deinen Beckenboden.

HALLO BABYBAUCH!

Steigt mit wachsendem Umfang deine Vorfreude. Oder hast du die Kugel schon langsam dicke? Frau Durchschnittsschwanger nimmt ein halbes Kilo pro Woche zu. Davon gehen jeweils rund 200 Gramm aufs Gewichtskonto deines Babys. Im letzten Drittel bunkert der Körper sogar etwas mehr Zusatzgewicht. Oder weniger. Das ist von werdender Mama zu werdender Mama unterschiedlich. Wer ist schon Frau Durchschnittsschwanger …

Manche Frauen merken im letzten Drittel auch wieder, dass ihr Po und ihre Oberschenkel wachsen. Ist ganz normal. Der Körper bunkert Reserven für die Stillzeit und lagert Flüssigkeit ein.

Ungewohnte Ausmaße

Sich rasieren oder selbst die Schuhe anziehen – das wird immer schwieriger. Zunehmend ist der Bauch im Weg. Vielen Schwangeren fällt es gar nicht so leicht, ihre neuen Ausmaße richtig einzuschätzen – und dann kommt ja noch der nach vorn verlagerte Schwerpunkt und manchmal ein ungewohnter Watschelgang hinzu. Keine Angst, falls du irgendwo anstößt: Dein Baby liegt gut gepuffert von Gebärmuttermuskel und Fruchtwasser in deinem Bauch. Aber: Bei starken Stößen oder nach einem Unfall solltest du dich untersuchen lassen.

SIGNALE ZUM AUFHORCHEN

Nimmst du plötzlich ohne Grund sehr viel zu oder ab, macht eine Abklärung beim Arzt Sinn. Fällt das Gewicht auffällig nach unten, drohen Versorgungsengpässe für dein Baby und dich. Schießt es wie aus dem Nichts nach oben, kann das an Wassereinlagerungen, einer Schilddrüsenstörung oder Schwangerschaftsdiabetes liegen. Frühzeitig erkannt, ist das behandelbar.

Bleib fit …

Unabhängig davon, ob du dich mit den Zusatzkilos schwer- oder leichttust: Ein Mix aus Bewegung und Relaxen ist die beste Vorbereitung auf die Geburt eures Babys. Vielleicht gehst du zur Schwangerschaftsgymnastik, zum Yoga, zum Pilates oder du schwimmst ein paar Züge? Letzteres lindert übermäßige Wassereinlagerungen und Rückenschmerzen (mehr Tipps auf Seite 148). Der schwere Bauch fühlt sich im Wasser wieder leicht an. Die Bewegung im Becken verbessert zudem die Sauerstoffversorgung und kurbelt den Venenrückfluss an, was Krampfadern vorbeugen kann. Der Auftrieb des Wassers entlastet die Gelenke, deine Bandscheiben und die komplette Rumpfmuskulatur. Auch gut: Aquafitness für Schwangere.

… und ungeniert

Das Chlorwasser kann die gesunde Scheidenflora verringern, was dich anfällig für eine Pilzinfektion macht. Ein in Olivenöl getunkter Tampon soll davor schützen. Meine Frauenärztin riet mir, nach dem Schwimmen ein Vaginalzäpfchen mit Milchsäurebakterien einzuführen. Whirlpools trotzdem lieber meiden. Es juckt und brennt schon? Eine Pilzinfektion kommt bei Schwangeren gar nicht so selten vor. Vertraue dich deiner Frauenärztin an. Sie wird dir gegebenenfalls eine geeignete Therapie empfehlen. Und wo wir schon beim Thema Intimbereich sind: Selten entwickeln sich hier Krampfadern. Sie bilden sich zwar in der Regel nach der Geburt zurück. Sprich trotzdem mit deiner Ärztin oder Hebamme, falls du Schwellungen oder Veränderungen bemerkst.

Du schnarchst plötzlich? Das muss dir nicht peinlich sein. Es geht vielen werdenden Mamis so, weil ihre Nasenschleimhaut in der Kugelzeit geschwollen ist. Abhilfe schaffen oft schon eine Nasensalbe oder ein salzhaltiges Spray sowie das Schlafen mit leicht erhöhtem Oberkörper.

Der Bauch wird hart

Legst du im letzten Drittel deine Hand auf deinen Bauch, spürst du manchmal, wie er für kurze Zeit ganz fest wird. Dein Baby stört das ziemlich sicher nicht. Im Gegenteil: Der Druck fühlt sich vermut-

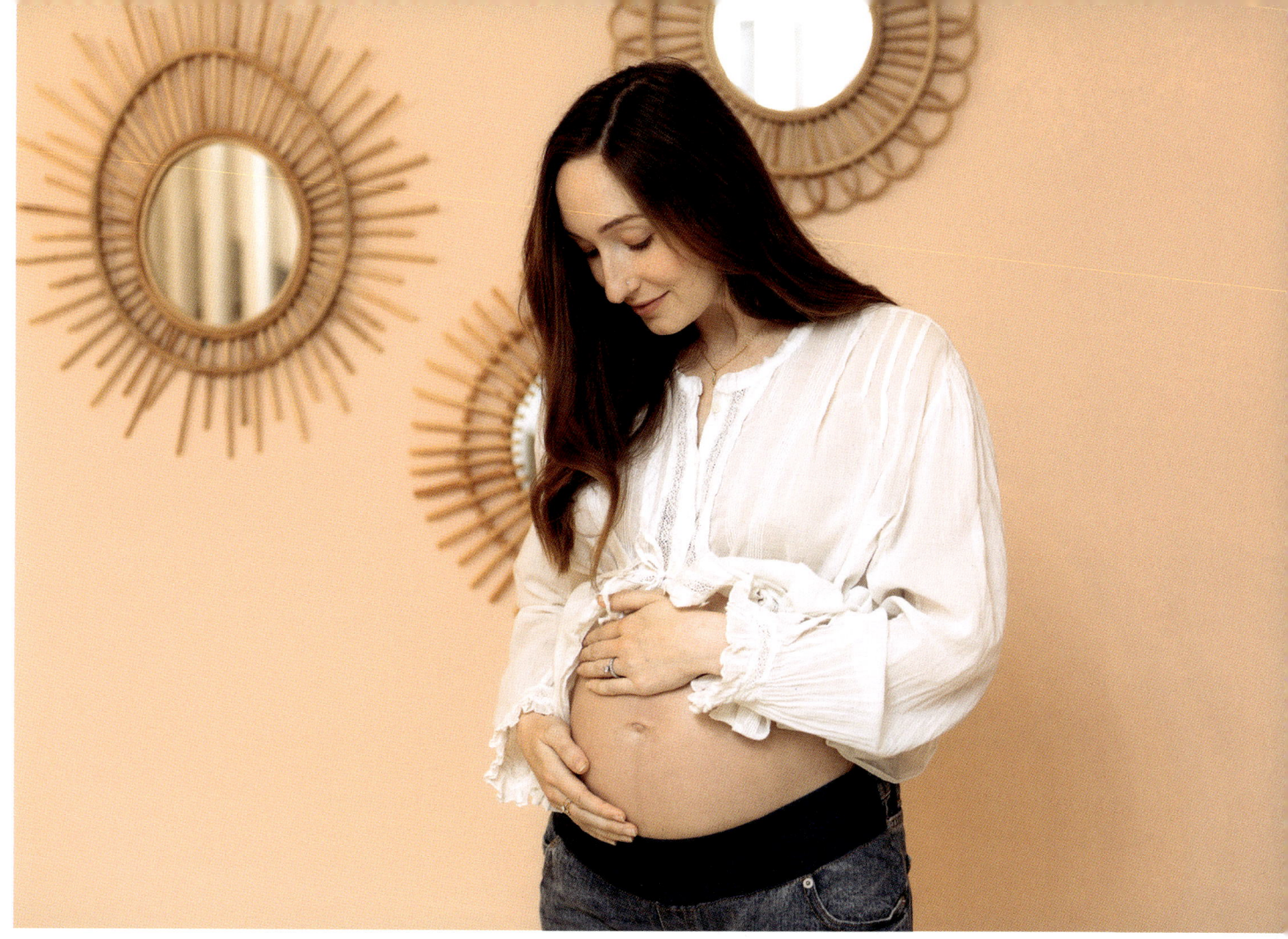

lich ähnlich an wie eine Massage und trainiert sein Herz-Kreislauf-System.

Zieht sich deine Kugel fest zusammen und drückt, kann das daran liegen, dass der Bauch mal wieder schubweise wächst. Auch kräftige Bewegungen des Babys können ein Grund dafür sein oder Übungswehen. Legst du dich hin, sollte der Bauch wieder weich werden. Ist das nicht der Fall oder hast du sehr schmerzhafte Kontraktionen, bist du bei deiner Hebamme oder deiner Ärztin am besten aufgehoben. Sie untersucht, ob alles in Ordnung ist oder ob sich Frühwehen ankündigen.

SENKWEHEN

Du bemerkst sie wahrscheinlich um die 36. Woche herum. Senkwehen sind ein Zeichen, dass dein Körper und dein Kind sich nun langsam auf die Geburt einstellen. Die Kontraktionen helfen deinem

Wird der Bauch hart und zieht sich zusammen, sind vermutlich Übungswehen die Ursache. Versuch zu entspannen!

Baby dabei, sich mit dem Köpfchen zum Becken zu bewegen und die ideale Startposition zu finden. Du spürst sie als sanftes bis kräftiges Ziehen in der Gebärmutter, im Rücken, in den Oberschenkeln oder tief in der Scheide, das an Regelschmerzen erinnert. Der Schmerz kann einige Minuten andauern. Er kann konstant bleiben. Oder er ebbt wie in Wellen ab. Vielleicht magst du schon einmal üben, damit umzugehen? Auf Seite 140 kannst du nachlesen, wie du Wehen bewusst veratmen kannst. Auch gut: Wärme.

FRÜHWEHEN –
MEINE
ERFAHRUNGEN

FRÜHGEBURTSBESTREBUNGEN

Ich hatte ab der 27. Woche behandlungsbedürftige Frühwehen. Gerade ging es mir noch blendend, ich liebte es, schwanger zu sein, und war überzeugt davon, easy bis zum Schluss arbeiten zu können. Einen Tag später lag ich im Krankenhaus und dachte nur noch: »Bitte, bitte, bleib in meinem Bauch, Baby.« Nichts anderes zählte mehr.

Es begann mit Stichen in den Bauchnabel, extremen Rückenschmerzen und dem plötzlichen Gefühl: Da stimmt etwas nicht. Die Intuition war richtig. Meine Ärztin schickte mich direkt ins Krankenhaus. Mein Gebärmutterhals verkürzte sich so schnell, dass die Ärzte dort eine Behandlung mit strikter Bettruhe und Wehenhemmern einleiteten. Dazu bekam ich Lungenreifespritzen für unser Baby, damit es im Fall einer Frühgeburt bessere Überlebenschancen hätte.

Es ist alles gut gegangen

Und doch war die Liegezeit bis zur 34. Woche die schwerste meines Lebens (und das trifft auch für meinen Mann zu). Gut gemeinte Sätze wie »Bleib positiv, dein Baby kriegt sonst all deinen Kummer und Stress mit« machten es nur noch schlimmer. Natürlich ist es für ein Baby am besten, wenn es seiner Mama wunderbar geht. Aber Hallo? Das Leben besteht nicht nur aus rosa Zuckerwatte. Jetzt nicht. Und später nicht. Da braucht man nicht noch ein Versagensgefühl zusätzlich, weil Ängste aufkommen.

Was mir wirklich half?

Fachwissen und Ärzte, Schwestern und Hebammen, die trotz engem Zeitplan mehr als zwei Sätze mit mir wechselten. Liebevolle Unterstützung und Alltagsnachrichten aus dem Familien- und Freundeskreis. Mein Lieblingsessen als Mitbringsel (warum ist das Essen in Krankenhäusern eigentlich so ungesund?). Ein Pulli mit pinkfarbenem Herz auf Bauchnabelhöhe für positive Energie an der richtigen Stelle. Ablenkung. Mit meinem Mann weinen und lachen. Eine Hebamme, die mir sagte: »Häng deine Hoffnung nicht ans tägliche CTG, sondern hör auf deinen Bauch und vertraue dir, deinem Körper und deinem Baby, dass alles gut geht.« Ich habe Briefe an unseren Mini geschrieben und in Gedanken mit ihm gesprochen. Ihm gesagt, dass ich ihn noch eine Weile beschützen will und wir uns früh genug sehen, habe geatmet und mich auf Meditationen eingelassen. Ab der 34. Woche begann ich wieder mit sanftem Yoga.

Ich freute ich mich auf die Geburt

Unser Mini kam gesund in der 39. Woche zur Welt. Das soll Mut machen, aber niemanden dazu verleiten, Frühgeburtsbestrebungen leichtzunehmen. Das habe ich auch nicht. Erlebst du Ähnliches, besprich dich vertrauensvoll mit deiner Ärztin oder Hebamme, was in deiner Situation angeraten ist.

WIE GEHT ES DIR INZWISCHEN?

Sechs Wochen vor dem errechneten Geburtstermin beginnt die gesetzliche Mutterschutzzeit. Und das ist für die meisten werdenden Mamas auch ganz gut so. Der Bauch ist nämlich bei vielen bereits so kugelrund, dass der Nabel rausploppt und so mancher Gang allmählich mühsam wird.

Die Vorsorgeuntersuchungen stehen von jetzt an alle zwei Wochen auf dem Programm. Bald ist die Gebärmutter auf das 20-Fache ihrer selbst gewachsen. Und das muss sie auch, um mithalten zu können. Denn das Baby legt einen riesigen Wachstumsschub hin und wird deutlich kräftiger.

Autsch?!

Du spürst kräftige Tritte, die richtig wehtun können (hallo Rippenbogen, hallo Magen). Oder die dir manchmal die Luft rauben. Gleichzeitig kannst du vermutlich nicht anders, als happy über jede Guck-mal-wer-da-boxt-Aktion eures Kindes zu sein. Besonders, wenn dein Partner daneben sitzt und vom sich bewegenden Bauch jedes Mal aufs Neue

beindruckt ist. Endlich kann er euer Kind von außen spüren. Vielleicht erkennt er ein Händchen, den Fuß oder den Po, mit dem sich euer Baby gegen die Bauchdecke stemmt? Das macht die Mission Vaterschaft für ihn deutlich realer.

Dies ist eine gute Gelegenheit, euch gegenseitig zu fragen: »Wie geht es dir gerade?« Ein schönes Geburtsvorbereitungsritual können abendliche Spaziergänge sein. Ihr bewegt euch und habt Zeit, euch auszutauschen, euch zu freuen und bevorstehende Herausforderungen zu besprechen. Wie seid ihr geprägt? Wie haben euch eure Eltern großgezogen? Was findet ihr gut und was nicht? Wie könnt ihr eure Beziehung in der Anfangszeit schützen, wenn die Nerven blank liegen? Kurzum: All das sind Themen, die ihr jetzt schon bedenken könnt, um euch aufs Elternsein vorzubereiten.

Wenn das Baby kräftig strampelt, kann auch dein Partner seine Bewegungen spüren – wunderbare Momente!

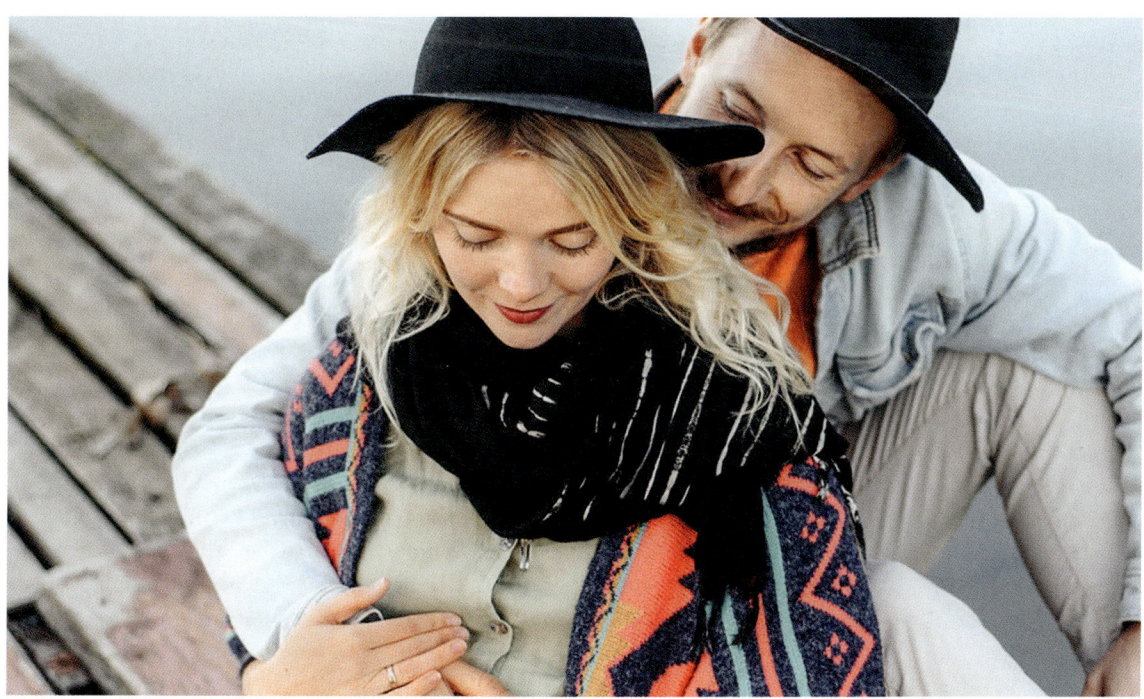

Dammmassage

Viele Frauen haben Angst, unter der Geburt zu reißen – was übrigens in den meisten Fällen weniger schlimm ist, als es sich anhört, und in der Regel innerhalb weniger Tage gut verheilt. Vorsorge ist trotzdem besser, als nachher vielleicht lange an Verletzungen rumzudoktern. Eine Möglichkeit ist die Dammmassage, mithilfe der du ab der 35. Woche dein Gewebe zwischen Scheide und After etwas dehnfähiger machen kannst.

Ideal sind spezielle Öle aus dem Drogeriemarkt oder Apotheke, aber auch Johanniskraut-, Oliven- oder Mandelöl eignen sich dafür (es sei denn, du hast eine Nussallergie). Wichtig zu wissen: Bei Entzündungen, Krämpfen und Infektionen im Vaginalbereich darfst du den Damm nicht massieren.

VON MAMI ZU MAMI

Ich musste mich etwas überwinden, meinen Damm zu massieren. Aber es war besser, als mich mit der Angst vor einem Riss zu plagen. Auch eine Idee: Der Partner massiert.

Dammmassage: So geht's

• Du kannst den Damm mit einem warmen Beutel Schwarztee auf die Massage vorbereiten. Dazu setzt du dich entspannt auf die Toilette oder in die Wanne und hältst ihn rund fünf Minuten auf den Bereich zwischen Scheide und After. Die Wärme steigert die Durchblutung, die Gerbstoffe sorgen dafür, dass die Haut weniger schmerzempfindlich reagiert. Denn ja: Eine Wellnessmassage ist das hier leider nicht.
• Nun wäschst du dir noch mal gründlich die Hände und gibst etwas Öl auf die Finger.
• Verteile es auf dem Damm und den inneren Schamlippen.
• Anschließend massierst du den Bereich mit dem Daumen. Wichtig: Das Areal um die Harnröhre bitte aussparen, um Infektionen vorzubeugen. Drücke das Gewebe von innen vorsichtig in Richtung After und seitlich herunter. Du kannst auch erst mit einem, später mit mehreren Fingern die Scheidenöffnung dehnen. Stoppe, wenn du ein leichtes Brennen spürst, und führe die Finger nicht tiefer

als vier Zentimeter ein. Halte die Dehnung für etwa zwei Minuten, bis sich das Gewebe leicht betäubt anfühlt. Dann massierst du mit gleichbleibendem Druck das Dammgewebe, die Schamlippen und eventuelle Narben. Atme dabei ruhig und tief, um nicht zu verkrampfen.
• Wiederholst du diese Abfolge täglich, merkst du schon bald, wie das Gewebe etwas weicher und dehnbarer wird.
• Unterstützend kannst du tägliche eine Tasse Himbeerblättertee aus der Apotheke trinken.

6 Dinge für dein Baby, die du jetzt schon für dich gebrauchen kannst …

• Kümmelsalbe für eine Bauchmassage gegen Blähungen und Verstopfung
• Mandelöl ohne Zusatzstoffe für die (Selbst-)Massage und zum Abschminken
• Rotlicht für den Wickeltisch bei Rückenschmerzen; aber Vorsicht vor Überwärmung – immer genug Abstand halten
• Weiche Decken und ein Stillkissen, um den Bauch bequem zu unterpolstern
• Mildes Waschmittel ohne reizende Zusatz- und Duftstoffe
• Ein sanftes Nachtlicht, das dich nicht noch wacher macht, wenn du nachts nicht zur Ruhe kommst und auf die Toilette musst, weil dein Kind mal wieder unsanft auf die Blase drückt

DEIN KÖRPER MACHT SICH BEREIT

Während das Baby wächst und zunimmt, bereitet sich unter dem Einfluss der Hormone dein Beckenboden auf die Geburt vor und wird weicher. Damit ihn das nicht zu sehr belastet, vergiss nicht, ihn mit leichten Übungen zu stärken (ab Seite 94). Besonders wenn du die folgende Schwangerschaftsnebenwirkung kennst: Es tröpfelt unabsichtlich …

Belastungsinkontinenz

Unangenehm, aber nicht selten: Beim Husten, Springen oder Bücken tröpfelt es unkontrolliert. Dafür gibt es einige Gründe: Du bildest mehr Urin, während hormonbedingt weniger Spannung in der

Harnröhre herrscht, und nicht zuletzt drückt das wachsende Baby auf die Blase und quetscht sie. Slipeinlagen oder dünne Baumwollbinden geben unterwegs Sicherheit. Drehst du beim Lachen, Niesen oder Husten den Kopf zur Schulter, nutzt du die seitliche Bauchmuskulatur und reduzierst den Druck auf den Beckenboden. Dadurch geht weniger Urin ab.

Bitte nicht am Trinken sparen

Dein Körper braucht jetzt reichlich Flüssigkeit, um alle schwangerschaftsbedingten Veränderungen zu meistern und nicht zu dehydrieren. Trinkst du zu wenig, geht das sofort auf deinen Kreislauf und dir wird schwindelig. Apropos: Wenn du aus dem Bett oder von der Couch aufstehst, mach langsam und dreh dich über die Seite. Das ist am schonendsten für den Beckenboden und gibt dem Blut etwas mehr Zeit, zum Kopf zu fließen. Auch gut: Vorm Hochkommen Hände und Füße zu bewegen und so die Durchblutung anzuregen. Wird dir schnell schwindelig, hebt Studentenfutter oder Obst den Blutzuckerspiegel rasch an.

Trockene Augen

Die Schwangerschaftshormone können die Tränenflüssigkeit im Auge reduzieren. Fühlt sich das mit Kontaktlinsen unangenehm an, besser eine Brille tragen.

Ambivalente Gefühle?

Wahrscheinlich denkst du immer mehr über die Geburt nach – und über die körperliche Trennung von dir und deinem Kind. Viele Bald-Mamas können es kaum erwarten und freuen sich unendlich. Andere spüren einen kleinen Stich beim Gedanken daran, dass ihr Kind bald nicht mehr von innen in ihren Bauch boxt. Die meisten fragen sich intensiver als je zuvor: Können wir das, Eltern sein?

Das ist normal. Du erlebst in der Schwangerschaft Emotionen in alle Richtungen. Möglicherweise inklusive höchster Hochs und tiefster Tiefs. Bist du nah am Wasser gebaut? Oder sind deine Gefühle ambivalent? Nimm sie wahr, ohne sie zu bewerten. Sie sind ganz natürlich und du kannst lernen, sie anzunehmen. Vielleicht hilft dir Yoga

dabei (Seite 154)? Bei mir war es so. Bis heute bedeutet mir das Lied »Is This Love?« von Bob Marley unendlich viel, weil wir dazu im Schwangerenyoga – in das ich ab dem dritten Monat bis zu meiner Liegezeit ging – jedes Mal getanzt haben. Mein Vertrauen in mich und die Liebe zum Baby wuchsen dabei von Mal zu Mal mehr. Und Yoga und Achtsamkeit halfen mir, trotz Emotionsachterbahn und Frühwehen guter Hoffnung zu bleiben.

Bin ich zu schmal für eine Geburt?

Gehörst du zu den eher zierlichen Frauen, die sich fragen: Passt das Baby bei der Geburt durch mein Becken? Sei unbesorgt: In der Regel stimmt das Babykopf-Inneres-Becken-Verhältnis schon. Und durch die flexiblen Schädelplatten deines Kindes verringert sich der Kopfumfang sowieso während der Geburt. Im Zweifel prüft deine Frauenärztin mit einer Ultraschalluntersuchung, wie das bei euch aussieht, und kann dadurch fast immer Ängste nehmen. Oder sie rät zu einem Kaiserschnitt.

Atmen üben für die Entbindung

Die Senkwehen (Seite 135) helfen deinem Kind jetzt dabei, mit dem Köpfchen tiefer ins Becken zu rutschen und den Bereich dadurch abzudichten. Das ist gut, falls deine Fruchtblase frühzeitig platzt: Sitzt der Kopf richtig, kann die Nabelschnur nicht mit dem Fruchtwasser davorgespült werden und die Sauerstoffzufuhr eures Babys unterbrechen. Sobald das Kind nach unten rutscht, kannst du auch wieder mehr als Mini-Portiönchen essen und du bekommst besser Luft, weil die oberen Organe wie Lunge und Magen nicht mehr so gequetscht werden. Was für die Geburt enorm wichtig ist. Schließlich brauchst du all deine Kraft. Lenkst du deine Konzentration auf die Atmung, bist du entspannter, spürst weniger Schmerzen und kannst den ganzen Schwung jeder Wehe mitnehmen.

VON MAMI ZU MAMI

Du hast nach jedem Klogang das Gefühl, direkt wieder zu müssen? Versuche, beim Wasserlassen mit beiden Händen deine Babykugel leicht anzuheben. Das hilft, die Blase zu leeren.

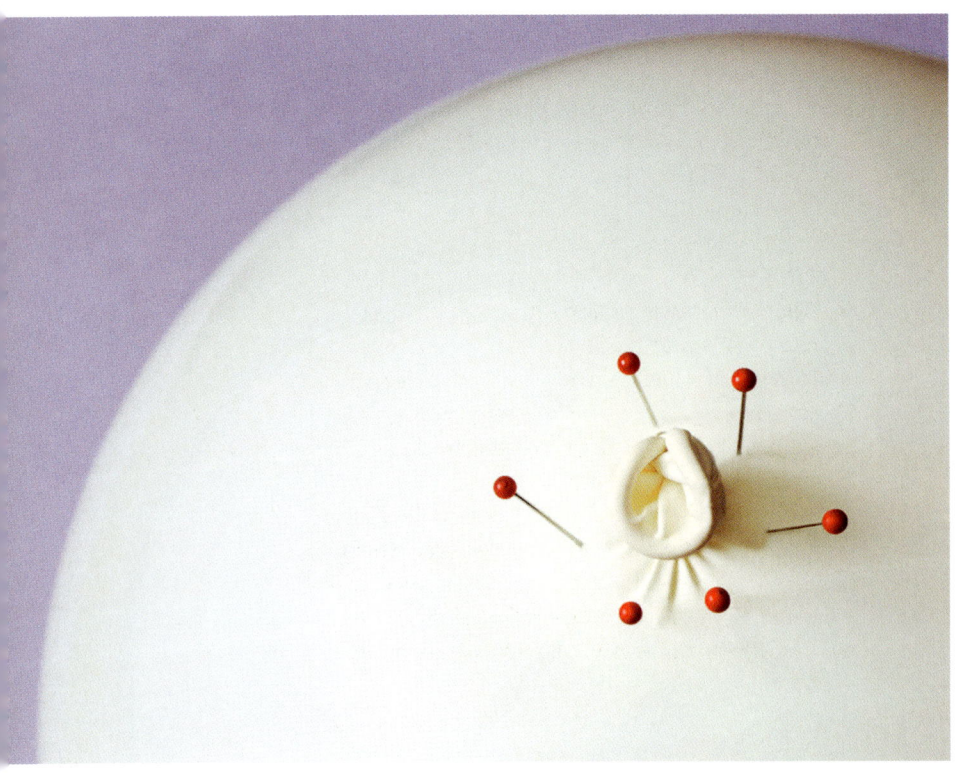

Akupunktur, das Stechen mit feinen Nadeln, kann ab der 36. SSW zur Geburtsvorbereitung beitragen.

Veratmen: So geht's

Lernst du in den Schmerz hineinzuatmen, verkrampfst du auch bei der Geburt weniger. Atme bei jeder Kontraktion einmal mit geschlossenem Mund ein und mit leicht geöffnetem Mund etwa 3-mal so lange aus, bis die Lunge ganz leer ist. Manchen Frauen fällt das leichter, wenn sie geräuschvoll ausatmen – mit einem »Ahhh« oder »Ohhh«. Hebammen nennen das Tönen. Probiere es mal aus: Du wirst merken, wie du dabei ruhiger wirst. Dein Herz schlägt regelmäßig und die Muskeln entspannen sich. Kommen Kopf und Körper zur Ruhe, ist das während der Geburt die beste Anti-Schmerz-Hilfe.

Akupunktur

Ab der 36. SSW kannst du 1-mal pro Woche zur Akupunktur gehen, wenn du das möchtest. Studien haben bestätigt, dass Erstgebärende, die mit den hauchdünnen Nadeln behandelt wurden, im Schnitt eine zwei Stunden kürzere Geburt haben. Der Gebärmutterhals reift schneller und die Wehen werden effektiver.

Ist es jetzt so weit?

Verabredungen für die nächste Zeit triffst du jetzt mit dem Satz: »Bis dann – außer das Baby ist schon da.« Wahrscheinlich fieberst du so langsam zum Geburtstermin hin. Du willst euer Kind endlich sehen, wissen, dass es ihm gut geht, es Haut an Haut spüren und ihm in die Augen sehen.

Abgesehen davon, nehmen möglicherweise die kleinen Zipperlein und Beschwerden zu: In der Nacht weißt du vielleicht nicht, wie du dich hinlegen sollst. Oder du schläfst etwas unruhiger und musst öfter aufstehen, um zur Toilette zu gehen. Das Baby drückt nun spürbar

> ## VON MAMI ZU MAMI
>
> *Zum Ende der Schwangerschaft hin knipsten wir nochmal letzte Bauchbilder, um uns damit bewusst von der Kugelzeit zu verabschieden. Kurz danach war der Mini da.*

nach unten. Mitunter so heftig, dass es dir das Laufen und Sitzen erschweren kann. Nur fürs Protokoll: Rausfallen kann das Baby aber nicht. Selbst wenn sich das manchmal so anfühlt.

Das Zeichnen

Ein untrügliches Zeichen dafür, dass es bald tatsächlich losgeht, ist das sogenannte Zeichnen oder die Zeichnungsblutung: Der Gebärmutterhals (Zervix) verkürzt sich und manchmal geht schon jetzt der schützende Schleimpfropf ab, der ihn während der letzten Monate verschlossen hat.

Falls du dich fragst, wie du ihn erkennst: Er ähnelt flüssigem Eiweiß, das mit Blut vermischt und bräunlich oder rosa gefärbt sein kann. Vielleicht bemerkst du ihn auch nicht. Oder der Gebärmutterhals verkürzt sich erst unter der Geburt. Es kann also auch ohne vorheriges Zeichnen losgehen.

Wie erkenne ich die geburtswirksamen Wehen?

Geburtswehen sind regelmäßig. Sie wiederholen sich alle fünf bis zehn Minuten und die Abstände dazwischen werden immer kürzer. Die Wehe selbst dauert eine halbe bis eine ganze Minute und wird zunehmend intensiver. Bewegst du dich, nehmen die Kontraktionen zu. Oft zieht es beginnend vom Kreuz nach vorn unten.

Blasensprung

Rund 15 Prozent der Geburten kündigen sich durch einen Blasensprung an. Hollywoodreifes Platschen? Das passiert eher selten. Wahrscheinlicher ist, dass es erst einmal tröpfelt und tröpfelt und du darüber keinerlei Kontrolle hast. Ist das nun Inkontinenz oder die geplatzte Fruchtblase? In ihrer Unsicherheit schämen sich manche Frauen, ihre Hebamme anzurufen oder in die Klinik zu fahren. Die Sorge ist unbegründet. Geburtsexperten wundern sich über beides nicht. Sie wissen ja, was dein Körper gerade leistet. Im schlimmsten Fall fährst du wieder nach Hause. Im besten siehst du schon bald euer Baby. Liegend mit dem Krankenwagen transportiert werden musst du nur bei starken Blutungen oder in einer sehr frühen Schwangerschaftswoche. In der Regel aber platzt die Fruchtblase erst unter der Geburt. Oder aber gar nicht: Ganz selten kommt das Baby umhüllt von einer unbeschädigten Fruchtblase zur Welt – sie wird dann Glückshaube genannt.

Wann du ins Krankenhaus fahren solltest

- Wenn Fruchtwasser abgeht.
- Wenn du blutest.
- Wenn du das Gefühl hast, dass sich das Baby im Bauch im Vergleich zu sonst wenig oder gar nicht bewegt und du dich beim Gedanken daran nicht gut fühlst.
- Wenn die Wehen beim ersten Kind alle fünf bis zehn Minuten kommen. Hast du schon ein Baby geboren, geht es oft schneller. Fahre vorsichtshalber schon zur Klinik oder ins Geburtshaus, wenn sich die Wehen alle zehn Minuten wiederholen.

DER BADEWANNENTRICK

Ich hatte vor allem nachts Angst, die Früh- und Senkwehen nicht von echten Geburtswehen unterscheiden zu können. Deshalb lag ich öfter zur Schlafenszeit in der Badewanne. Klingt bescheuert, ist aber ein prima Trick, um herauszubekommen, ob die Geburt unmittelbar bevorsteht oder nicht. Beruhigen sich die Kontraktionen im warmen Wasser, kannst du dich getrost wieder ins Bett legen. Verstärken sie sich, sind es ziemlich sicher Geburtswehen. Du kannst dich abtrocknen, die zeitlichen Abstände messen, deinen Partner einweihen und die Kliniktasche aus der Ecke holen. Sieht aus, als würde es losgehen… Da dein Kreislauf in der warmen Wanne schlappmachen kann, bitte nur baden, wenn noch eine andere Person im Haus ist.

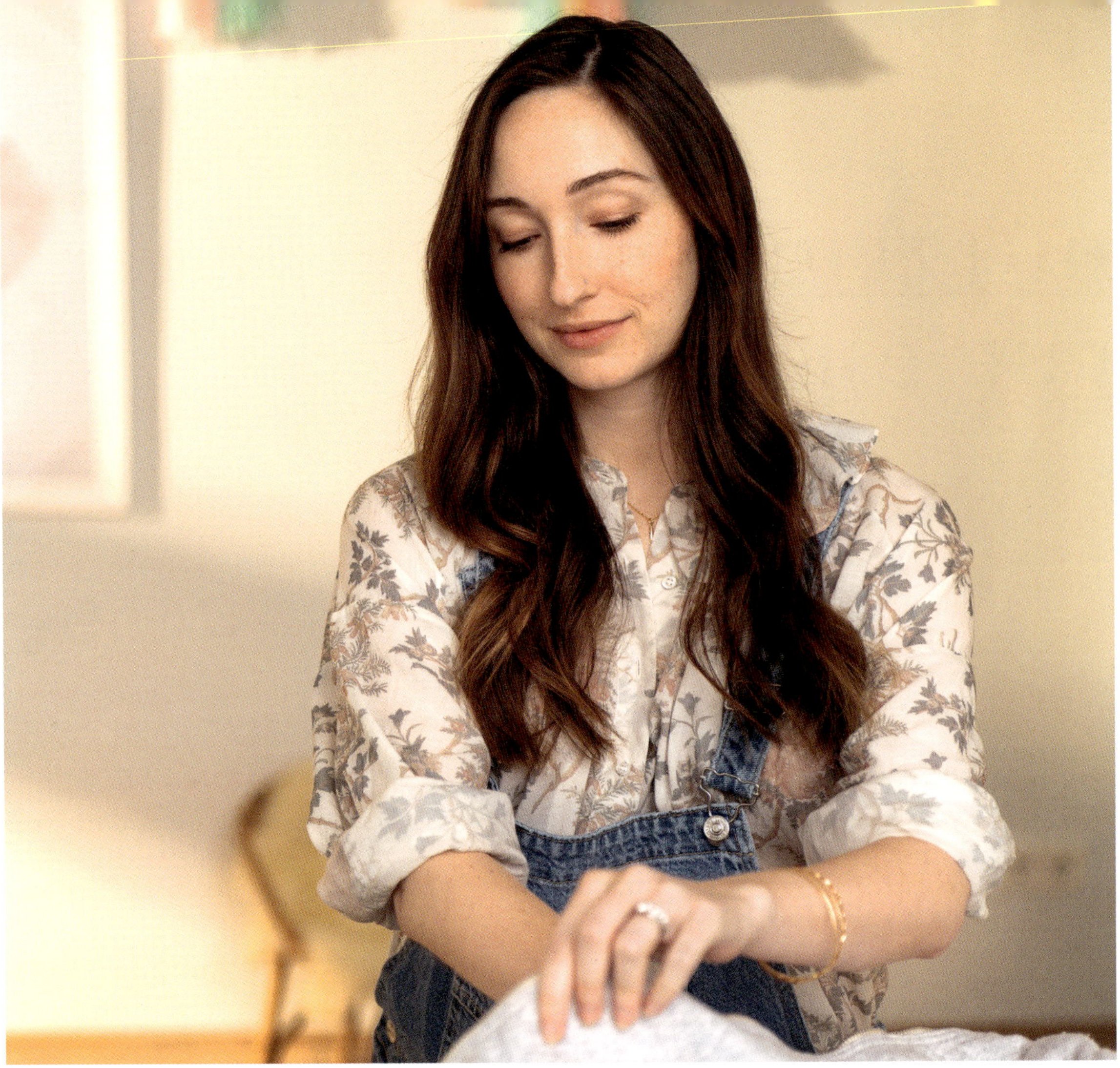

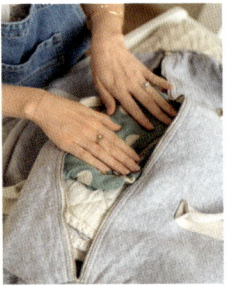
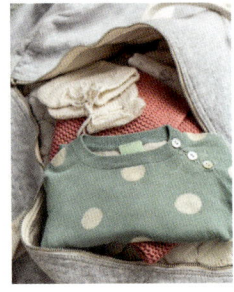

Vorfreude: Auch das erste Baby-Outfit für den Heimweg kommt hinein.

Packe rechtzeitig die Kliniktasche – die Liste rechts hilft dir dabei. So hast du alles Nötige griffbereit, wenn die Wehen einsetzen.

SSW 40+ – es dauert länger?

Die wenigsten Babys kommen zum errechneten Termin (ET). Dein Kind ist offenbar unter den 40 Prozent, die sich etwas mehr Zeit lassen. Aber das tröstet dich wahrscheinlich wenig, falls deine Geduld längst am Ende ist.

Lässt euer Nachwuchs nach dem ET auf sich warten, gehst du ab jetzt alle zwei Tage zu deiner Ärztin, damit sie schauen kann, wie es dir und deinem Baby geht. Erst wenn sich dein Kind zwei Wochen nach dem errechneten Termin noch immer nicht auf den Weg gemacht hat, bezeichnen Fach-

leute das als Übertragung. Spätestens dann, meistens aber schon nach sieben bis zehn Tagen, wird die Geburt medikamentös eingeleitet.

Berate dich mit deiner Ärztin, welche Methoden es dafür gibt und welche für dich passen. Es gibt natürliche Wehenschubser-Rezepte wie Sex oder Spaziergänge. Von allen anderen Tricks ist ohne Rücksprache mit deiner Hebamme oder Ärztin abzuraten. Genau wie vor Überanstrengung. Wie verrückt Treppensteigen oder die Wohnung putzen bewirkt höchstens das Gegenteil: Für Wehen muss dein Körper nämlich relaxt sein.

NÜTZLICHES FÜR DIE KLINIKTASCHE

DAS BRAUCHST DU FÜR DICH:

• Deinen Mutterpass, Personalausweis und Stammbuch
• Je zwei bis drei Still-BHs und Still-Shirts
• Bequeme Oberteile/Hemden zum Knöpfen
• Weite Baumwollunterhosen oder Boxershorts
• Weite Hosen mit Gummizug
• Eine gemütliche Strickjacke
• Dicke Socken und Badelatschen als Hausschuhe und zum Duschen
• Kosmetik (Deo, Bürste, Lippenbalsam, Creme, Waschlotion, Zahnbürste und -paste, eventuell Abschminktücher und Trockenshampoo) plus Stilleinlagen
• Ein Stillkissen als Stütze für dich und als Nest fürs Baby
• Dein Handy (mit allen wichtigen Nummern wie z. B. deiner Hebamme), Ladekabel und Kopfhörer
• Snacks wie Müsliriegel, Nüsse, (Trocken-)Obst und Energyballs (z. B. von Seite 162)
• Eventuell einen kuscheligen Bademantel, Ohropax und eine Schlafmaske
• Ein Notizbuch, um deine Gedanken und alles sonst Wichtige aufzuschreiben
• Möchtest du stillen, sind Brustwarzensalbe mit Lanolin und heilungsfördernde Gelkompressen praktisch. Beides pflegt die anfangs strapazierten Brustwarzen und du musst es vor dem Stillen nicht abwischen.
• Wie die Geburt oder das Wochenbett wird, kann niemand vorhersagen. Für fast jede Frau ist jedoch Calendula-Essenz zur Wundpflege empfehlenswert. Lass dich dazu von deiner Hebamme oder Gynäkologin beraten. Und: Keine Sorge, die Läden werden nach der Geburt auch noch aufhaben, wenn du etwas brauchst.

UND FÜR ZU HAUSE:

• Große Flockenbinden ohne Klebefolie aus der Drogerie oder der Apotheke, weil der Wochenfluss sehr viel stärker ist als eine Regelblutung.

FÜR DEINE BEGLEITUNG:

• Wechselkleidung, Deo und Zahnbürste, iPad, aufgeladener Fotoapparat mit Speicherkarte drin (!), Snacks und. etwas Geld für den Klinikkiosk.

FÜRS BABY:

• Nimm eine weiche Decke mit, eine, die du richtig schön findest – denn du wirst sie wahrscheinlich für immer als Erinnerung behalten wollen. Genauso wie das erste Outfit eures Winzlings. Beides brauchst du für die Heimfahrt. Bitte auch die Babyschale fürs Auto nicht vergessen.

ANTI-ZIPPERLEIN-TIPPS

Dir geht's prima, du fühlst dich gut? Großartig! Überblättere die Zipperleinseiten einfach und geh gleich weiter zu Yoga und Co. Bist du im Team Rücken- und Symphysenschmerzen, Sodbrennen, Karpaltunnelsyndrom oder Wassereinlagerungen? Dann sind die Gute-Besserung-Tipps vielleicht hilfreich für dich.

Symphysenlockerung

Die Symphyse ist die knorpelige Verbindung zwischen den Beckenknochen. Im Verlauf der Schwangerschaft wird sie gedehnt, das Gewebe lockert sich auf und der Symphysenspalt weitet sich etwas. Hat das Becken zu viel Spiel, kann das Schmerzen verursachen, die mitunter bis in die Oberschenkel und das Kreuzbein ausstrahlen.

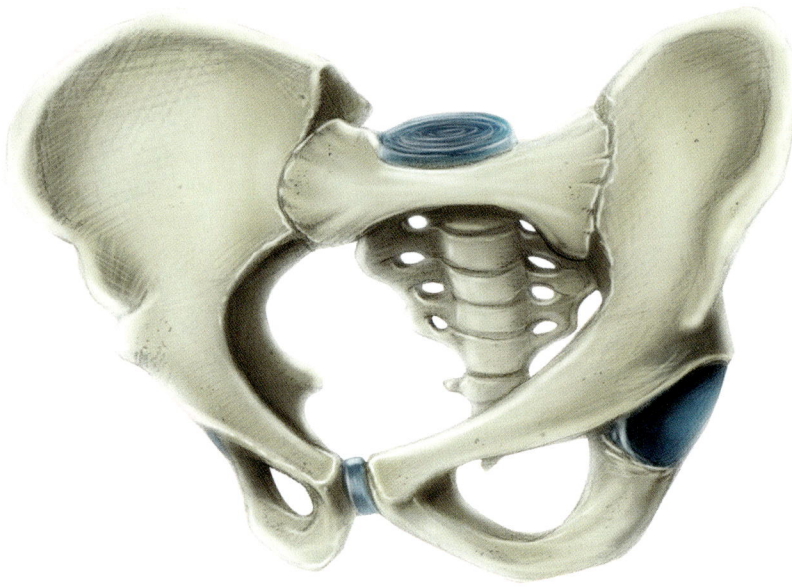

Manchmal lockert sich die knorpelige Verbindung zwischen den Becken-knochen, die Symphyse, und tut weh.

Laufen, sitzen, liegen? Plötzlich geht gar nichts mehr. Zum Glück betrifft das nur wenige Schwangere. Bist du eine davon, kann dir deine Ärztin einen stabilisierenden Beckengurt verschreiben, den du im Sanitätshaus bekommst. Besprich mit deiner Ärztin oder Hebamme, wie oft und bei welchen Gelegenheiten du ihn tragen solltest.

Auch gut: Schwimmen, Osteopathie und Physiotherapie, bei der du entlastende und stärkende Übungen wie z. B. den Vierfüßlerstand lernst. Im Yoga sonst bitte aufpassen: Viele Übungen sind jetzt nicht geeignet. Dazu zählen vor allem Hüftöffner wie der Schmetterling.

Drückt der Schuh?

Es ist möglich, dass dir so mancher Schuh zum Ende der Schwangerschaft nicht mehr passt. Schmerzen deine Füße durchs Gewicht der wachsenden Kugel, kannst du sie beim Gehen bewusst von der Ferse bis zu den Zehen abrollen. Auch bequeme, flache (Turn-)Schuhe machen Sinn. Besonders wenn du zu anschwellenden Beinen und Krampfadern neigst. Gut tun kalte Güsse und Wechselduschen. Sauna und heißes Baden sind dagegen kontraproduktiv – Hitze weitet die Venen, was Wassereinlagerungen leider noch begünstigt.

Vorsicht Thrombose

In der Schwangerschaft ist das Risiko, dass ein Gefäß durch ein Blutgerinnsel verstopft, um das Vierfache erhöht. Bewegung und individuell angepasste Stützstrümpfe wirken dem entgegen.

Warnzeichen einer tiefen Venenthrombose: Ein Bein schwillt an, schmerzt bei Druck, dazu kommt Fieber. Auf eine Lungenembolie können plötzliche Atemnot, Herzrasen und ein Kreislaufkollaps hinweisen. In diesem Fall: Bitte sofort einen (Not-)Arzt zu Hilfe rufen!

Sodbrennen

Dein Baby wächst und quetscht deine Organe zusammen. Dazu kommt das beruhigende Hormon Progesteron, das den Verschlussmuskel zwischen Magen und Speiseröhre erschlaffen lässt. Eine mögliche Folge: Durch den Druck kommt das, was du isst, schnell wieder retour – und die Magensäu-

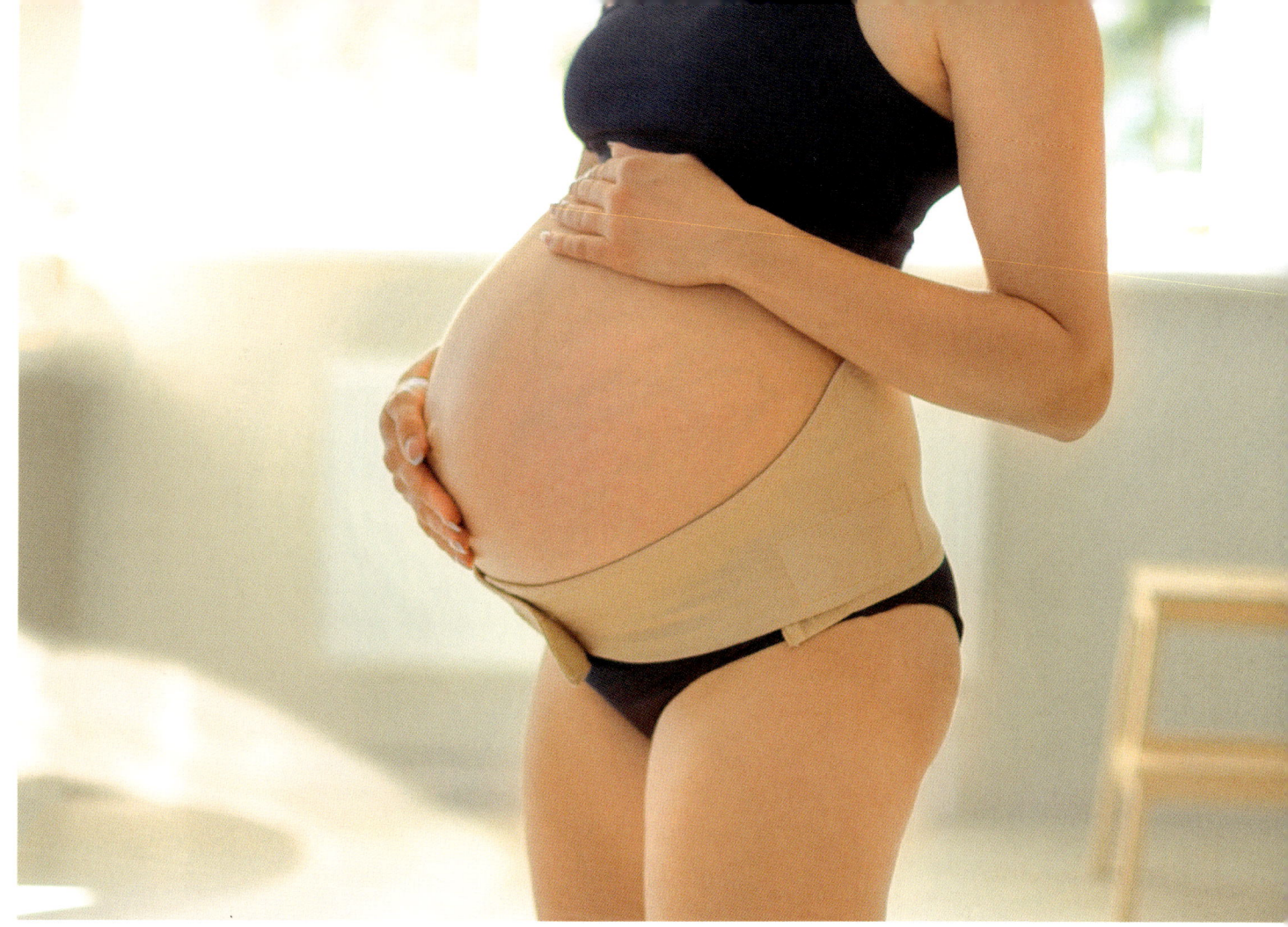

re samt Essensmix verursacht einen dumpfen Schmerz hinter dem Brustbein. Häufig gesellt sich dazu ein Druckgefühl im Oberbauch, saures Aufstoßen, Übelkeit und selten sogar Erbrechen.

Erste Hilfe

Akut lösen eine aufrechte Körperhaltung, Hausmittel und/oder Medikamente das Problem. Bloß nicht nach dem Essen hinlegen oder bücken. Du ahnst es: Sonst drückt der Mageninhalt besonders fies nach oben. Nachts hilft dir vielleicht ein Kissen, auf dem du leicht erhöht liegen kannst. Deine Ärztin kann dir säurebindende Medikamente (Antazida) verschreiben, die deinem Kind nicht schaden.

Was meide ich besser?

Zu reichliches Essen in große Portionen. Fette, stark gewürzte oder gesüßte Speisen. Kohlen-

Ein stabilisierender Beckengurt lindert die Schmerzen, wenn eine gelockerte Symphyse Beschwerden verursacht.

säurehaltige Getränke, auch Mineralwasser. Kaffee. Leidest du vor allem abends unter Sodbrennen, iss zwei Stunden vor dem Zubettgehen nichts mehr, sonst ist an Einschlafen nicht zu denken. Frag dich, wann die Symptome schlechter sind und wann besser. Vielleicht kannst du so bestimmte Auslöser identifizieren und künftig meiden?

Anti-Sodbrennen-Hausmittel

• Du kannst morgens und abends 100 ml Kartoffelsaft trinken. Er puffert die Magensäure etwas ab.

• Ähnlich wirkt in lauwarmem Wasser aufgelöste Heilerde.

• Oft bessert langsames und gründliches Kauen von Mandeln, Nüssen oder Haferflocken die Beschwerden.

• Wer es mit Akupressur versuchen möchte, hält den Magenpunkt in der Mitte des Daumenballens ein Weilchen.

• Iss über den Tag verteilt fünf bis sechs kleine Portionen

• Kaue jeden Bissen gut, um die Verdauung zu erleichtern und wenig Luft zu schlucken.

• Trinke eher zwischen den Mahlzeiten als dazu und zieh nichts an, was dich einengt.

• Besser wird es spätestens, sobald dein Baby da ist – wahrscheinlich aber schon nach der 36. Woche, wenn das Kind ins Becken rutscht, der Bauch absinkt und die Organe wieder mehr Platz haben. Danach kannst du auch wieder viel befreiter atmen und die Kurzatmigkeit verschwindet wie von selbst.

Schmerzen im Steißbeinbereich

Quälen dich brennende, stechende Schmerzen im Bereich des Steißbeins, die manchmal sogar in den Lenden-, Po- und Hüftbereich ausstrahlen? Ursache ist meist eine Reizung der Knochenhaut.

Das hilft

• Oft kann ein Chiropraktiker, Osteopath oder Physiotherapeut mit geführten Bewegungen die Nervenleitbahnen ins Gleichgewicht bringen und so für Besserung sorgen.

• Wenn ihr schon eine Wärmelampe fürs Baby habt, kannst du dich selbst darunterlegen. Alternativ hältst du eine (nicht zu heiße!) Wärmflasche auf den schmerzenden Bereich. Wärme lockert die Muskulatur.

• Badest du lieber? Ein Sitzbad mit Kamille wirkt schmerzlösend.

• Auch gut: Massagen, Progressive Muskelentspannung nach Jacobson und bestimmte Übungen, die dir ein Physiotherapeut zeigen kann.

• Vermeide schweres Heben oder Tragen und langes Stehen.

• Bewegung ist besser als sitzen. Muss es sein, mindert ein festes Keilkissen den Druck auf den Schmerzbereich.

• Auch wenn es mehrmals täglich gezielte Aufmerksamkeit und vermutlich auch Überwindung kostet: Geh nicht in eine Schonhaltung, sie macht es nur schlimmer. Bleib so aktiv wie möglich, selbst wenn es wehtut. Notfalls mithilfe von Schmerzmitteln, die deine Ärztin dir auf Nachfrage verschreibt. Sie sollte übrigens auch Bescheid wissen, wenn dein Steißbein in seiner Beweglichkeit eingeschränkt ist, damit sie mögliche Komplikationen bei der Geburt besser einschätzen kann.

VON MAMI ZU MAMI

Oft verstärken Blähungen Schmerzen im unteren Rücken. Eine Bauchmassage im Uhrzeigersinn mit Johanniskrautöl, Kümmelsalbe (die fürs Baby) und Bewegung helfen.

Karpaltunnelsyndrom

Verengen vermehrte Wassereinlagerungen im Gewebe den Karpaltunnel, durch den sich Sehnen und Nerven am Handgelenk ziehen, klemmt dies einen der Armnerven, den Medianusnerv, ein. Die Folge sind steife Finger am Morgen, Kribbeln, ein taubes Gefühl und vor allem nachts Schmerzen, die mitunter bis in die Schulter ausstrahlen.

So schaffst du Abhilfe

• Lindernd wirkt das (nächtliche) Tragen einer Handgelenksschiene, die den Druck auf den Karpaltunnel vermindert.

• Hilft bei Schmerzen: Kaltes Wasser übers Handgelenk laufen lassen. Das mindert kurzzeitig die Schwellung.

• Bei akuten Beschwerden kannst du die Arme nach oben strecken und etwas schütteln.

• Reichen diese Maßnahmen nicht aus, hat deine Ärztin die Option, den Schmerz mit einer Kortisonspritze in Schach zu halten.

WAS ICH GERN FRÜHER GEWUSST HÄTTE ...

BALD IST DAS BABY AUF DER WELT. DA IST EINE FRAGE AN ERFAHRENE MÜTTER BESONDERS SPANNEND: WAS HÄTTEST DU GERNE SCHON VOR DEM MAMAWERDEN GEWUSST?

Jana: Ich habe früher nie richtig verstanden, warum so viele Mütter sich nicht mehr alleine verabreden, obwohl jemand anderes doch auch mal auf das Kind aufpassen könnte. Jetzt weiß ich, dass es nicht nur darum geht, was möglich ist, sondern darum, was man selbst möchte. Ich wollte mich viele Monate lang nicht von meinem Kind trennen, schon gar nicht über Nacht.

Alexa: Wie unvergleichlich diese Liebe ist. Das Gefühl ist noch tiefer als das zum Mann oder den Geschwistern. Ein Leben ohne unsere Tochter könnte ich mir nicht mehr vorstellen. Und: Welche Sorgen und Ängste du plötzlich hast. Ich hatte so viele Fragen und war durch die vielen Meinungen im Internet stark beeinflussbar. Dass ich so etwas wie einen mütterlichen Instinkt habe, auf den ich mich später mit Baby immer gut verlassen kann, das war für mich damals noch nicht greifbar. Diese Gewissheit hätte ich gerne vorher gehabt.

Antje: Stillen ist nicht selbstverständlich und funktioniert oft nicht ganz ohne Schmerzen und Mühen. Es ist wirklich wichtig, sich vorab schon mit dem Thema vertraut zu machen, etwa mit dem richtigen Anlegen – um sich wunde Nippel zu ersparen. Obwohl ich selbst stille, finde ich es schlimm, dass da so ein Druck aufgebaut wird. In Babykursen erlebe ich, dass Mamas, die ihrem Kind das Fläschchen geben, das Gefühl haben, sich rechtfertigen zu müssen, à la »Es klappt bei uns einfach nicht – ich hab es aber lange versucht«.

Friederike: Dass du auch Nein sagen darfst, wenn dir etwas unbehaglich ist. Niemand hat das Recht, über dich oder deine Gefühle zu urteilen. Du sollst die perfekte Mutter, Frau, Liebhaberin und Arbeitnehmerinnen/Chefin sein. Über kurz oder lang fällt da was hinten runter. Gleichzeitig Vollzeitmama und Vollzeitarbeitskraft zu sein ist schlicht unmöglich.

Milli: In »Die Zeit« hatte die Rubrik »Torte der Wahrheit« das Thema: Wofür Frauen sich rechtfertigen müssen. Sie war aufgeteilt in gleich große Viertel: »Nur Kinder«, »Nur Karriere«, »Kinder und Karriere«, »Keine Kinder, keine Karriere«. Love it!

Eva: Dass es nicht stimmt, dass Neugeborene immer schlafen und im Kinderwagen liegen. Mein Kind hat seine 1000-Euro-Karre gehasst. Erst jetzt verstehe ich, wieso man so viele Eltern mit Baby in der Trage sieht, die einen leeren Wagen vor sich herschieben.

DIE 10 BESTEN TIPPS GEGEN

... WASSEREIN-LAGERUNGEN

ÖDEME TRETEN BEI DEN MEISTEN FRAUEN IM LETZTEN DRITTEL AUF. WAS DIR DAS LEBEN MIT DEN HORMONBEDINGTEN SCHWELLUNGEN LEICHTER MACHT, FINDEST DU HIER.

1

Bleib
IN BEWEGUNG

Weil durch die Schwangerschaftshormonflut die Blutgefäße weitgestellt sind, wird das Blut nicht mehr so gut abtransportiert und kann leichter ins Gewebe einsacken. Zudem tritt durch die Gefäße vermehrt Flüssigkeit hindurch, die sich in den Zellzwischenräumen des Gewebes ansammelt. Stehst oder sitzt du lange, verstärkt es das Problem. Ein echtes Heilmittel sind Wassersportarten wie Schwimmen oder Aquafitness für Schwangere.

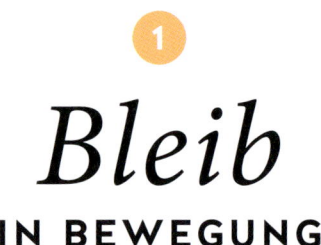

2

(Fuß-)
BAD

Ein lauwarmes Meersalzbad unterstützt den Abbau von Gewebeflüssigkeit. Plagen dich vor allem geschwollene Füße, kannst du ein warmes Fußbad mit Salzwasser ausprobieren.

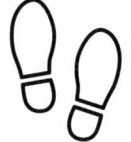

3

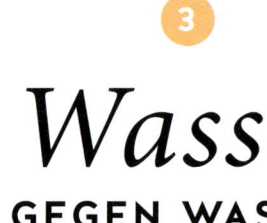

Wasser
GEGEN WASSER

Entwässernde Tees entziehen dem Kreislauf Flüssigkeit, nicht dem Gewebe! Viel Wasser trinken macht mehr Sinn. Heißt: Mindestens zwei Liter. Dazu eiweißreich essen (z. B. Fisch, Nüsse) – und nicht am Salz sparen.

4

WAS FÜR
Ausdauernde

Wechselduschen und Massagen mit einem Handschuh oder einer Bürste regen die Durchblutung und damit den Flüssigkeitstransport an.

6

Kompressions-
STRÜMPFE

Es macht zwar wenig Spaß sich morgens vor dem Aufstehen in die engen Dinger zu quetschen – Kompressionsstrümpfe und -strumpfhosen bis über den Babybauch sind trotzdem für viele ein Segen. Sie verhindern, dass über den Tag zu viel Flüssigkeit ins Gewebe eintritt, und fördern den Rücktransport des Blutes zum Herzen. Schreibt deine Ärztin ein Rezept, trägt die Krankenkasse einen Teil der Kosten.

5

Beine
HOCHLEGEN

…wirkt der Schwerkraft entgegen, unterstützt den Rücktransport des Blutes und beugt so Wasseransammlungen in Beinen und Füßen vor. Legst du nachts zwei dicke Kissen unter die Waden, kannst du einem venösen Rückstau entgegenwirken und dich vor Krampfadern schützen. Eine Yogaübung dazu findest du auf Seite 158.

7

Lymph-
DRAINAGEN

Diese sanfte Therapie kann dir bei Wasser in den Beinen und Füßen Erleichterung verschaffen. Auf Kassenkosten verschrieben wird sie nur selten. Den Arzt zu fragen kostet aber ja nichts.

8

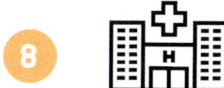

Wann
ZUM ARZT

Ödeme sind meist harmlos und verschwinden nach der Geburt von selbst wieder. Wenn du jedoch stark zunimmst oder plötzlich vermehrte Wassereinlagerungen im Gesicht, in den Armen und an den Beinen bemerkst, sprich mit deiner Hebamme oder deiner Ärztin darüber, um eine Erkrankung auszuschließen.

9

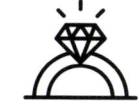

Schmuck-
VERZICHT

Manche Frauen laufen bis zuletzt unbekümmert in High Heels. Andere können nicht einmal mehr ihre alten Winterstiefel anziehen, weil die Füße so geschwollen sind. Das gibt sich meist wieder, wenn das Baby da ist. Bis dahin läuft es sich in Turnschuhen leichter. Ebenfalls ratsam: Schwellen die Finger an, trage deine Ringe lieber an einer Kette um den Hals.

10

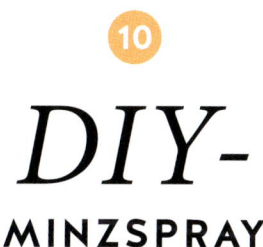

DIY-
MINZSPRAY

Linderung für schwere Beine bringt ein selbst gemachtes Minzwasserspray: Einfach einige Minzeblätter und etwas Wasser in eine Zerstäuberflasche geben, kühl lagern und bei Bedarf auf Beine und Füße sprühen.

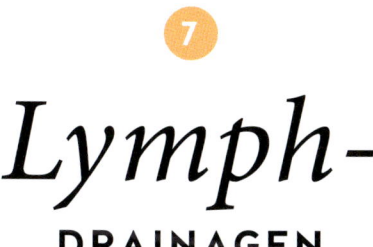

DEIN BABY

WAS SICH JETZT VERÄNDERT

Ist es zu glauben, dass sich der winzige Punkt vom ersten Ultraschall inzwischen zu einem richtigen Mini-Menschen entwickelt hat? Ich habe es geliebt, die Tritte unseres Sohnes zu spüren. Zumindest meistens. Am Anfang des dritten Trimesters sind sie noch richtig kräftig. Tippst du oder der Papa gegen den Bauch, reagiert euer Kind fix darauf. Ihr spürt und seht richtig, wie seine Füßchen, der Ellbogen oder der Po die Bauchdecke heben. Je nachdem, was es gerade dagegendrückt.

Mit zunehmender Größe und schwindendem Platz verlangsamen sich die Kindsbewegungen etwas. Die wichtigste Aufgabe deines Babys ist es jetzt, zu wachsen, seine Muskulatur zu kräftigen und weiter zuzunehmen. Mit Sauerstoff versorgt wird es dank Nabelschnur und Plazenta über deinen Blutkreislauf. Dein sauerstoffreiches Blut fließt direkt ins rechte Herz deines Kindes. Damit es sich dort nicht mit dem sauerstoffärmeren des Babys mischt, muss es ohne Umwege über die Lunge ins linke Herz und von dort ins Gehirn gelangen.

Deshalb funktioniert sein Blutkreislauf noch etwas anders. Bis zu dem Moment, an dem es zur Welt kommt und selbst atmet. Ab diesem Zeitpunkt wird die Lunge sofort durchblutet und im rechten Herzen fällt der Druck ab. Dadurch schließt sich die Verbindungstür zwischen den zwei Herzseiten. Der frisch geborene Säugling braucht die Plazenta und die Nabelschnur nicht mehr. Seine Lunge übernimmt selbstständig die Sauerstoffversorgung und der Winzling schreit wahrscheinlich zum ersten Mal lauthals. Aber noch ist es nicht ganz so weit ...

In den letzten Wochen der Schwangerschaft braucht der Fötus die geschützte Umgebung der Gebärmutter, um sich in Ruhe weiterzuentwickeln, zu wachsen und sich auf die Geburt vorzubereiten.

MITTLERWEILE HAST DU EIN GUTES GESPÜR FÜR DEIN BABY: DU WEISST, ZU WELCHER ZEIT ES AKTIV IST, WANN ES SCHLÄFT, UND DU AHNST SEIN TEMPERAMENT. EIN BISSCHEN BAUCHZEIT BRAUCHT ES ABER NOCH. UND EINEN NAMEN.

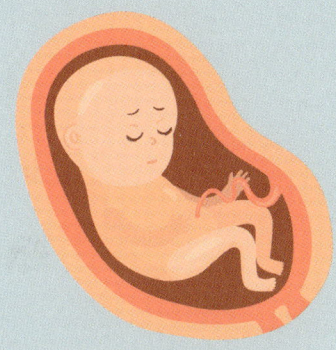 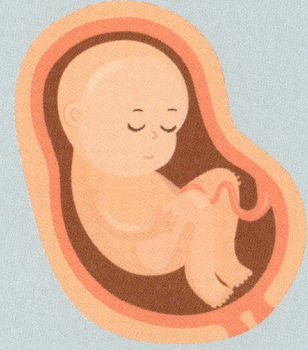 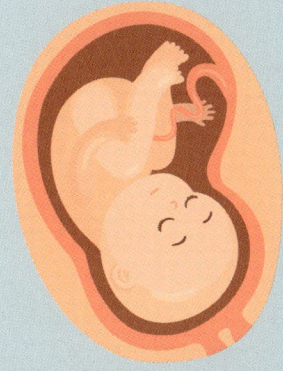

7. MONAT

Etwa kokosnussgroß ist das Baby jetzt, und so langsam stimmen seine Proportionen. Es muss aber weiterhin Fettzellen einlagern, weil das für seine Wärmeregulation später wichtig ist. Dein Kind macht unglaubliche Fortschritte und übt sich in Karatekicks, um die Muskulatur weiter zu kräftigen. All seine Sinnesorgane funktionieren: Es kann hören, tasten, schmecken, riechen, Umrisse, Formen und Farben erkennen sowie Schmerz empfinden. Das Kind saugt an seinen Fingerchen oder Zehen und über die Plazenta erhält es Nahrung plus Abwehrstoffe zum Schutz vor Krankheiten.

8. MONAT

Inzwischen wird es eng für den ananasgroßen Turner in deinem Bauch. Er zieht öfter die Beinchen zur Brust, beugt den Kopf leicht vor, rollt sich gemütlich ein und schläft bis zu 20 Stunden am Tag. Doch in der Wachzeit ist dein Baby spürbar aktiv wie nie. Woche um Woche legt dein Kind um die 200 Gramm zu. Bis zur Geburt verdoppelt es sein Gewicht also fast noch einmal. Es kann nun bekannte Geräusche wie eure Stimmen unterscheiden und im Gedächtnis speichern. Nach der Geburt erkennt es sie gleich wieder. Genau wie die Lieder, die ihr ihm vorgesungen oder vorgespielt habt.

9. UND 10. MONAT

Jetzt ist Babys Hauptjob: zunehmen und wachsen. Es nimmt die gesamte Gebärmutterhöhle ein und seine Lungenbläschen reifen aus, sodass es von selbst atmen kann, sobald es auf der Welt ist. Selbst wenn dieser Zeitpunkt schon in der 35. Schwangerschaftswoche wäre. Trotzdem tut ihm jeder Tag in deinem Bauch noch gut. Ab SSW 38 arbeiten all seine Körpersysteme perfekt zusammen. Neun von zehn Babys liegen in der idealen Startposition: Mit dem Köpfchen nach unten zum Becken und mit den Füßen in Richtung Mamas Rippen. Ist es so weit, gibt dein Kind ein Signal – und die Wehen setzen ein.

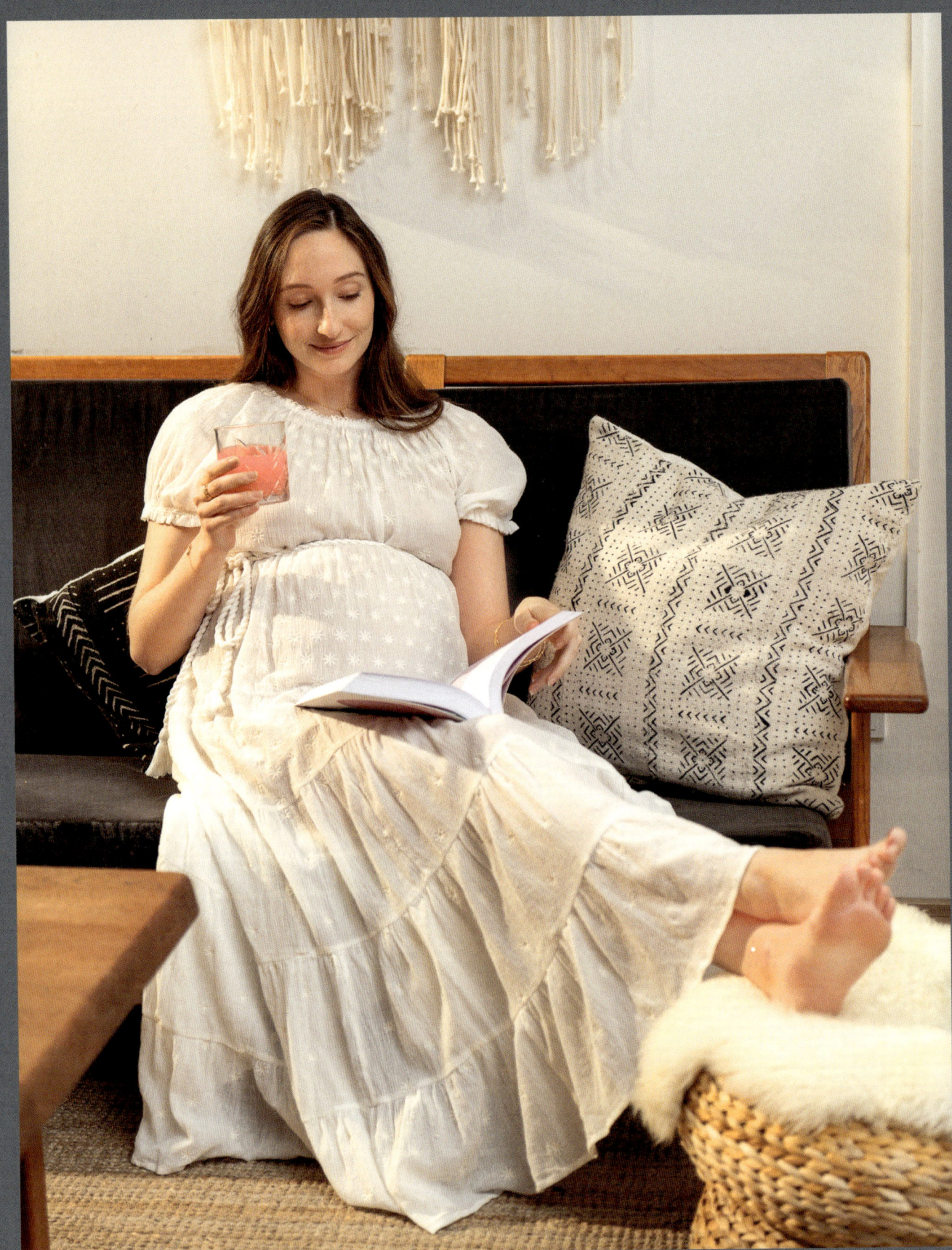

WAS DIR JETZT (VIELLEICHT) GUTTUT

ZEIT, DIE SCHWANGERSCHAFT NOCH MAL RICHTIG ZU ZELEBRIEREN UND SICH AUF DIE GEBURT VORZUBEREITEN! BESCHÄFTIGE DICH AUCH SCHON MIT DEM WOCHENBETT.

Unsere Bedürfnisse ignorieren? Das fällt uns im Alltag leider viel zu leicht... Dabei tut es gerade im fordernden letzten Drittel der Schwangerschaft gut, sich in Achtsamkeit zu üben.

WIE GEHT ES DIR? UND WAS BRAUCHST DU?

Du könntest dir z. B. abends überlegen: Was war heute los? Was hat mir gutgetan? Was nicht? Wie habe ich das Baby gespürt? Sollte ich aktiver werden oder mir mehr Pausen gönnen? Die Antworten auf diese Fragen zeigen dir, was du gerade wirklich brauchst...

Dass das nicht bei jeder Frau das Gleiche ist, zeigt auch die Erfahrung von Hebamme Bettina Breunig aus Hamburg: »Einerseits gibt es viele Schwangere, die gegen Ende wirklich langsam machen sollten und die man etwas runterholen muss, weil sie in einer ständigen Grundanspannung sind. Sie brauchen regelmäßige Ruhepha-

sen, damit der Körper geburtsbereit wird: Zwischendurch eine Minute ganz bewusst atmen, Yogaübungen praktizieren, meditieren. Vielleicht ein Mittagsschlaf und eine individuelle Abendroutine zum Entspannen. Andererseits gibt es Frauen, die sehr träge geworden sind, vielleicht viel zugenommen haben oder unter Beschwerden leiden. Für sie ist es wichtig, aktiver zu werden.

Ich motiviere sie, sich morgens kühl abzuduschen, nährstoffreich zu essen, und frage: Welche Tageszeit ist für dich ideal, um täglich eine halbe Stunde spazieren zu gehen? Im dritten Trimester geht es darum, Kopf, Körper und Seele zu stärken. Eine Geburt ist wie ein Marathon. Kein Sportler würde unvorbereitet loslaufen.«

VON MAMI ZU MAMI

Ich lege dir ans Herz: Lies die Babybubble (ab Seite 186), bevor dein Kind da ist. Für eine Ahnung, was dich als Neu-Mama erwartet und was dich stärkt.

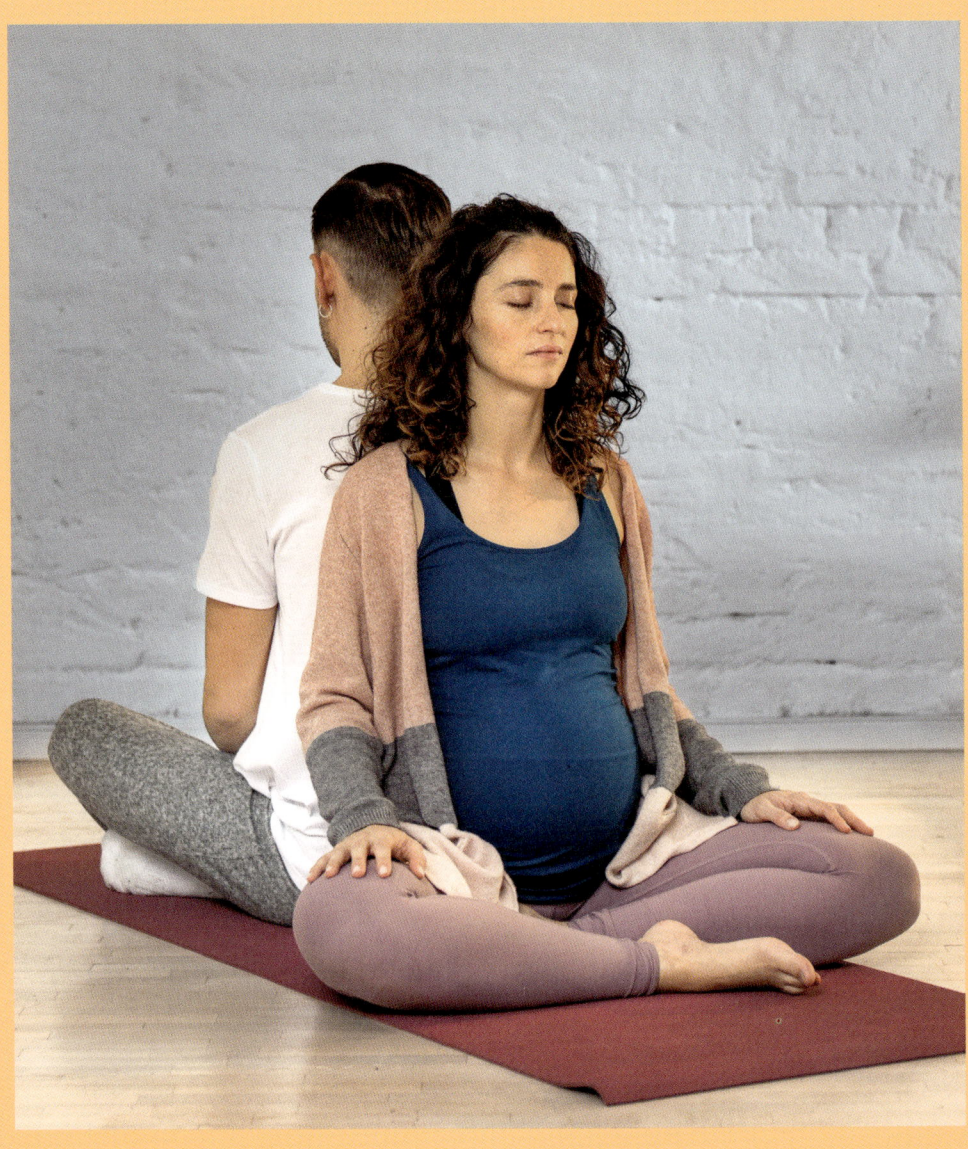

MEDITATION RÜCKEN AN RÜCKEN

*Bei dieser Meditation relaxt ihr gemeinsam. Ihr schenkt euch gegenseitig
Halt und Geborgenheit. Und selbst wenn der Versuch im Lachkrampf endet:
Auch der entspannt euch beide ganz wunderbar.*

1 Setzt euch Rücken an Rücken in einen aufrechten Sitz. Lehnt euch sanft gegeneinander. Die unteren Rücken sollten sich berühren. Schließt die Augen und findet einen gemeinsamen Atemrhythmus. Drei bis fünf Minuten.

2 *Variante:* Dein Partner umarmt dich jetzt von hinten, die Hände ruhen bei eurem Baby. Lass deinen Partner so Teil der Schwangerschaft sein. Atmet weiter, wiegt euch sanft von links nach rechts oder beginnt zu kreisen. Das vermittelt euch das Gefühl von Einheit, Geborgenheit und Liebe.

BEWEGUNG MIT BENEFITS

ENDSPURT. JETZT HILFT DIR YOGA BEI DEN TYPISCHEN ZIPPERLEIN DURCH DEIN WACHSENDES BABY IM BAUCH. UND DABEI, DICH KÖRPERLICH UND EMOTIONAL AUF DIE GEBURT VORZUBEREITEN.

Der Geburtstermin rückt näher. Die Vorfreude auf den kleinen neuen Erdenbürger wächst immer mehr. Auch dein Bauch nimmt an Umfang zu. Kindsbewegungen sind jetzt von außen zu spüren und dein Partner kann aktiver an der Schwangerschaft teilhaben. Diese Phase der Kugelzeit ist oft voller wundervoller und intimer Momente. Besonders schön kann eine gemeinsame Meditation sein. Probiert sie ruhig mal aus. So könnt ihr euch schon vor der Geburt als Familie finden und zusammenwachsen.

DEINE INTUITION WIRD STÄRKER

Vielleicht hast du im Laufe der letzten Monate bemerkt, dass du weniger »kopflastig« bist und dich immer mehr mit deinen Instinkten und deiner Intuition verbindest. Du erlebst einen tiefen Bewusstseinswandel, der gerade jetzt, kurz bevor das Baby da ist, noch intensiver wird. Neben der körperli-

chen ist die Geburt vor allem auch eine emotionale Herausforderung. Nicht nur dein Kind wird geboren. Auch du erlebst den Übergang von der Frau hin zur Mutter. Du wirst als Mama geboren.

Damit sich der Bauch mit der voranschreitenden Schwangerschaft dehnen kann und dir die Geburt leichter fällt, wird das Gewebe immer weicher. Dies lässt sich im letzten Drittel gut mit spielerischen Baby-Hula-Hoops und beckenöffnenden Asanas unterstützen. Aber bitte immer alles mit Ruhe und Gefühl – ohne sportlichen Ehrgeiz!

Gerade zum Ende der Schwangerschaft hin helfen dir Übungen wie die Hocke, dich und deinen Körper auf die Geburt vorzubereiten, sodass du vielleicht mit ein bisschen mehr Gelassenheit der Zukunft entgegenblicken kannst.

Ärgern dich Wassereinlagerungen in Füßen und Beinen, tut das »Beinehochlegen« gut – was du auch wunderbar auf yogische Art und Weise tun kannst. Entspanne dich im letzten Drittel, sooft es dir möglich ist.

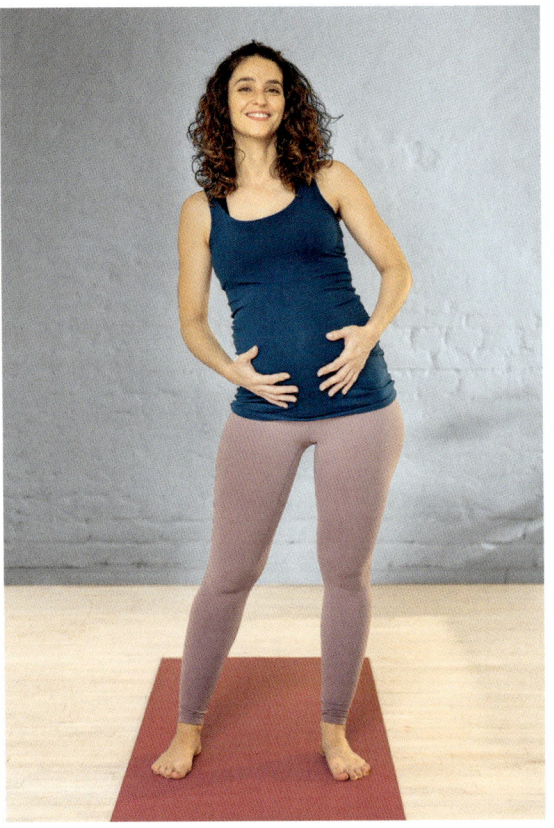 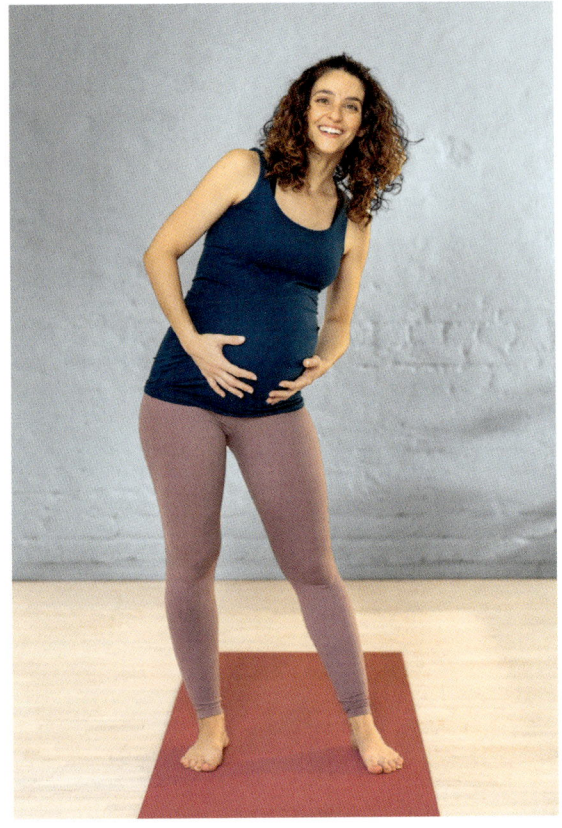

BABY-HULA-HOOP IM STEHEN

Das ist eine tolle Übung für dich und dein Kind: Dein unterer Rücken und dein Becken können hier entspannen und werden angenehm durchbewegt. Dein Kind bekommt eine kleine Massage und wird sanft hin- und hergeschaukelt – ihr werdet zu einer Einheit.

1 Stelle die Füße parallel auf, hüft- oder schulterbreit, je nachdem, was sich für dich gerade stimmig anfühlt.

2 Komm mit den Händen zu deiner Hüfte oder zu deinem Kind. Schließe die Augen und verbinde dich mit deinem Atem.

3 Lass jetzt deine Hüfte kreisen, in deiner ganz individuellen Intensität und deinem Tempo. Nimm hier ganz bewusst jeden Moment der Bewegung wahr. Wiederhole die Bewegung auf jeder Seite 10-mal.

MALASANA - HOCKE

Diese Haltung öffnet dein Becken und dehnt den Dammbereich, den Beckenboden, die Gesäß- und die Rückenmuskulatur. Bitte keine Hocke bei Symphysen-lockerung, Frühwehen, Zerklage oder Beckenendlage (ab 35. SSW)!

1 Stelle deine Füße mattenbreit auf. Die Zehen drehst du leicht nach außen. Setz dich nun mit gerader Wirbelsäule tief in die Hocke und lass deinen Scheitel Richtung Decke streben.

2 Bringe deine Ellbogen an die Innenseite der Knie und deine Handflächen auf Höhe des Brustbeins zueinander. Richte dich noch etwas mehr auf. Lass deinen Atem jetzt tief in dein Becken fließen und kreiere Weite und Entspannung.

MODIFIKATION: Sollten deine Fersen in dieer Haltung den Boden nicht berühren, unterpolstere sie mit einer gerollten Decke oder leg ein großes stabiles Kissen unter dein Gesäß.

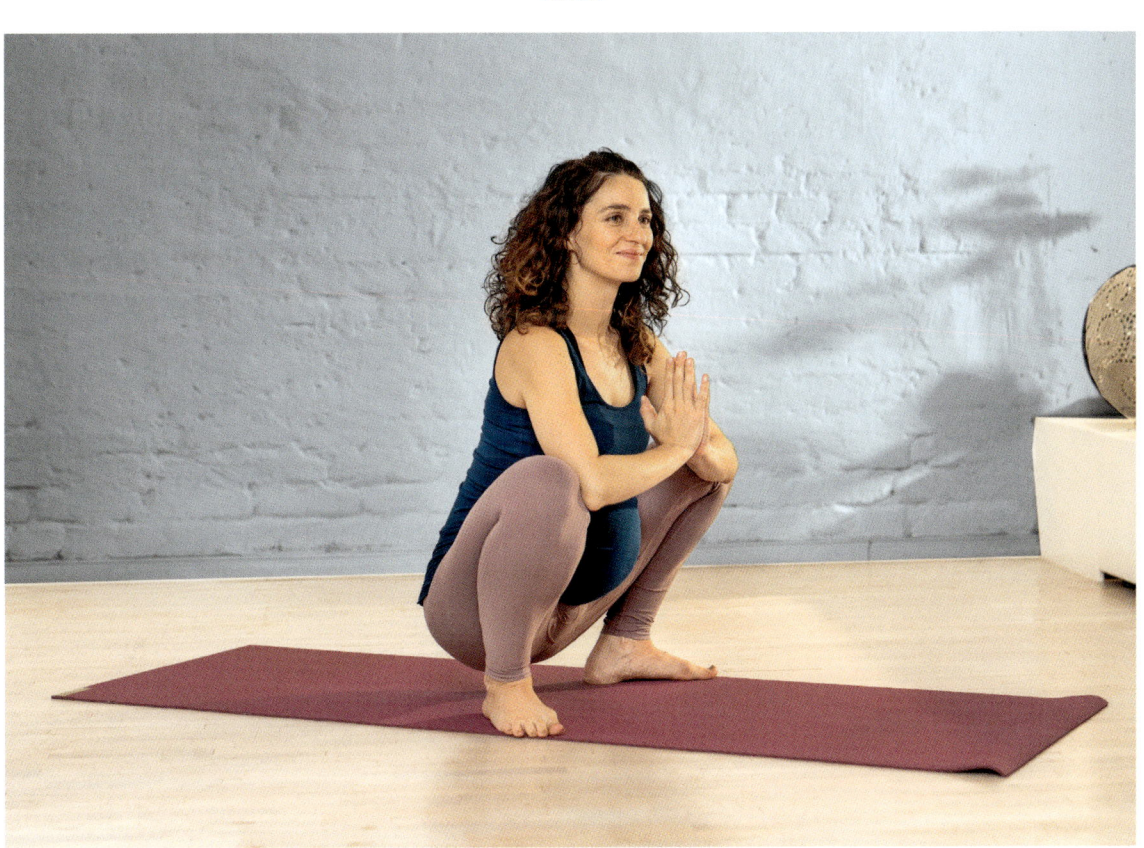

VIPARITA KARANI – YOGISCHES BEINEHOCHLEGEN

In dieser Haltung entlastest du dein Herz-Kreislauf-System, regst die Verdauung an und beruhigst dein Nervensystem. Besonders bei Ödemen ist die Übung Gold wert. Wir zeigen sie dir hier in einer sanften Version, die du bis zur Geburt wunderbar praktizieren kannst.

1 Leg deine Yogamatte mit dem kurzen Ende an eine Wand, bau dir dein Bolsterpodest und setze dich im Schneidersitz zwischen Wand und Bolster.

2 Leg dich langsam über die Seite auf das Bolster ab, entspanne die Schultern und lass los. Jetzt kannst du deine Beine an der Wand nach oben wandern lassen und entspannt anlehnen. Vielleicht magst du deine Fußgelenke kreisen. Schließe die Augen, verweile hier und tauche in die wohltuende Wirkung der Haltung ein.

3 Möchtest du die Position wieder auflösen, wandere mit deinen Füßen an der Wand nach unten Richtung Matte und rolle dich mit geschlossenen Augen über die Seite in deinen aufrechten Sitz. Spüre für ein paar Atemzüge nach.

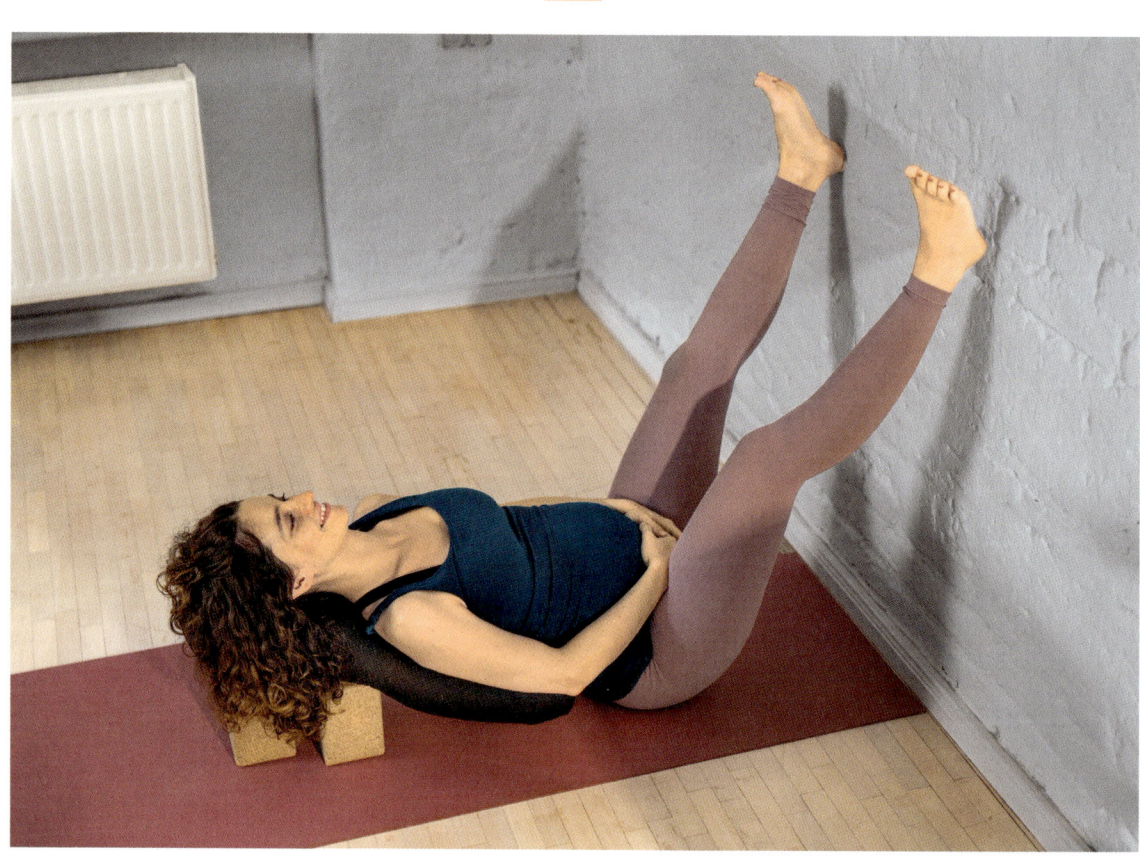

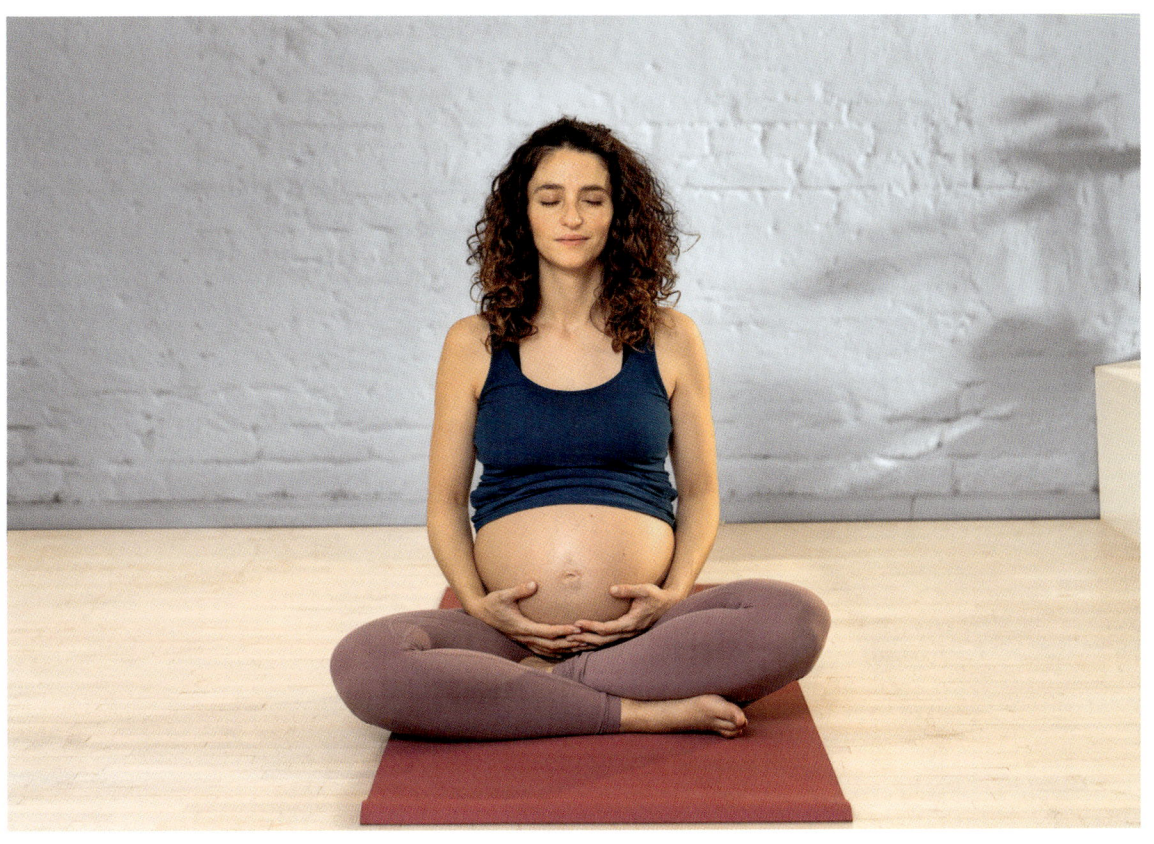

BHRAMARI – BIENENSUMMEN

*Das Bienensummen hat eine entspannende Wirkung auf dein Gehirn. Es hilft dir,
Stress und negative Gefühle zu reduzieren und stattdessen Glück und Zufriedenheit
in deinem Herzen anzureichern.*

1 Sitze bequem – gerne im Meditationssitz. Schließe die Augen, wenn du das magst,
entspanne deine Gesichtsmuskulatur und leg deine Hände zu deinem Kind auf den
Bauch. Sitze so für einen Moment, atme tief und ruhig – und spüre eure Zweisamkeit.

2 Atme dann tief durch die Nase ein und summend wie eine Biene aus…MMMMHHH.
Atme wieder ein und wiederhole die Übung drei Minuten lang.

3 Lass Kiefer und Lippen locker und entspannt. Tauche ein in die Vibration, die
erst deinen Kopf erfüllt und sich von da aus in deinem Körper ausbreitet und auf dein
Kind übergeht. Spüre nach und komme zurück zum gleichmäßigen, intuitiven Atmen.

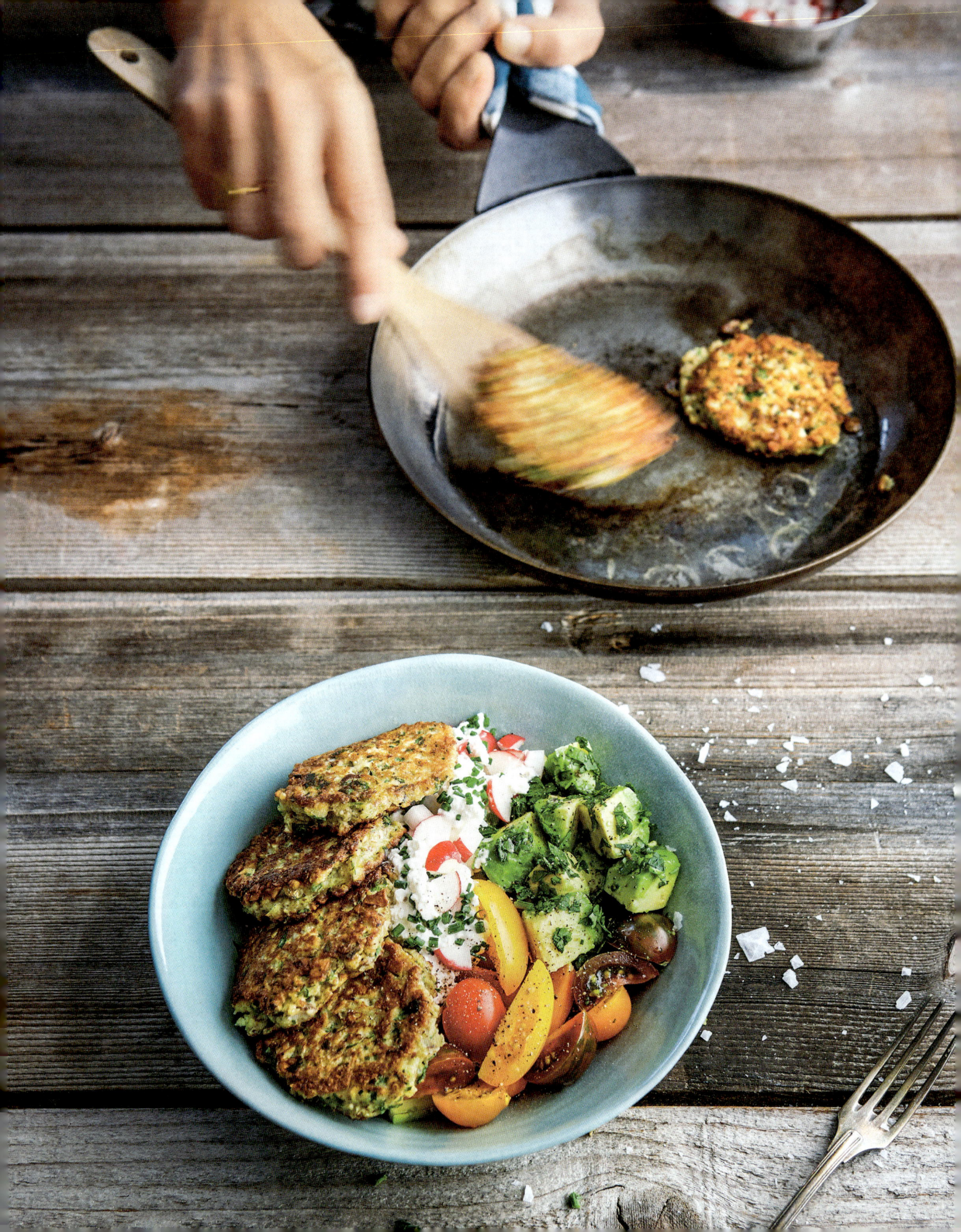

VEGGIE-POWER-BOWL

IN DIESER SCHÜSSEL STECKT ALLES, WAS SATT UND ZUFRIEDEN MACHT: VIEL GEMÜSE, KOMPLEXE KOHLENHYDRATE UND GESUNDE FETTE AUS NUSS UND AVOCADO.

ZUTATEN

100 g Champignons
1 kleine Zwiebel · 1 Bund Rucola
2 EL Quark
7 EL feine Haferflocken
4 EL gemahlene Haselnusskerne
Salz · Pfeffer · 3 EL Rapsöl
1 Bund Schnittlauch · 3 Radieschen
150 g körniger Frischkäse
3 EL Apfelessig
1 kleine Avocado
1 Bund gemschichte Kräuter
1 Handvoll Datteltomaten

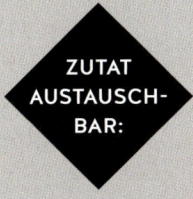

ZUTAT AUSTAUSCH-BAR:

Haferflocken durch
Couscous oder Reis

1 Die Champignons säubern und klein schneiden. Die Zwiebel schälen und würfeln. Rucola waschen, trocken schütteln und in grobe Stücke schneiden. Pilze, Zwiebel, und Rucola mit Quark, Ei, Haferflocken und Haselnüssen stückig pürieren, salzen und pfeffern. 1 EL Öl in einer Pfanne erhitzen und die Hälfte der Pilzmasse in fünf Häufchen hineinsetzen. Platt drücken und von beiden Seiten in ca. 4 Min. ausbraten. Mit der übrigen Masse ebenso verfahren.

2 Schnittlauch waschen, trocken schütteln und in Röllchen schneiden. Radieschen putzen, waschen und fein würfeln. Beides mit dem Frischkäse mischen, 2 EL Essig und 1 EL Öl unterrühren, salzen und pfeffern. Die Avocado halbieren und den Stein entfernen. Das Fruchtfleisch in der Schale in Würfel teilen und mit einem Löffel herauslösen. Käuter waschen, trocken schütteln und fein hacken. Avocadowürfel mit Kräutern und übrigem Essig msichen, salzen und pfeffern.

3 Zum Anrichten die Avocado auf drei Schüsseln verteilen, Tomaten, Pilztaler und Frischkäse darauf arrangieren und die Bowl sofort servieren.

HOT GINGER
ENERGYBALLS

NERVENSTÄRKER, ENERGIESPENDER, VERDAUUNGSANKURBLER, GUTE-LAUNE-MACHER UND EINFACH LECKER: PERFEKTE KRAFTKUGELN AUCH FÜRS WOCHENBETT.

ZUTATEN
30 g Leinsamen
80 g Walnusskerne
50 g Datteln (entsteint)
1 EL Agavendicksaft
130 g Erdnussmus
1 Stück Bio-Ingwer (ca. 2 cm lang)
Saft von 1 Limette
Chiliflocken (nach Belieben)
40 g getrocknete Cranberrys
30 g gepuffte Hirse
(ersatzweise gepuffte Quinoa)

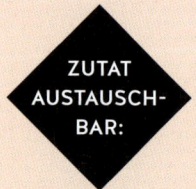

ZUTAT
AUSTAUSCH-
BAR:

Cranberrys
durch Korinthen
oder Rosinen

1 Leinsamen und Walnusskerne mit dem Blitzhacker zu kleinen Stückchen verarbeiten. Die Datteln klein schneiden, dazugeben und ebenfalls fein zerkleinern.

2 Die Masse in eine Schüssel geben. Agavendicksaft und Erdnussmus hinzufügen. Ingwer waschen, reiben und 1 EL zur Masse geben. Limettensaft darüberträufeln, nach Belieben einige Chiliflocken einstreuen und alles kräftig vermischen.

3 Zuletzt die Cranberrys und die gepuffte Hirse untermengen. Falls nötig, einige EL Wasser hinzufügen, um alles zu einer zähflüssigen Masse zu verarbeiten. Die Schüssel etwa 30 Min. in den Kühlschrank stellen, damit die Masse fest wird.

4 Die Schüssel aus dem Kühlschrank nehmen. Zunächst den Teig erneut durchkneten und dann jeweils eine esslöffelgroße Menge Teig zwischen den mit Wasser befeuchteten Handflächen formen. Luftdicht verpackt, halten sich die Bällchen im Kühlschrank etwa 1 Woche.

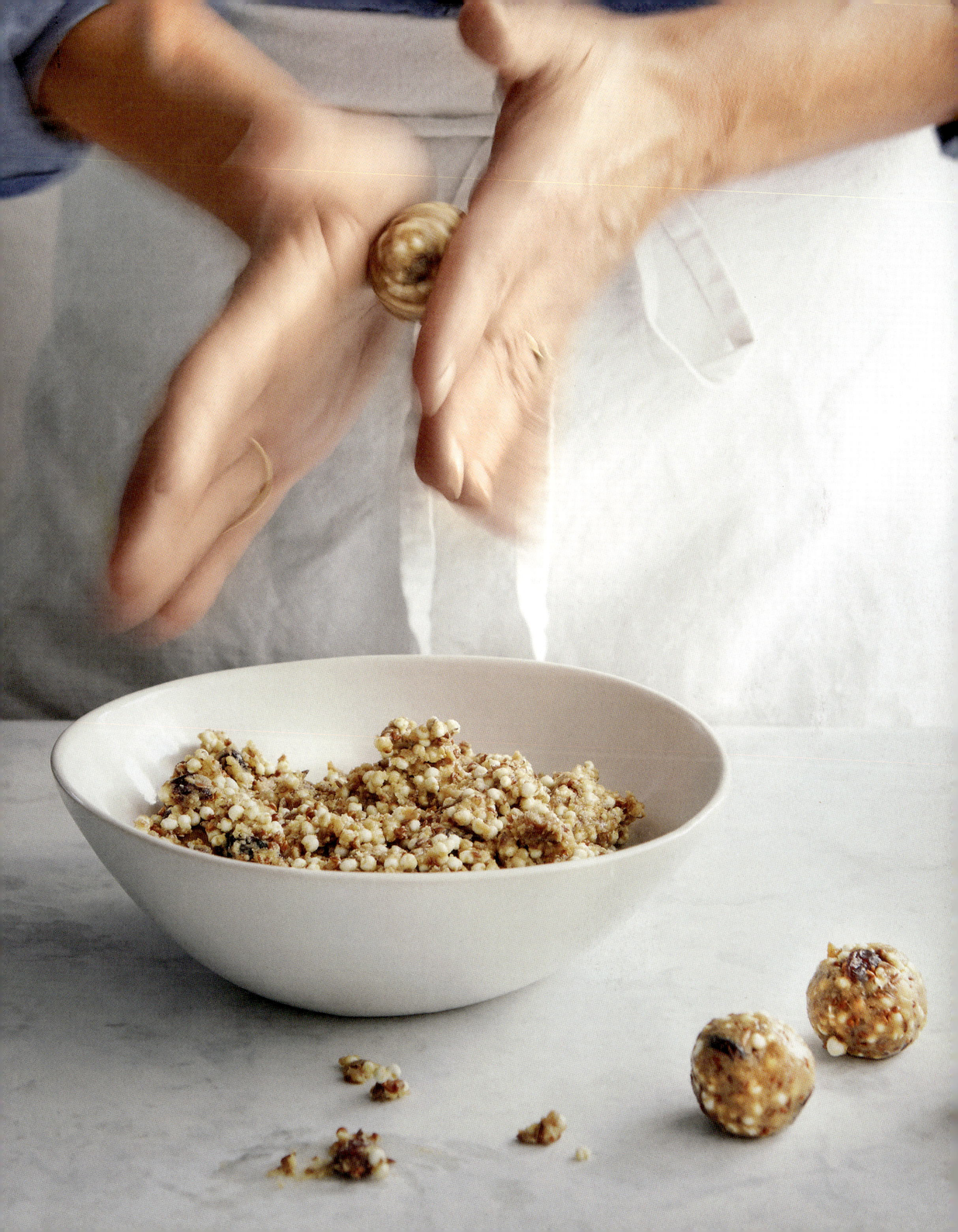

EINE GEBURTSGESCHENKLISTE VON MAMIS FÜR MAMIS

Ist das Baby da, geht es erst richtig los: Deshalb findest du hier Inspirationen für dich und alle, die dir etwas Gutes tun möchten. Geschenke, über die sich viele Newbie-Mommys besonders freuen. Egal, ob du sie schon zur Babyparty, zum Blessingway (Seite 169) oder nach der Geburt bekommst.

Das beste Geschenk: tatkräftige Hilfe

Wir können uns das Leben erleichtern, wenn wir uns gegenseitig tragen, singt Lady Gaga frei übersetzt im Song »Hey Girl«. Da stellt sich die Frage: Wie gut bist du im Hilfeannehmen? Ich bin darin nur mäßig gut und habe es mir damit schon viel zu oft schwergemacht.

Deshalb lege ich dir aus Erfahrung ans Herz: Freu dich über Unterstützung und fordere sie im Zweifel ein. Wenn dir das schwerfällt, übe schon jetzt. Und wechsle ruhig mal die Perspektive: Hilfst du anderen gerne? Eben! Warum sollte es deinen Lieben mit dir nicht genauso gehen?

• Das größte Geschenk im Wochenbett ist Zeit, damit du dich ganz in Ruhe um dich und dein Baby kümmern kannst. Einkaufen gehen oder die gewaschene Wäsche mitnehmen und gebügelt wieder zurückbringen – das ist eine riesige Hilfe im Wochenbett. Vielleicht legt die Familie auch zusammen für eine Haushaltshilfe? Freundinnen meiner Schwester stellten ihr nach der Geburt ein Bäumchen mit persönlichen Wünschen ins Wohnzimmer. Sie freute sich riesig. Auch eine schöne Variante: Gutscheine oder für jeden Tag ein kleines Geschenk dranhängen: Erster Tag zu Hause? X bringt dir einen Kuchen vorbei. Zweiter Tag: Y stellt dir heute Blumen und frische Brötchen vor die Tür …

• Wochenbett-Catering: Lass dir stärkendes Essen mitbringen oder Lieferdienst-Gutscheine (gibt es speziell für junge Mütter, Seite 191) schenken.

• Manchmal bedeuten kleine Gesten Großes: Beispielsweise die, auf eine Einladung zum Babygucken zu warten und erst einmal per Post eine Karte mit einem kleinen Geschenk schicken. Damit sich Mama, Papa und das Neugeborene in der intensiven Wochenbettzeit voller Höhen und Tiefen erst einmal selbst zurechtfinden können.

Lieblingsstücke fürs Baby

Klar, eine Kleinigkeit fürs Baby besorgen macht Spaß. Im Idealfall ist das Geschenk allerdings nicht nur süß, sondern auch praktisch und sinnvoll. Wie etwa ein Windelabo. Oder Kleidung aus hochwertigen Materialien wie Wolle oder Wolle-Seide, die hübsch, zeitlos und praktisch zum Anziehen ist. Etwa ein seitlich knöpfbarer Body (damit du ihn deinem zarten Neugeborenen nicht über den Kopf ziehen musst), ein Schlüti-Jäckchen oder ein wärmendes Wollmützchen (z. B. über Mybabyloon, Hess Natur oder Lilano).

WAS BRAUCHT DAS BABY ZUM ANZIEHEN?

Natürlich gibt es auch hier keine allgemeingültige Regel und es kommt sehr auf die Jahreszeit an, zu der ein Kind geboren wird. An dieser Liste kannst du dich orientieren:

• *drei langärmelige Strampler in Gr. 56*
• *je fünf langärmelige Wolle-Seide-Wickelbodys in Gr. 56 und 62*
• *fünf Wickel- oder Flügelhemdchen in Gr. 56 und 62*
• *ein Wolljäckchen zum seitlichen Aufknöpfen (Schlüti genannt)*
• *zwei (Strumpf-)Höschen mit Füßen in Größe 56*
• *drei Paar warme Söckchen*
• *im Winter: Wollwalkanzug in Gr. 56/62*
• *im Sommer: Sonnenhut*
• *zwei bis drei Wolle-Seide- oder Baumwollmützchen*
• *zwei bis fünf große Spuck- und Pucktücher (oder Mullwindeln)*
• *zwei Winter-/Sommerschlafsäcke, in die das Baby mit dem Kopf nicht hineinrutschen kann*

Fehlt noch etwas für die Erstausstattung (siehe Kasten Seite 164)? Oder hättest du gerne noch ein Erinnerungsalbum für die Schwangerschaft und Anfangszeit mit Baby? Besonders schöne gibt es z. B. von Gretas Schwester, Frau Otillie, Mintkind und ava&yves. Auf Seite 166 findest du eine Häkelanleitung für einen entzückenden Beiß- oder Greifring zum Selbermachen (oder du bittest eine Freundin oder die werdenden Omas darum).

Noch mehr tolle Geschenkideen

• Ein besonderes Pflegeprodukt, ein guter Concealer oder eine liebevoll zusammengestellte Wochenbettapotheke stehen auf den Wunschlisten vieler junger Mütter ganz oben.

• Klingt erst mal komisch, ist aber DAS Multitalent in Sachen Entspannung: ein großer Gymnastikball. Mit dickem Bauch kannst du darauf die Hüften kreisen lassen (tut bei Rückenschmerzen sehr, sehr gut), und ist euer Baby erst da, wippt Papa mit ihm zur Beruhigung sanft darauf herum. Das wirkt bei manchem Kind Wunder. Nicht zu vergessen, eignet sich der Ball prima für Rückbildungsübungen.

• Weiß eine werdende Mama schon, dass sie ihr Baby gerne in einer Babytrage bei sich haben oder es sich mit einem Tuch umbinden möchte, freut sie sich bestimmt über eine Trageberatung. Es gibt mittlerweile großartige Tragen und Tücher für jeden Typ. Ich liebte anfangs eine Version mit Klettverschluss und kaufte nach etwa vier Monaten eine Trage zum Binden dazu. Aber je nach individuellem Körperbau und Vorliebe bzw. Kind sind andere Tragen und Tücher besser geeignet. Deshalb macht eine Beratung Sinn.

• Und noch eine tolle Idee, vielleicht für Freunde, die für ein Geschenk zusammenlegen wollen: ein professionelles Familien-Foto-Shooting. Ihr werdet schon nach zwei Wochen unzählige Fotos auf dem Handy haben. Aber wirklich mal die Kamera rausholen? Das fällt im anfänglichen Chaosalltag mit Neugeborenem oft hintenrunter. Und schwups ist das erste Jahr ohne richtig gute Bilder rum. Deshalb ist ein Shooting ausgezeichnet. So gibt es nicht nur Solo-Schnappschüsse von eurem Baby, sondern welche von eurer ganzen Familie. Das ist später ein unglaublich wertvoller Schatz.

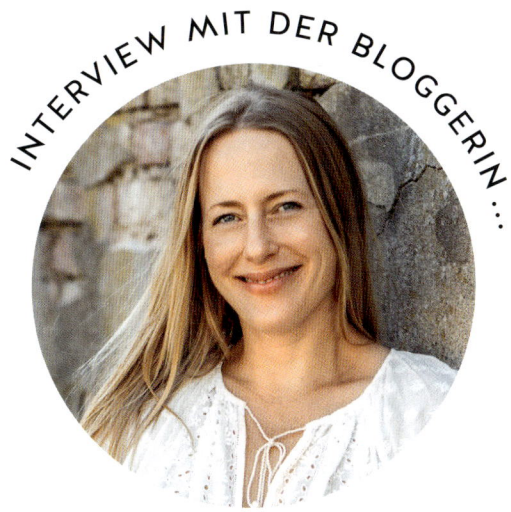

INTERVIEW MIT DER BLOGGERIN …

ALEXA VON HEYDEN

Liebe Alexa, du bist auf deinem Blog www.alexapeng.de sehr offen, was das Muttersein angeht. Wie hast du dein Wochenbett erlebt?
Ich hatte einen medizinisch notwendigen Kaiserschnitt, brauchte danach eine lange Erholungszeit und lag deshalb tatsächlich viel mit meiner Tochter im Bett. Für das Eingrooven braucht man viel Power. Meine Hebamme riet mir zu einer Wochenbettsuppe mit TCM-Kräutern. Mit Gemüse und Hühnchen hat mir diese Suppe neue Kraft gegeben und war schnell auf dem Tisch.

Was waren deine schönsten Geschenke?
Eine liebe Freundin brachte mir bei ihrem Besuch einen Becher Kaffee und Sushi mit, weil sie wusste, dass mir der Verzicht darauf in der Schwangerschaft so schwergefallen war. Das hat mir viel bedeutet. Überhaupt sind alle Wochenbettgeschenke toll, die dich im Haushalt entlasten oder dir als Mama kleine Auszeiten ermöglichen. Beispielsweise eine professionelle Wochenbettmassage daheim. Es kam mir erst seltsam vor. Aber sie hat mir gutgetan und meine Stillschulter-Verspannungen gelöst.

DIY-
GREIFLING
RABBIT

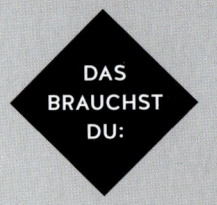

DAS BRAUCHST DU:

Wolle für Nadelstärke 4–5
Häkelnadel Nr. 4
Schere
Stopfnadel
Holzring mit ca. 7 cm
Durchmesser

ANN-KATHRIN STADE IST ARCHITEKTIN,
MAMA VON ZWEI KIDS UND BLOGGT AUF
WWW.ROCKMYDAY.DE INSPIRIERENDE,
NACHHALTIGE UND NATURVERBUNDENE
DIY-PROJEKTE. VIELLEICHT HAST DU LUST,
IHREN ZAUBERHAFTEN ZAHNUNGSRING
FÜR DEIN BABY ZU HÄKELN?

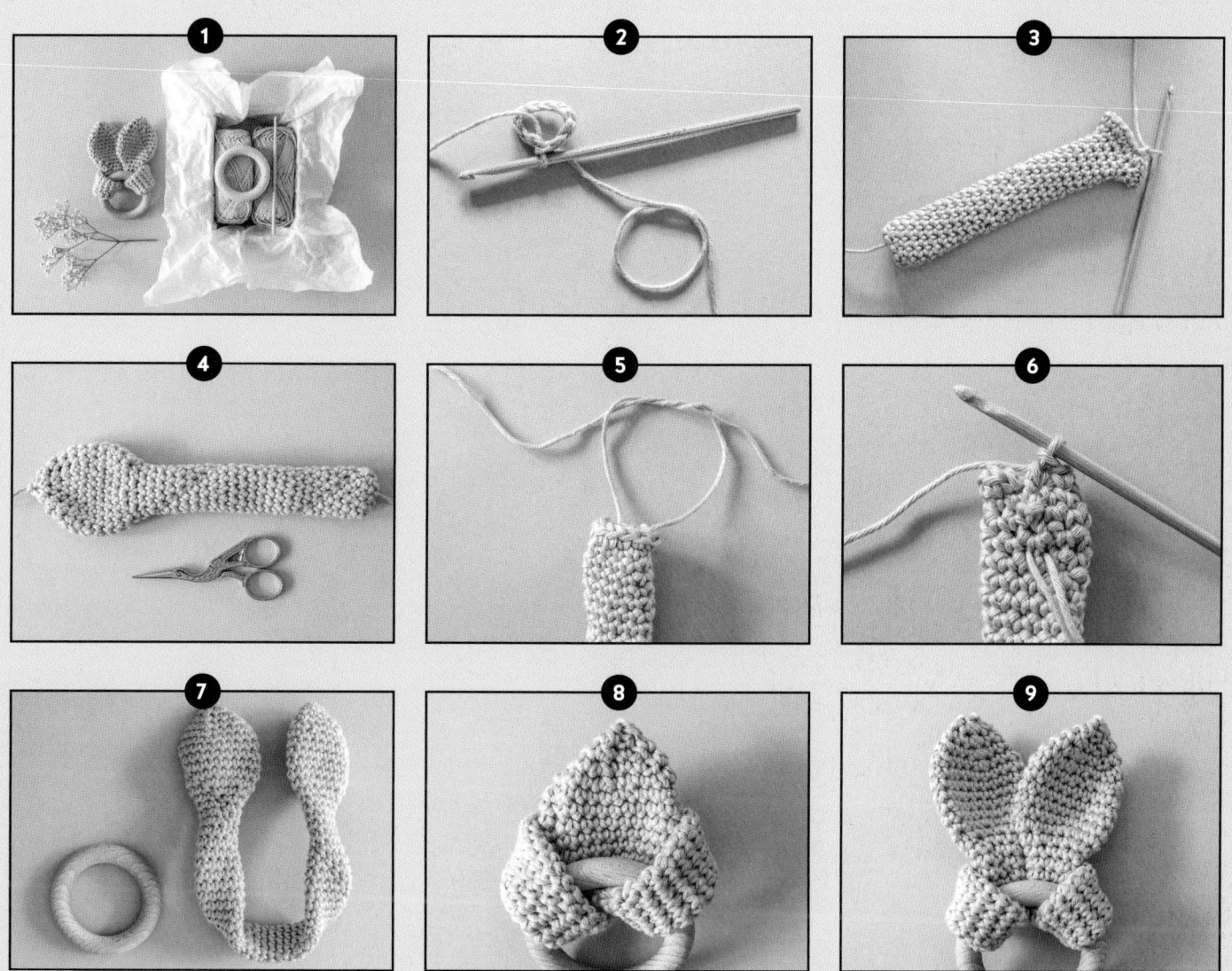

Hasenohr #1: Beginne mit 10 Luftmaschen (LM) und schließe diese zu einem Ring. Arbeite in Runden weiter. Für die erste Runde häkelst du in jede LM 1 feste Masche (FM). Beende sie mit einer Kettmasche (KM).
2 Rd. 1–25: 1 LM, 10 FM, jede Runde mit 1 KM schließen. **3** Rd. 26: 1 LM, jede 2. Masche verdoppen, mit 1 KM schließen. **4** Rd. 27: 1 LM, jede 3. Masche verdoppeln, Runde mit 1 KM schließen. Rd. 28–32: 1 LM, 20 FM, Runde mit 1KM schließen. Rd. 33: 1 LM, jede 4. und 5. Maschen zusammenhäkeln, Runde mit 1 KM schließen. Rd. 34: 1 LM, jede 3. und 4. Masche zusammenhäkeln, Runde mit 1 KM schließen. R. 35: 1 LM, jede 2. und 3. Masche zusammenhäkeln, Runde mit1 KM schließen.
Rd. 36: 1 LM, immer 2 Maschen zusammenhäkkeln, Runde mit 1 KM schließen. Abmaschen.
Hasenohr #2: Arbeit wenden und weiter mit FM.
 5 Verknote die beiden Fäden mit den Stoßkanten nach der 1. Runde miteinander. **6** Rd. 1–15: 1 LM, 10 FM, Runde mit 1 KM schließen. Ab Rd. 16 weiter wie Hasenohr #1 ab Rd. 26. Wenn Hasenohr #2 fertig ist, abmaschen und die Fäden gut vernähen.
7 Ziehe die beiden Ohrenenden durch den Holzring. **8** Anschließend die Ohrenenden durch die entstandene Schlaufe führen. **9** Zurechtzupfen und mit ein paar Stichen fixieren, da dein Baby die Ohren beim Spielen sonst immer vom Holzring ziehen wird.

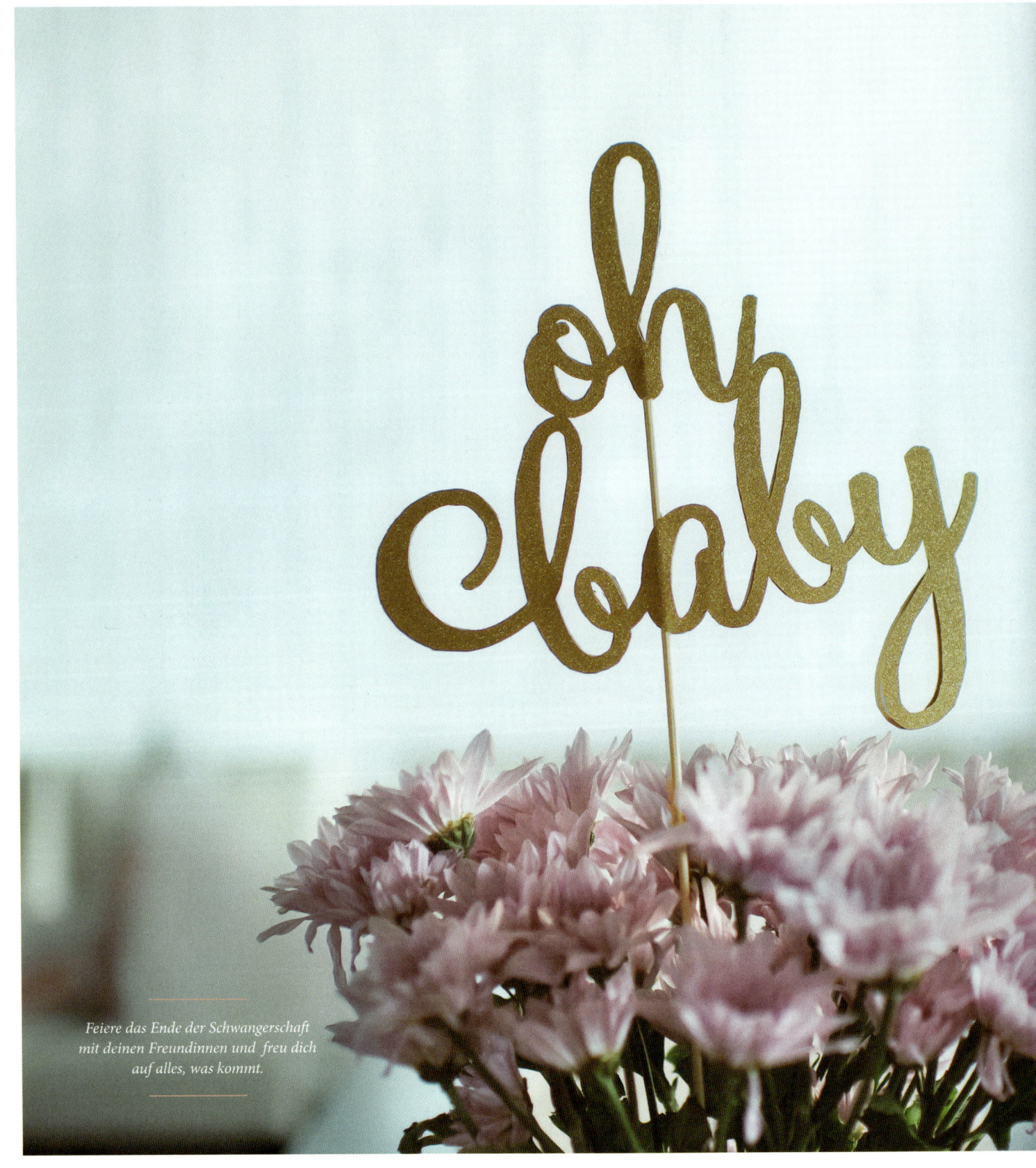

*Feiere das Ende der Schwangerschaft
mit deinen Freundinnen und freu dich
auf alles, was kommt.*

Viel Glück und viel Segen

BABYPARTY & BLESSING-WAY

Der Brauch, die werdende Mama und ihr Kind kurz vor der Geburt mit einer Überraschungs-Babyparty zu feiern, ist schon vor einer ganzen Weile aus den USA zu uns herübergeschwappt. Der Freundinnen-Clan organisiert ein hübsches Kuchenbuffet und eine Windeltorte mit Geschenken. Sie hängen vielleicht eine Wäscheleine mit Baby-Bodys auf und die werdende Mama muss raten, welcher von wem ist. Alle basteln gemeinsam ein Mobile fürs Baby oder schenken der Schwangeren ein schönes Kinderbuch mit persönlicher Widmung.

Noch etwas neuer bei uns ist der Trend hin zur spirituellen Blessingway-Zeremonie. Dabei geht es darum, die Schwangere mental zu unterstützen und sie im Kreise ihrer Freundinnen, weiblicher Familienmitglieder und manchmal auch ihrer Hebamme oder Doula zusammen für das Wunder zu feiern, das sie gerade erschafft. Besondere Rituale sollen sie darin bestärken, positiv und voller Vertrauen in ihre Geburt zu gehen. Traditionell wird der Babybauch mit Henna bemalt und jede Frau bringt ein bis zwei Perlen mit, um daraus ein Gute-Wünsche-Armband oder eine Kraftkette zu basteln. Auch schön: zusammen ein Geburts-T-Shirt bemalen, einen Traumfänger oder Blumenkränze basteln. Der Fantasie sind bei beiden Feieransätzen keine Grenzen gesetzt. Hauptsache, die Mama zieht aus dem Tag ganz viel Kraft und positive Energie.

Inspiration zu beidem findest du in sozialen Netzwerken wie Instagram oder Pinterest mit Hashtags wie #babyparty, #babyshower oder #blessingway.

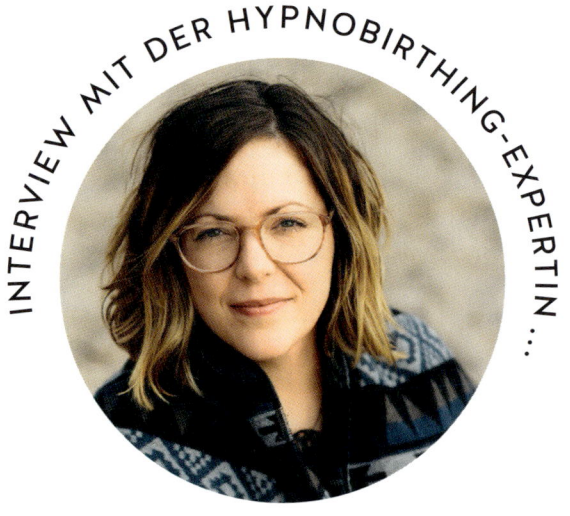

INTERVIEW MIT DER HYPNOBIRTHING-EXPERTIN...

INKEN ARNTZEN

Für die zertifizierte HypnoBirthing-Kursleiterin und zweifache Jungs-Mama (2015, 2017) aus Hamburg ist die positive und stärkende Geburtsvorbereitung von Paaren eine Herzensangelegenheit. Mehr Infos auf www.inkenarntzen.de.

Liebe Inken, das Konzept der Hypnotherapeutin und Mehrfachmutter Marie Mongan stößt bei immer mehr Schwangeren auf Interesse. Denn es will Frauen durch Selbsthypnose eine schmerzärmere Geburt ermöglichen und den Partner noch aktiver miteinbeziehen. Wie kann ich mir die Geburtsvorbereitung mit HypnoBirthing vorstellen?

HypnoBirthing ist eine Methode, um sein Kind sanft, kraftvoll und selbstbestimmt auf die Welt zu bringen.

HypnoBirthing ist eine Methode, um sein Kind sanft, kraftvoll und selbstbestimmt auf die Welt zu bringen. Dafür vermitteln wir in den Kursen viel Wissen über die Geburt und auch darüber, wie Ängste, Spannung und Schmerz zusammenhängen.

Warum ist das Thema Geburt mit so vielen Ängsten behaftet und was tust du dagegen?
Die meisten werdenden Eltern haben ihre Vorstellung vom Gebären aus Hollywoodfilmen und dramatischen Arztserien. Ich zeige meinen Paaren deshalb auch Videos von schönen Geburten. Damit sie sehen, dass es in der Realität sanft, ruhig und schmerzfrei ablaufen kann. Und natürlich trainieren wir verschiedene Techniken, um sich auf die Geburt vorzubereiten.

Was sind das für Techniken?
Die Schwangere und ihr Partner lernen gemeinsam Atemübungen, Methoden der Tiefenentspannung wie Hypnosen, positives Denken und das achtsame Einsetzen von Worten. Wir sprechen z. B. ganz bewusst von Wellen statt von Wehen, weil Letztere mit Schmerz assoziiert werden. Um die Techniken zu vertiefen, ist es wichtig, auch daheim zu üben. Ich rate dazu, sich dafür täglich eine halbe Stunde Zeit zu nehmen. So kann der Körper die Abläufe verinnerlichen und später einfach abrufen, wenn er sie braucht. Mein Ziel ist, dass die Frau ihre Ängste loslässt und merkt: Ich kann diese Situation meistern. Egal, was kommt und welche Wendung ihre Geburt nimmt. HypnoBirthing ist keine Garantie für eine Traumgeburt. Aber eine positive Einstellung erhöht die Wahrscheinlichkeit dafür.

Wie nimmst du Frauen Ängste vor der Geburt?
Angst und Schmerzen entstehen im Kopf. Wir versuchen das aufzulösen. Eine Übung ist z. B., dass die Paare zu Hause ihre Sorgen jeder für sich auf einen Zettel schreiben, um danach im Privaten darüber zu sprechen. Im Kurs arbeiten wir mit Hypnose und dem Unterbewusstsein. Die Schwangere wird in den Zustand der Tiefenentspannung geführt, um Ängste und negative Vorstellungen vom Geburtsprozess loslassen zu können und sie durch positive Gedanken und Bilder zu ersetzen.

Ein Kritikpunkt ist, dass HypnoBirthing unrealistisch hohe Erwartungen an die Geburt weckt …
Das hat meiner Meinung nach aber nichts mit HypnoBirthing zu tun, sondern mit Dogmatismus – und der ist generell keine gute Idee. Jede Geburt verläuft individuell und unvorhersehbar. Manchmal erfordert die Situation eine Intervention. Ich bin der Meinung: Ist ein Kaiserschnitt notwendig, entscheide dich dafür. Auch hier helfen die HypnoBirthing-Techniken wie Atemübungen oder positives Denken dabei, ruhig zu bleiben, sich auf die gegebenen Umstände einzulassen und die für sich und das Baby beste Geburt zu erleben.

Hast du auch ein konkretes Beispiel für eine SOS-Technik während der natürlichen Geburt?
Manchmal hören mitten unter der Geburt die Wehen einfach wieder auf und der Körper legt eine Pause ein. Im Klinikalltag bekommen die Frauen dann mitunter wehenanregende Mittel wie z. B. einen Tropf mit Oxytocin, um die Geburt weiter voranzutreiben. Das ist allerdings oft der Anfang diverser Folgeinterventionen, die eine spontane Geburt stören können. Ein Vorgehen, das inzwischen übrigens auch viele Ärzte zunehmend kritisieren. Um diese Spirale zu vermeiden, erkläre ich den Paaren, wie sie selbst aktiv die körpereigene Oxytocin- und Endorphinausschüttung anregen können. Das funktioniert etwa mit einer Light-Touch-Massage, bei der der Geburtsbegleiter der Frau sanft und ruhig über den Rücken oder über die Brustwarzen streicht, sodass sie eine Gänsehaut bekommt. Schüttet der Körper Endorphine aus, baut er gleichzeitig Stresshormone ab, die als wehenhemmend gelten. Das ist ein doppelt positiver Effekt und erspart der Gebärenden vielleicht den Hormontropf.

Wie funktioniert diese Light-Touch-Massage?
Es gibt zwei Varianten, die ganz einfach sind: Bei beiden berührt der oder die Massierende die Schwangere langsam und sanft am Rücken und löst so ganz bewusst eine Gänsehaut bei ihr aus. In der ersten Variante, der V-Form, legst du die Außenseite der Finger mit den Fingernägeln am Steißbein auf.

Bewege nun die Hände mit leichter Berührung entlang der Wirbelsäule nach oben, dann nach außen und an den Seiten des Rückens wieder nach unten zum Steißbein. Wiederhole diese Bewegung und wandere dabei immer höher mit den Händen bis hoch zu Haaransatz und Ohren.

Und wie geht die zweite Variante?
Für die Acht-Form-Massage legt der oder die Massierende die Außenseite der Finger mit den Fingernägeln sanft am Steißbein auf und bewegt sie von unten nach oben, sodass die Bewegung eine horizontale Acht bildet, die sich in der Mitte des Rückens kreuzt. Die Hände wandern langsam und sanft immer weiter nach oben bis zu den Schultern.

Welchen Paaren würdest du zu einem HypnoBirthing-Kurs raten?
Allen, die offen dafür sind. Und allen, die nicht akzeptieren wollen, dass eine Geburt ein Ereignis sein soll, bei dem man froh ist, wenn man es glücklich hinter sich gebracht hat. Besonders wertvoll ist HypnoBirthing natürlich für Frauen, die Angst haben oder schon ein Erlebnis in ihrer Vergangenheit hatten, das sie nicht wiederholen wollen – und die das Vertrauen in sich, ihre Intuition und ihren Körper stärken möchten. Empfehlenswert ist die Methode auch für Paare, die als gut aufgesetztes Team in die Geburt gehen und sie gemeinsam gestalten wollen. Kursleiter in deiner Nähe findest du z. B. auf: www.hypnobirthing.de.

Mein Ziel ist, dass die Frau ihre Ängste loslässt und merkt: Ich kann das meistern.

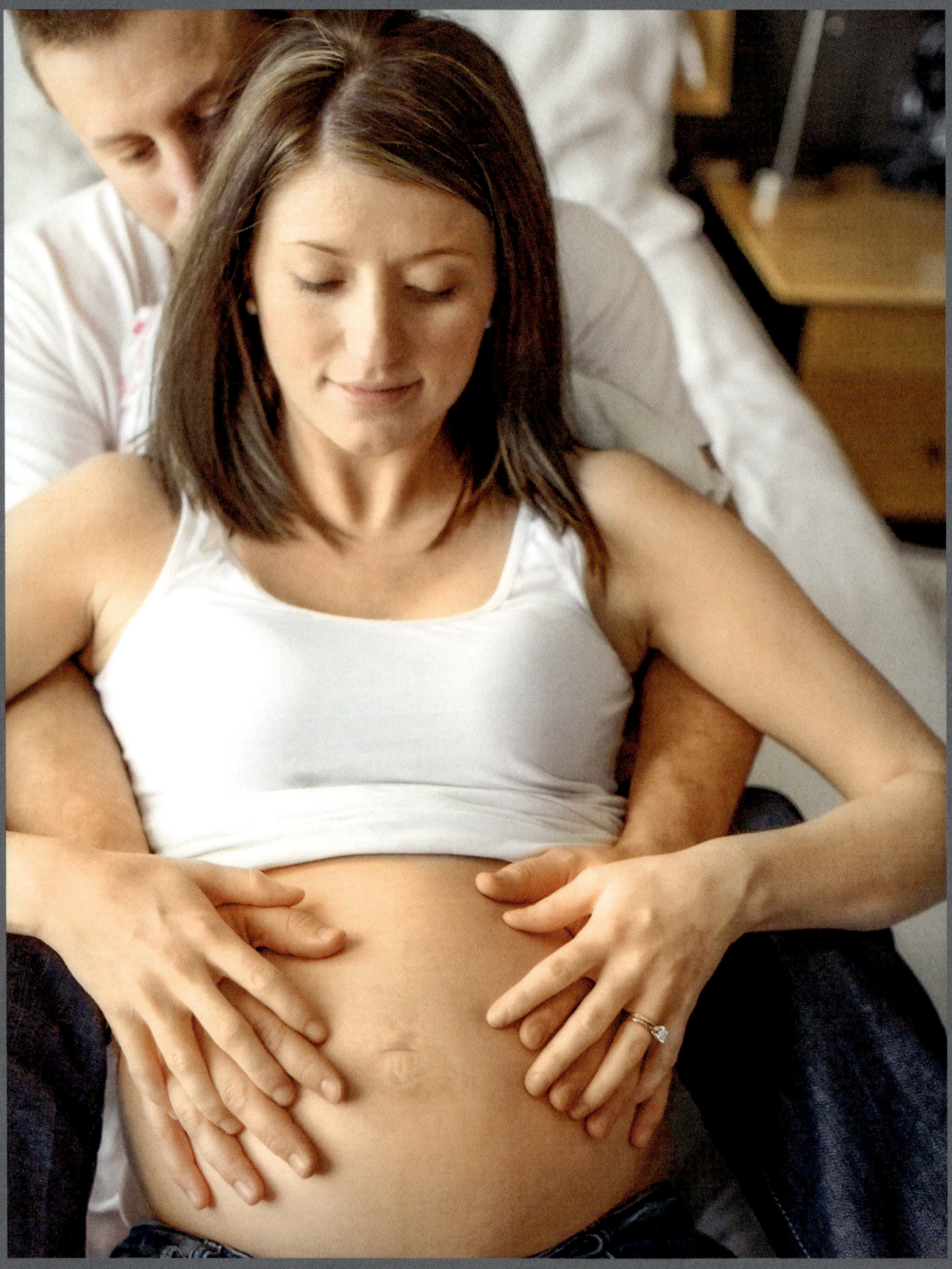

GUT
ZU
WISSEN

BALD IST ES SO WEIT: DEIN BABY KOMMT AUF DIE WELT! KEINE FRAU WEISS, WIE DIE GEBURT SEIN WIRD. ABER DU KANNST DIE FÜR DICH BESTEN VORAUSSETZUNGEN DAFÜR SCHAFFEN.

Weißt du schon, wo du dein Baby bekommen möchtest und mit wem als Unterstützerteam? Falls ein Kaiserschnitt geplant ist, wird deine Ärztin die Details mit dir besprechen. Ihr und der Hebamme kannst du all deine Fragen zur Bauch-OP (Seite 174) und zur natürlichen Geburt (Seite 176) stellen. Vor allem wenn sich Ängste einschleichen. Für viele davon gibt es gute Lösungen (z. B. Mittel zur Schmerzreduktion, Seite 176). Und manchmal hilft es schon, sich klarzumachen, dass so manches ganz normal ist. Wie der Drang, sich zu erbrechen, oder wenn beim Pressen etwas Stuhl mitkommt. All das kann deine Geburtshelfer nicht schrecken. Sie kennen es und sorgen für Abhilfe.

ES LIEGT NICHT NUR IN UNSERER HAND

Es gibt Geburten, die sind kraftvoll und wunderschön. Andere enden im Notkaiserschnitt und retten damit das Leben von Mutter und Kind. Und dann gibt es noch alles Mögliche dazwischen. Doch egal, was andere erlebt haben: Du wirst deine ganz eigene Geburt erfahren.

Sich zu informieren und vorzubereiten ist wunderbar. So weißt du, was auf dich zukommen kann. Aber behalte im Hinterkopf, dass nicht jedes kleinste Detail planbar ist. Mach dich darauf gefasst, dass du deinen Plan manchmal ändern musst, und lass los. Du kannst auch nicht steuern, ob du in Freudentränen ausbrichst, wenn euer Baby da ist. Oder ob dir das große Gefühl für euer Kind anfangs fehlt und es erst wachsen muss. Es ist, wie es ist. Ohne Wertung. Falls du sie brauchst, gibt es in Deutschland vielfältige Hilfe (Seite 254).

Sich dem Flow der Geburt hingeben

Darum geht es beim Kinderkriegen. Ob du laut stöhnst, Mantren singst, schreist oder still die Wehen veratmest, ist vor allem Typsache. Du wirst das machen, wonach dir spontan ist – und die Geburtshormone helfen dir, Hemmungen loszulassen. Habe Vertrauen in dich und dein Kind. Du wirst Kräfte haben, von denen du vorher nicht einmal ahnst, dass sie in dir stecken.

WO MÖCHTEST DU DEIN BABY ZUR WELT BRINGEN?

Natürlich hängt die Wahl des Geburtsorts sehr davon ab, wo du wohnst. Aber grundsätzlich steht uns Frauen in Deutschland eine beeindruckende Bandbreite an Geburtsorten offen: Da gibt es die Maximalversorgung in der Level-1-Klinik mit direkt angebundenem Kinderkrankenhaus und Frühchenstation, hotelähnliche Privatkliniken und Krankenhaus-Kreißsäle, die von Hebammen geleitet werden, heimelige Geburtshäuser mit familiären Hebammenteams oder das eigene Zuhause. Jeder Ort hat seine Berechtigung. Wo eine Frau gebären möchte, ist eine sehr individuelle Entscheidung, in die sich keine reinquatschen lassen sollte. Am besten informierst du dich über die Möglichkeiten in eurer Nähe und schaust dir mit deinem Partner an, was infrage kommt. Entscheide dich für den Ort, an dem du dich mit deinem Baby am besten aufgehoben fühlst.

Die meisten Kinder kommen derzeit im Krankenhaus zur Welt: 98 Prozent. Knapp zwei Prozent der Schwangeren gebären ihre Kinder zu Hause oder im Geburtshaus.

UND WIE?

Obwohl sich 95 Prozent der Frauen eine normale Geburt wünschen, wird in Deutschland heute jedes dritte Kind per Kaiserschnitt entbunden. Tendenz: leicht rückläufig. Nach Schätzungen der Weltgesundheitsorganisation (WHO) ist die Bauch-

> *Begegne dem, was auf dich zukommt, nicht mit Angst, sondern mit Hoffnung.*
>
> FRANZ VON SALES

VON MAMI ZU MAMI

Ich habe mir immer wieder gesagt: Mein Körper ist für eine Geburt gemacht. Jede Wehe bringt mich meinem Kind näher. Alles geht vorbei. Diese Erkenntnis hilft übrigens auch später im Familienleben.

OP nur bei 10 bis 15 Prozent aller Schwangerschaften medizinisch notwendig. Letztlich ist es deine Entscheidung, ob du eine Bauchgeburt für euch planst oder nicht. Um sie treffen zu können, steht ein ausführliches Aufklärungsgespräch mit deiner Ärztin auf dem Plan.

Es gibt zwingende Indikationen (etwa eine Querlage des Babys oder eine vorgelagerte Plazenta/Plazenta praevia) und weniger zwingende (relative genannt). Das ist der Fall bei Mehrlingen oder wenn das Kind nicht mit dem Kopf, sondern mit dem Po voran in der Gebärmutter liegt. Im Gespräch mit deiner Ärztin kannst du Fragen klären, Ängste besprechen, dir Klarheit über Chancen und Risiken verschaffen. Du lässt dir den Ablauf der OP ganz genau erklären und triffst so letztlich mit deiner Gynäkologin die individuell beste Wahl.

SO KANNST DU DIR EINEN KAISERSCHNITT VORSTELLEN

Manchmal fällt die Entscheidung für eine Schnittentbindung (Sectio) auch erst während der Geburt, weil die OP sicherer für Mutter und Kind zu sein scheint. Es ist also für jede werdende Mama interessant, was im Falle eines Kaiserschnitts passiert. Dein Geburtsbegleiter darf übrigens in der Regel dabei sein. Er sitzt bei dir am Kopfende und sieht nichts, weil ein Tuch zwischen euch und dem Team aufgespannt wird.

Zuerst aber kommst du über die Schleuse auf die OP-Liege. Eine Vollnarkose ist nur in Ausnahmefällen nötig. Etwa wenn es sehr schnell gehen muss. In der Regel bleibst du also dank lokaler Spinalanästhesie oder Periduralanästhesie (PDA) bei Bewusstsein, wenn dein Baby zur Welt kommt. Im OP bekommst du einen Urinkatheter, dein Bauch wird desinfiziert, dein Körper mit grünen Tüchern abgedeckt und du wirst mittels EKG überwacht. Bist du sicher schmerzfrei, setzt der Operateur einen horizontalen Schnitt unterhalb der Schamhaargrenze an und schneidet – meist nach der Misgav-Ladach-Technik – die oberste Hautschicht und die Gebärmutter mit dem Skalpell auf. Die tieferen Schichten der Bauchwand dehnt und reißt er möglichst sanft mit den Fingern auseinander, um das Gewebe zu schonen. Bis der Arzt das Baby entwickelt, dauert es nur wenige Minuten. Du spürst dabei keine Schmerzen, aber ein Ruckeln und Schieben. Auch die Plazenta wird herausgeholt. Ist dein Baby abgenabelt, untersucht es der Kinderarzt, falls das nötig ist. Sonst übergibt es euch die Hebamme sofort, damit ihr euch erstmals sehen, berühren und bestaunen könnt.

Bis deine Bauchwunde vernäht ist, dauert es etwa 30 bis 45 Minuten. Danach wirst du in ein Bett gehoben und verbringst die weitere Überwachungszeit mit Partner und Baby im Kreißsaal. Möchtest du stillen, ist jetzt Zeit dafür.

Gut zu wissen: Erst nach zwei bis drei Tagen können die meisten wieder alleine aufstehen. In den ersten Tagen nach einer Bauch-OP ist es ganz normal, dass du dich nur eingeschränkt bewegen kannst. Die Wunde misst 12 bis 15 Zentimeter und reicht durch mehrere Gewebeschichten. Dein Körper braucht Zeit und Ruhe für die Wundheilung. Gegen die Schmerzen bekommst du Medikamente, die das Stillen nicht beeinträchtigen. Gut zu wissen: Die Milchbildung kommt nach der OP oft ein bis zwei Tage später in Gang.

Was ist eigentlich … eine Kaisergeburt?

Im Gegensatz zum gewöhnlichen Kaiserschnitt wird hier das Sichtschutztuch gesenkt, wenn die Bauchdecke und die Gebärmutter geöffnet sind. Bei gedimmtem Licht holt der Operateur das Baby langsam aus dem Bauch. Fast wie bei der natürlichen Geburt, sehen Mutter und Vater so, wie erst das Köpfchen zum Vorschein kommt, dann die Schultern und zuletzt der ganze Körper. Der geöffnete Bauchraum ist dabei nicht zu erkennen. Das Baby liegt danach auf der Brust der Mama. Der Papa hat die Möglichkeit, die Nabelschnur zu durchtrennen. Die Wunde schließen die Ärzte wieder mit gehobenem Sichtschutztuch.

Und was ist … Vaginal Seeding?

Kaiserschnittkinder haben Studien zufolge ein höheres Risiko für Autoimmunerkrankungen und Infektionen, als Kinder, die auf natürlichem Weg zur Welt kommen. Eine Vermutung, warum das so ist: Ihnen fehlt die Bakterienbesiedelung (Mikrobiom) aus dem mütterlichen Geburtskanal, was die Zusammensetzung ihrer Darmflora und damit ihr Immunsystem beeinflusst. Ein Ansatz, dies zu verhindern, besteht darin, das Baby nach der OP mit Vaginalsekret der Mutter einzureiben, um es damit zu »impfen«. Noch gibt es keine Studienerkenntnisse über die Wirksamkeit und mögliche Nebenwirkungen des Mikrobentransfers per Vaginal Seeding. Deshalb raten viele Wissenschaftler, Ärzte und Hebammen hierzulande außerhalb von Studien noch davon ab. Wer sich dafür interessiert, bespricht sich am besten mit seinem Geburtsteam.

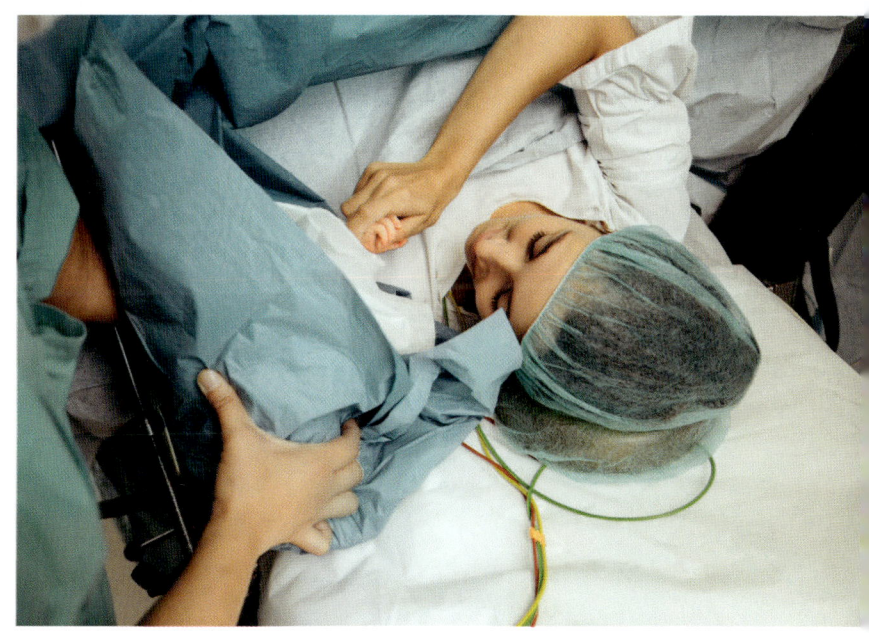

Ein Kaiserschnitt ist heute ein Routineeingriff – aber dennoch eine große Bauch-OP. Gönn dir Zeit zum Erholen.

SCHMERZMITTEL?!

———

Kräftige Wehen sind ein gutes Zeichen, dass es vorangeht. Manche Frauen kommen im Geburtshormonrausch ohne Schmerzmittel zurecht. Andere wünschen sich welche. Das kommt auch aufs persönliche Schmerzempfinden an. Hast du das Gefühl, die Kontraktionen beherrschen dich und du kannst dich überhaupt nicht mehr aufs Gebären konzentrieren, gibt es diverse Optionen:

• *Sanftere Methoden sind das bewusste Atmen, Massagen, ein warmes Bad, das gezielte Lockerlassen von Kiefer, Schultern und Becken, Akupunktur, Aromatherapie (z. B. mit den Düften Lavendel, Kamille oder Rosmarin), Homöopathie oder rhythmisches Fingerschnipsen.*

• *In manchen Kreißsälen kannst du Lachgas einatmen.*

• *Oder du entscheidest dich für krampflösende Medikamente, Opiate oder eine Periduralanästhesie (PDA).*

Die aktuell gängigen Anti-Schmerz-Methoden werden im Geburtsvorbereitungskurs besprochen. Und auch auf der Webseite www.familienplanung.de von der Bundeszentrale für gesundheitliche Aufklärung kannst du Details dazu lesen. Während der Geburt klärt deine Hebamme oder deine Ärztin dich noch einmal genau darüber auf, welche Methode dir je nach Vorliebe und Situation den Schmerz erleichtern kann. Studien zeigen: Etwa 50 Prozent der Frauen, die Schmerzmittel zuvor ablehnten, wünschten sich unter der Geburt welche. Du bist also nicht alleine damit, wenn du dich dafür entscheidest.

DER ABLAUF EINER SPONTANEN GEBURT

Um eine Vorstellung zu bekommen, was da auf dich zukommt, wenn du spontan gebären möchtest, kannst du hier schon mal nachlesen, wie eine natürliche Geburt nach Lehrbuch abläuft.

Sie beginnt mit der Eröffnungsperiode: Du hast regelmäßige, sich langsam in ihrer Intensität steigernde Wehen, die gut erträglich sind. In den Wehenpausen, die noch einige Minuten dauern können, kannst du dich erholen und Kraft schöpfen für die nächste Runde. Mach dir bewusst: Bald liegt dein Kind in deinen Armen. Jede Wehe bringt dich ihm näher. Noch kannst du spazieren gehen, Positionen testen, die dir intuitiv in den Sinn kommen, oder dich in die Wanne legen.

Die Gebärmutterkontraktionen bewirken, dass sich der Muttermund nach und nach öffnet. Das Ziel ist eine Dehnung auf zehn Zentimeter. So viel Platz braucht das Baby, um sich aus der Gebärmutter heraus in den Geburtskanal zu schieben. Wie lange das dauert, ist unterschiedlich. In die Klinik fährst du bei einer Erstgeburt, wenn die Wehen regelmäßig alle fünf bis sieben Minuten kommen.

Zu den letzten fehlenden Zentimetern hin werden die Wehen intensiver, du hältst automatisch inne und atmest idealerweise tief in den Bauch zum Baby. Ist die Fruchtblase noch intakt, platzt sie jetzt. Regelmäßige Positionswechsel, gute Tipps der Hebamme, wie du starke Wehen veratmest, und ein liebevoller Partner, der Wasser bringt und dich anspornt, erleichtern dir die Übergangsphase, bis der Muttermund vollständig offen ist und sich das Baby mit dem Köpfchen in Startposition dreht. Um zu kontrollieren, ob alles gut läuft, untersucht dich eine Hebamme vaginal. Auch die Herztöne des Babys werden beobachtet.

Die Geburtsphase

Bei der ersten Geburt dauert die Geburtsphase bis zu zwei Stunden. Bei weiteren geht es oft deutlich schneller. Die Wehen kommen jetzt rasch aufeinander und das Kind drückt stark nach unten. Nutze die Wehenpausen, um dich zu erholen. Ist das Köpfchen perfekt am Beckenausgang eingestellt, darfst du aktiv mitschieben.

Offen gesagt: Der Druck ist so gewaltig, dass du das reflexhaft von ganz alleine tun wirst. Die Austreibungsphase dauert rund 30 bis 40 Minuten (bei weiteren Geburten 20 bis 30 Minuten). Dein Kind schiebt sich jetzt aus dem Beckenausgang heraus. Du atmest intuitiv, vielleicht tönend auf »O« oder »U« und kannst in den Wehenpausen Sauerstoff tief in den Bauch zum Baby atmen. Viele Frauen sind dabei ganz im Hormonrausch und vollkommen auf ihre Wehen konzentriert. Bis erst das Köpfchen und schließlich das ganze Baby aus dem Geburtskanal auf die Welt drängt – und es sich kurz darauf an deiner Brust wiederfindet.

Wow. Geschafft.

Hat das Kind durch seinen ersten Schrei die Lunge aufs Luftatmen angepasst, wird früher oder später die Nabelschnur durchtrennt. Vielleicht übernimmt dein Partner diese Aufgabe. In der letzten Phase gebierst du noch die Plazenta und der Arzt versorgt eventuelle Wunden mit einer Naht. Normalerweise bleibt ihr rund zwei Stunden im Kreißsaal. Die Hebamme schaut, ob sich dein Kreislauf einpendelt und noch Nachblutungen auftreten. Sie untersucht das Baby und führt die erste U-Untersuchung durch. Die Ergebnisse trägt sie ins gelbe Untersuchungsheft ein.

Danach ist endlich Zeit zum Kuscheln, Bestaunen und, wenn du magst, fürs erste Stillen. Acht bis zwölf Stillmahlzeiten wird dein Säugling jetzt täglich brauchen (mehr zum Stillen ab Seite 239). Soweit die Lehrbuchgeburt. Manchmal kommt es anders. Versuche loszulassen und trau deinen Geburtshelfern. Sie wollen das Beste für dich und dein Baby.

VON MAMI ZU MAMI

Wir können viele Dinge in unserem Leben kontrollieren. Eine Geburt gehört allerdings nicht dazu. Jede hat ihr eigenes Drehbuch.

Gleich nach der Geburt fördert ganz viel Hautkontakt nicht nur die Milchbildung, sondern erleichtert auch das Bonding und setzt Kuschelhormone frei.

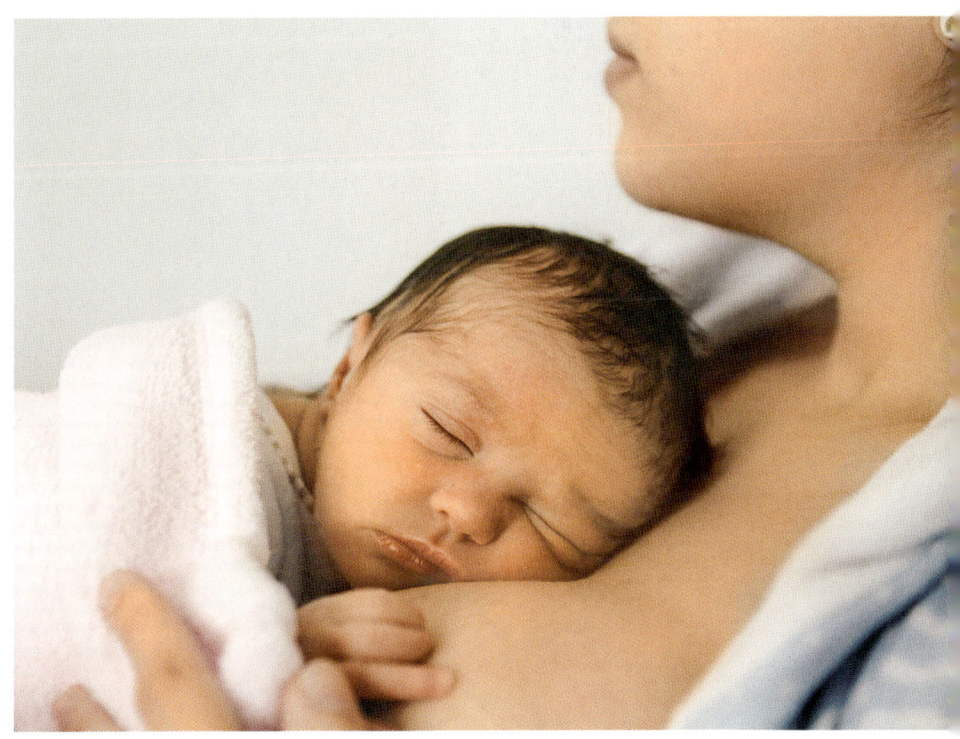

WER SOLL DICH BEGLEITEN?

Die Geburt unseres Minis erlebte ich zusammen mit seinem Papa. Es war eine wunderschöne Erfahrung, die uns noch tiefer verbunden hat.

Eine Freundin wählte für sich einen anderen Weg: Sie nahm statt ihres Mannes ihre Mutter mit. Der Vater ihres Kindes wartete zwar im Krankenhaus, er kam aber erst unmittelbar nach der Geburt zu ihr und dem Neugeborenen in den Kreißsaal. Als sie mir davon erzählte, dachte ich zuerst: Wie konnte ihr Freund sie in diesen Stunden bloß allein lassen? Doch so war es nicht.

Die beiden hatten sich gemeinsam bewusst dazu entschieden, weil es sich so für sie richtiger anfühlte. Sie erklärte mir das so: »Ich wusste, dass es bei einer Geburt wichtig ist, loszulassen und sie geschehen zu lassen. Das hieß für mich auch: Überlege dir, mit wem du es geschehen lassen willst.« Sie wollte einfach nicht darüber nachdenken müssen, was ihr Herzensmensch gerade sieht und ob ihm möglicherweise alles zu viel wird. Deshalb entschied sie sich dazu, jemanden mitzunehmen, bei dem sie nicht das Gefühl hat, dass sie sich kontrollieren oder zurückhalten muss. Ihren Partner beschäftigten ähnliche Gedanken – und er war froh über diese Lösung. Denn ja, auch für den Begleiter ist eine Geburt kein Spaziergang.

Meine Freundin fühlte sich am sichersten mit ihrer Mutter als Stütze. Mir gab mein Partner dieses Gefühl. Für andere ist es die Schwester, eine Freundin, eine Doula oder sogar eine Beleghebamme. Es gibt viele Varianten. Seid ehrlich zueinander, damit ihr den für euch besten Weg findet.

Entscheide aus dem Bauch, wer dich zur Geburt begleiten soll. Es muss nicht zwingend der Partner sein.

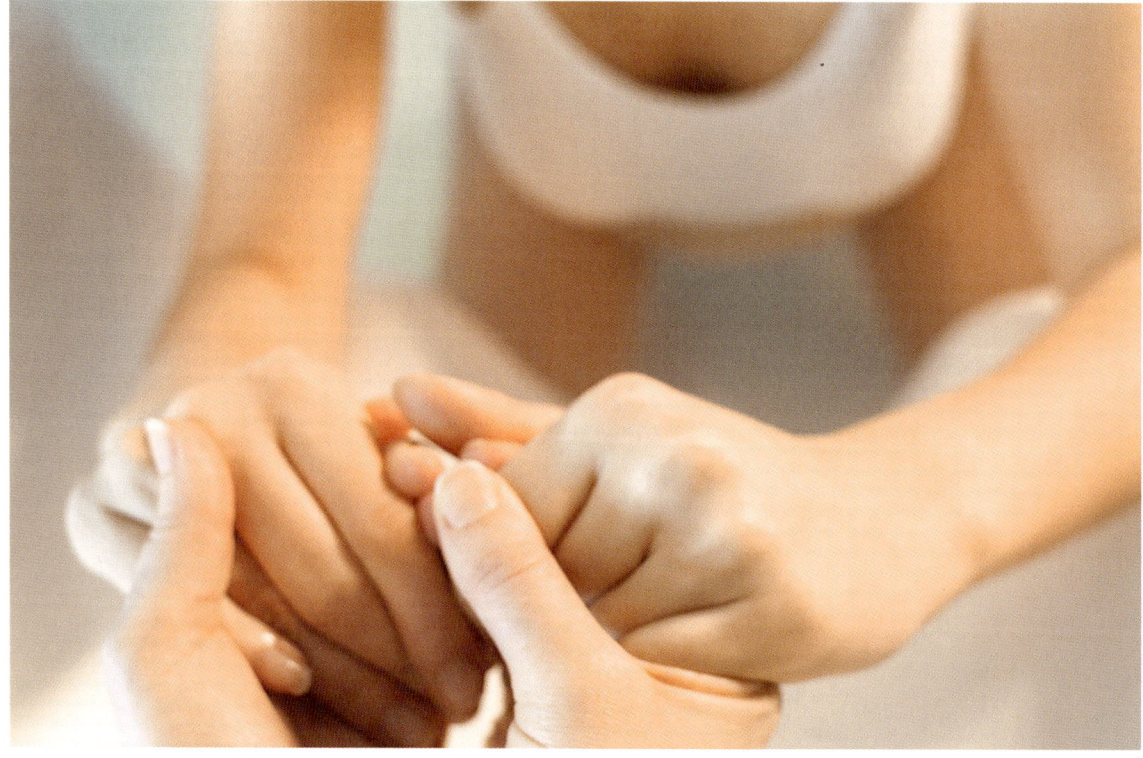

Was kann der Geburtsbegleiter tun?

Die betreffende Person sollte sich vorher schon damit beschäftigen, was auf sie zukommt. Bei der Geburt ist sie im besten Fall Mutmacher, Beschützer, Sprachrohr, Stirnkühler, Wasserbringer, Geschimpfeaushalter und eventuell ein ausdauernder Masseur. Aber Vorsicht: Für die eine Frau sind kreisende Massagen mit einem Igelball und/oder sanftes Ausstreichen in den Wehenpausen eine Wohltat. Andere ertragen es kaum, angefasst zu werden. Da hilft nur ausprobieren. Ist eine Gebärende empfänglich für Berührungen, profitiert sie davon einer Studie zufolge deutlich: Mit Massagen unterstützte Frauen empfanden die Schmerzen demnach weniger schlimm als Gebärende ohne.

Unsicher? Nachfragen!

Du darfst natürlich jederzeit alles fragen, was dir auf der Seele liegt. Sorgt sich dein Partner oder deine Begleitung darüber, ob noch alles okay ist, sollte er/sie sich dazu diskret vor dem Kreißsaal bei eurer Hebamme erkundigen, um dich nicht unnötig zu verunsichern. Apropos: In vielen Kliniken gibt es Geburtsbegleiterzimmer mit Sesseln, Infoblättern, Kaffee und Tee, um kurz Kraft zu tanken. Fragen, die ihr vor der Geburt noch klären könntet:

• Willst du einen Geburtsplan schreiben? Magst du deine Lieblingsmusik mitnehmen? Welche Snacks packst du ein? Was erhoffst du dir von deinem Partner für die Geburt? Und: Wünschst du dir ein besonderes Essen für danach?

• Wie sollen die Wohnung und das Schlafzimmer aussehen, wenn ihr zum ersten Mal zu dritt nach Hause kommt? Schön ist ein frisch bezogenes Bett. Du wirst hier eine Menge Zeit verbringen. Denk auch an Praktisches wie einen Nachttisch bzw. Ablageflächen nach. Seid euch im Vorfeld darüber bewusst, dass jede Mama nach der Geburt hormonbedingt sehr dünnhäutig ist. Eine (saubere) Wohlfühlumgebung ist essenziell, damit es dir und dem Baby gut gehen kann.

• Was soll da sein an Nahrungsmitteln und Pflegeprodukten für dich und das Baby? Wie sind die Aufgaben verteilt? Was wünschst du dir für die Zeit im Wochenbett – und was dein Partner? Wie könnt ihr eure Wünsche vereinbaren?

MEDIALE MUTMACHER

Möglichst viel Wissen und Information sind nach meiner Erfahrung die besten Mittel gegen Angst. Mir half es jedenfalls ungemein, mich im Vorfeld mit dem Ablauf von natürlichen Geburten zu beschäftigen. Ich sah mir an, wie sich ein Kind durch den Geburtskanal windet, um zu verstehen, was da genau passiert. Daneben las ich viel und schaute mir reale (HypnoBirthing-)Geburten und eine Kaiserschnittdemo auf YouTube an. Manch andere Frau lässt lieber alles auf sich zukommen. Tickst du wie ich, sind folgende Tipps vielleicht etwas für dich …

• *Ich mag die Serie »The day that … x was born« auf dem Blogzine Mummy-Mag.de in dem Mütter von der Geburt ihres Kindes erzählen. Und die Geburtsberichte auf dem Hebammenblog.de von Jana Friedrich. Diese Vielfalt an verschiedenen Erfahrungen führt vor Augen, wie unterschiedlich Geburten ablaufen.*

• *Zwei TED Talks haben mich berührt: Von der Hebamme Bettina Breunig gibt es einen sehenswerten Talk zum Thema »Warum es von Bedeutung ist, wie wir geboren werden« (»Why it matters how we are born«; 2015). Der Medizinwissenschaftler und Fotokünstler Alexander Tsiaras zeigt in seinem Beitrag aus dem Jahr 2010 faszinierende Bilder von der Entwicklung des Babys im Mutterleib bis zur Geburt (mit deutschem Untertitel).*

• *Auf Netflix gibt es die englischsprachige Dokumentation »The beginning of life«, die beleuchtet, wie Umwelteinflüsse weltweit auf Babys wirken.*

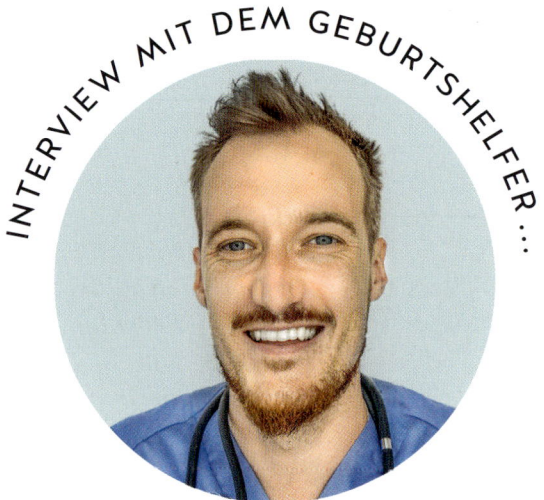

INTERVIEW MIT DEM GEBURTSHELFER …

DR. MED.
KONSTANTIN WAGNER

Der Gynäkologe klärt auf YouTube und Instagram mit dem Kanal »Richtig Schwanger« über Frauenthemen, Geburt und Kinderkriegen auf. Mitte 2018 wurde er zum ersten Mal selbst Papa. Er ist also doppelt im Thema. Mehr Infos auf www.richtigschwanger.de

Du bist seit vier Jahren Assistenzarzt in einer Klinik in Kassel und hast mit »Richtig Schwanger« einen erfolgreichen YouTube-Kanal. Wie bist du darauf gekommen, Frauen auch im Netz über das Thema aufzuklären?

Ich rate Frauen immer, alles unvoreingenommen auf sich zukommen zu lassen: Hört auf euren Körper!

Es kursieren so viele Halbwahrheiten, Falschinformationen und Gerüchte im Netz. In einer Nacht kamen sogar gleich drei schwangere Frauen mit fast identischer Geschichte in die Klinik, weil sie gegoogelt und etwas Beängstigendes gelesen hatten. Besonders in Foren äußern sich viele Menschen ganz ohne Plan und verbreiten unnötig Panik.
Also dachte ich mir: Ich bin Gynäkologe. Warum erkläre ich den Frauen nicht verständlich und fachlich richtig im Internet, was man über die Themen Schwangerschaft und Kinderkriegen wissen muss? Gedacht, getan. Das Feedback ist super. Selbst die Kollegen und mein Chef reagieren total positiv auf die einzelnen Beiträge.

Ein oft gesehenes Video ist das zum Kaiserschnitt. Darin erklärst du pragmatisch mithilfe von Nudel-, Zucchini- und Karottenstreifen und einem scharfen Küchenmesser, was bei dieser OP passiert.
Beim Thema Kaiserschnitt ist Aufklärung besonders wichtig. Wann ist er notwendig, wann eine Ermessensfrage und wann gibt es aus ärztlicher Sicht keinen Grund dafür? Das wird sehr unterschiedlich gehandhabt. Wir sind natürlich froh, dass wir die OP als Plan B haben, wenn sie medizinisch notwendig ist. Ich erlebe in der Klinik aber immer wieder, dass Frauen sich von Anfang an einen Kaiserschnitt wünschen. Frage ich warum, spielen oft die Angst vor starken Wehenschmerzen oder einem Dammriss eine Rolle. Viele unterschätzen dabei, wie sehr die Bauchwunde nach der OP wehtun kann.
Es stimmt schon: Währenddessen spürst du nichts, kriegst dein Kind auf die Brust gelegt und alles ist okay. Aber danach kommt der Wundschmerz, du kannst dich vielleicht kaum bewegen und hast ein Neugeborenes, das gestillt und versorgt werden möchte. Der Kaiserschnitt ist eine Routine-OP, aber doch ein großer Eingriff. Dabei gibt es Risiken für Mutter und Kind. Und: Der Schnitt ist länger als ein eventueller Dammriss oder -schnitt es wäre.

Was machst du, um den Frauen ihre Ängste vor der Geburt zu nehmen?
Indem ich mir anhöre, was sie konkret bedrückt, und sie aufkläre. Ich rate schwangeren Frauen mit Angst vor der Geburt auch immer dazu, sich vorher

ein paar Kliniken anzusehen: Wie sehen die Kreiß-säle aus, gibt es das, was mir wichtig ist, und wie gehen die Ärzte und Hebammen miteinander um? Man muss herausfinden, wo man sich gut aufgehoben fühlt. Das kann bei einem stärkeren Sicherheitsbedürfnis die Level-1-Klinik mit angeschlossener Kinderstation sein. Oder bei großem Vertrauen in sich selbst, den eigenen Körper und seine Hebamme ist es vielleicht ein Geburtshaus. Das ist tatsächlich sehr individuell. Außerdem rate ich den Frauen immer, alles unvoreingenommen auf sich zukommen zu lassen: Hört auf euren Körper! Eine werdende Mutter spürt unter der Geburt genau, wie sie sich bewegen, atmen oder wann sie aktiv mitschieben muss. Und wenn sie ein komisches Gefühl hat, ist jemand in der Nähe, der rasch helfen kann.

Stress wirkt sich bekanntermaßen negativ auf den Geburtsverlauf aus. Ein Trend, um angstfreier in die Geburt zu gehen, ist die Vorbereitung mit HypnoBirthing. Wie stehst du dazu?
Für mich ist es ein irreführender Begriff für die richtige Anwendung. Die Leute denken bei HypnoBirthing überspitzt gesagt oft an völlig weggetretene Frauen, die unter Hypnose stehen. Dabei geht es bei der Methode vielmehr um Tiefenentspannung. Es ist wirklich eine coole Sache, wenn man in der Lage ist, sich selbst den Schmerz zu erleichtern: durch die eigene Atmung oder indem man sich positive Dinge ins Gedächtnis ruft.

Und wenn Ärzte komisch reagieren?
Am besten sagt man schon bei der Anmeldung, was man sich wünscht: »Nicht wundern: Ich habe mich so und so vorbereitet. Lassen Sie mich einfach machen – außer ein Eingreifen ist notwendig.« Da sagt bestimmt kein Arzt Nein. Wenn die Frau mit Wehen kommt, kann sie es auch im Kreißsaal noch mal sagen. Ich schätze, von zehn HypnoBirthing-Geburten musste ich bislang bei zweien helfen. Da hatten die Frauen allerdings selbst ein komisches Gefühl und waren froh darüber, in der Klinik zu sein. Ich finde, das Wichtigste ist Kommunikation. Wir wollen ja alle das Gleiche: eine gute Geburt.

Was ist für dich eine gute Geburt?
Ich finde es super, wenn Frauen sich schon während ihrer Schwangerschaft mit der Geburt auseinandersetzen, sich informieren und so positiv in das Ganze reingehen. Das Schönste ist, wenn ich einfach nur dabei sein darf. Das kommt oft vor, aber in einer großen Klinik ist es nicht immer so.

Du bist gerade selbst Papa einer kleinen Tochter geworden. Wie hast du bzw. wie habt ihr es geschafft, guter Hoffnung zu bleiben?
Meine Frau hat neben unserem normalen Geburtsvorbereitungskurs regelmäßig Schwangerenyoga gemacht und ich habe ihr zu Hause noch mal verschiedene Geburtspositionen gezeigt. Wir sind beide entspannte Typen und eine Geburt ist ein natürlicher Prozess. Ich sehe in den Kliniken schwierige, aber auch schöne Geburten. Ich wusste: Meine Frau kommt zu meinen Kollegen, da ist sie in guten Händen – und ich werde einfach nur Vater sein und ihr beistehen, so gut ich kann.
Und so war es auch. Sie hatte eine gute, natürliche Geburt, wenn auch mit Dammschnitt, der aber zum Glück gut verheilt ist. Wir konnten danach direkt mit unserem kleinen Baby nach Hause gehen, als Familie zusammenwachsen und unsere Community daran teilhaben lassen.
Was mich sehr bewegt und auch überrascht hat: Ich habe mich als Vater trotz Kreißsaalerfahrung teilweise ganz schön hilflos gefühlt. Aber ich bin dankbar für jeden Augenblick bei der Geburt.

Eine gute Geburt ist für mich, wenn ich einfach nur dabei sein darf.

DEIN KALENDER FÜR DAS
3. TRIMESTER

BABYAUSSTATTUNG, KLINIKTASCHE, WICHTIGE INFOS UND ORGANISATIONS-KRAM: WAS DU JETZT SO KURZ VOR DER GEBURT NICHT VERGESSEN SOLLTEST.

| 27. WOCHE | 28. WOCHE | 29. WOCHE | 30. WOCHE | 31. WOCHE | 32. WOCHE | 33. WOCHE |

29. WOCHE

Weil die Geburt näher rückt, vereinbarst du die Untersuchungstermine nun im 14-Tages-Rhythmus. Zwischen der 29. und 32. Woche steht das dritte Ultraschall-Screening an. Inklusive Bluttest, um sicherzugehen, dass du dir keine frische Infektion mit Hepatitis-B-Viren zugezogen hast.

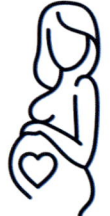

30. WOCHE

Falls du mit dem Papa deines Babys nicht verheiratet bist, solltet ihr jetzt die Vaterschaftsanerkennung und eure Sorgerechtserklärung beim Jugendamt regeln. Oder ihr beantragt sie innerhalb der ersten Woche nach der Geburt, wenn ihr euch die Geburtsurkunde beim Standesamt besorgt. Bei verheirateten Paaren gilt der Partner automatisch als Vater. Habt ihr euch schon für die Geburt angemeldet?

33. WOCHE

Ab jetzt stellt dir dein Gynäkologe oder deine Hebamme eine Bescheinigung über den wahrscheinlichen Geburtstermin aus, mit der du dein Mutterschaftsgeld beantragen kannst. Bist du Angestellte, kannst du damit auch deine Elternzeit beim Arbeitgeber beantragen.

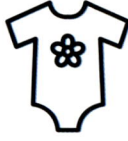

34. WOCHE

Der Mutterschutz beginnt. Hast du schon alles für die Kliniktasche (Seite 143) beisammen? Vielleicht willst du auch eure Vorratsschränke auffüllen, Power-Snacks (Seite 162) oder das Kitchari (Seite 229) für die Wochenbettzeit einfrieren?

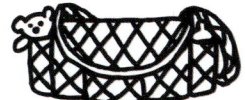

38. WOCHE

Hast du einen Kaiserschnitt geplant, wird er meist jetzt – etwas vor dem ET – durchgeführt.

| 34. WOCHE | 35. WOCHE | 36. WOCHE | 37. WOCHE | 38. WOCHE | 39. WOCHE | 40. WOCHE |

ENDE 37. WOCHE

Kommt euer Baby jetzt zur Welt, gilt es nicht mehr als Frühchen. Ein weiterer Meilenstein.

UM SSW 40

Dein Baby ist geboren! Oder lässt es sich noch Zeit? Spätestens um SSW 42 wird bei uns in Deutschland die Geburt jedoch sicherheitshalber eingeleitet.

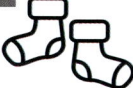

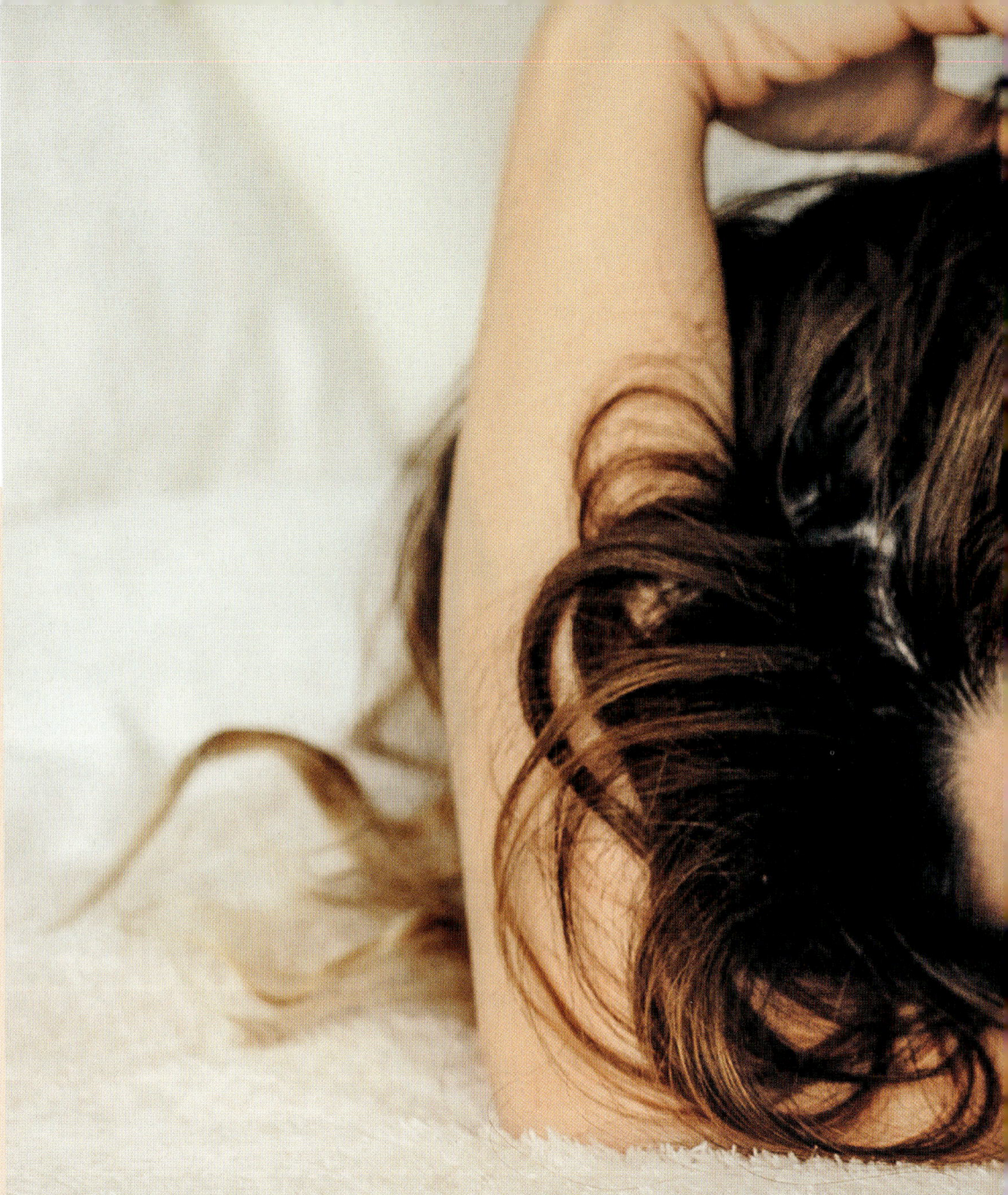

Es ist ein Wunder, sagt das Herz.
Es ist eine große Verantwortung,
sagt der Verstand.
Es ist viel Sorge, sagt die Angst.
Es ist eine enorme Herausforderung,
sagt die Erfahrung.
Es ist das größte Glück, sagt die Liebe.
Es ist unser Kind, sagen wir.
Einzigartig und kostbar!

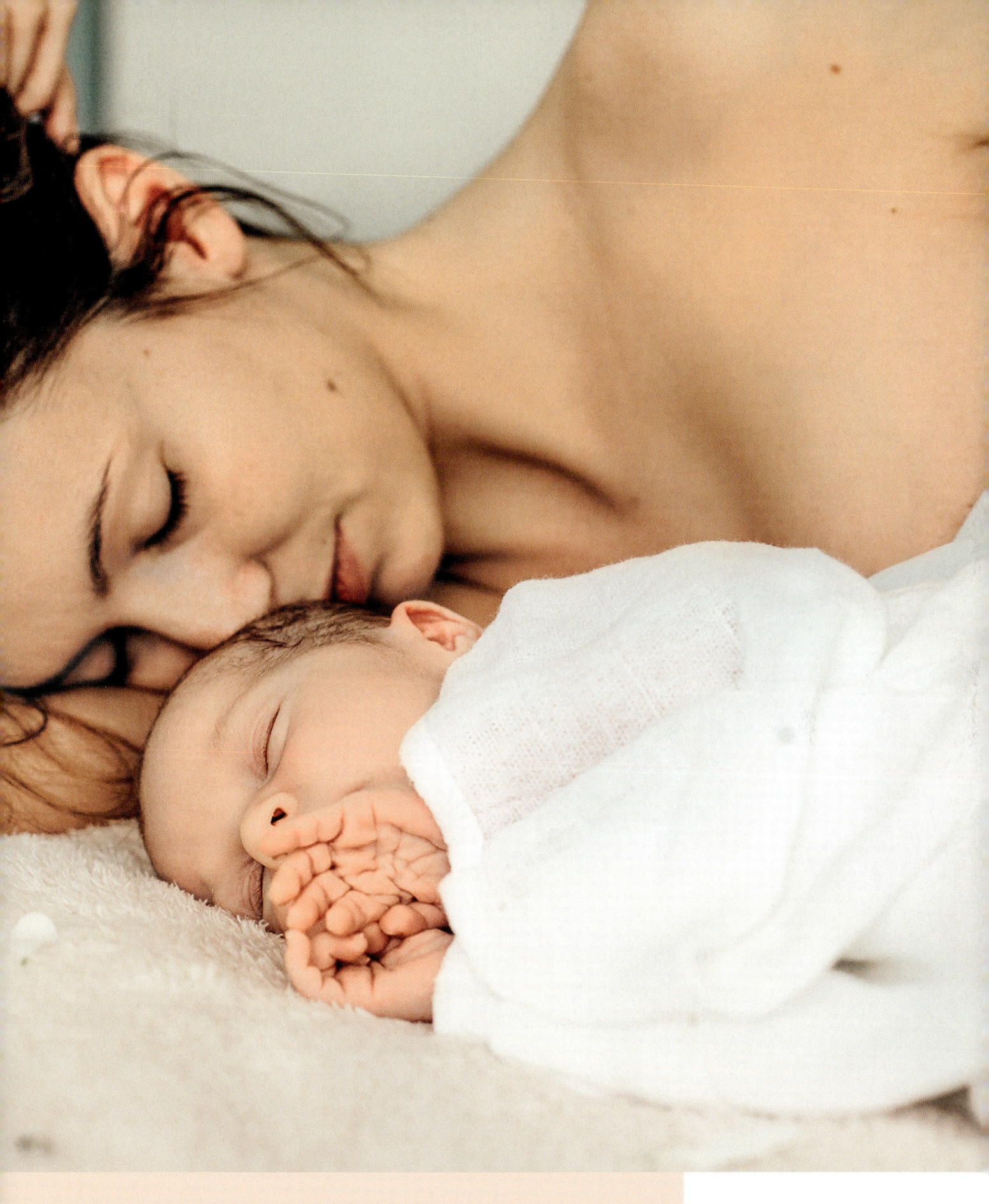

WOCHENBETT:

WILLKOMMEN IN DER #BABYBUBBLE

Wow! Dein Kind liegt in deinen Armen und du kannst es noch gar nicht richtig fassen: Jetzt beginnt eure Kennenlernzeit. Du hast Unglaubliches geleistet! Gönn dir das Wochenbett zum Regenerieren, Kuscheln und Eingrooven und habe Vertrauen in deine Instinkte.

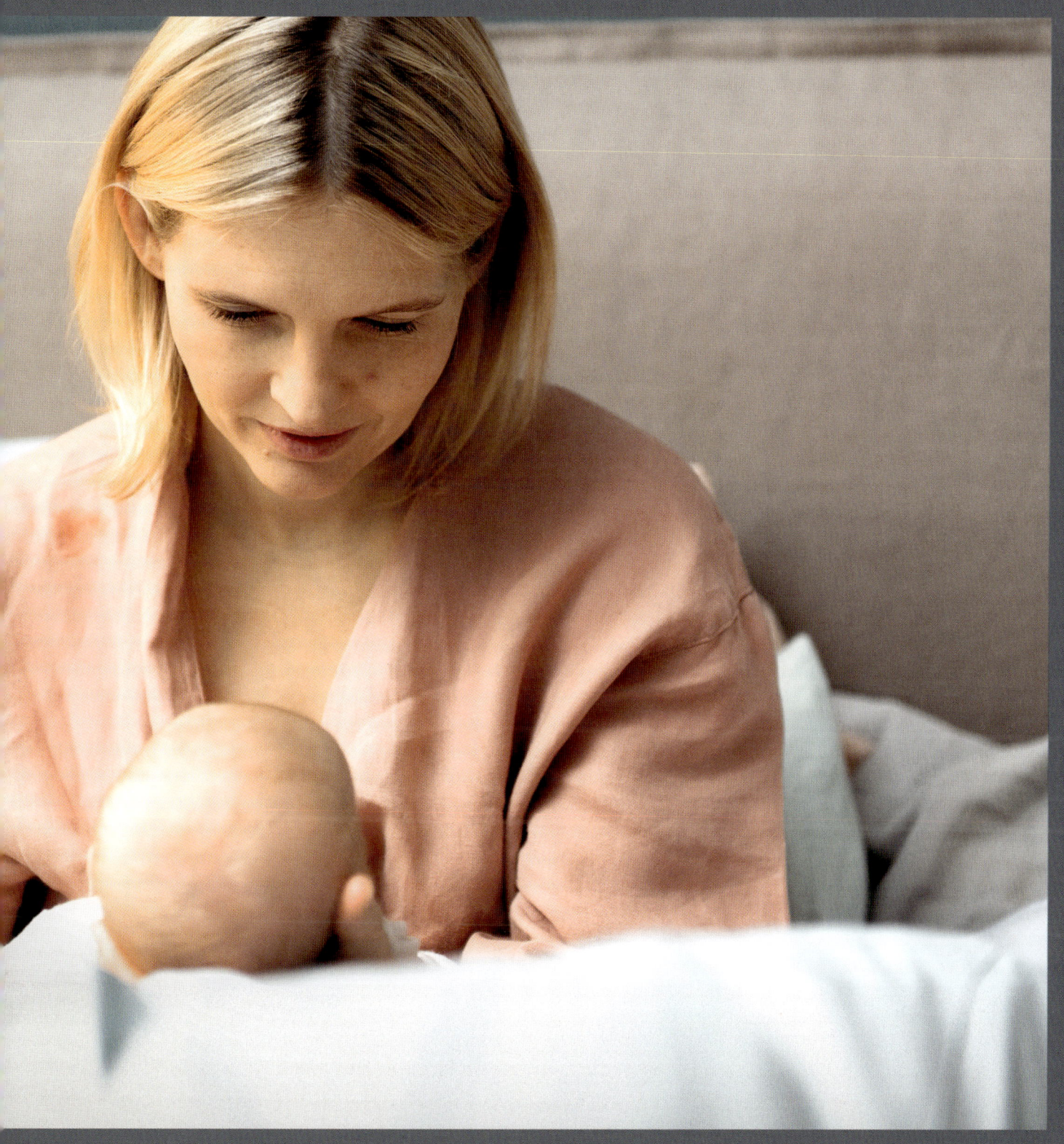

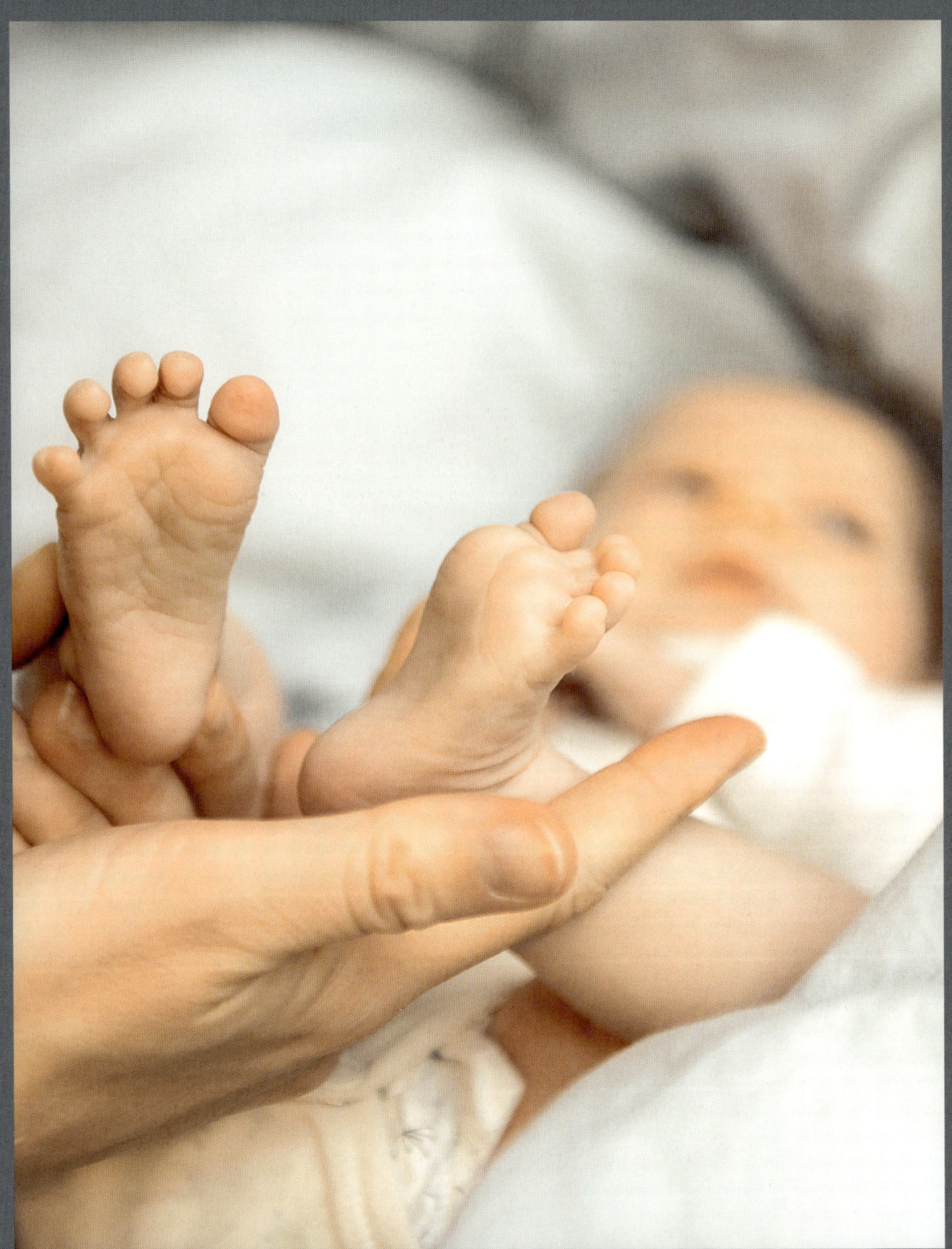

HALLO BABY?!?
TOLL, DASS DU DA BIST

▼

ENDLICH IST ES AUF DER WELT: EUER KLEINES FUNKELNAGELNEUES FAMILIENMITGLIED. 24/7-AUSNAHMEZUSTAND UND (FRÖHLICHES) ALLTAGSCHAOS SIND MIT IM GEPÄCK.

lles ist neu, aufregend und du fragst dich vielleicht, ob jede Frau das »Weltbeste-Mami«-Geheimnis kennt, nur du nicht? Du hast nämlich keine Ahnung, wie man diesen Winzling trägt, wickelt, füttert – hast eventuell Angst, etwas falsch zu machen… Keine Panik! So geht es fast allen Erasteltern. Neben Herzklopf-Freude und Baby-Verliebtheit sind Überforderung, blank liegende Nerven und Ratlosigkeit jetzt völlig normal.

LEARNING BY DOING IM WOCHENBETT

Wie sollte es auch anders sein, wenn so viele erste Male gewuppt werden wollen? Das Motto lautet jetzt für dich und den Papa des Babys: Learning by doing. Lasst euch Unbekanntes in der Klinik oder von eurer Hebamme zeigen und erklären. Seid unbesorgt: Was euch jetzt noch hochkompliziert erscheint, ist schon bald Routine. Gebt euch einfach Zeit zum Kennenlernen.

»Was würdest du heute anders machen, wenn du auf eure Anfangszeit als Familie zurückblickst?« Auf diese Frage antwortete mir fast jede erfahrene Mama dasselbe: »Ich würde uns mehr Ruhe im Wochenbett gönnen.«

Gemeint sind damit die ersten zehn Tage (Frühwochenbett) bis acht Wochen nach der Geburt (Spätwochenbett), die dein Körper und deine Seele brauchen, um sich zu erholen, zu heilen und sich an das neue Leben mit dem Winzling in eurer Familie zu gewöhnen.

Jetzt ist die Zeit zum Staunen. Zum Sichverlieben und zum Haut an Haut Nähespüren. Diesen unbeschreiblichen Babyduft schnuppern. Sich tief in die Augen sehen. Verbundenheit emp-

VON MAMI ZU MAMI

Kümmert sich dein Partner von Anfang an ums Baby, beruhigt und wickelt es, fühlt er sich schnell(er) sicher darin. Das stärkt die Vater-Kind-Bindung und entlastet dich.

finden. Stillen lernen – oder das Fläschchen geben (ab Seite 239). Und zu begreifen: Ich bin Mama. Mein Partner ist Papa. Und das ist unser Kind.

Vielleicht habt ihr alle frei, und falls Geschwister da sind, dürfen sie natürlich auch mitknuddeln. Geborgenheit und körperliche Nähe erleichtern es allen, ihren neuen Platz in der Familie zu finden.

(Nicht nur) Rosa Wolken

Auch wenn es bei uns meist nicht (mehr) so gelebt wird: In vielen Kulturen ist es Brauch, die junge Mutter nach der Geburt zu umsorgen, ihr stärkende Nahrung zu bringen und sie mit viel Ruhe, Verständnis, aufbauenden Worten und Massagen bei der Rückbildung zu unterstützen. Aus gutem Grund!

> *»Jede Familie darf ihren eigenen Weg finden, um gemeinsam zu wachsen.«*
> SUSANNE MIERAU AUF IHREM BLOG
> WWW.GEBORGEN-WACHSEN.DE

Du bist als Mama nach der Geburt hormongeflutet, offen und sensibel wie nie. Das hat die Natur so eingerichtet, damit du nah an deiner Intuition bist und dich voll und ganz aufs Neugeborene und die Befriedigung seiner Bedürfnisse einlassen kannst. Umso wichtiger ist es, dass du dir nicht zu viel zumutest. Oft sind die Erwartungen, die Frauen im Wochenbett an sich stellen, viel zu hoch

Ich habe – wie viele Neu-Mamas – völlig unterschätzt, wie schwach und verletzlich man sich nach einer Geburt fühlen kann. Wie überwältigend der Hormonabfall wirkt. Wie wenig manche Neugeborene schlafen. Wie schwer es sein kann, zu stillen oder sein Baby auch nur für zwei Minuten abzugeben. Dass ich mit Geburtsverletzungen kaum laufen kann und der Bauch sich fremd anfühlt. Auch der harte Wechsel vom Selbstbestimmtsein aufs Fremdbestimmtsein war eine Herausforderung.

Ich wirbelte durch die Emotionsachterbahn. Was braucht unser Baby? Schau nur, wie süß der Mini schläft! Oh nein: Atmet er noch? Weinte vor Dankbarkeit, Glück, Überforderung – und erkannte mich selbst kaum wieder. Meine Hebamme beruhigte mich mit dem Satz: »Es fühlt sich vielleicht noch nicht so an, aber du bist die Expertin für dein

Baby. Du bist seine Mama.« Und genau das möchte ich dir auch gern mit auf den Weg geben. You can totally do this!

»Sei dir selbst eine liebe Mama«

Die Nabelschnur ist durchtrennt. Doch du und dein Baby, ihr seid auf eine Weise verbunden, wie es nur zwischen Mutter und Kind möglich ist. Diese Unbedingtheit der Liebe ist etwas ganz Besonderes. In dir verändert sich eine Menge und du stellst sein Wohl vor deines. Das ist evolutionsbiologisch sinnvoll. Trotzdem ist niemandem damit geholfen, wenn du dich aufopferst. Anfangs vergisst man leicht, zu essen, aufs Klo zu gehen und seine Bedürfnisse wahrzunehmen. Aber ein Minimum an Schlaf, gutem Essen und ein offenes Ohr für deine Sorgen sind essenziell. Spür in dich hinein: Was brauchst du gerade, damit es dir gut gehen kann? Körperlich, emotional und psychisch? Und noch wichtiger ... Wie lässt sich das umsetzen?

Gold wert für junge Mamas sind ein liebevoller, aufmerksamer Partner, der sich um sein Kind genauso kümmert, wie du es tust, Hilfe von außen (s. Kasten) und eine Hebamme, die nicht nur Augen für das Neugeborene, sondern auch für seine Mutter hat. Innerhalb der ersten zehn Tage trägt die Krankenkasse die Kosten für tägliche Hausbesuche. Je nach Bedarf sind bis acht Wochen nach der Geburt weitere 16 Besuche möglich.

»Sei dir selbst so eine Mama, wie du sie für dein Kind sein willst«, riet mir meine Hebamme. Ein Satz, der mir bis heute viel bedeutet. Genau wie der, den mir eine Freundin in einer Durchhängerphase mit Lippenstift auf unseren Schlafzimmerspiegel schrieb: »Du machst das genau richtig.« Das ist ein wundervolles Mantra, das du dir jeden Tag sagen könntest. Es tut wirklich gut.

Muss ich im Wochenbett liegen?

Natürlich kannst du auch aufstehen. Es geht nicht um strikte Bettruhe, sondern um ein Bewusstsein dafür, dass du dich schonen und dich hinlegen darfst, wenn es nötig ist. Und zwar ohne schlechtes Gewissen. Es gehört zu deinen Aufgaben als Mama, dich gut um dich selbst zu kümmern, damit du für euer Baby sorgen kannst. Zeig das im Zwei-

WAS JETZT GOLD WERT IST:

Lieber kuscheln als kochen. Lieferdienste wie »Gesund & Mutter« (www.gesundundmutter. de) oder »Mothers Finest« (www.mothers-finest. org) schicken dir Gerichte, die speziell für Mamis im Wochenbett entwickelt wurden. Auch toll: »Janas Stillkugeln« (www.janas-stillkugeln.de) mit Zutaten, die die Milchbildung anregen sollen. Praktisch: Verteile überall in der Wohnung Wasserflaschen, Obst und Nüsse. Du brauchst Energie. Egal, ob du stillst oder nicht.

Falls du überlegst, ob du dir zu viel zumutest, ist die Wahrscheinlichkeit groß, dass es so ist … Verantwortung zu übernehmen bedeutet nicht, alles allein zu machen. Bitte jemanden aus deinem Familien- oder Freundeskreis um Unterstützung. Aufräumen. Wäsche waschen. Bügeln.

Kochen. Das sind wertvolle Geburtsgeschenke. Wer selbst ein Kind hat, weiß das – oder lässt sich gerne daran erinnern und packt mit an.

Du kannst bei deiner Krankenkasse die Kostenübernahme für die Unterstützung im Haushalt durch eine Mütterpflegerin beantragen, damit du dich vor allem ums Neugeborene und dich selbst kümmern kannst.

Deine Ärztin oder deine Hebamme kennen auch regionale Unterstützungsangebote wie beispielsweise den Verein Wellcome, wellcome-online.de. Er vermittelt bundesweit ehrenamtliche Helfer, um Familien die Anfangszeit mit Baby zu erleichtern. Für die Vermittlung fällt eine einmalige Gebühr von maximal zehn Euro an. Die Betreuung kostet höchstens fünf Euro pro Stunde.

Nun ist die Zeit, um sich von Partner, Freunden und Familie nach Herzenslust verwöhnen zu lassen. Bleib im Bett.

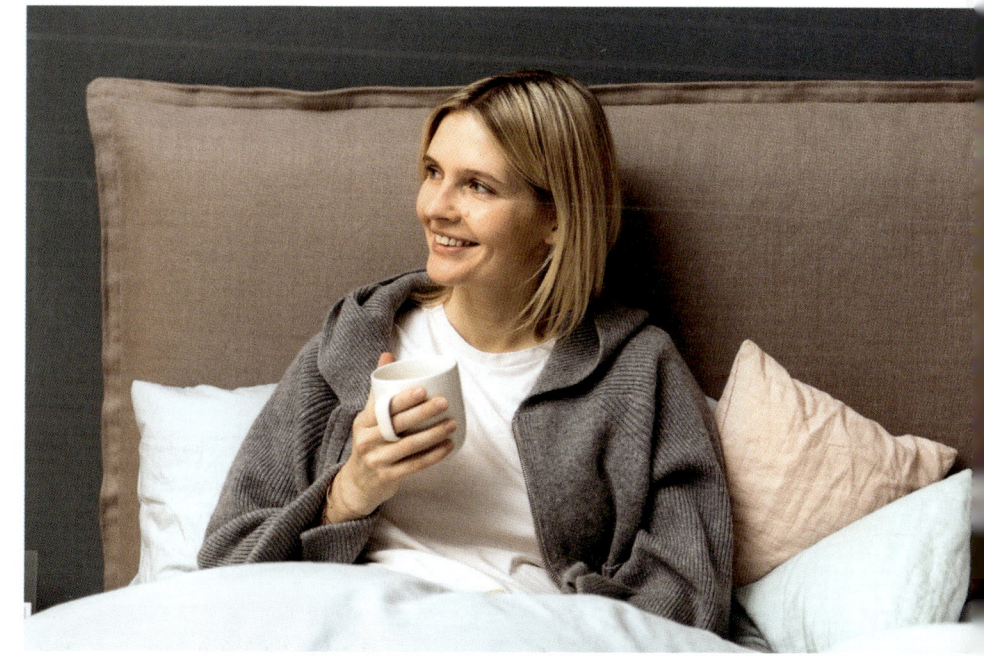

fel gerne deinem Partner. Verständnis und Unterstützung sind jetzt so wichtig! Lies dazu auch das Interview mit Hebamme Sissi Rasche auf Seite 210.

Mach, was dir guttut, zwinge dich zu nichts

Falls du Lust hast, mit eurem Winzling eine Runde ums Haus zu laufen: Tu das. Eine Freundin saß schon wenige Tage nach der Geburt wieder in ihrem Lieblingscafé und fand es großartig. Vielleicht ist Rausgehen genau das, was du brauchst. Aber behalte im Hinterkopf, dass es anstrengender sein kann als gedacht. Und wenn es so ist, bist du in deiner Höhle vielleicht doch besser aufgehoben.

Bitte langsam, auch im Spätwochenbett

Denke nicht, du müsstest nach zehn Tagen Frühwochenbett gleich wieder den Haushalt schmeißen. Du erlebst nun live, was du bis jetzt wahrscheinlich nicht so recht glauben konntest: Mit einem Säugling auf dem Arm kommst du im Alltag zu

nichts mehr – und du weißt, wie sich bleierne Müdigkeit anfühlt. Tag und Nacht verschwimmen. Schlafen gelingt oft nur noch in kleinen (und viel zu kurzen) Etappen (Seite 246).

24/7 dreht sich alles um den Winzling. Du versuchst, im Füttern-trösten-wickeln-Repeat-Modus feinfühlig seine Signale zu deuten und seine Bedürfnisse zu befriedigen. Vieles klappt intuitiv. Anderes treibt dir in schöner Regelmäßigkeit den Schweiß auf die Stirn – und macht euch anfällig für Selbstzweifel. Wie gut, dass ihr so viele Tipps bekommt. Oder doch nicht?

Die Sache mit den Tipps

Keiner ist allwissend. Einige Ratschläge von Freunden, euren Eltern und Experten sind super, und ihr seid froh darüber. Andere sind nichts für euch oder entsprechen nicht mehr den aktuellen Erkenntnissen. Sich davon nicht beirren zu lassen, während du sowieso schon mit Ängsten, Schmerzen, Hormonumstellung und akutem Schlafmangel kämpfst, ist oft gar nicht so einfach.

VON MAMI ZU MAMI

Plötzlich seid ihr einer mehr und du sollst wissen, wie alles funktioniert. Nimm die Dinge, wie sie kommen. Manche Momente sind magisch, andere zum Davonlaufen.

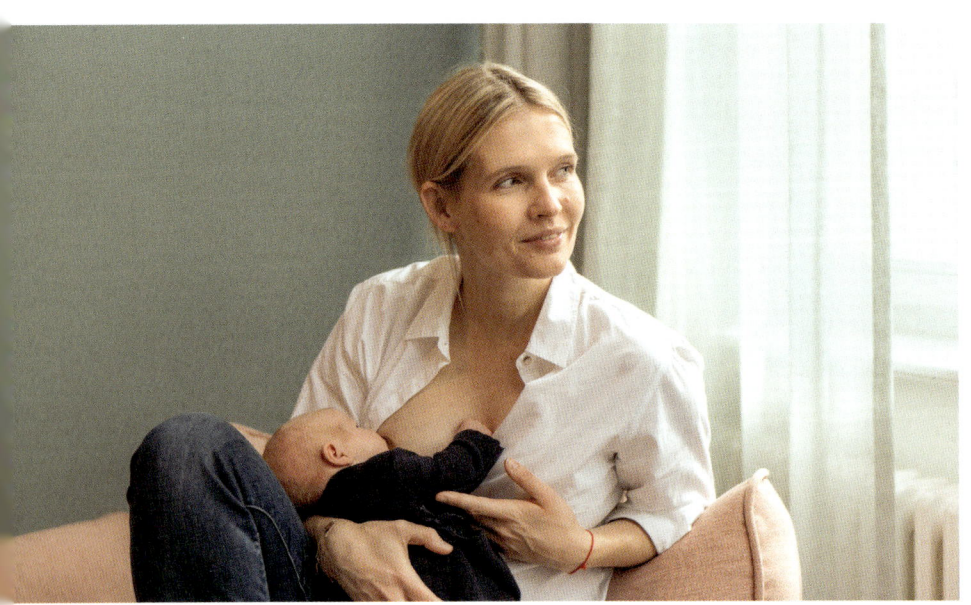

Stillen, trösten, wickeln – und wieder von vorn. In den nächsten Monaten bist du rund um die Uhr im Einsatz. Mach es dir also so bequem wie möglich.

Ich habe trotz Hormonkrise immer versucht, nichts persönlich zu nehmen. Ein Rat ist in den seltensten Fällen als Angriff gemeint. Selbst wenn er sich so anfühlt. Wir haben uns eine Handvoll Freunde gesucht, deren Art, Eltern zu sein, wir mögen, und bitten sie im Zweifel um ihre ehrliche Meinung zu allem, was uns beschäftigt.

Beobachte dein Baby

Versuche, die Welt aus der Sicht deines Neugeborenen zu betrachten und seine Signale zu deuten. Beobachte genau, was euer Kind beruhigt, was es mag und was nicht oder was ihm vielleicht noch zu viel ist. So lernst du es Tag für Tag besser kennen. Ihr werdet zu einem tollen Team und du kannst seine Signale immer leichter verstehen.

Vielleicht hilft es dir, zu wissen, dass die Säuglingsforschung mittlerweile recht gut herausgefunden hat, warum Babys weinen. Nacheinander die sieben häufigsten Gründe für Unwohlsein abzuchecken kann dazu beitragen, mehr Sicherheit im Umgang mit deinem Winzling zu bekommen.

Die 7 häufigsten Ursachen für Babyweinen

- Hunger
- das Bedürfnis nach Körperkontakt und Nähe
- Unwohlsein, weil die Windel voll ist
- Schmerzen, weil der Po wund ist, der Bauch wehtut oder Blähungen dein Baby plagen
- Reizüberflugung
- Langeweile
- Müdigkeit

Das Gute daran: Für all diese Ursachen gibt es eine Lösung. Was du immer tun kannst: Dein Baby halten und ruhig atmen. Auch wenn es untröstlich weint. So erfährt es, dass du für es da bist.

Habe ruhig den Mut, auch auf deinen Mutterinstinkt zu hören. Es stimmt: Nicht jede Entscheidung entpuppt sich später als 100-prozentig perfekt. Aber genau wie unsere Neugeborenen lernen wir eben vieles durchs Versuch-macht-klug-Verfahren. Am Ende beurteilen einen die anderen sowieso. Lebe dein bzw. euer Leben nicht, um es dem Umfeld recht zu machen. Sondern so, dass es für eure Familie funktioniert. Es gibt nicht die eine Lösung. Es gibt viele Lösungen.

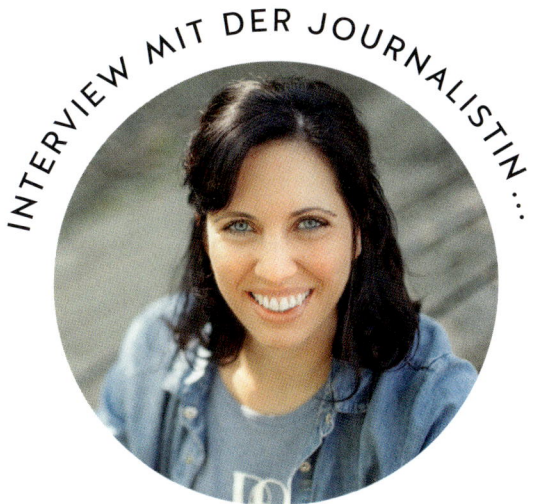

INTERVIEW MIT DER JOURNALISTIN …

KATHRIN MECHKAT

Liebe Kathrin, du hast selbst zwei Kinder und bloggst auf www.momazing.de darüber, was Müttern Kraft im Alltag gibt. Was hilft dir?
Mein Mama-Mantra lautet: »Ich bin genug.« Es schenkt mir Instant-Zufriedenheit, nimmt mir Druck und lässt mich im größten Trubel einen Gang zurückschalten. Auch eine Dankbarkeitsmeditation beim Stillen und Yoga neben der Krabbeldecke haben mir Kraft gegeben. Oder eine Walking-Meditation mit Kinderwagen, bei der du Atem und Bewegung kombinierst und dein Gedankenkarussell stoppst. Und ich übe mich in Selbstliebe …

Wie schafft man es, sich selbst zu lieben?
Indem ich öfter Nein zu anderen und Ja zu mir und meinen Bedürfnissen sage. Selbstliebe heißt für mich, nicht so streng mit mir zu sein und meine Gedanken und Bewertungen im Zaum zu halten. Wie oft verurteilen wir uns selbst, weil wir unseren Vorstellungen nicht genügen? Selbstliebe heißt für mich, ab und zu ein Bad bei Kerzenschein, aber jeden Tag Milde und Freundlichkeit mit mir selbst. Es ist eine lebenslange Übung.

DEIN KÖRPER, DEINE PSYCHE

WAS SICH JETZT VERÄNDERT

Du bist jetzt Mama. Wie fühlst du dich? Wahrscheinlich ist es ein Mix aus überglücklich, erleichtert und völlig überwältigt? Egal, ob dein Baby schnell oder langsam, per Kaiserschnitt oder natürlich zur Welt gekommen ist: Eine Schwangerschaft und eine Geburt sind Kraftakte, die es zu verarbeiten gilt. Du spürst körperliche und seelische Nachwehen und brauchst noch Zeit, bis du wieder fit bist.

Sofort wieder »die Alte« sein? Das ist nicht realistisch. Sei nicht zu hart mit dir, wenn die letzten Monate Spuren hinterlassen haben. Sag deinem Körper lieber Danke für alles, was er geleistet hat – und noch immer leistet.

Dein Bauch ist nach der Geburt zwar noch sichtlich größer, schlaffer und fühlt sich vielleicht fremd an. Doch das ändert sich, wenn deine Gebärmutter sich nach und nach wieder zusammenzieht, deine Organe an ihren Platz zurückwandern und die gedehnte Haut sich zurückbilden kann. Das Bindegewebe benötigt Zeit, bis es sich regeneriert hat. Dein Beckenboden braucht erst Schonung, dann Training.

Direkt nach der Geburt ist dir wahrscheinlich oft noch schwindelig. Du schwitzt rund zwei Liter Wassereinlagerungen aus, hast Blähungen, heftigen Wochenfluss und in der Gebärmutter eine Wunde an der Stelle, von der sich die Plazenta abgelöst hat. Schürfungen, Risse oder Schnitte müssen abheilen. Insbesondere nach einem Kaiserschnitt.

Gib dir Zeit zum Ankommen im neuen Leben. Langweilig wird dir bestimmt nicht. Da ist schließlich ein über alles geliebtes Neugeborenes, dessen Bedürfnisse du von nun an Tag und Nacht befriedigen möchtest.

*DU HAST ES GESCHAFFT! DEIN BABY IST GEBOREN, IHR HABT
EUCH SCHON EIN WENIG BESCHNUPPERT UND DIE MILCH
BEGINNT ZU FLIESSEN. TOLL, WAS DEIN KÖRPER ALLES KANN!*

PSYCHE

Höchste Hochs, tiefste Tiefs und der tränenreiche
Babyblues. Das ist jetzt alles normal. Schließlich
herrscht ein hormoneller Ausnahmezustand. Er
wird sich einpendeln. Und wenn nicht, gibt es
professionelle Hilfe (Seite 205).

HAARE

Du verlierst sie büschelweise?
Keine Sorge: Während der
Schwangerschaft haben die
Hormone das reguläre Ausfal-
len unterdrückt. Jetzt erwischt
es alle, die längst fällig waren.
Was allerdings passieren kann:
Die Struktur deiner Haare ver-
ändert sich.

HÜFTE UND BECKENBODEN

Deine Hüfte ist noch geweitet und
dein Beckenboden hat alles gegeben, um dein Baby erst zehn Monate lang zu tragen und dann punkt-
genau bei der Geburt loszulassen.
Frag deine Hebamme, ab wann du
mit sanfter (!) Rückbildungsgymnas-
tik beginnen kannst.

BRAINFOG

Die Schwangerschafts- geht direkt in eine
Wochenbettdemenz über. Sorry. Dass sich
dein Hirn wie umnebelt anfühlt, ist völlig normal und den Hormonen, dem Schlafmangel
und überhaupt allem Neuen jetzt geschuldet.
Steck ein Notizbüchlein ein – insbesondere
um Fragen an die Hebamme zu notieren, die
du sonst wieder vergisst. Auch gut: die Wechselatmung von Seite 48.

BRÜSTE

Ob du dich für oder gegen das Stillen entscheidest: Dein Körper hat sich in der
Schwangerschaft darauf vorbereitet. Die Brust
spendet anfangs besonders nahrhafte Vormilch (Kolostrum). Legst du dein Baby regelmäßig an, schießt zwei bis fünf Tage später
die Muttermilch ein.

SCHAMBEREICH

Anfangs fühlt sich der Bereich Scheide
und Damm bzw. die Kaiserschnittnarbe
oft taub an. Das liegt an einer gestörten
Reizweiterleitung der gedehnten/ver-
letzten Nerven und gibt sich meist wieder. Es kann aber etwas dauern. Sprich
im Zweifel deine Ärztin oder deine Hebamme darauf an.

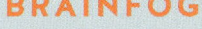

BIN DAS NOCH ICH?

Natürlich bist du noch du. Doch mit der Ablösung der Plazenta kommt es nach der Geburt zu einem heftigen Hormonabfall, der die körperliche Rückbildung anstößt und dich in eine Achterbahn der Gefühle setzt … Da erkennt man sich manchmal selbst nicht wieder.

Vielleicht fühlen sich dein Beckenbereich und die ganze Körpermitte komisch an. Vielleicht hast du Schmerzen. Das ist nicht verwunderlich: Bis dein Baby auf die Welt kam, war deine Gebärmutter um ein Vielfaches vergrößert, dein Kind hat eine Menge Platz gebraucht, Organe, Bauchmuskeln und Beckenboden mussten dem gewaltigen Druck standhalten. Dazu kamen die Strapazen der Geburt. Eben strampelte darin noch dein Baby. Jetzt ist deine pralle Kugel »leer«. Das löst bei so mancher Frau eine Art Abschiedsschmerz aus. Der Blick auf den Bauch macht es nicht besser. Er sieht aus, als hätte man aus einem Ballon die Luft herausgelassen.

Hab Geduld

Gib deinem Körper Zeit, sich in seinem Tempo zurückzubilden. Deine Haut, dein Beckenboden, die Bänder und die Bauchmuskeln sind noch überdehnt und geschwächt. Alles ist erst einmal haltlos und instabil. Klar, dass es ein Weilchen braucht, bis dein Körper sich regeneriert hat.

Wenn du eine Hebamme hast, wird sie dich anfangs täglich, später nach Bedarf besuchen, um nach dir und dem Baby zu schauen. Besprich mit ihr alles, was dich bewegt. Sie wird dir auch sagen, dass die Vor-Schwangerschafts-Jeans keiner Frau direkt nach der Geburt passt. Aus gutem Grund …

Deine Gebärmutter muss erst schrumpfen

Nach der Geburt kannst du deine Gebärmutter noch auf Nabelhöhe als feste Kugel ertasten. Die Hormonumstellung, Nachwehen und eventuelles

VON MAMI ZU MAMI

Du glaubst es vielleicht noch nicht: Vieles regelt sich von selbst. Manche Spuren bleiben, andere kannst du beeinflussen. Hab Geduld und feiere dich für alles, was du geschafft hast!

Stillen (Seite 239) unterstützen sie dabei, sich wieder zusammenzuziehen. Es dauert etwa zehn Tage, bis sie hinter dem Schambein verschwunden und von außen nicht mehr fühlbar ist.

Erst nach sechs Wochen ist sie wieder bei ca. 60 Gramm Ursprungsgewicht angekommen. Beim Kaiserschnitt brauchst du mehr Schonung und Rückbildungszeit, weil die Gebärmutterwunde nach dem OP-Schnitt heilen muss. So oder so: Deine Hebamme wird die Rückbildung gut beobachten.

Geht es nicht voran, brauchst du vielleicht (noch) mehr Ruhe, eine Bauchmassage, einen feuchtwarmen Wickel um den Nabel und ein offenes Ohr. Auch hilfreich: Abwarten und Tee aus Hirtentäschelkraut, Schafgarbe, Melisse, Eisenkraut und Frauenmantel trinken (gibt's in der Apotheke). Tut sich trotzdem nichts, ist eine Ultraschalluntersuchung bei deiner Ärztin ratsam.

Nachwehen

Erstgebärende spüren die Nachwehen eher leicht. Beim zweiten oder dritten Kind krampft es hefti-

RÜCKBILDUNGSTIPP

Ich habe mich täglich eine halbe Stunde lang im Bett bäuchlings auf ein zusammengerolltes Handtuch gelegt, sodass mein Becken erhöht war. In dieser Position verlagerst du die verschobenen Organe sanft in den Bauchraum zurück, entlastest die Beckenbodenmuskulatur und unterstützt die Rückbildung. Nur mit vollen Brüsten ist die Haltung suboptimal.

ger. Versuche, die Kontraktionen wie Geburtswehen zu veratmen – und vergiss nicht, auf die Toilette zu gehen. Eine volle Blase verstärkt die Beschwerden. Vielleicht wirkt Akupunktur oder ein Tee aus Gänsefingerkraut und Kamille entkrampfend? Halte durch. Nach zwei bis drei Tagen lassen die Schmerzen deutlich nach.

Wochenfluss

Ob Kaiserschnitt oder vaginale Geburt: In den ersten vier bis sechs Wochen blutest du. An den ersten drei Tagen sogar sehr stark. Teilweise kommen größere Blutgerinnsel mit. Das ist normal. Denn: Löst sich die Plazenta, hinterlässt sie eine bis zu zehn Zentimeter große Narbe. Der Wochenfluss (Lochien) besteht aus Blut und Wundsekreten, die bei der Heilung dieser Stelle an der Gebärmutterwand entstehen. Anfangs sieht er kräftig hellrot aus, später bräunlich und zum Schluss wird der Wochenfluss gelblich bis weiß.

Vielleicht fühlst du dich sicherer, wenn du dir eine wasserundurchlässige Unterlage ins Bett legst? Lass dir außerdem aus der Apotheke große Flockenwindeln ohne Klebefolie mitbringen, die du regelmäßig wechselst. Auf der Toilette kannst du mit etwas Wasser und wundheilungsfördernder Calendula-Essenz nachspülen. Mehr Tipps findest du auf den Seiten 212 und im Interview mit Hebamme Sissi Rasche auf Seite 210. Tampons sind in der Wochenbettzeit keine gute Idee. Sie verhindern das Abfließen des Wundsekrets.

Blutet es plötzlich auffällig stark oder kaum mehr, riecht der Wochenfluss sehr unangenehm oder hast du Fieber, sind das Entzündungszeichen. Und damit ein Fall für deine Ärztin.

Die alten Jeans passen nicht? Hab Geduld! Mit Bewegung und gutem Essen kannst du deinen Körper unterstützen.

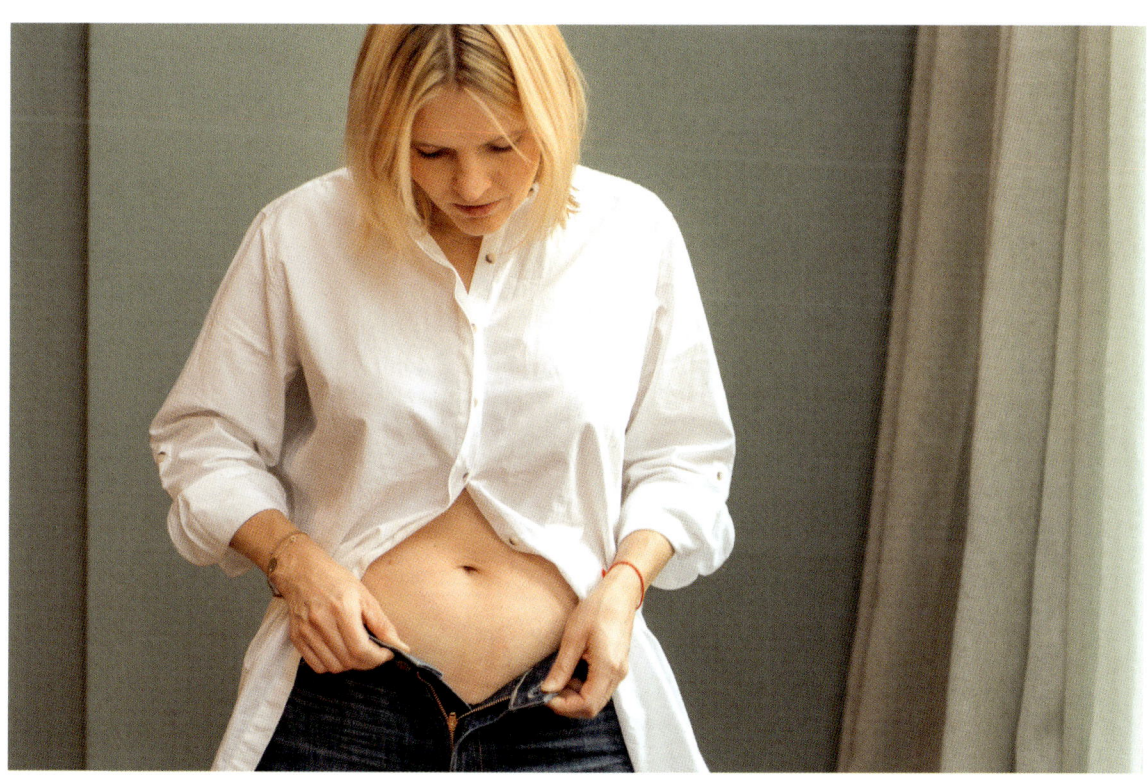

DEIN BECKENBODEN

Unsere Beckenbodenmuskulatur hält nicht nur die inneren Bauchorgane zusammen. Sie ist außerdem verantwortlich für die willentlich gesteuerte Blasen- und Darmentleerung. Und nicht zu vergessen auch für guten Sex.

Die Schwangerschaft und die Geburt setzen ihm allerdings gehörig zu: Er hat monatelang das Gewicht deines Kindes getragen und musste sich maximal dehnen, als du es zur Welt gebracht hast. Bei einem Kaiserschnitt wurde sogar die Bauchdecke aufgeschnitten – was auch nicht gerade ein Spaß für die innere Muskelschicht ist. Sie braucht Entlastung. Deshalb ist viel liegen und deinen Beckenboden schonen in den ersten Wochenbetttagen das Beste, was du für dich tun kannst.

Erste, sanfte (!) Übungen für eine starke Mitte

Nach einigen Tagen können die meisten Frauen die Rückbildung wieder mit leichten Übungen unterstützen. Mehrere Wochen dauert es, wenn du einen Kaiserschnitt oder eine komplizierte Geburt hattest. Bitte lass dir hier erst von der Hebamme bzw. deiner Gynäkologin das Okay geben.

Anfangs fühlt sich dein gesamter Unterleib vielleicht noch taub und wie nach unten hin offen an. Deshalb ist es im Moment das Wichtigste, überhaupt wieder ein Gefühl für deinen Beckenboden zu bekommen. Das klappt eventuell erst, wenn alle Verletzungen, wie Risse, Schnitte und Abschürfungen, abgeheilt sind, und ist anfangs noch schwierig. Sei unbesorgt: Wenn du mit leichten Übungen beginnst (Seite 218) und dranbleibst, wird es dir bald gelingen, und du lernst wieder, deinen Beckenboden wie gewohnt zu kontrollieren.

Wichtig: Nichts für die Muskulatur zu tun ist genauso schädlich, wie vor lauter Hummeln im Hintern zu anspruchsvolle Übungen zu absolvieren. Trainierst du über einen längeren Zeitraum falsch, beschert dir das keine bessere Figur, sondern verstärkt Folgebeschwerden der Schwangerschaft oder ruft sogar nachträglich welche hervor. Also besser Schritt für Schritt den Beckenboden stärken. Versuche deine (Figur-)Ziele auf eine achtsame, realistische Weise zu erreichen. Am Ende des Wochenbetts – nach sechs bis acht Wochen – steht die Nachsorgeuntersuchung bei der Frauenärztin an. Sie schaut, ob der Beckenboden wieder so funktioniert, wie er soll.

SO SCHONST DU DEINEN BECKENBODEN IM ALLTAG MIT BABY

- *Beim Stehen denk daran, dass die Füße hüftbreit auseinanderstehen und du dein Gewicht gleichmäßig verteilst. Halte dich gerade. Achte darauf, nicht ins Hohlkreuz zu fallen.*
- *Am besten behältst du immer eine leichte Beckenbodengrundspannung – und trägst nichts Schwereres als dein Baby. Es in die Trage zu setzen ist also kein Problem.*
- *Um den Druck vom Bauch zu nehmen, kannst du vor dem Aufstehen immer* *bewusst ausatmen und den Beckenboden leicht anspannen.*
- *Merkst du, dass du husten oder niesen musst? Drehe den Oberkörper dabei zur Seite. Das entlastet den Beckenboden.*
- *Komm im Liegen über die Seite hoch. Wichtig: In hartnäckigen Fällen, wenn du nach Wochen noch ein Schwere- oder Fremdkörpergefühl in der Scheide hast, vertrau dich bitte Spezialisten in einem Beckenbodenzentrum an.*

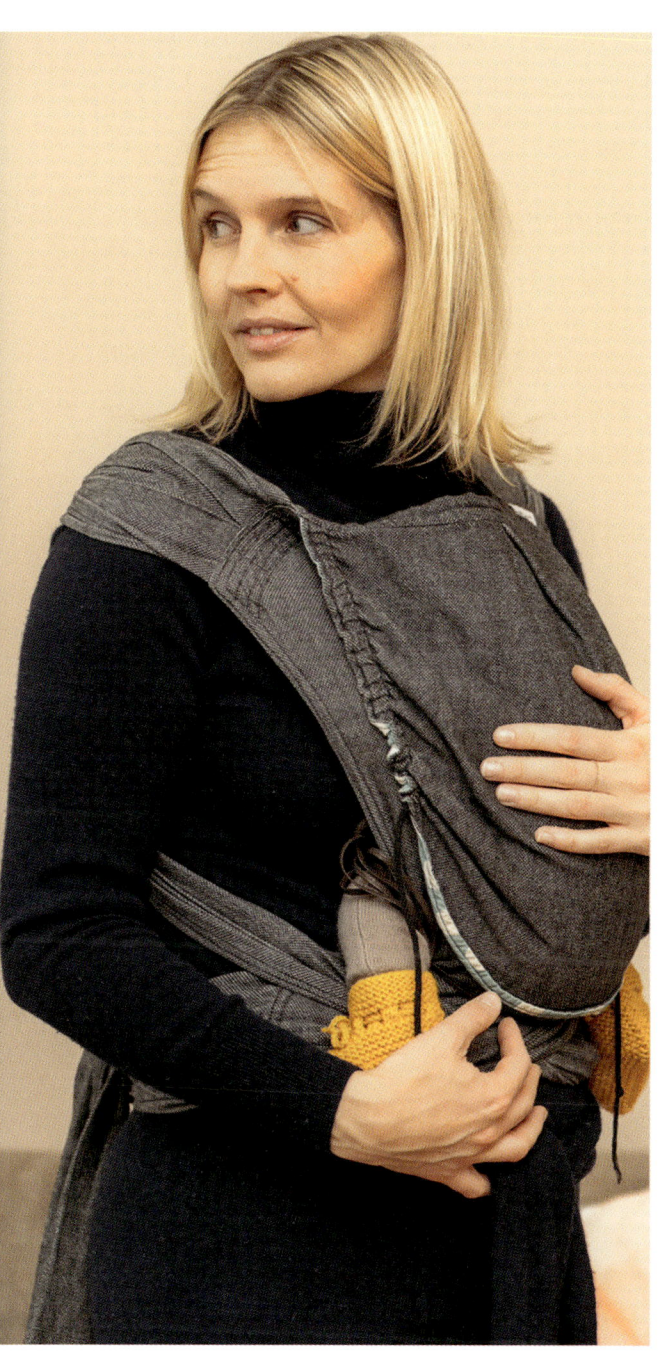

Säuglinge sind Traglinge. Babytragen helfen dir, die süße Last zu stemmen, ohne den Beckenboden zu strapazieren.

Wie sieht es aus mit dem Rückbildungskurs?

Eine Freundin schwärmt von der Cantienica-Methode für die Rückbildung, eine andere hat bei ihrer Hebamme einen geschlossenen Abendkurs gemacht. Ich selbst bin nach sechs Wochen regelmäßig zum Postnatal-Yoga und -Pilates in ein Studio gegangen, das offene Kurse mit und ohne Baby anbietet.

Durchs Sporteln fühlte ich mich deutlich wohler in meinem Körper. Gleichzeitig tat es mir auch unheimlich gut, regelmäßig andere Mütter zu treffen und mich mit ihnen auszutauschen. Ganz einfach weil ich merkte: Wir erleben trotz aller persönlicher Unterschiedlichkeiten ähnliche Glücks- und Krisenmomente in unserem neuen Alltag mit Baby. Aus einigen von diesen Mutti-Dates sind sogar richtig gute Freundschaften entstanden, die immer noch anhalten.

Die Kosten für den Kurs, also insgesamt zehn Rückbildungsstunden, trägt im Normalfall die gesetzliche Krankenkasse. Vorausgesetzt, du beginnst spätestens vier Monate nach der Geburt damit und die Kursleiterin ist zertifiziert. Am besten fragst du vorher kurz nach. Das gilt auch für Frauen, die bei einer privaten Krankenkasse versichert sind.

VON MAMI ZU MAMI

Ob Mama-Kind-Stunden klappen, kommt auf die Bedürfnisse des Babys an. Satt-und-Sauber-Sein ist hilfreich. Im Zweifel wickelst oder fütterst du während des Kurses.

Wie schnell du wieder fit bist?

Das ist individuell. Im Schnitt können Neu-Mamas ihren Beckenboden nach sechs bis neun Monaten wieder voll belasten. Gehst du joggen und es tröpfelt unfreiwillig, bist du noch nicht so weit. In diesem Fall kann dir ein (weiterer) Rückbildungskurs helfen. Vielleicht buchst du auch eine Stunde bei einem Personaltrainer. Experten raten zu beckenbodenschonenden Sportarten. Dazu zählt alles, was keine Erschütterungen auslöst, wie beispielsweise Yoga, Pilates, Fahrrad- oder Inlinerfahren, (Nordic) Walking und alle Sportarten im Wasser.

Biofeedback für den Beckenboden

Hast du Probleme mit deinem Beckenboden: keine falsche Scham! Sprich mit deiner Gynäkologin. Vielleicht macht ein Termin im Beckenbodenzentrum Sinn oder eine spezielle Physiotherapie, bei der ein Biofeedback-Gerät zum Einsatz kommt.

Umarme das vermeintlich Unperfekte.

Es misst die Anspannung deines Beckenbodenmuskels mit einer Sonde, die du dafür in die Vagina einführst. Ziel des Ganzen ist, dass du durch die direkte Rückmeldung lernst, wie du deinen Beckenboden bewusster an- und entspannen kannst.

Für zu Hause gibt es smarte Beckenbodentrainer, die ebenfalls auf diesem Prinzip beruhen. Du führst z. B. eine Art Ei in deine Scheide ein, das deine Muskelkontraktionen registriert und via App auf dem Handy visualisiert. Auf diese Weise kannst du live verfolgen, wie gut deine Muskulatur arbeitet. Das soll dazu anspornen, regelmäßig zu üben. Bei einer Beckenbodenschwäche oder Belastungsinkontinenz kann dir deine Gynäkologin ein solches verschreiben. Ebenfalls eine Überlegung wert: Eine zertifizierte, von Physiotherapeuten und Ärzten entwickelte Beckenbodentrainings-App wie »pelvina« , für die die Krankenkassen Zuschüsse zahlen können.

WANN SETZT DIE PERIODE EIN?

Das ist sehr unterschiedlich. Es kann sein, dass sich deine Periode schon vier bis sechs Wochen nach der Geburt wieder einpendelt und du dich von da an wieder auf deinen gewohnten Zyklus verlassen kannst. Stillst du, bleibt die Menstruation eher bis nach dem Abstillen aus. Aber Vorsicht: Stillen ist keine sichere Verhütungsmethode. Wer einen unbemerkten Eisprung und ungeschützten Sex hat, kann schnell wieder schwanger werden.

APROPOS SEX

Es gibt durchaus Frauen, die ein Jahr nach der Geburt ihres ersten Kindes das zweite bekommen. Sie hatten also wohl recht schnell nach dem Wochenfluss ungeschützten Sex. Deutlich mehr Paare reagieren drei bis sechs Monate nach der Geburt wohl eher so: »Sex? Haha!« Und dann folgen verschiedenste Gründe. Die Top 3:

1. »Wann denn?«
2. »Mein Körper ist gerade Kindesland. Insbesondere die Brüste, die laufen nämlich gern mal aus und tun manchmal sogar weh.« (Seite 204)
3. »Mir/ihm/uns fehlt einfach die Lust.«

Das heißt nicht, dass Babys Beziehungs- oder Liebeskiller sind. Die Prioritäten verschieben sich mit der Geburt und auch die Hormonumstellung wirkt in der Regel erst mal nicht gerade lustfördernd.

Was aber, wenn sich beide nach körperlicher Liebe sehnen, es jedoch nicht klappt oder sich nicht mehr so wie früher anfühlt? Dann hilft nur, ehrlich miteinander zu sein. Stecken Schmerzen, körperliche Gründe wie Narben oder tief greifende Ängste dahinter, ist eine Ärztin oder die Hebamme eine gute Ansprechpartnerin. Eine schmerzende Dammnaht etwa lässt sich eventuell durch einen kleineren Eingriff korrigieren. Liegt es an unausgesprochener Enttäuschung über das neue Leben oder einem Geburtstrauma, kann ein Paar- oder Sexualtherapeut helfen.

EIN GEDANKE ZUM PAARSEIN

Aus dem »Wir gegen den Rest der Welt« wird jetzt ein »Wir für dieses Kind«. Dass der Sex da mal hinten runterfällt, ist in der Regel nicht dramatisch. Aber die körperliche und emotionale Nähe sollten nicht klammheimlich nach und nach völlig verschwinden. Paare brauchen liebevolle Berührungen genauso nötig wie ihr Baby. Dabei wird Oxytocin freigesetzt, das ist ein Bindungshormon, das Beziehungen festigt.

> ### VON MAMI ZU MAMI
>
> *Wir taten uns schwer mit dem ersten Mal. Nach fünf Monaten beschlossen wir: Wir tasten uns ran. Ohne Erwartungen. Es war erst bizarr, dann lustig und schließlich wunderschön.*

Zärtlichkeit ist wichtig

Zwischendurch eine zärtliche Umarmung, eine liebevolle Nachricht oder ein kleines Dankeschön für
Hilfe und Unterstützung an den anderen zu adres-
sieren reicht oft schon, um einander ein gutes Gefühl zu geben. Manchmal ist die Zündschnur kurz.
Das kennen so ziemlich alle Eltern, die kleine Kinder haben. Wenn dich das gerade beschäftigt: Auf
Seite 237 stehen ein paar hilfreiche Strategien für
mehr Familienharmonie.

Im Wochenbett erlebt ihr die wahrscheinlich
größte Veränderung als Frau, Mann und Paar. Ihr
seid jetzt Eltern – und für ein Baby verantwortlich.
Was banal klingt, ist unglaublich emotional und
eine Riesenerkenntnis, wenn ihr plötzlich zum aller-
ersten Mal mit eurem Winzling zu Hause seid ...

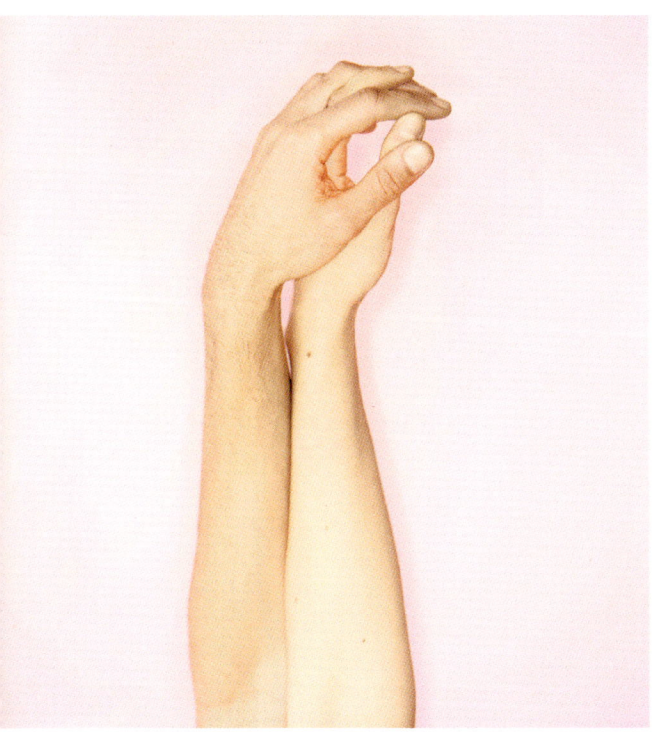

*Zugegeben: Sich wieder als Paar zu
sehen, ist manchmal nicht ganz leicht.
Tastet euch also langsam ran ...*

*Be yourself. Everyone else
is already taken.*

OSCAR WILDE

Auch wenn die neue Familienkonstellation dem
Partner einiges abverlangt: Jede Frau, die eine
Schwangerschaft und eine Geburt gemeistert hat,
braucht in der anschließenden Phase besonders
viel Verständnis, Unterstützung und Zuspruch. Bitte nicht jedes Wort auf die Goldwaage legen. Ich
persönlich fand es auch schlimm, wenn alles, was
mich beschäftigte, mit »das sind nur die Hormone«
abgebügelt wurde. Mag sein. Aber die Gefühle
sind real – und man wünscht sich, damit ernst-
genommen zu werden. Hormone hin oder her.

UND DAS GEWICHT?

Hier gibt es keine Faustregel. So wie sich kein
Frauenkörper vor der Schwangerschaft gleicht, so
wenig tun sie es danach. Nur eines haben alle Mamas gemeinsam: Sie müssen ihren Körper erst wieder neu kennenlernen und ein Gefühl für ihn entwickeln. Das geht durch liebevolle Achtsamkeit,
gesundes Essen, schöne Pflegerituale, Bewegung
und indem du negative Glaubenssätze durch positive ersetzt. Heißt: nicht auf dir und deinem Aussehen rumhacken, sondern den Blick auf das Schöne
und deine Stärke lenken.

Ich musste mich auch erst wieder herantasten.
Als ich drei Tage nach der Geburt zum ersten Mal
auf der Waage stand, wog ich gerade mal drei Kilo
weniger. Allein unser Mini wog schon so viel. Wie
konnte das sein? Meine Hebamme wusste es: Ich
gehörte zu den Frauen, die direkt nach der Geburt
mehr Wasser einlagern als am Ende der Schwangerschaft. Mein Bauch war recht schnell flach. Dafür nervten mich noch ewig Zusatzkilos am Po, an
den Beinen und um die Hüften. Eine Freundin
schleppte sehr lange ihr Bäuchlein mit sich rum.
Obwohl sie wenige Wochen nach der Geburt we-

niger wog als vor der Schwangerschaft. Was ich damit ausdrücken will? Unsere Körper verändern sich – übrigens nicht nur nach der Geburt, sondern unser ganzes Leben lang.

Wir müssen uns nicht immer und zu jederzeit wunderschön finden. Aber um zufrieden zu sein, sollten wir lernen, uns so, wie wir sind, zu akzeptieren – mit all unseren Stärken, aber auch mit all den kleinen Dingen, die wir nicht ändern können. Sei nicht zu hart zu dir und beurteile dich nicht nach den Maßstäben einer Modelagentur. Wärst du bei einer Freundin nicht auch liebevoller? Ich glaube, wir sollten uns manchmal mit genau diesem liebevolleren Blick betrachten. Auch wenn ich das zugegebenermaßen selbst noch üben muss.

DIE BAUCHMUSKULATUR

Im Frühwochenbett sind die Bauchmuskeln längst nicht wieder belastbar. Um deinem Baby Platz zu machen, mussten sie während der Schwangerschaft leicht auseinanderweichen. Die Sehne, die sie miteinander verbindet, hat sich maximal gedehnt. Diese Rektusdiastase kannst du nach der Geburt als mehr oder weniger schmale Lücke in der Bauchmitte sehen und spüren.

Bei den meisten Frauen ziehen sich Sehne und Muskeln nach der Geburt nach und nach zusammen. Du förderst diesen Prozess, indem du deine geraden Bauchmuskeln schonst – Sit-ups und Planks (Unterarmstütz) sind tabu.

Rektusdiastase-Test

Lege dich mit aufgestellten Beinen auf den Rücken. Nun setzt du deine Finger ungefähr auf Nabelhöhe auf den Bauch. Hebe den Kopf an (deine Schultern bleiben auf der Unterlage) und aktiviere so die Bauchmuskulatur. Die Finger drückst du dabei sanft in den Bauch. Du spürst, wie die Muskeln arbeiten und dabei auseinanderweichen. Bist du mit zwei bis drei Fingern im Spalt, der sich jetzt bildet, hast du eine ausgeprägte Rektusdiastase.

Bleibt die Rektusdiastase länger als zwei bis drei Wochen bestehen, besprich mit deiner Hebamme oder deiner Ärztin, was hilft, damit sich deine Bauchmuskeln zueinander bewegen. Dazu zählen z. B. Übungen wie die Schulterbrücke, die du auf Seite 220 findest. Bei andauernden Problemen machen eine physiotherapeutische Betreuung und eventuell Kinesiotaping Sinn. Hebamme Sissi Rasche empfiehlt im Interview auf Seite 210 einen postnatalen Bauchgurt.

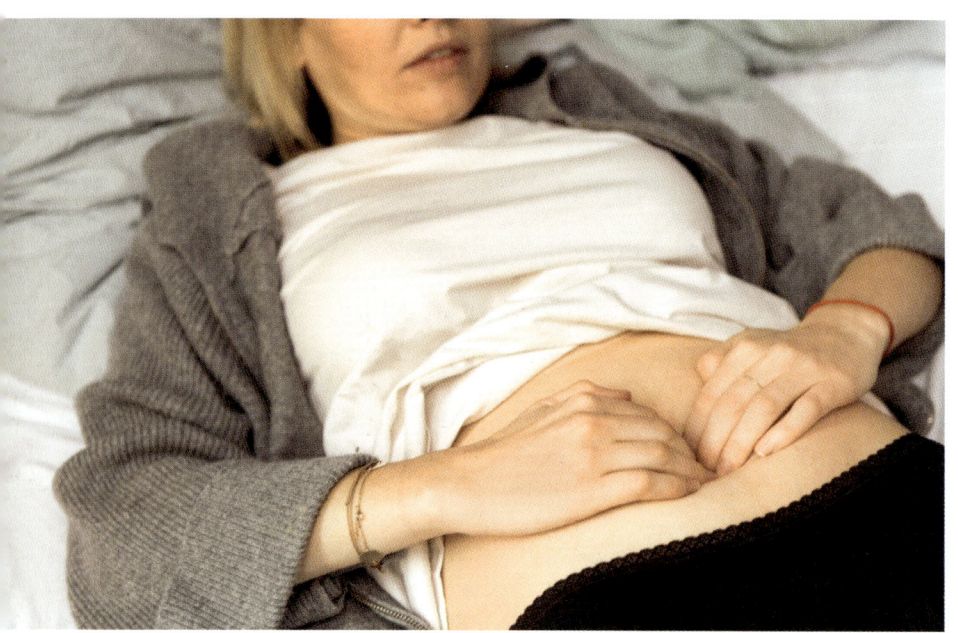

Klaffen die geraden Bauchmuskeln weit auseinander? Mit dem Rektusdiastase-Test verschaffst du dir Klarheit.

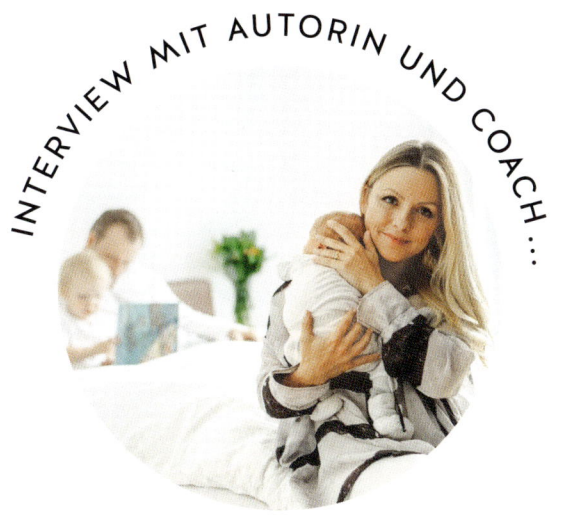

INTERVIEW MIT AUTORIN UND COACH …

YAVI HAMEISTER

*Autorin, Bloggerin, Prä- und Postnatal-Coach.
Die Mama von Lias (2015) und Leonas (2017) bloggt
auf www.mama-moves.de – baby, biceps & brownies
ihre Gedanken über Muttersein und Selbstliebe,
Fitness- sowie Ernährungstipps.*

Liebe Yavi, du lebst sehr bewusst und dein Körper ist dir wichtig. Wie hast du die Veränderungen in den Schwangerschaften wahrgenommen?

Ich habe mein Leben lang mit meiner Figur gehadert. Egal, wie schlank oder trainiert ich war. Aber in meinen Schwangerschaften liebte ich jedes Kilo und jede Rundung an mir. Sie waren ein Geschenk, weil die Chancen auf ein Baby bei mir sehr schlecht standen. Obwohl mein Bauch riesig war, fühlte ich mich gut, ging viel spazieren und nahm auch nicht übermäßig zu. Nach der Geburt war ich allerdings überrascht, dass es mit der Rückbildung so langsam ging. Laut Waage hatte ich meine Kilos zwar schnell runter. Aber mein Bauch blieb lange dicker, obwohl er vorher immer flach gewesen war. Dazu kam eine ausgeprägte Rektusdiastase. Ich verglich mich insgeheim mit fitteren Mamas, die rasch wieder aussahen, als wären sie nie schwanger gewesen, fühlte mich unwohl und ärgerte mich darüber.

Was hat dir dabei geholfen, dich in deinem Körper wieder wohler zu fühlen?

Ich ließ das Vergleichen mit anderen sein und begann stattdessen, meinen Körper mit gezielten Übungen bei der Rückbildung zu unterstützen. Dadurch fühlte ich mich wieder besser – selbst als mein Bauch nach einem Jahr noch immer gewölbt und die Haut faltig war. Ich habe mich einfach vor den Spiegel gestellt und mir bewusst gemacht, warum ich so aussehe: In meinem Körper ist Leben gewachsen. Das gehört jetzt zu mir. Deshalb habe ich auch gar kein Problem damit, meinen Bauch öffentlich auf Instagram zu zeigen.

Wie schnell nach der Geburt warst du wieder sportlich aktiv?

Bei meinem ersten Sohn habe ich nach etwa sechs Wochen zu Hause angepassten Sport gemacht: Beckenboden- und Kraftübungen sowie spezielle Übungen zur Behandlung meiner Rektusdiastase. Lias lag in der Wippe, schaute zu und fand es großartig. Teilweise habe ich ihn auch ins Training miteinbezogen und teilte zur Inspiration für andere Mamas Videos davon in den sozialen Medien. Das Feedback war super. Mein Cardio-Training war das tägliche Kinderwagenschieben. Nach etwa drei Monaten meldete ich mich im Fitnessstudio an. Ab da hatte Lias dreimal pro Woche Spaß in der Kinderbetreuung und ich Zeit für mich. Das tat uns beiden gut – und mich beschlich nie das Gefühl, als Mama auf etwas verzichten zu müssen. Bis heute merke ich: An Tagen, an denen ich mich viel bewege oder einfach nur spazieren gehe, habe ich mehr Kraft, bessere Laune und stärkere Nerven. Und diese Kombi kann jede Mama gut gebrauchen.

Hast du eine Lieblingsübung, die jungen Müttern hilft, sich wohl in ihrem Körper zu fühlen?

Ich mag den Klassiker: die Schulterbrücke. Man kann sie schon recht schnell nach der Geburt wieder üben, um den Beckenboden zu stärken. Beim langsamen Anheben des Pos atmest du aus und spannst dabei den Beckenboden an, beim Absetzen des Pos atmest du ein und lässt ihn wieder locker.

BEWUSSTE ATMUNG

———

Horche einige Atemzüge in dich hinein: Wie atmest du? Noch flach und eher oberflächlich wie zum Ende der Schwangerschaft hin? Wenn ja, lerne, wieder tief zu atmen, dich dadurch bewusst zu entspannen und deinen Körper mit Sauerstoff zu versorgen. Diese Übung hilft dabei. Gleichzeitig regt sie die Verdauung an und aktiviert Muskeln in Bauch, Beckenboden und Rücken.

So geht's:

Lege dich auf den Rücken, die Beine sind bequem aufgestellt. Deine Hände berühren deine Rippen knapp unterhalb der Brust. Atme durch die Nase in die ganze Lunge ein. Auch nach hinten in Richtung Rücken. Spüre, wie sich die Rippen weiten und auseinanderbewegen. Dann atmest du mit leicht geöffnetem Mund langsam und geräuschvoll auf ein »Fff« oder »Schhh« aus. Wiederhole das ruhig ein paarmal – auch dann, wenn du dich gestresst fühlst.

DEINE HAUT

Die Haut am Bauch war gegen Ende der Schwangerschaft aufs Äußerste gedehnt, vor allem rund um den Nabel. Jetzt zieht sie sich in der Rückbildungsphase langsam wieder zusammen und glättet sich. Doch selbst wenn der Bauch nach einigen Tagen bis Wochen wieder flacher wird, ist er bei vielen nicht mehr so fest wie früher. Manchen Mamis bleibt etwas »Reservehaut«, über die sie sich ärgern und die Anlass für Kummer sein kann. Oft neigt die Haut zu Trockenheit. Vielleicht gönnst du dir eine feuchtigkeitsspendende Pflegecreme, mit der du dich einreibst. Damit förderst du die Durchblutung, spürst dich und baust so ganz von selbst wieder ein besseres Körpergefühl auf.

Je nach genetischer Veranlagung hast du eventuell trotz liebevollem Bauch-Beine-Po-Einölen in der Schwangerschaft auf den letzten Metern doch noch feine, bläulichlila Bindegewebsrisse mitgenommen. Sie verblassen mit der Zeit und bleiben als silbrig-weiße Narben, die zum aktuellen Schönheitsideal ähnlich gut passen wie Cellulite… Kein Grund, sich kleinzumachen. Ich finde die Einstellung einer Freundin dazu großartig: »Mein Bauch und auch die Oberschenkel sind übersät von Streifen. Na und? Diese Liebeslinien erinnern mich daran, dass ich einen wundervollen Menschen geboren habe!« Im Netz gibt es dafür Hashtags wie #loveyourlines oder #loveyourstretchmarks und den Trend, sie für ein Foto mit goldener Farbe anzumalen, statt sie zu verstecken.

Wer sich mit den Streifen gar nicht anfreundet, kann sich bei einem dafür qualifizierten Hautarzt nach Behandlungsmethoden wie Lasern oder Micro-Needling erkundigen. Wichtig zu wissen: Die Krankenkasse bezahlt diese Korrekturversuche jedoch in der Regel nicht.

Vielleicht merkst du es bereits? Auch die verstärkte Pigmentierung im Gesicht, an den Brustwarzen, im Intimbereich und auf der Mittellinie des Bauches verblasst im Laufe der Zeit.

UND DEINE BRÜSTE?

Sie sind nach der Geburt bestens aufs Stillen (Seite 239) vorbereitet. Wahrscheinlich wirken sie praller und größer als je zuvor. Du ahnst es schon: Sie werden irgendwann auch wieder kleiner (seltener bleiben sie groß) – und oft geht etwas von ihrer Festigkeit verloren. Das liegt weniger am Stillen, sondern an den körperlichen Anpassungen in der Schwangerschaft, auf die keine Frau einen Einfluss hat. Insofern hilft nur, mögliche Veränderungen zu akzeptieren. Oder zu hoffen, dass du zu den glücklichen Gewinnerinnen der Genlotterie gehörst und dein Dekolleté schöner als je zuvor wird. Auch das gibt es nämlich.

Wer sich gerne die bunte schöne Vielfalt von Frauenkörpern ansieht, findet sie z. B. auf Instagram über Hashtags wie #takebackpostpartum oder #bodypositive.

STIMMUNGSSCHWANKUNGEN UND SEELENKATER

Ich bin so dankbar, dass ich zu den Mamas gehöre, die von Anfang an überschäumten vor lauter Liebe zu ihrem Kind und seinem Papa. Als unser Sohn das erste Mal auf meiner Brust lag und mich mit wachen Augen ansah, fühlte ich das klischeehaft pure Glück mit jeder Faser meines Herzens.

Es läuft aber nicht immer so. Und auch das ist normal. Manchmal sind Mütter nach der Geburt extrem erschöpft, überrumpelt von einem ungeplanten Kaiserschnitt oder enttäuscht von einem schwierigen Geburtsverlauf. Dann schauen sie ihr noch so gar nicht nach »Bilderbuchbaby« aussehendes Kind an und fragen sich verzagt, wo dieses übergroße Glücksgefühl inklusive Liebesrausch denn bitteschön bei ihnen bleibt. Zur schlechteren oder besseren Mutter macht das keine von uns. Aber zu einer hilfebedürftigeren, die auf Unterstützung und Verständnis zählen darf. Konkrete Anlaufstellen findest du auf Seite 208.

Babyblues

Das Gleiche gilt für das berüchtigte Nachgeburtstief. Grund ist der sinkende Happy-Hormonspiegel: Die Endorphinausschüttung lässt nach und die Progesteron- und Östrogenkonzentration fällt. Jede zweite Neu-Mami rutscht drei bis vier Tage nach der Geburt in ein mehr oder weniger ausgeprägtes Stimmungstief, das sie sich selbst nicht so ganz erklären kann. Sie ist vielleicht leicht reizbar, ängstlich, nervös. Ihr ist nur noch zum Heulen zumute und sie fragt sich verunsichert: »Sollte ich nicht überglücklich sein, jetzt, wo unser ersehntes Wunschkind da ist?« Die Antwort lautet: Das eine schließt das andere nicht aus.

Es ist anstrengend, was du gerade erlebst. Die körperlichen Veränderungen, die drastische Hormonumstellung, Schlaflosigkeit und Erschöpfung, vielleicht Schmerzen. Dazu kommt der zehrende Milcheinschuss (Seite 240). Man begreift: Ich bin komplett fremdbestimmt durch einen klitzekleinen Menschen. Vielleicht läuft die Beziehung weniger harmonisch ab als früher (Seite 237). Oder die Angst, etwas falsch zu machen, setzt dir zu. Wenn du mich fragst: Da liegt ein Blues ziemlich nah.

Lass die Tränen laufen

Manchmal müssen Schmerz und Traurigkeit einfach raus, damit es besser wird. Sprich offen mit deinem Partner und deiner Hebamme über deine Empfindungen und bitte um Hilfe, wenn du dich überfordert fühlst. Mit Unterstützung dauert der Blues nicht lange. Bis dahin lass die Tränen laufen. Sie werden aus den unterschiedlichsten Gründen fließen: Weil dir alles zu viel ist, dich die Dankbarkeit, Liebe und Verantwortung für dein kleines Wunder überrollt. Weil du nicht verstehst, warum sich alle nur noch ums Baby kümmern und dich dabei vergessen. Weil dein Partner dir die falsche Creme mitbringt. Oder weil du realisierst: Jetzt bin ich endgültig erwachsen. Und aus 1000 weiteren individuellen Gründen …

> ### VON MAMI ZU MAMI
>
> *Klingt furchtbar oberflächlich: Aber mir half ein roter Lipgloss dabei, durch den Tag zu kommen. Und ganz viel Concealer, um die Augenschatten zu verdecken.*

Nervenzerfetzender Schlafmangel

Es gibt zwar Neugeborene, die anfangs richtig viel schlafen. Aber trotzdem fehlt es fast allen Eltern anfangs an Schlaf. Babys haben noch keinen Tag-Nacht-Rhythmus und schlummern nur in Häppchen. Das können wir nicht ändern. Eltern können das erstaunlich gut überleben. Aber Schlafentzug ist nicht umsonst eine gefürchtete Foltermethode. Wenn du so wenig Erholung bekommst, dass du deine körperlichen und psychischen Grenzen überschreitest, müsst ihr eine für euch passende Lösung finden, wie du wieder zu Kräften kommst. Auch wenn du dem Baby die Brust gibst. Vielleicht kann dein Partner oder ein Familienmitglied einspringen, damit du dich tagsüber in den Stillpausen hinlegen kannst?

Manche Mamas schaffen es nur schwer, sich vom Neugeborenen zu lösen, selbst wenn es der eigene Partner ist, der übernimmt. Wenn das bei dir so ist: Schlaf, wenn dein Baby schläft. Anders funktioniert es nicht. Ist dein Akku leer, musst du ihn aufladen. Mehr Tipps auf Seite 233.

Wochenbettdepression?!

Manchmal wird der Babyblues nicht besser. Selbst wenn dir deine Familie ermöglicht, ausreichend zu schlafen, um wieder zu Kräften zu kommen. Vielleicht bist du tieftraurig, kannst dich nicht um dein Kind kümmern, würdest am liebsten nie wieder aufstehen, fühlst Gleichgültigkeit oder Aggressionen gegenüber deinem Baby? Bei diesen Symptomen denken Experten an eine mögliche Wochenbettdepression. Sie betrifft 10 bis 20 Prozent aller Mütter im ersten Jahr nach der Geburt. Unabhängig davon, ob die Schwangerschaft und die Geburt leicht oder schwierig waren. Selbst Promis mit viel Unterstützung im Alltag erkranken daran. Gwyneth Paltrow outete sich genau wie das Model Chrissy Teigen, Victoria Beckham oder Brooke Shields. Sie sprechen öffentlich über ihre Erkrankung (!), um das Tabu zu brechen. Keine Mutter trägt Schuld an einer Wochenbettdepression. Entlastung und Verständnis ist für Betroffene existenziell wichtig. So wie bei einem Armbruch oder einer Blinddarmentzündung… Auch Väter können übrigens an einer Depression erkranken. Wird sie erkannt und therapiert, stehen die Heilungschancen genauso wie bei postpartal depressiven Müttern: sehr gut.

Bietet jemand Hilfe an, sage »Ja, gerne« und mache sofort konkret etwas aus!

Es kann auch die Schilddrüse sein

Ich kam anfangs nicht einmal dann zur Ruhe, wenn unser Sohn schlief – obwohl ich todmüde und erschöpft war. Mir ging es körperlich immer schlechter, ich hatte wenig Milch und es sah aus, als rutsche ich in eine Wochenbettdepression. Ein Bluttest zeigte: Das lag an meiner Schilddrüse. Entsprechende Tabletten normalisierten alles wieder.

—

Erschöpft? Schlaf, wenn das Baby schläft. Der Haushalt kann auch mal liegenbleiben.

—

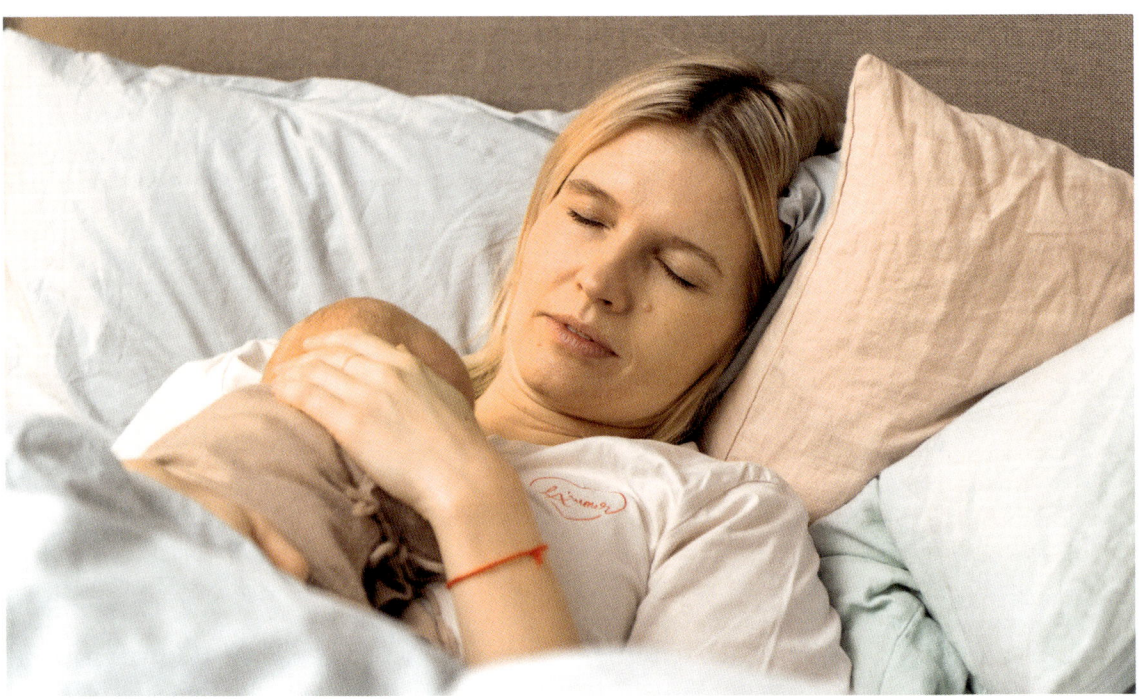

Sehr selten, aber ernst: Psychosen

0,1 bis 0,3 Prozent der Neu-Mamas erkranken an einer Wochenbettpsychose: Sie ist ein psychiatrischer Notfall und muss schnellstmöglich von Experten behandelt werden, da die Betroffene nicht mehr zwischen Realität und Wahnvorstellungen unterscheiden kann und deshalb eine potenzielle Lebensgefahr für sich selbst (Suizid) und ebenso für ihr Kind (Tötung) ist. Die gute Nachricht: Rechtzeitig erkannt, ist eine Wochenbettpsychose behandelbar.

Erste Hilfe bei Depression und Psychose

Falls es dich oder eine Freundin aus deinem Mami-Kreis trifft, ist der schnellste Weg raus aus der Krise, sich der Ärztin oder der Hebamme anzuvertrauen (die bei ihren Besuchen auch selbst auf Anzeichen achten). Wenn du unsicher bist, kannst du die Edinburgh-Postnatal-Depressions-Skala (EPDS) googeln und ausfüllen, um dir Gewissheit zu verschaffen. Finde Menschen, die dir zuhören und deine Not ernst nehmen. Eine Wochenbettdepression oder -psychose ist weder persönliches Versagen noch ein Zeichen dafür, sein Kind nicht genügend zu lieben. Es handelt sich dabei vielmehr um Krankheiten, die heute meist ambulant gut behandelbar sind. Wichtig ist, dass das Therapeutenteam spezialisiert ist und die Mutter-Kind-Bindung im Blick hat. Mehr zum Thema findest du auf der unabhängigen Webseite embryotox.de. Der Verein Schatten & Licht hilft Frauen, die im Zusammenhang mit der Geburt in eine psychische Krise geraten. Weiterführende Adressen findest du auf Seite 254.

(Irrationale) Ängste

Meine Schwiegermutter sagte vor der Geburt zu mir: Sobald euer Baby da ist, wirst du dein Herz außen tragen – und das trifft es ziemlich gut. Ab Tag 1 mit Baby lauerten plötzlich überall echte und eingebildete Gefahren.

VON MAMI ZU MAMI

Bevor du kurz davor bist, dein Kind anzuschreien oder zu schütteln (lebensgefährlich!!!), leg das Baby sicher ab und geh in einen anderen Raum, um dich zu beruhigen.

Unsere Autofahrt von der Klinik nach Hause fühlte sich an wie eine Sicherheitsexpedition. Ich habe meinen Mann nie so übervorsichtig fahren sehen wie in der ersten Zeit mit unserem Mini. Mich selbst überrollte auf einmal bei jedem Abschied die Panikvorstellung, dass meinem Mann oder unserem Baby etwas passieren könnte. Was mir half? Die Angst klar zu benennen und mich damit auseinanderzusetzen. Ist das wirklich wahrscheinlich? Dadurch wurde sie greifbarer und ich konnte leichter mit ihr umgehen.

Plötzlicher Kindstod

Eine konkrete Angst, mit der sich viele Eltern konfrontiert sehen, ist der plötzliche Kindstod. Nach dem aktuellen wissenschaftlichen Stand sind das die besten Schutzmaßnahmen für Neugeborene:
- nicht rauchen, kein Alkohol, keine Drogen.
- das Baby-(Beistell)-Bettchen sollte im Schlafzimmer der Eltern stehen.
- stillen, wenn das möglich ist.
- Im Idealfall liegt dein Kind zum Schlafen auf dem Rücken und im Schlafsack – ohne Decke und Kuscheltiere, unter die es rutschen könnte.

Ich glaube, du wirst die Sorgen nie wieder ganz los, sobald du Mutter (oder Vater) geworden bist. Aber irgendwann lernst du, sie nicht mehr überdimensional groß werden zu lassen. Auch Yoga und Atemübungen sind für viele hilfreiche Gelassenheits-Tools. Akuthilfe, wenn Ängste dich übermannen: Schau auf etwas, das in deiner Nähe ist – den Teppich, die Wand, egal. Nimm jedes kleinste Detail wahr. Fokussiere dich darauf und atme ruhig und tief. Die bewusste Ablenkung nimmt der Angst die Kraft. Ähnlich wie die simple, aber wirkungsvolle Meditation von Seite 218.

Wenn es einen Glauben gibt, der Berge versetzen kann, so ist es der Glaube an die eigene Kraft.

MARIE FREIFRAU VON EBNER-ESCHENBACH

GEDANKEN ZUR GEBURT

Hat sich so langsam alles eingespielt, drängen auch die Gedanken an die Geburt häufig noch einmal ins Bewusstsein. Natürlich erlebt jede sie anders. Dass die Erfahrung des Gebärens eine Frau extrem prägt und die meisten noch lange beschäftigt, scheint aber überall gleich zu sein.

Was mich überraschte: Sobald Mamas mit Säugling zusammenkamen, war relativ schnell die Geburt das beherrschende Gesprächsthema. Das Verrückte: Es fühlte sich nicht falsch an. Ein Kind auf die Welt zu bringen ist so ein überwältigendes Erlebnis. Die Gefühlsspalette reicht von »Klar, es war eine Herausforderung, aber vor allem war es wunderschön und kraftvoll« über »Ich dachte, ich schaffe das nicht, doch dann hatte ich plötzlich ungeahnte Kräfte« bis hin zu verzweifelten Tränen und Traumata inklusive nachgeburtlicher Flashbacks, da es letztlich so gar nicht lief, wie sich das die Gebärende gewünscht hätte. Weil es Komplikationen gab, sie sich hilflos fühlte, das Baby oder sie selbst in Gefahr war oder die Betreuung schlecht. »Hauptsache gesund!« Oder: »Zumindest ist alles gut gegangen!« Solche Sätze fallen dann oft als Resümee. Vielleicht um das Erlebte zu verharmlosen und ihm so seinen Schrecken zu nehmen. Oder um sich selbst und den anderen zu versichern, dass alles in Ordnung ist.

Aber ganz so einfach ist es nicht. Auch du bist wichtig. Dein Körper und deine Seele sind wichtig. Es geht bei der Geburt um zwei: das Baby und seine Mutter. Wenn du das Gefühl hast, deinem Körper nicht mehr vertrauen zu können, weil er bei der Geburt in deinen Augen »versagt« hat, wenn du medizinisch notwendige Maßnahmen als Übergriffe auf deinen Körper empfunden hast oder wenn du noch Schwierigkeiten damit hast, eine harmonische Stillbeziehung zu deinem Baby aufzubauen: Sei versichert, dass du damit nicht alleine bist! Entscheidend ist, dass du dir Hilfe suchst: bei deinem Partner, deiner Ärztin, deiner Hebamme und vielleicht auch bei einer einfühlsamen Therapeutin.

WER EIN TRAUMA ERLEBT, MUSS ES VERARBEITEN (DÜRFEN)

Darüber zu reden nimmt den Leidensdruck und kann bei der Verarbeitung helfen. Ebenso wie:
- *Erlebtes in ein Tagebuch zu schreiben.*
- *Noch mal vom Geburtsbegleiter zu hören, wie er die Situation erlebt und empfunden hat.*
- *Den Geburtsbericht anzufordern (das ist dein gutes Recht) und ihn sich von der Hebamme erklären zu lassen. So kannst du nachvollziehen, warum wann welche Entscheidungen getroffen wurden, und Frieden damit machen.*
- *Wen die Erfahrungen gar nicht loslassen, der findet Hilfe bei den örtlichen Beratungsstellen. Jede Frau kann ihre Hebamme oder Ärztin nach Ansprechpartnern fragen bzw. das Frauenhilfetelefon des Bundesfamilienministeriums 24/7 kostenlos unter der Nummer 0800/116016 anrufen. Weitere Adressen ab Seite 254.*
- *Bauchgeburt? Bei manchen Frauen mit Kaiserschnitt bleibt neben der Bauch- eine seelische Narbe. Hilfe und eine Liste mit deutschlandweiten Beratungsstellen findest du über die Webseite kaiserschnitt-netzwerk.de.*
- *Zwei bewegende YouTube-Videos zum Thema »Gewalt unter der Geburt« findest du auf Dr. med. Konstantin Wagners YouTube-Kanal »Richtig schwanger«.*

WIE WAR DEIN WOCHENBETT?

MAMI-ERFAHRUNGEN

Ina: Ich war von meinen Geburtsverletzungen und dem etwas schwierigen Stillstart körperlich fertig. Ich konnte kaum sitzen, geschweige denn spazieren gehen, und habe mich länger nicht getraut, nach draußen zu gehen, weil ich Angst hatte, dass mein Baby im Kinderwagen weint. Mein Mann hat mich unterstützt: Er hat gekocht, ist dauernd in den Drogeriemarkt gefahren oder zur Apotheke. In der dritten Woche nach der Geburt haben wir dann auch mal kleine Ausflüge als Familie gemacht – zum ersten Mal auf einer Parkbank gestillt und auf einer Wiese gewickelt. Das war aufregend und schön.

Katrin: Ich traue es mich gar nicht zu sagen: Aber ich fand die Wochenbettzeit schön. Es war anstrengend. Aber bei Weitem nicht so, wie ich es befürchtet hatte. Ich war einfach nur verliebt in unser Baby und es hat recht gut geschlafen.

Rieke: Weil unsere Tochter vier Wochen zu früh kam, haben meine Mädels zu Hause alles vorbereitet. Das war rührend. Meine Familie war gleich zu Beginn zu Besuch. Das war sehr hilfreich. Leider bekam ich einen für unser Neugeborenes potenziell gefährlichen Herpes. Total blöd – aber mit viel Vorsicht und Hygiene konnten wir die Situation gut meistern. Die tollsten Geschenke waren ein Topf mit polnischer Kraftsuppe von meiner Schwiegermutter und dass meine Mama noch schnell Frühchenkleidung besorgt hat, was gar nicht so einfach war.

Katharina: Mir gelang es irgendwie nicht, meine Bedürfnisse durchzusetzen. Ich fühlte mich grauenvoll, als jeder mein Baby halten wollte, und nahm viele Gerüche als extrem störend wahr. Heute würde ich mein Kind bei mir behalten und mehr Unterstützung einfordern.

Milli: Ich war so unfassbar müde. Mein Körper schrie buchstäblich nach Schlaf, Zucker und Fett, um die Anfangszeit mit Baby durchzustehen. Ich gab dem nach, achtete aber auch darauf, mich sonst gesund zu ernähren, um meinen Körper nicht noch mehr zu schwächen.

Sophie: Ich musste in der Anfangszeit als Mama viel an meine eigene Mutter und unsere eher schwierige Beziehung denken. Ihren Satz »Das verstehst du erst, wenn du selbst Mutter bist« habe ich immer gehasst. Doch es steckt etwas Wahres drin.

Anna: Leider war ich viel allein mit unserem Baby. Eine Herausforderung! Ich war völlig neben der Spur, sehr erschöpft und gleichzeitig überglücklich. Plötzlich ist dieses winzige Würmchen da, das von der ersten Minute an dein Herz erobert. Verrückt!

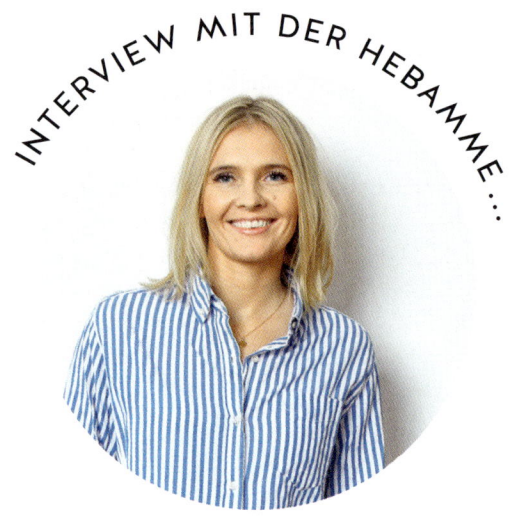

INTERVIEW MIT DER HEBAMME ...

SISSI RASCHE

*Die erfahrene Hebamme und dreifache Mama
(2011, 2013 und 2018) aus Berlin betreut schon seit
10 Jahren Frauen während der Schwangerschaft,
Geburt und im Wochenbett.*

Liebe Sissi, viele Mamas sagen im Nachhinein, sie hätten sich mehr Ruhe im Wochenbett gönnen sollen. Warum ist das so wichtig?

Jede Frau braucht Zeit, um in ihre neue Rolle als Mutter reinzuwachsen. Sie muss die Geburt und vielleicht Verletzungen verkraften. Für diese Anpassungs- und Rückbildungsprozesse finde ich Ruhe ganz, ganz wichtig. Gerade habe ich wieder erlebt, wie ein Besucheransturm viel zu viel für eine junge Mutter und ihr Neugeborenes war. Das Baby war unruhig und der Frau ging es nicht gut. Sie wollte aber auch niemanden bitten zu gehen. Um solche Situationen zu vermeiden, rate ich gerade beim ersten Kind, im Vorfeld zu erklären, dass man als kleine Familie erst einmal Zeit für sich braucht. Wenn schon Geschwister da sind, ist Hilfe von außen natürlich wertvoll. Aber kein Besuch, der bewirtet werden will. Ich finde es schön, wie es in asiatischen

Ländern oft Brauch ist: Mutter und Kind werden in den ersten 40 Tagen umsorgt und erst danach gibt es eine Baby-Kennenlernparty.

Wie unterstützt du als Hebamme Neu-Mamas im Wochenbett?

Ich helfe den jungen Eltern mit allem rund ums Baby und bin ihre Ansprechpartnerin für Fragen, die sie gerade beschäftigen. Viele Themen sind sehr intim. Es geht um Ausscheidungen, Beschwerden, Ängste oder Sex nach der Geburt. Da braucht es eine Vertrauensbasis. Ein wichtiger Teil der Hebammenarbeit besteht darin, zu schauen, wie es der Mutter geht, und für sie da zu sein. Ihr vielleicht den Bauch zu massieren und sie zu bestärken. Ihr zu sagen: Du kannst ohne schlechtes Gewissen den ganzen Tag im Schlafanzug verbringen, mit deinem Baby kuscheln, selbst schlafen, während es schläft, und die Wohnung einfach mal nicht aufräumen ... Ich helfe der Wöchnerin bei Stillfragen, habe ihre Rückbildung im Blick, ob sie psychisch stabil bleibt, und ich sehe mich als ihr Sprachrohr.

Das heißt, du erinnerst z. B. ihr Umfeld daran, dass sie Schonung braucht?

Ja. Das Gefühl, sich kaum Gehör verschaffen zu können und nicht verstanden zu werden, kenne ich selbst noch gut von meiner eigenen Zeit im Wochenbett. Diese plötzliche Verletzlichkeit überrascht viele junge Mütter. Gerade wenn sie sonst selbstbewusst im Leben stehen. Um Enttäuschungen zu vermeiden, sollte man sich deshalb schon vor der Geburt Gedanken machen: Wie soll alles ablaufen? Wer kann was tun? Wer kann unterstützen? Und was lässt sich vorbereiten?

Gibt es noch etwas, das die meisten Erofeltern erstaunlich unvorbereitet trifft?

Viele können sich vorher nicht vorstellen, dass Mutter- und Vatersein ein 24-Stunden-Job ist. Es gibt Neugeborene, die oft schlafen. Aber viele wollen dauernd getragen werden und kommen nur schwer zur Ruhe. Stillen, Kuscheln und Wickeln – das dauert alles. Und plötzlich schaust du auf die Uhr, es ist

Nachmittag und du hast noch nicht mal geduscht. Es ist aber gut, in dieser Babyblase zu sein. Gerade im ersten Wochenbett, wenn man sich noch nicht um Geschwisterkinder kümmern muss. Beide Partner können dann viel mit dem Baby kuscheln und sich behutsam ins Elternsein einfinden. Viele Paare teilen sich auch die Nacht: Er wechselt die Windeln, sie stillt. Das ist schön zu sehen.

Was sind deine drei wichtigsten Ratschläge für Frauen nach einer natürlichen Geburt?
Die Faustregel lautet: Die erste Woche im Bett, die zweite Woche ums Bett und danach kann sich die junge Mutter wieder mehr bewegen. Hat sie Geburtsverletzungen, sollte sie viel liegen, um möglichst wenig Druck auf die Nahtstellen auszuüben und ihren Körper bei der Heilung zu unterstützen. Mein liebstes Mittel zur Wundversorgung nach der Geburt ist die Calendula-Essenz von Weleda. Ich gebe sie pur auf die Binden und lagere sie im Kühlschrank. So kann sich die Wöchnerin immer wieder eine rausnehmen und auf die Scheide legen. Das kühlt angenehm. Bei größeren Verletzungen tut das wundheilungsfördernde Sitzbad Badesalz von Ingeborg Stadelmann gut. Das ist auch super fürs Baby geeignet, wenn es einen wunden Po hat. Bei Schwellungen im Intimbereich und Hämatomen schwöre ich auf die Arnikatücher von Wala. Sie eignen sich auch für Babys, die durch einen langen Geburtsprozess oder eine Saugglockengeburt einen Bluterguss am Kopf haben.

Und was hilft nach einem Kaiserschnitt?
Nach einer solchen OP ist es besonders wichtig, sich zu schonen. Ich sehe viel zu oft, dass eine Narbe anschwillt, weil eine Frau zu früh herumläuft. Sind keine Entzündungszeichen zu sehen, rate ich auch hier zu Auflagen mit Calendula-Essenz oder Arnikatüchern. Man sollte das aber mit seiner Hebamme absprechen. Ich bin auch ein großer Fan davon, in den ersten zwei bis drei Wochen nach der Geburt einen postnatalen Bauchgurt zu tragen. Die meisten Frauen empfinden ihn als angenehm, weil er den Rücken stützt, die Rückbildung fördert und das Zusammen-

ziehen der Bauchmuskeln begünstigt. Die Kaiserschnittnaht selbst sollte man anfangs in Ruhe lassen und Druck vermeiden. Ist sie abgeheilt, empfehle ich, sie in kreisenden Bewegungen mit Narbenpflege- oder Johanniskrautöl zu massieren, damit sie wieder weicher wird. Das gilt auch für verheilte Narben im Scheiden- und Dammbereich nach einer natürlichen Geburt. Viele Frauen tun sich schwer mit ihrer Narbe und haben Schwierigkeiten, sie zu berühren. Oft hilft es, sie gemeinsam mit der Hebamme im Spiegel anzusehen und darüber zu sprechen. Manchmal kommen dabei Schuldgefühle und Enttäuschung über die Geburt hoch. Gerade nach einem Notkaiserschnitt unter Vollnarkose.

Was kann diesen Frauen helfen?
Neben Gesprächen finde ich ein Rebonding-Bad nach Brigitte Meissner sehr schön. Wichtig ist, sich dafür Zeit zu nehmen und zu schauen, dass das Baby relaxt, satt und ausgeschlafen ist. Dann kreieren wir eine Atmosphäre, wie sie sich die junge Mutter für ihre Geburt gewünscht hätte: Wir sorgen für eine schöne Lichtstimmung, machen Musik an … Ins Badewasser gebe ich etwas Rosenöl und, wenn die Frau es möchte, die Bachblüte Star of Betlehem, um den Schock aufzulösen, oder das Babybad von

Ein Rebonding-Bad stärkt die Bindung zum Kind und wirkt wie ein positiver Neustart nach einer schwierigen Geburt.

Ingeborg Stadelmann. Wir baden das Kind darin in aller Ruhe, legen es noch feucht auf die Brust der Mutter und decken beide zu. So wie bei der natürlichen Geburt, die sie nicht erleben konnte(n). Nun geht es darum, geschehen zu lassen, was geschieht. Vielleicht kommen Tränen, Sätze oder starke Emotionen hoch. Meiner Erfahrung nach stärkt das Ritual die Bindung und wirkt wie ein positiver Neustart.

MOM-HACKS
FÜR DIE ERSTEN TAGE NACH DER GEBURT

VIELE NEU-MAMIS SIND ÜBERRASCHT DAVON, WAS IM WOCHENBETT AUF SIE ZUKOMMT. HIER FINDEST DU TIPPS, DAMIT ES DIR SCHNELL WIEDER GUT GEHT.

② Bitte
TRAG MICH!

Viele Babys lieben es, getragen zu werden. Manche lassen sich auch gar nicht ablegen. Kommst du mit einer Trage oder einem Tuch gut zurecht, ist das eine Win-win-Situation. Du schonst deinen Rücken und hast die Hände frei. Dein Kind fühlt sich geborgen und beschützt, hört deinen Herzschlag wie zuvor im Bauch. Was zu euch passt, findet ihr in einer Trageberatung heraus. Manchmal braucht es etwas Zeit, bis man den Dreh raushat.

① ZEIT ZUM
Pinkeln

Vergiss nicht, regelmäßig deine Blase zu entleeren. Anfangs spürst du es vielleicht nicht, wenn sie voll ist. Setze dich deshalb alle zwei bis drei Stunden mit leicht gerundetem Rücken möglichst entspannt auf die Toilette. Brennt es noch, stelle dir einen Messbecher mit Wasser neben das Klo und gieße es auf deinen Intimbereich, während du musst. Du kannst auch heilungsfördernde Calendula-Essenz dazugeben. Ich habe mich beim Pinkeln manchmal einfach ganz pragmatisch unter die Dusche gestellt.

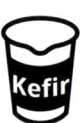

③ BRING SCHWUNG IN DIE
Verdauung!

Richtig unangenehm im Wochenbett ist Verstopfung: Kefir und geschrotete Leinsamen in reichlich Flüssigkeit regen die Verdauung sanft an. Im Zweifel frage deine Hebamme oder deine Ärztin nach einem milden Abführmittel, das den Stuhl aufweicht. Ist er zu hart, kann das sehr wehtun, vor allem wenn du bei der Geburt Verletzungen davongetragen hast.

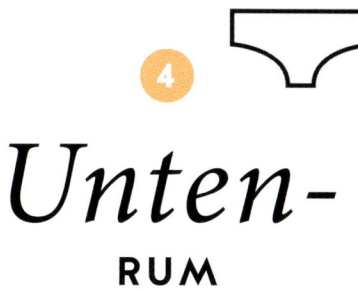

4

Unten-
RUM

Nach einer Geburt sind weite, atmungsaktive Slips oft am angenehmsten zu tragen. Hattest du einen Kaiserschnitt, ist vielleicht eine taillenhohe Unterhose oder ein Spezialslip wie der Kaiserschlüpfer etwas für dich. Er stützt den Bauch und hat eine Tasche für ein Kissen, das die Narbe kühlt und vor Druck und Reibung schützt.

6

Sei
SELBSTBEWUSST

Erwarte das Unerwartete. Anfangs ist die Angst oft groß, etwas falsch zu machen, zu übersehen oder »das Baby kaputtzumachen«, wie mein Mann es so schön formulierte. Wohl jede Mama (und jeder Papa) hat schon die Hand auf Babys Brust gelegt, um zu spüren, ob es noch atmet… Bei nicht so leicht prüfbaren Unsicherheiten kann die Hebamme oder der Kinderarzt in der Regel weiterhelfen. Auch einen Erste-Hilfe-Kurs für Säuglinge mitzumachen hilft, Ängste abzubauen, und vermittelt Sicherheit, weil du weißt, was im Notfall zu tun ist.

5

Keine
VERGLEICHE

Dem Rat »Lass das Vergleichen, es macht dich nur unnötig verrückt« stimme ich 100-prozentig zu. Blöd nur, dass es automatisch passiert. Plötzlich erwischst du dich dabei, wie du dich vergleichst: deinen Bauch, deine Geduld, deine Art, Mama zu sein und was dein Baby schon kann. Mach dir in solchen Momenten wieder bewusst, dass wir alle unterschiedlich ticken. Und: Jedes Kind entwickelt sich individuell.

7

GEBORGEN & SICHER
schlafen

Ein Neugeborenes will sich warm, satt und sicher fühlen. Babys brauchen deshalb einfühlsame Eltern, die ihre Bedürfnisse erkennen, befriedigen und so viel Nähe wie möglich geben. Sie können sich noch nicht selbst beruhigen und brauchen oft Hilfe zum Runterkommen. Am besten schlafen sie, wenn sie die Atemgeräusche ihrer Eltern hören. Selbst der plötzliche Kindstod tritt seltener auf, wenn Babys im (Beistell-) Bettchen in der Nähe der Eltern schlafen. Wichtig: eine feste Matratze, Schlafsack statt Decke und keine Kissen oder Kuscheltiere, unter die das Kind rutschen könnte.

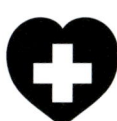

DEIN BABY

UND WIE ES SICH ENTWICKELT

Jetzt ist es da: dein Kind. Winzig. Vollkommen. Mit weisem Blick und seinem ganz eigenen Temperament.

So wie für dich das Mamasein ungewohnt ist, so ist auch das Neugeborene damit beschäftigt, sich in seiner neuen Welt zurechtzufinden. Eben lag es noch schwerelos, 24/7 versorgt und beschützt in der Enge deines Bauches. Schon musste es mit einem engen Geburtskanal, Helligkeit, Kälte, Luft, Schwerkraft, ungewohnten Sinneseindrücken und Gefühlen wie Hunger klarkommen. Seine Nahrung soll es plötzlich selbst einfordern und aktiv aus der Brust oder der Flasche saugen. Weil sein Magen winzig klein ist, muss es noch dazu häufig trinken, damit es genug Kraft und Energie abbekommt, um zu wachsen und sich zu entwickeln. Also meldet es sich alle paar Stunden – natürlich auch nachts. Das strengt an. Dein Baby. Und dich (und deinen Partner) vielleicht auch. Enorm sogar.

Was einem Neugeborenen beim Ankommen in seiner neuen Welt hilft? Liebevolle Zuwendung, viel Körper- und Augenkontakt und einfühlsame Eltern, die mit ihm sprechen und seine Signale nach und nach zu deuten lernen. Es zu sehr verwöhnen? Das geht anfangs gar nicht. Keine Sorge.

Ab der sechsten Woche lächelt dein Säugling dich das erste Mal bewusst an. Ein Meilenstein in Sachen Bindung. Du kannst Unterschiede im Weinen jetzt besser erkennen und darauf reagieren. Dein Baby weiß: Auf Mama ist Verlass – und es freut sich mit seinem ganzen Körper, wenn ihr euch in die Augen schaut oder berührt. Noch sind seine Bewegungen Reflexe. Aber schon bald kommuniziert dein Kind mit Lauten, Mimik, Körpersprache und lacht und quietscht, wenn es sich über etwas freut.

»Sobald er/sie mich anlächelt, sind alle Anstrengungen vergessen.« Erst jetzt verstehst du diesen Satz in all seinen Dimensionen. Stimmt's?

AUF DEN ERSTEN BLICK WIRKT DEIN NEUGEBORENES VÖLLIG HILFLOS. ABER IRRTUM! VIELE LEBENSWICHTIGE FÄHIGKEITEN SIND ANGEBOREN UND FUNKTIONIEREN AB TAG EINS.

HÖRSINN

Ein Baby hört gut, nur anfangs manchmal noch gedämpft durch Fruchtwasser im Mittelohr. Es erkennt außerdem Stimmen wieder, die es vor der Geburt häufig gehört hat. Vor allem die seiner Mutter.

MAGEN

Am ersten Tag ist der Magen eines Neugeborenen so winzig klein wie eine Haselnuss. Darum muss ein Neugeborenes so oft trinken. Auch nachts. Bis zum dritten Tag wächst er auf Walnussgröße heran. Nach zwei Wochen gleicht er bereits einem Hühnerei.

TASTSINN

Er ist der erste Sinn, den ein Baby im Bauch entwickelt. Körperkontakt ist in den ersten Wochen lebenswichtig. Jede liebevolle Berührung fördert die Hirnentwicklung und Bindung. Übrigens: Weil im Lippen-Zungen-Bereich besonders viele Rezeptoren sitzen, erforschen Neugeborene alles mit ihrem Mund und tun sich von Anfang an leicht mit dem Saugen und Schlucken.

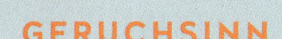

SEHSINN

Ein Neugeborenes sieht nur 20 cm weit gut. Das entspricht dem Abstand von seinen zu Mamas Augen beim Füttern. Gut zu wissen: Bis zum dritten Monat sind Schielen und Über-Kreuz-Schauen normal und kein Grund zur Besorgnis. Und: Babys lieben Gesichter – und reagieren früh, indem sie deinen Gesichtsausdruck spiegeln.

GERUCHSINN

Den Geruch ihrer Mutter können Säuglinge unter unzähligen anderen herausfinden. Gut erkennt er auch schon Geschmacksrichtungen wie süß (wie Milch = ungefährlich) und bitter (Mund zu – könnte giftig sein).

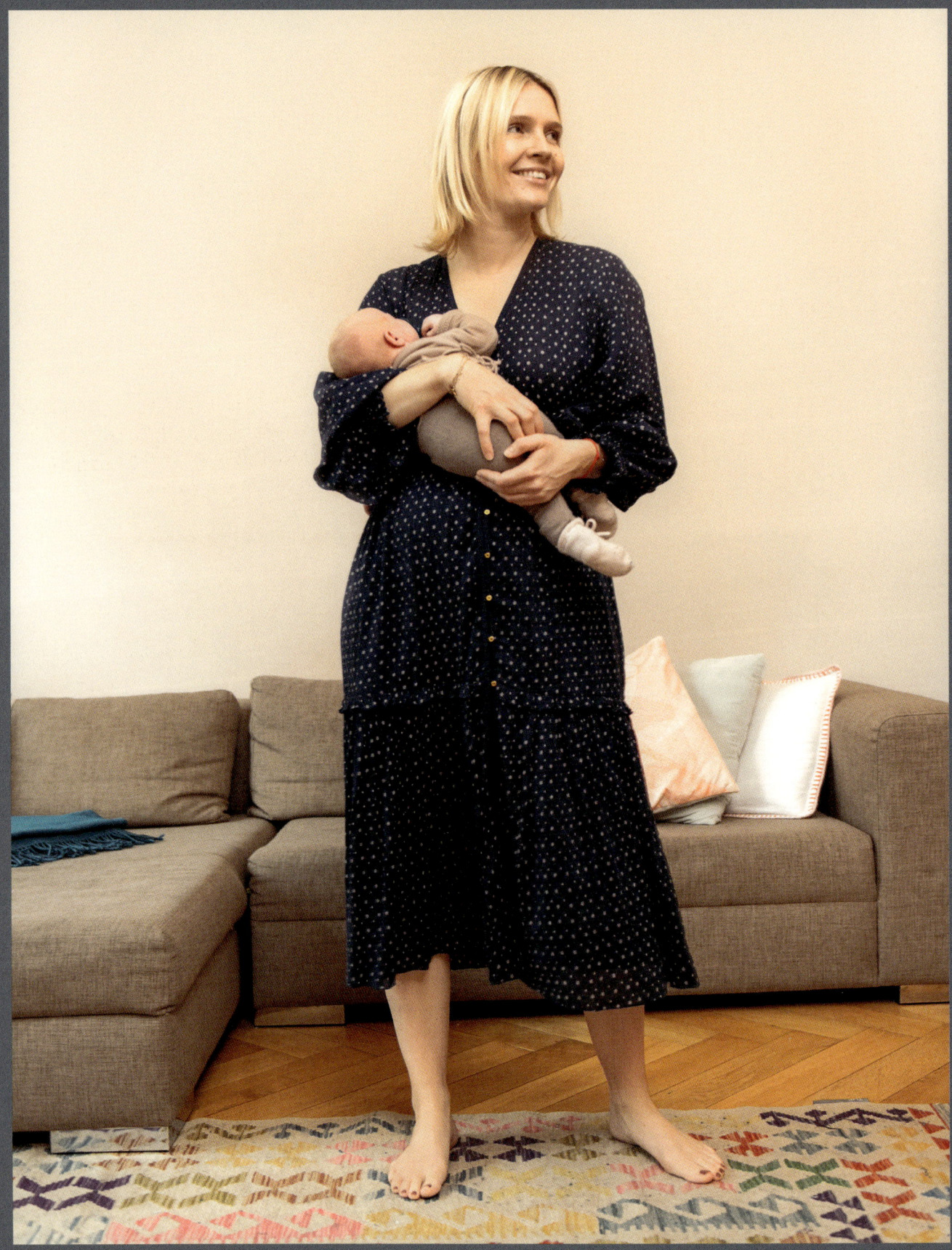

WAS DIR JETZT (VIELLEICHT) GUTTUT

REGENERATION STEHT NUN GANZ OBEN AUF DEINER TO-DO-LISTE. DU DARFST BEWUSST EINEN GANG ZURÜCKSCHALTEN. WICHTIG SIND JETZT DEIN BABY UND DU.

Obwohl du 24/7 mit deinem Baby zusammen bist, fühlst du dich als neugeborene Mami manchmal auch sehr einsam. Vielleicht tut dir in solchen Augenblicken der Austausch mit anderen Eltern gut? Verbünde dich mit ihnen.

GÖNN DIR ME-TIME

Nehmt euch auch immer wieder bewusst Zeit als Paar (Seite 237) und erobere dir Me-time (Seite 233). Gönn deinem Körper einen Rückbildungskurs, wenn du dafür bereit bist. Vielleicht hast du Lust auf Yoga (Seite 218) oder eine andere Form der Bewegung. Macht euch die kommenden Monate so schön wie möglich. Nichts sage ich öfter, obwohl ich es eigentlich nie sagen wollte: »Die Babyzeit ist intensiv, aber sie geht so schnell vorbei.«

Erholung ist wichtig

In den ersten 14 Tagen erlebst du die großen Rückbildungsprozesse. Ruhe dich aus – soweit es dein Kind zulässt. Erhole dich von allem, was hinter dir liegt, und verarbeite die Transformation von der Frau zur Mutter. Jede Mama erlebt sie anders.

Ab dem 14. Tag hast du vielleicht langsam wieder das Bedürfnis, dich zu bewegen und zu kräftigen. Sei achtsam und übernimm dich nicht. Du hast genug Zeit, deinen Körper zurückzuerobern. Wie heißt es so schön? »Nine month to come, nine month to go.«

Hattest du einen Kaiserschnitt oder größere Geburtsverletzungen, dauert die Heilungsphase wahrscheinlich noch etwas länger. Bevor du mit ersten Übungen startest, halte bitte Rücksprache mit deiner Hebamme oder deiner Ärztin.

Tanzen – jetzt mit Baby

Wenn Yoga und Sport noch nichts für dich sind, probiere es mit Tanzen. Mit deinem Kind vor statt im Bauch ist es bestimmt eine wunderschöne Erfahrung. Insbesondere wenn dabei dasselbe Lied läuft wie in der Schwangerschaft.

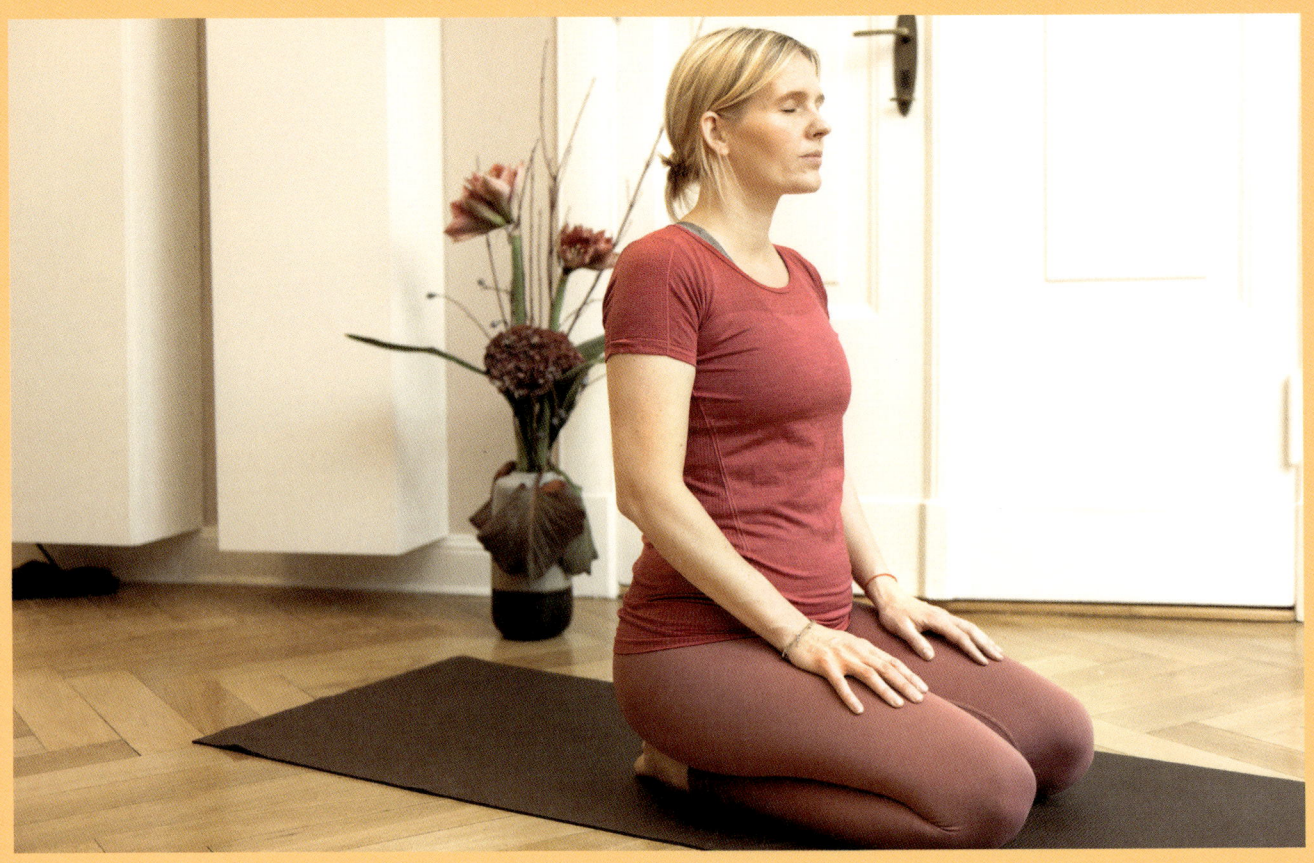

▼

5-SINNE-ACHTSAMKEITSMEDITATION

Wenn du Stress hast, deine Gedanken kreisen und du dich unverstanden fühlst, hilft dir diese Übung, wieder ganz im Hier und Jetzt anzukommen und deinen Blick zu klären.

1 Finde einen aufrechten und bequemen Sitz. Schließe deine Augen.
Nimm dir einen Moment Zeit, um bewusst zu atmen.
Komme dann mit deiner Aufmerksamkeit zu deinen Sinnen.

2 Hören: Nimm die Geräusche um dich herum wahr, die lauten und die leisen,
die nahen und die fernen. Nimm sie einfach nur wahr.

3 Riechen: Kannst du Essen riechen, Blumen oder den Duft deines Neugeborenen?
Nimm dir einen Moment, um die Gerüche um dich herum ganz bewusst
wahrzunehmen.

4 Sehen: Öffne deine Augen. Beobachte aufmerksam deine Umgebung.
Was siehst du? Wenn es Unordnung ist, bewerte nicht.

5 Schmecken: Nimm den Geschmack in deinem Mund wahr, spüre zu deiner Zunge.

6 Tasten: Berühre die Dinge um dich herum. Fühle warm und kalt, weich und hart.
Nimm dir Zeit, deine Umgebung bewusst zu ertasten.
Komm dann wieder zurück zum Moment. Spüre nach. Wie fühlst du dich?

BEWEGUNG MIT BENEFITS

SOBALD DU KÖRPERLICH SOWEIT BIST, IST ES ZEIT FÜR DIE RÜCKBILDUNG. MIT SANFTEM YOGA UNTERSTÜTZT DU DEINE INNEREN ORGANE DABEI, WIEDER AN IHREN ANGE-STAMMTEN PLATZ ZU RUTSCHEN.

Natürlich geht es im Wochenbett in erster Linie darum, eine innige und enge Mutter-Kind-Bindung aufzubauen. Sie ist der Grundstein dafür, dass dein Baby zu einem glücklichen Menschen heranwächst und euer Familienleben in den nächsten Jahren gelingt. Trotzdem solltest du dich selbst nicht aus den Augen verlieren. Schone dich und finde nach den Anstrengungen von Schwangerschaft und Geburt wieder zu neuen Kräften.

RÜCKBILDUNG & INNERE RUHE

Die folgenden Übungen unterstützen deine Rückbildung. In einige kannst du dein Baby aktiv miteinbeziehen. Für innere Kraft im anfänglichen Chaos ist die Meditation links gedacht. Du kannst sie immer wieder in den Tag einbauen, wenn dein Baby schläft. Manchmal reicht in fordernden Situationen schon die Konzentration auf einen einzigen Sinn, um wieder im Hier und Jetzt anzukommen, statt sich im Überforderungsstrudel zu verlieren.

Wichtig zu wissen

In den ersten Wochen nach der Geburt nicht geeignet sind alle Yogaübungen aus der Schwangerschaft, die das Becken öffnen, wie Hocke oder Squat. Aber darauf wirst du wahrscheinlich instinktiv sowieso erst mal keine Lust verspüren.

BABYMASSAGE

Wenn dein Neugeborenes etwa sechs Wochen alt und sein Nabel abgeheilt ist, magst du vielleicht eine Babymassage mit ihm ausprobieren? Viele Säuglinge genießen die aufmerksamen Berührungen, denn dadurch erlebt das Kind sich und seine Welt, erfährt Zuwendung und Geborgenheit. Die Massage ist ein Ausdruck der Liebe, löst Spannungen und stärkt eure Bindung. Als Eltern lernt ihr die Körpersignale eures Säuglings (noch) besser kennen. Deshalb ist es auch schön, wenn derjenige massiert, der etwas weniger in die täglichen Pflege- und Versorgungssituationen eingebunden ist.

SETU BANDHASANA –
SCHULTERBRÜCKE DYNAMISCH MIT KLOTZ

Diese Übung kräftigt deinen unteren Rücken, den Po und die Oberschenkel. Übst du mit Klotz oder zusammengerollter Decke, aktivierst du wie von selbst deinen Beckenboden.

1 Stelle deine Füße in Rückenlage hüftbreit nah am Po auf, klemme den Klotz/die gerollte Decke zwischen deine Oberschenkel und drücke diese aneinander. Dein Schambein schiebt nach oben Richtung Bauchnabel, die Arme liegen parallel am Körper.

2 Hebe einatmend dein Becken und drücke den Klotz zusammen. Führe deine Arme dabei in einem Halbkreis lang hinter deinen Kopf. Halte hier kurz in der Atemfülle.

3 Atme auf ein langes »Schhhhhh« aus, quetsche dabei den Klotz/die gerollte Decke und lege dich langsam Wirbel für Wirbel ab. Deine Arme bewegen sich synchron über oben wieder neben deinen Körper. Nimm wahr, wie dein Bauchnabel sich ganz natürlich Richtung Wirbelsäule absenkt. Halte hier kurz. 10-mal wiederholen.

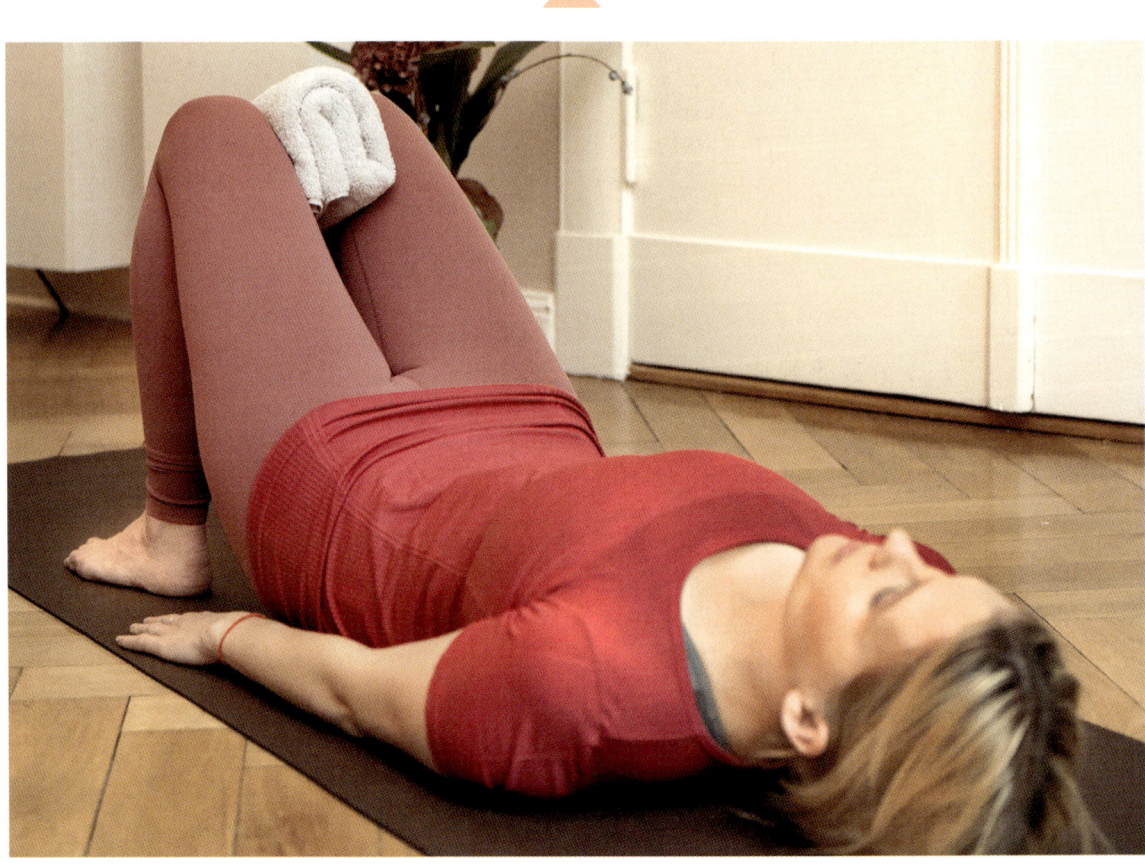

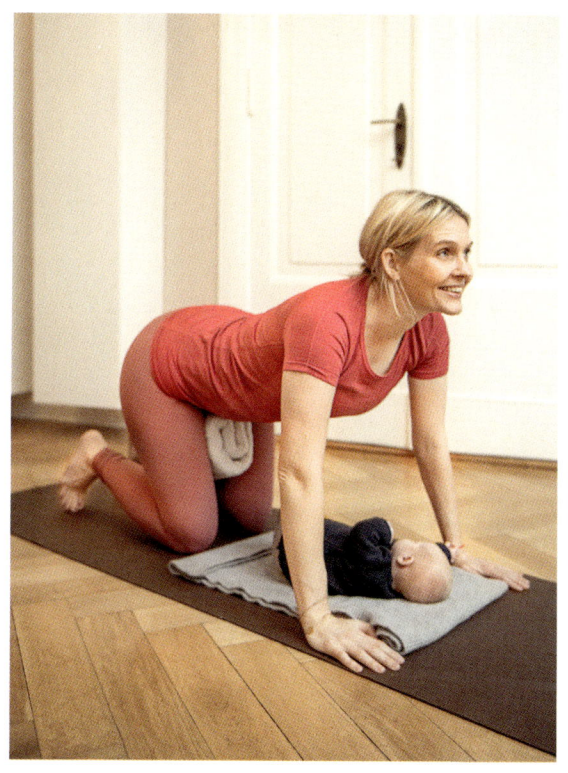 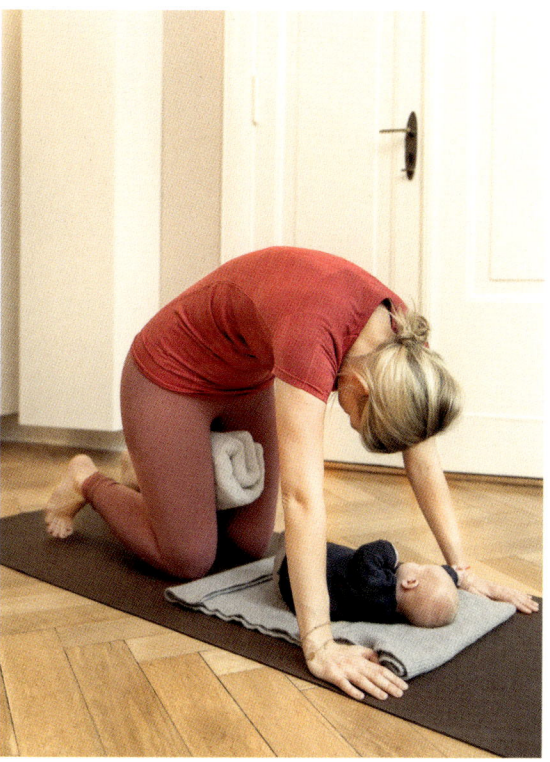

MARJARYASANA UND BITILASANA –
KATZE UND KUH IM VIERFÜSSLERSTAND MIT KLOTZ

Diese Übung kennst du bereits aus deiner Schwangerschaft. Jetzt modifizieren wir sie mit Klotz. Sie mobilisiert deinen Rücken, kräftigt deinen Rumpf und aktiviert den Beckenboden.

1 Klemme im Vierfüßlerstand einen Klotz/eine gerollte Decke zwischen deine Oberschenkel. Gern lege dein Kind zwischen deine Hände, so kann es dich sehen, während du etwas für dich machst.

2 Mit der Einatmung öffnest du dich in die Kuhstellung. Lasse deinen unteren Rücken lang und drücke mit den Oberschenkeln den Klotz zusammen. Spüre die Aktivität in deinem Körper.

3 Mit der Ausatmung schiebe weiter gegen den Klotz, kippe dein Becken nach hinten und unten, runde den Rücken und senke den Kopf. Drücke die Hände und Knie in den Boden und atme aus. Setze nach jeder Ein- und Ausatmung eine kurze Atempause. Wiederhole die Übung 10-mal.

MODIFIKATIONSTIPP: Wenn du in der Rückbildung fortgeschritten bist, schiebe deine Fußrücken in die Erde und hebe deine Knie bei der Ausatmung etwas vom Boden ab.

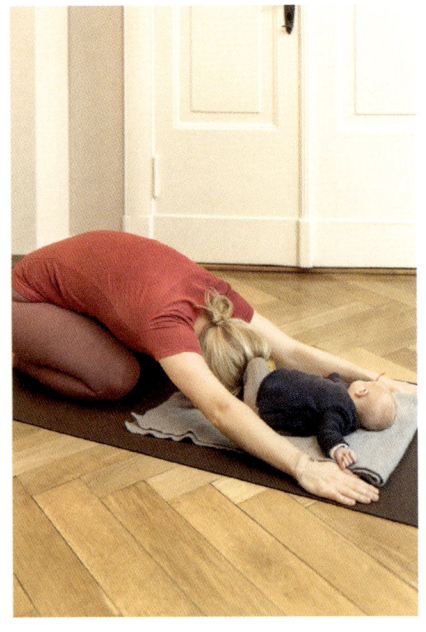 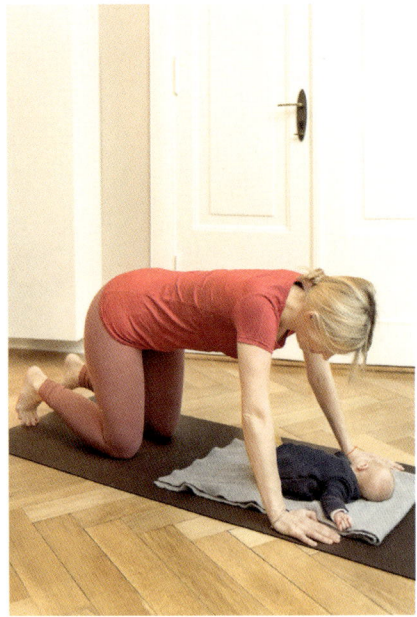 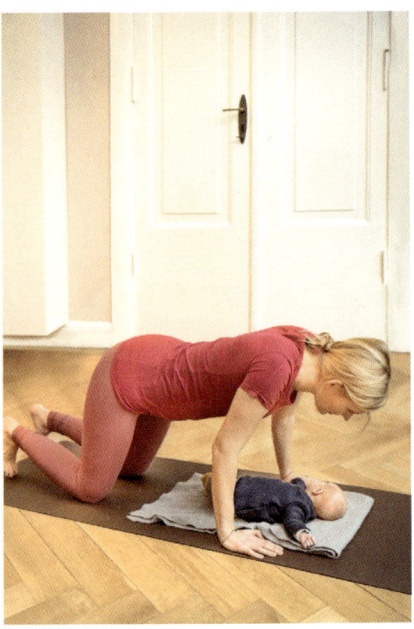

▼

MINI-CHATURANGA DANDASANA – MINI-LIEGESTÜTZ

Wenn sich dein Beckenboden nach etwa sechs Wochen etwas gefestigt hat, trainiert diese Übung Brust, Schultern und Oberarme aber auch Bauch und Rücken. Mache lieber wenige Liegestütze mit sauberer Technik. Fühlst du dich sicher, kannst du dein Baby zwischen deine Hände legen. Achtung: nicht bei Rektusdiastase!

1 Komm in den Fersensitz, senke deinen Oberkörper nach vorne ab und wandere mit deinen Armen aktiv nach vorne.

2 Mit der Einatmung rolle mit deinen Schultern nach vorne über deine Handgelenke, finde deine Körperspannung und beuge mit der Ausatmung die Arme an. Die Ellbogen bleiben am Körper, dein Brustbein führt die Bewegung an. Schultern weg von den Ohren, unterer Rücken und Nacken bleiben lang. Dein Schambein schiebt nach oben Richtung Bauchnabel. Senke dich in den Mini-Liegestütz ab.

3 Drücke dich mit der nächsten Einatmung wieder nach oben, ohne die Körperspannung zu verlieren, und schiebe den Po mit der Ausatmung zurück zu den Fersen. Fange mit 5 Wiederholungen an und steigere dich langsam auf 20.

DEN BECKENBODEN SPÜREN –
DIE SEEROSEN-VISUALISIERUNG

Nach der Schwangerschaft tut deinem Beckenboden etwas Extraaufmerksamkeit gut. Diese Übung hilft dir dabei, wieder ein gutes Gespür für ihn zu bekommen und ihn zu stärken.

1 Setze dich in den Schneidersitz oder auf einen Stuhl, lege die Hände auf deinen Unterbauch und atme ruhig. Gerne schließe die Augen. Nun visualisiere eine Seerosenblüte, die mit der Knospe nach unten in deinem Becken ruht.

2 Lass deinen Atem jetzt tief und voll werden und stelle dir mit der Einatmung vor, dass die Seerose sich nach unten aus deinem Becken senkt, um sich zu öffnen. Die Seerose eignet sich wunderbar für die Visualisierung, da die Blüte groß und voll ist. Mit der Ausatmung schließt sich die Blüte wieder und hebt sich zurück in dein Becken.

3 Beginne mit 10 Wiederholungen und steigere dich langsam. Mach nicht zu viel auf einmal, aber wiederhole die Übung täglich.

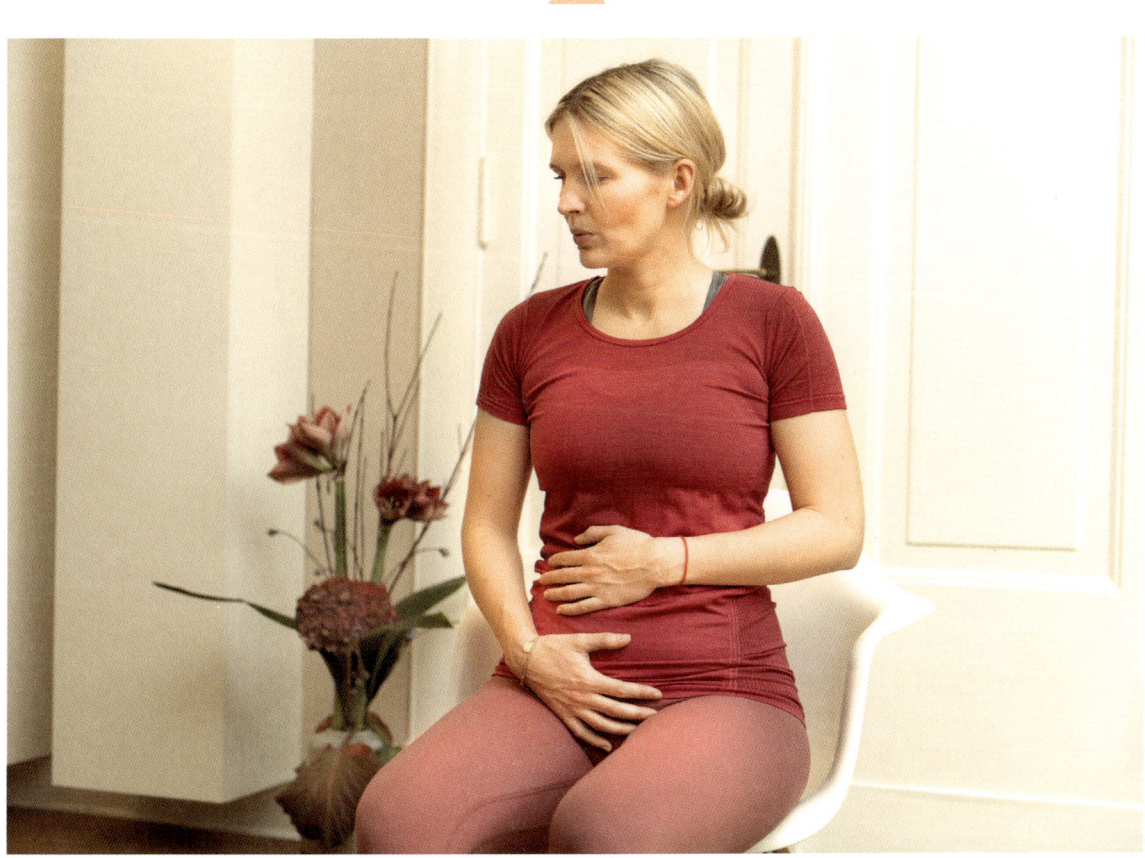

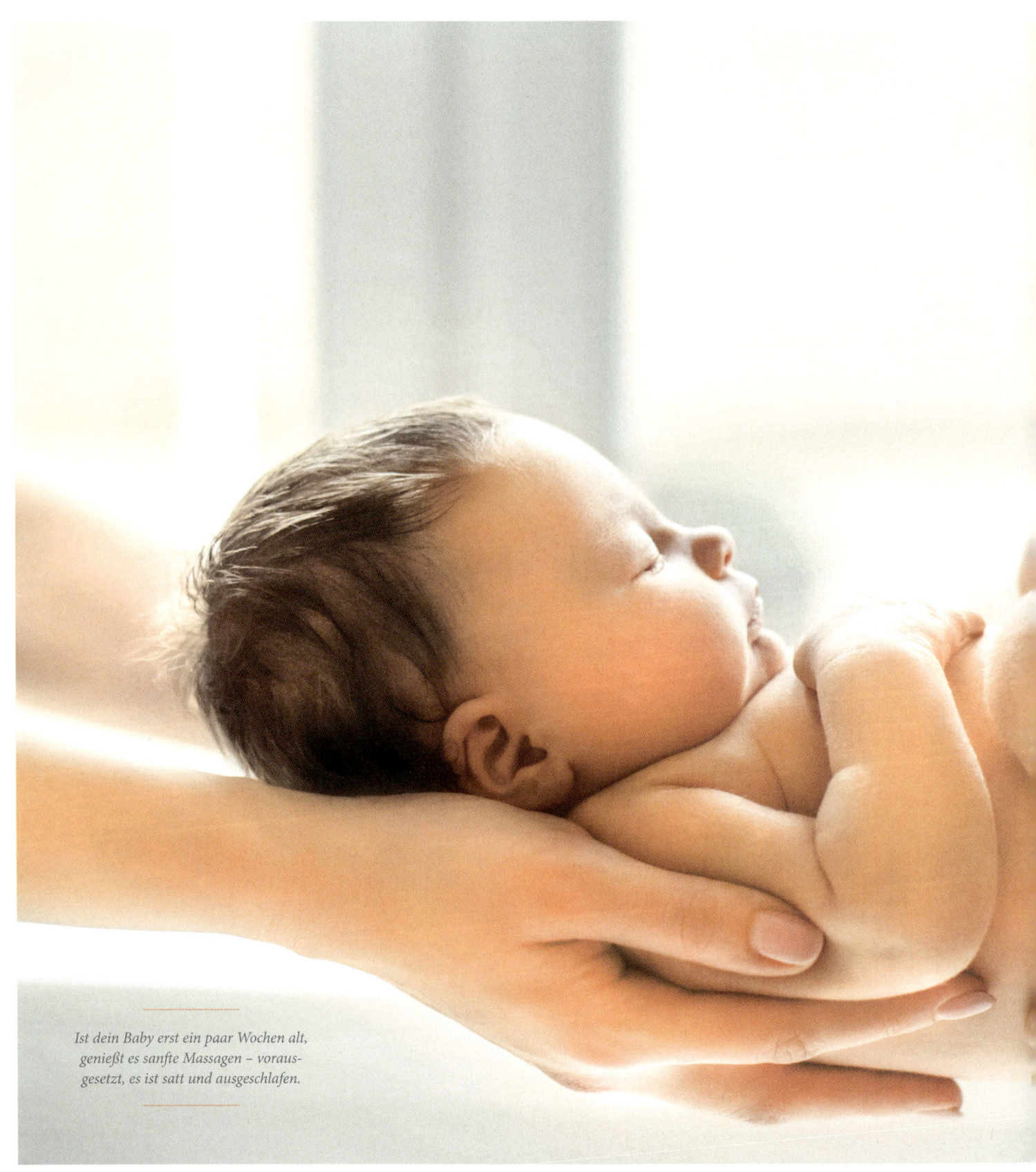

Ist dein Baby erst ein paar Wochen alt,
genießt es sanfte Massagen – vorausgesetzt, es ist satt und ausgeschlafen.

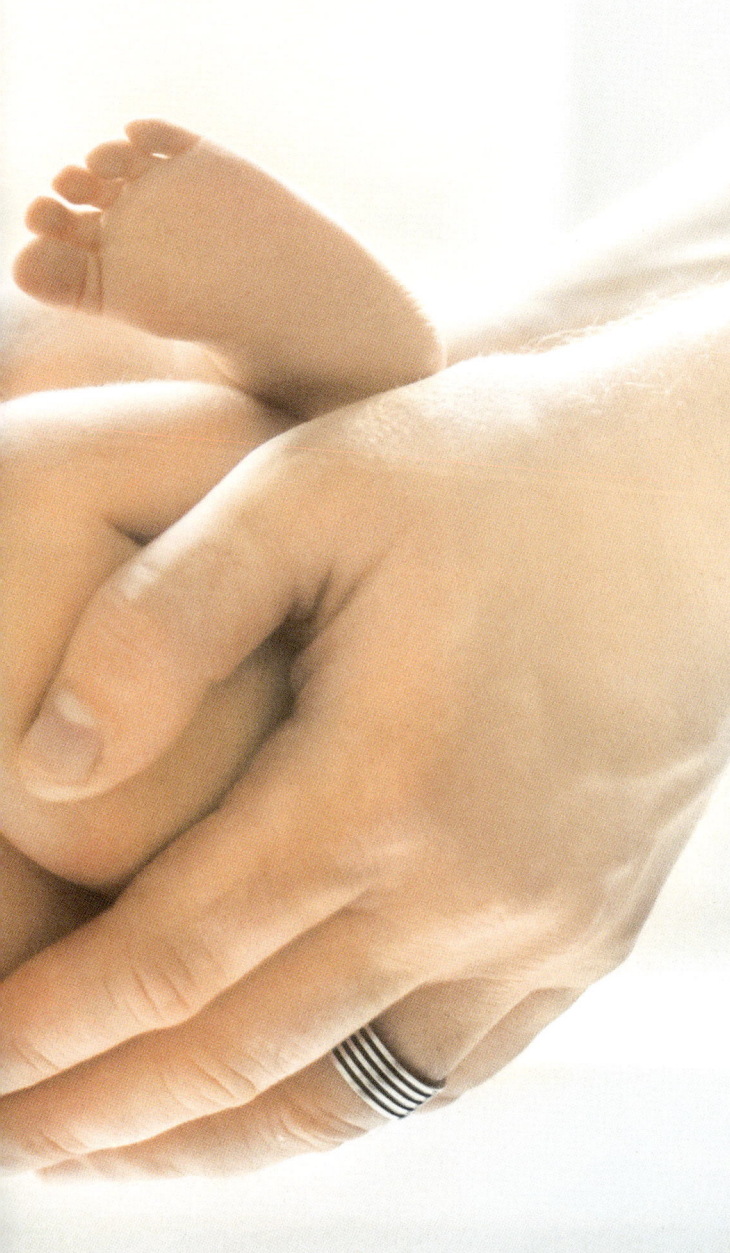

Bindungsritual

BABY-MASSAGE

Sanfte Berührungen mit Augenkontakt wirken wie ein liebevoller Dialog zwischen Eltern und Kind, fördern die Bindung und das Verständnis für die Bedürfnisse des Babys. Du kannst deinem Kind damit bei der Stressverarbeitung helfen. Außerdem stimuliert die sanfte Massage die Hautdurchblutung, das Immunsystem, den Muskeltonus und das Verdauungssystem. Sogar Bauchkrämpfe und Blähungen können sich bessern.

WORAUF MUSS ICH ACHTEN?

Der Raum, in dem ihr massiert, sollte schön warm und ruhig sein. Lege dir am besten ein naturbelassenes Mandelöl und schön weiche Handtücher bereit. Ist dein Kind wach und aufmerksam, kannst du es fragen, ob es gerade massiert werden möchte.

Das klingt komisch: Aber du merkst schon an seinen Reaktionen, ob es Lust hat oder nicht. Führe jede Bewegung langsam und auf jeder Körperseite gleich aus. Beim Knie- und Ellbogengelenk sowie der Wirbelsäule bitte besonders sanft sein. Zehn Minuten reichen übrigens vollkommen aus.

Die Anti-Kolik-Massage von Seite 226 kannst du ab der vierten Woche täglich durchführen.

Achtung: Wenn dein Baby keine Freude daran hat oder es kränkelt und sich unwohl fühlt, ist eine Massage keine gute Idee. Bist du dir unsicher, besprich dich bitte mit eurem Kinderarzt.

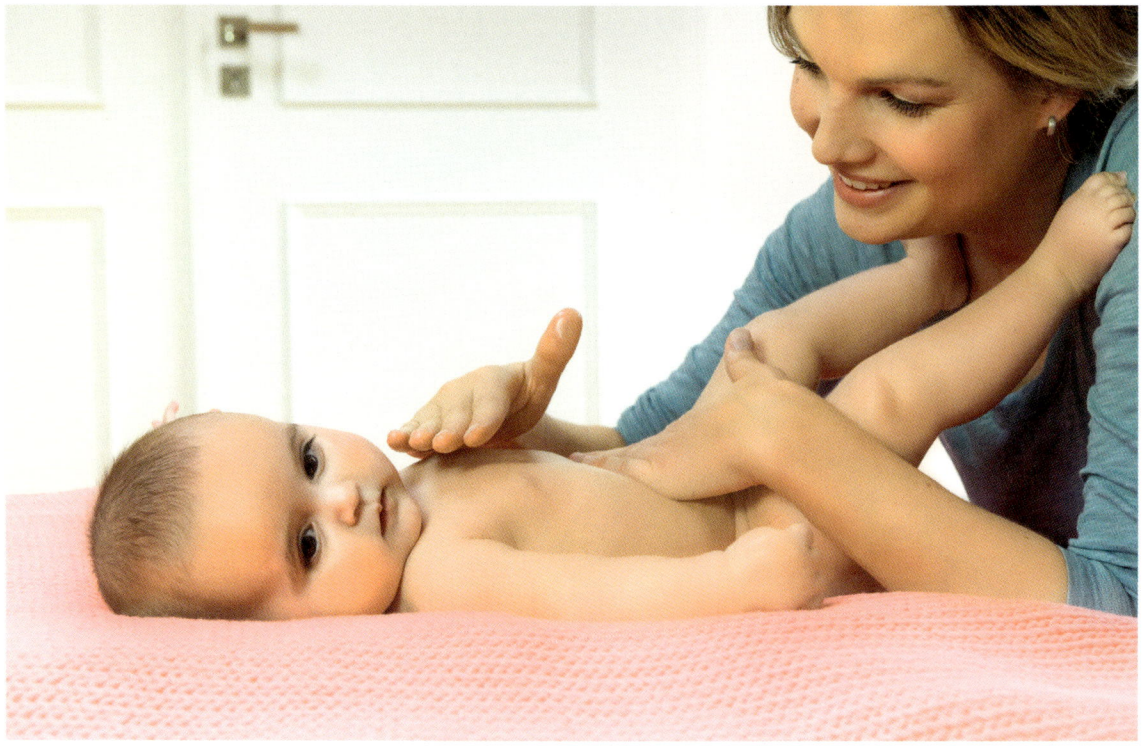

ANTI-KOLIK-MASSAGE

Wasserrad

1 Lege deine Hand auf den Bauch deines Kindes, unterhalb des Rippenbogens und
streiche sanft nach unten. Während du nach unten streichst,
beginnt deine andere Hand unterhalb des Rippenbogens, sodass eine fließende
Bewegung entsteht. 6-mal wiederholen (siehe Bild oben).

Knie zum Bauch

2 Schiebe jetzt behutsam die Knie zum Bauch deines Babys,
halte sie für etwa sechs Sekunden dort und löse sie dann wieder.
Oft erfährt das Kind so schon Erleichterung (siehe Bild unten).

3 Wiederhole diese Sequenz 3-mal, bei Bedarf kannst du sie auch mehrfach am Tag
anwenden, wenn dein Kind die Massage annimmt und Erleichterung erfährt.

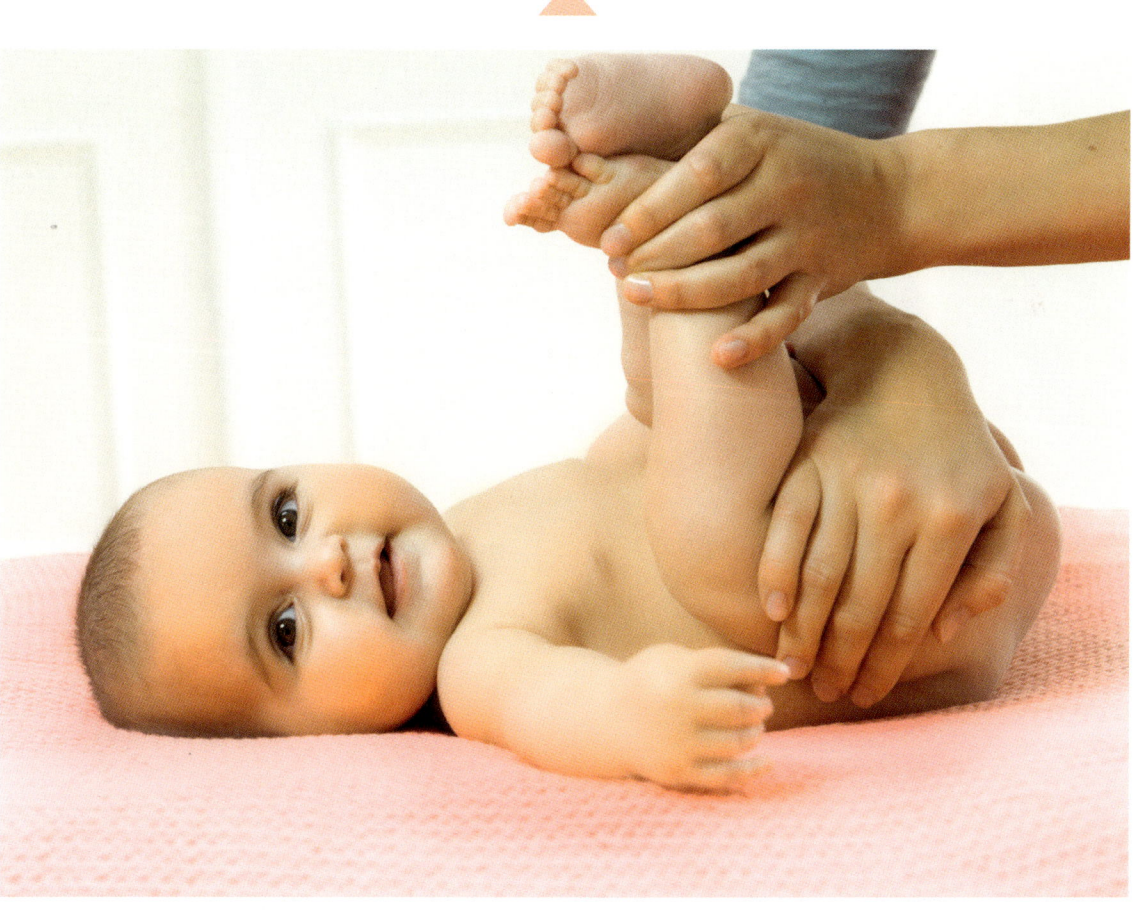

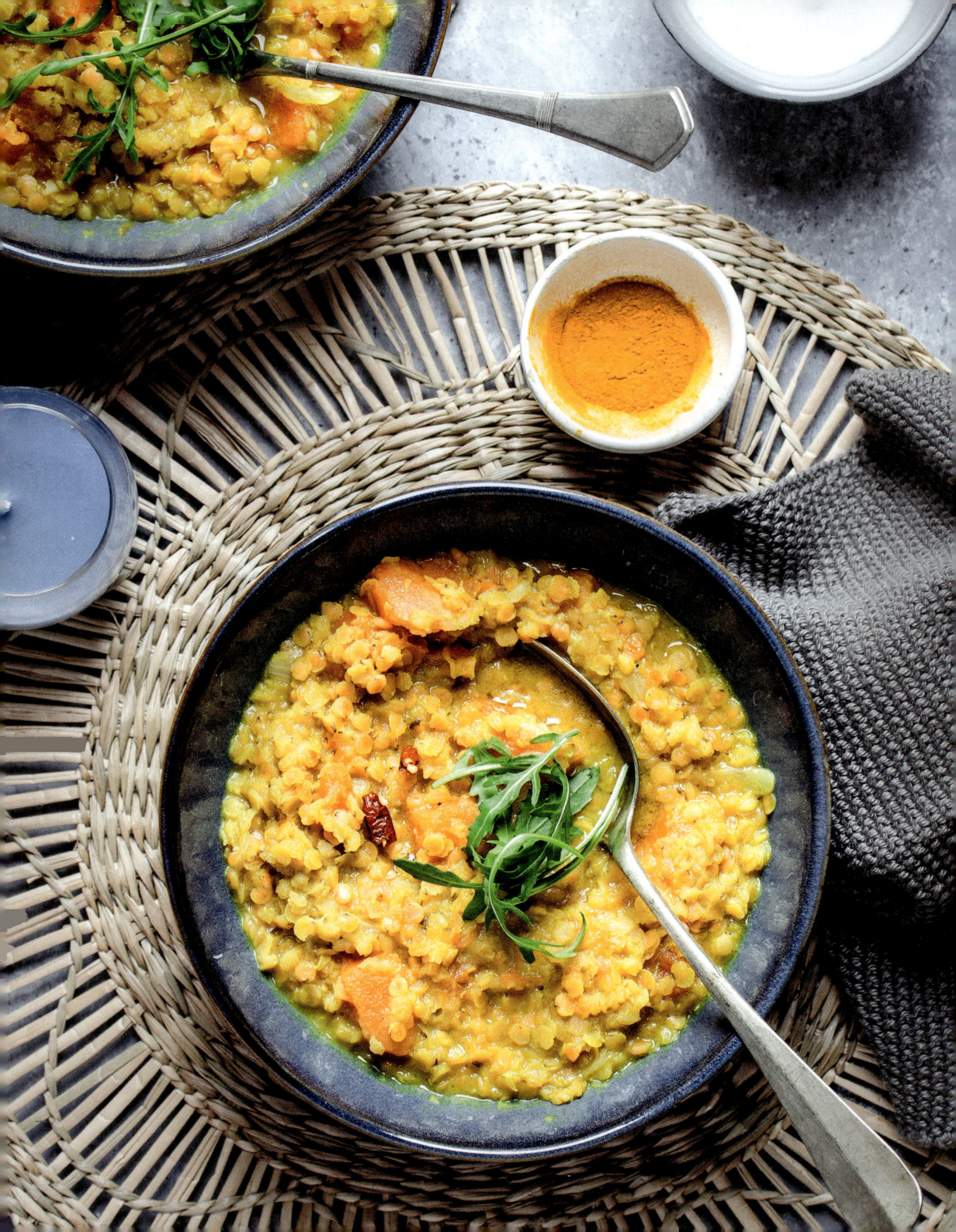

AYURVEDA FÜRS WOCHENBETT:
KITCHARI

DANK DER VIELEN GEWÜRZE WIRKT DIESES TRADITIONELLE AYURVEDISCHE GERICHT HERRLICH AUSGLEICHEND – UND IST FÜR ALLE KONSTITUTIONSTYPEN GEEIGNET.

ZUTATEN

100 g Basmatireis
1 Stück Ingwer (1–2 cm lang)
2 EL Ghee (ersatzweise Kokosöl)
100 g Mung Dal (halbierte gelbe Mungobohnen)
½ TL Kardamom
½ TL gemahlene Kurkuma
400 ml Gemüsebrühe
1 Möhre
½ Limette
½ TL gemahlener Koriander
½ Bund Baby-Rucola

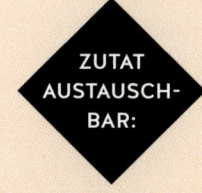

ZUTAT AUSTAUSCH-BAR:

Mung Dal durch Linsen, Möhre durch Brokkoli

1 **Basmatireis** in ein Sieb geben, abbrausen und abtropfen lassen. Ingwer schälen und fein hacken.

2 **Ghee** in einem Topf erhitzen. Darin Reis, Ingwer, Mung Dal und Kardamom 2–3 Min. unter Rühren anbraten. Kurkuma dazugeben, mit der Gemüsebrühe ablöschen und zum Kochen bringen, Deckel auflegen und bei schwacher Hitze in ca. 15 Minuten weich garen.

3 **Inzwischen** die Möhre schälen und in Scheiben schneiden. Das Gemüse zu Reis und Mungobohnen geben und noch 10 Minuten mitgaren.

4 **Die Limette** auspressen und den Saft zur Kitchari geben. Mit Koriander würzen. Rucola waschen, trocken schütteln, grobe Stiele entfernen. Kitchari in Schalen anrichten, Rucola aufstreuen.

ERFRISCHENDE
POPSICLES

JEDE MAMA KOMMT MAL INS SCHWITZEN: IN DIESER GESUNDEN ABKÜHLUNG STECKT EINE EXTRAPORTION GUTES FÜR DIE NÖTIGE ENERGIE UND STARKE NERVEN.

ZUTATEN
1 Banane
50 g Himbeeren
½ Vanilleschote
2 EL gepoppte Quinoa
1 EL Agavendicksaft
80 g Kokosmilch
50 g Joghurt (ersatzweise veganer Kokosjoghurt)
30 g Granola (ersatzweise Knuspermüsli)
Eis-am-Stiel-Förmchen

1 Für das Früchtepüree die Banane schälen und vierteln. Die Himbeeren waschen, trocken tupfen und die Früchte in einen Standmixer geben. Vanilleschote grob zerkleinern und zu den Früchten hinzugeben. Alle weiteren Zutaten bis auf den Joghurt und das Granola hinzufügen und fein pürieren. Joghurt und Granola in einem Schälchen miteinander mischen.

2 Die Eisförmchen erst zur Hälfte mit dem Granola-Joghurt und dann mit dem Püree füllen. Anschließend mit einem Stabdeckel verschließen oder Eisstäbchen aus Holz in die Masse stecken und die Förmchen über Nacht ins Gefrierfach stellen.

3 Am nächsten Morgen das Eis aus dem Gefrierfach nehmen, 3–4 Minuten antauen lassen und dann das Eis am Stiel genießen!

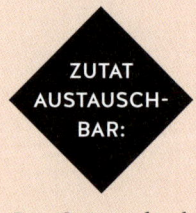

ZUTAT AUSTAUSCHBAR:

Pop-Quinoa durch Haferflocken

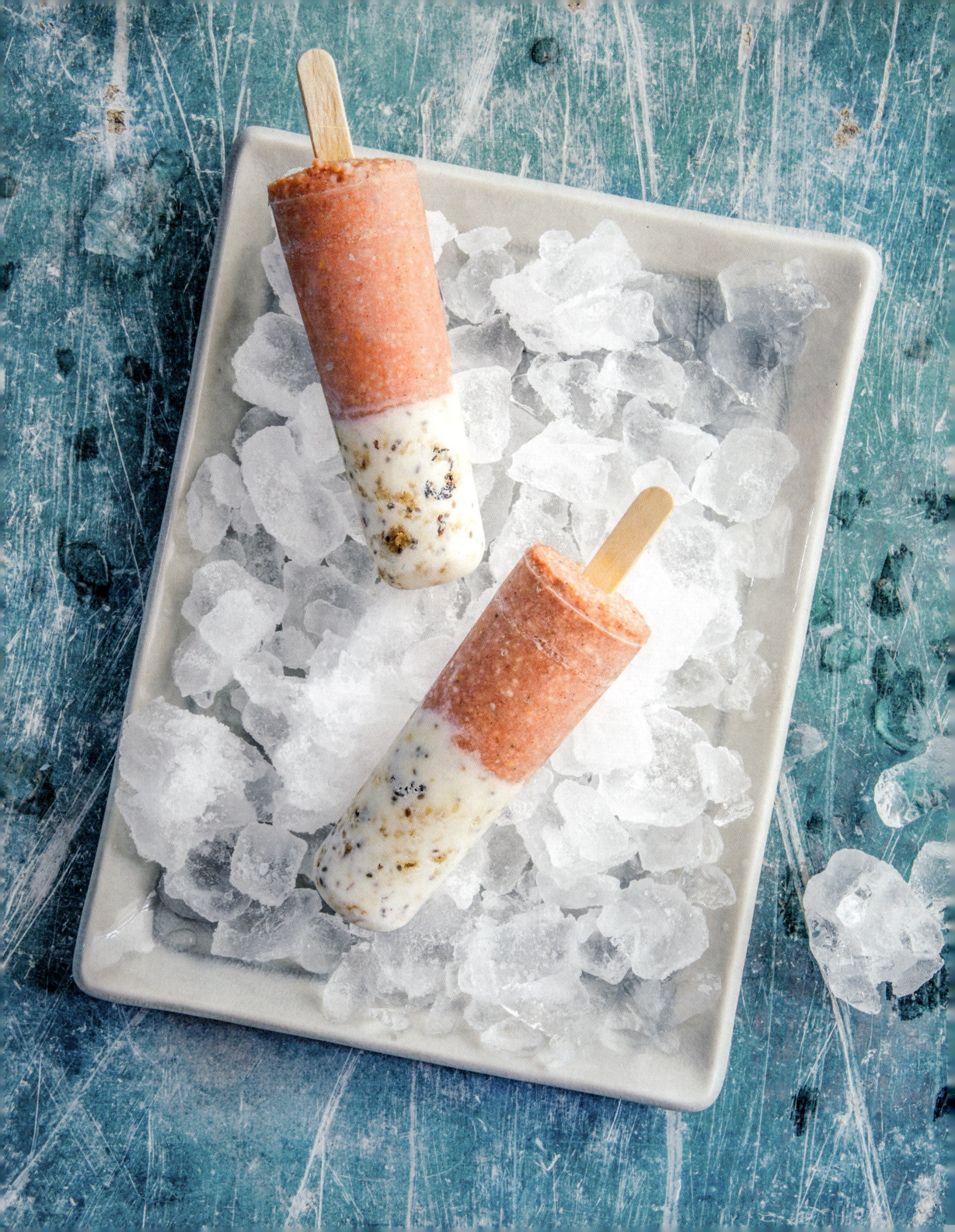

ES BRAUCHT EIN DORF, UM EIN KIND GROSSZUZIEHEN

Selbst wenn du jetzt 24 Stunden am Tag nicht mehr alleine bist und das süßeste Baby der Welt hast: Du kannst dich als Mutter manchmal alleingelassen und mitunter überfordert fühlen …

»Besser die eigene Bestimmung unvollkommen, als eine fremde Bestimmung gut befolgt.«
BHAGAVADGITA

Es braucht ein Dorf, um ein Kind großzuziehen, lautet nicht umsonst eine alte Weisheit. Nur: Da ist oft kein Dorf … Nicht jeder hat Eltern und Familie in der Nähe. Oder Freunde, die gerade in einer ähnlichen Lebensphase stecken und tatkräftig oder durch Zuspruch und ein offenes Ohr unterstützen können. Die Sehnsucht nach Austausch über die intensive Zeit als Neu-Mama (und Neu-Papa) bleibt.

Bau dir dein eigenes Dorf

Gold wert sind vor allem alte Freundinnen und neue Mami-Bekanntschaften, mit denen du über alles reden kannst, was dir gerade auf der Seele liegt oder Fragezeichen im Kopf aufschimmern lässt. Es muss sich nicht jedes Gespräch ums Baby drehen. Aber es hilft oft ungemein, Menschen im Umfeld zu haben, die sich gerade mit ähnlichen Themen auseinandersetzen und Verständnis für deine Anliegen haben.

Eltern-Kind-Kurse und -Cafés

Frage deine Hebamme oder die Kinderärztin ruhig nach Mütter-(Väter-)Treffs und Stillgruppen in eurer Nähe. Vielleicht magst du dir auch Mama-(Papa-)Baby-Kurse wie PEKiP (Prager Eltern-Kind-Programm), DELFI (steht für denken, entwickeln, lieben, fühlen, individuell), FABEL (Familienzentriertes Baby-Eltern-Konzept), Babyschwimmen oder Musikangebote anschauen. Auch schön: ein Babymassage-Kurs.

In vielen Städten gibt es inzwischen tolle Kindercafés, in denen du auf eine bunte Mischung an Eltern triffst. Auch solche in der nicht klassischen Mama-Papa-Kind-Konstellation.

Sehr praktisch sind auf Mütter mit Säugling zugeschnittene Sportangebote wie Postnatal-Yoga mit Kind oder Kinderbetreuung. Oder Kurse, in die das Baby integriert wird wie Buggyfit, Kanga-Training oder fitdankbaby. Was es in dieser Richtung in deiner Nähe gibt, kannst du gut googeln. Übrigens: Es gibt auch spezielle Väterkurse.

Hilfe holen

Manchmal ist Unterstützung eine Riesenerleichterung: Erkundige dich nach erfahrenen Babysittern, Nannys, Au-pairs oder Leih-Omas im Umfeld. Gibt es in der Nachbarschaft junge Eltern, mit denen du ein Netzwerk knüpfen kannst?

Online-Clans und Netzwerke

Neue Apps wie »Barrio« (www.barrio-app.com) oder »MomUnity« (www.momunity.com) helfen wie eine Art »Tinder« für Familien beim Vernetzen und dem Vereinbaren von Playdates in der Umgebung. Vielleicht tauschst du dich über Social-Media-Kanäle wie Instagram oder Twitter aus. Es gibt so viele Wege, in Kontakt zu treten. Die Menschen hinter diesen Apps und Community sind real, es können Freundschaften und Offline-Verabredungen entstehen. Müssen aber nicht. Du kannst dich genauso gut nur inspirieren lassen, mitlesen oder deine eigenen Erfahrungen weitergeben.

Die bunte Vielfalt an Lösungsansätzen, Denkanstößen und Lebensentwürfen zu realisieren kann enorm dabei helfen, seinen eigenen Weg zu finden. Im Umkehrschluss lernst du dabei, andere Eltern sein zu lassen, wie sie eben sind. Ich persönlich bin ein großer Fan vom Satz »Beurteile niemandem, in dessen Schuhen du nicht steckst.«

Wir sollten alle viel mehr zusammenhalten und uns gegenseitig unterstützen. Weil wir wissen, was es bedeutet, Eltern zu sein. Selbst wenn wir nicht 1:1 die gleichen Erfahrungen machen. Mom-Bashing und sich gegenseitig verurteilen bringt jedenfalls keine(n) von uns weiter.

Übrigens: Hilfreich dabei, seinen Online-Clan zu finden, sind Hashtags wie #schwanger2019, #motherhood oder #mamablogger. Mit Stichwörtern wie #julibaby2019 entdeckst du Mütter mit Babys und Kindern im selben Alter.

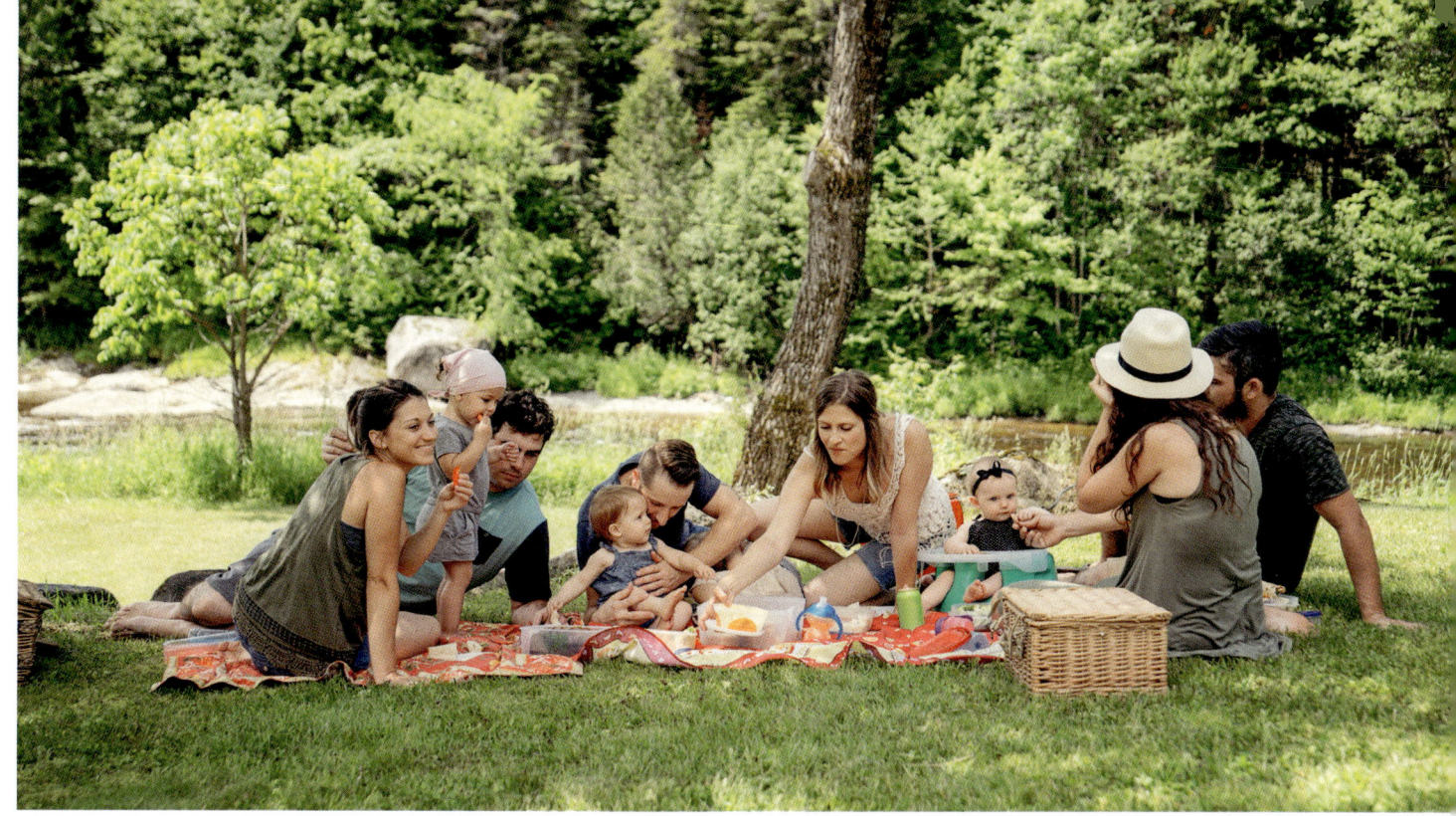

Ein Gedanke zum Thema Realität versus Inszenierung

Soziale Medien können großartig sein, wenn du Antworten auf Babyfragen und Bestätigung für deine Ansichten bekommst. Oder wenn dich etwas zum Nachdenken anregt und sich dir neue Perspektiven auf ein Thema eröffnen.

Sie triggern manchmal aber leider auch Selbstzweifel, wenn du dich und dein Kind ständig mit (vermeintlichen) Supermoms vergleichst, oder rufen Neid-, Scham- und Schuldgefühle hervor. Sei dir immer darüber bewusst, dass du auf Social-Media-Kanälen nie das ganze Bild siehst. Auch die scheinbar perfekte Bikini-Body-Mama hat vielleicht Stillprobleme und Selbstzweifel, zeigt sie aber nicht. Eventuell ist ein Profil mit Mamas, die auch mal Schattenseiten ihres Alltags zeigen, die bessere Wahl. Oder: das Handy mal wegzulegen.

Das sollten wir trotz dem Kontaktepflegen sowieso die meiste Zeit tun, wenn unser Kind wach ist. Denn ein Baby kann noch nicht zuordnen, was wir da machen, wenn wir ins Handy tippen, statt mit ihm Auge in Auge zu interagieren, und fühlt sich dann alleingelassen. Das muss ich mir auch selbst immer mal wieder bewusst machen.

Mit Kind allein daheim? Nicht doch!
Trefft euch regelmäßig mit befreundeten
Eltern und habt zusammen Spaß.

»ICH BIN DOCH NICHT NUR MAMA?!« – WOHLFÜHLTIPPS

Manchmal müssen Mamas einfach ihre Akkus aufladen. Was tut dir gut? Vielleicht inspirieren dich ja diese mommyerprobten Selbstfürsorgetipps?

Auch kleine Auszeiten helfen

Jede Auszeit hilft dabei, neue Kraft zu schöpfen: Egal, ob du nur einmal kurz um den Block spazierst, 15 Minuten einkaufen oder zwei Stunden zum Sport gehst. Ich konnte mich ehrlich gesagt trotzdem lange nicht von unserem Baby trennen, ohne mich dabei zu fühlen, als hätte man mir ein Körperteil amputiert. Das ist einerseits ein völlig normaler Instinkt als Mutter eines Neugeborenen. Andererseits können hinter solchen Ängsten auch Glaubenssätze wie »Eine gute Mutter ist rund um die Uhr für ihre Kinder da« stecken. Was wiederum dazu führen kann, dass es mit der Selbstfürsorge und dem Akkuaufladen schwierig wird, weil man sein Kind ja nie abgeben kann…

Und das brauchte ich trotz meines starken Beschützerinstinkts irgendwann dringend. Ich wagte es – und obwohl es mir anfangs schwerfiel und ich gefühlt alle zehn Sekunden aufs Handy schaute, ob zu Hause wirklich alles okay ist, merkte ich: Es geht ohne mich. Eine Erkenntnis, die mich unerwartet ins Herz zwickte und gleichzeitig erlöste.

Wellness nach dem Abstillen

Größere Auszeiten muss man natürlich längerfristig planen und organisieren. Im Freundeskreis kam nach einigen Monaten als Mamas die Idee auf: Wenn wir alle nicht mehr stillen, gönnen wir uns ein Wellness-Wochenende mit leckeren Drinks ohne Kids und Männer. Es dauerte ziemlich lange, bis dieser Zeitpunkt tatsächlich kam. Aber gesagt, getan. Es war großartig – und wir wiederholen den Frauentrip nun einmal im Jahr als festes Date. So lautet zumindest der Plan.

Trotz Stillen mal wieder ausgehen

Schon früher, aber kürzer realisierte Isabel Robles Salgado, Zweifach-Mama und Mitgründerin des Blogzines www.littleyears.de, ihre erste Auszeit: »Sechs Wochen nach der Geburt hatte ich einen totalen Ausgeh-Rappel, eine Freundin feierte ihren Geburtstag, es war Muttertag, ich hatte Bock! Ich stillte Xaver damals natürlich noch voll, habe aber extra für diesen großen Auftritt Unmengen von Milch abgepumpt, um dann nach drei Gläsern Prosecco völlig hinüber zu sein. Aber ich war happy!

Partys waren immer wichtig für mich gewesen und zu wissen, dass der Weg zurück theoretisch ab und an möglich wäre, war großartig. Nachts wachte ich mit spannendem Busen und Riesenkater auf, pumpte Milch ab, kippte sie weg und dachte: War's das wert? Heute sage ich: JA! Mit einem sechs Wochen alten Baby zu Hause einfach auszugehen, das fanden viele krass, egoistisch, verantwortungslos, rabenmuttermäßig. Mir hat's gutgetan! Und Papa war irre stolz, dass er problemlos alleine mit Xaver klarkommt. Danach hatte ich auch erst mal genug, bis nach dem Abstillen.«

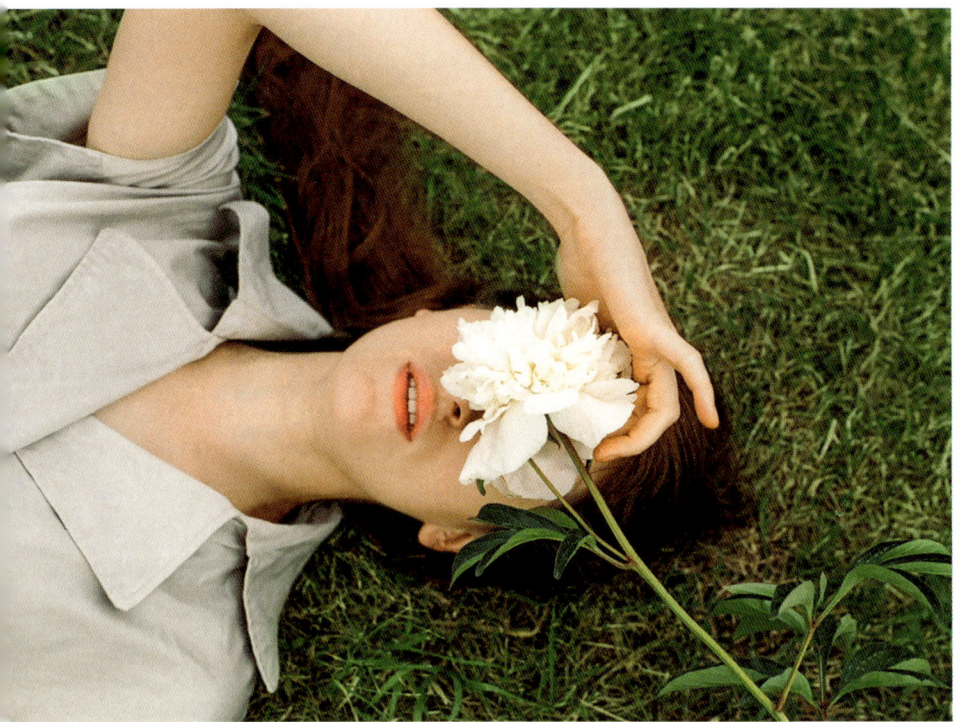

Im Babyjahr ist Selbstfürsorge wichtig wie nie. Fülle deine Energiereserven täglich – mit Bewegung, frischer Luft, Meditation und allem, was dir guttut!

Täglich eine Mami-Meditation

Auch die zweifache Jungs-Mama, Yogalehrerin, Mediations- und HypnoBirthing-Kursleiterin Katrin Michel findet Me-time essenziell: »Gerade als Mama mit all den Herausforderungen im Alltag ist es für mich wichtig geworden, mir bewusst Zeit nur für mich zu nehmen. Schließlich möchte ich meinen Kindern vorleben, dass es guttut, wenn man auf sich selbst achtet und liebevoll mit sich umgeht. Also habe ich ihnen erklärt, dass meine Meditation zu meinem Tag genauso selbstverständlich dazugehört, wie das Zähneputzen. Am Anfang hatte ich eine bestimmte Tageszeit und einen festen Ort, an dem ich meditiert habe. Wichtig war für mich, dass ich nur drei Minuten benötige, um daraus Kraft zu schöpfen.«

Vielleicht magst du eine dieser stärkenden Meditationsübungen gleich ausprobieren?
• Komme dafür in einen aufrechten Sitz, entspanne deine Schultern und lasse den Kiefer locker.
• Nimm zwei bis drei tiefe und vollständige Atemzüge in den Bauch hinein und lasse deinen Atem dann einfach ganz natürlich fließen.
• Sage dir nun gedanklich beim Einatmen das Wort »Kraft« und beim Ausatmen wieder »Kraft«.
• Spüre, wie deine Gedanken zur Ruhe kommen, und beobachte, welche Emotionen und Gedanken sich zeigen. Bewerte nicht.

Energie aus kleinen Dingen ziehen

Die Fremdbestimmtheit mit Baby ist für viele junge Mütter eine große Herausforderung. Alexa von Heyden, Lifestyle-Bloggerin auf www.alexapeng. de und Mama einer kleinen Tochter, beschloss irgendwann, die Babyzeit trotzdem zu genießen und Energie aus den kleinen Dingen zu ziehen: »Manchmal komme ich mir vor, als müsse ich ein Oktopus sein, um alles unter einen Hut zu kriegen. Die Wahrheit ist: Ich selbst finde kaum mehr statt. Aber seit ich mein Kind die Richtung vorgeben lasse, sind wir beide entspannter. Kraft geben mir die kleinen Dinge. Wir sind von Berlin aufs Land gezogen in ein Haus mit Blick auf einen See. Hier zu sitzen und einfach kurz ganz bewusst den Moment zu genießen reicht oft schon aus, um glücklich und dankbar für unser Leben als Familie zu sein.«

MEDIALE AUSZEIT

Wenn du mal wieder denkst, nur du versinkst im Chaos, tut es gut, sich von lustigen Serien, Büchern und Podcasts aufheitern zu lassen.

Aus der Mediathek: Serien wie »Milcheinschuss« (Netflix) oder »Der Lack ist ab« (Amazon Prime) drehen sich selbstironisch-humorvoll ums Thema Family und Rollenbilder. Und dann gibt es ja noch jede Menge TV-Stoff, der so gar nichts mit dem Elternsein zu tun hat. Das ist manchmal auch nicht verkehrt …

(Hör-)Bücher: Ich mochte z. B. Rike Drusts irre lustiges (Hör-)Buch »Muttergefühle. Gesamtausgabe« und lege allen Mamas das wunderbar warmherzige »Völlig fertig und irre glücklich – Mein erstes Jahr als Mutter« von Okka Rohd ans Herz. Sehr unterhaltsam ist auch »Ene meine Miste, Mutti schreibt 'ne Liste« von Mareike Opitz, in dem sich bestimmt alle Eltern wiederfinden. Jedes Jahr kommen neue großartige Seelenstützer und Lachkrampfauslöser dazu. Von einfühlsam bis sarkastisch.

Podcasts: Mit dem Mamawerden wuchs mein Podcast-Konsum enorm an. Es gibt sie zu jedem Thema: Großartige Interview-Podcasts sind z. B. »Hotel Matze«, »Einfach OM« oder »Rolemodels«. Schonungslos offen übers Vatersein sprechen »Beste Vaterfreuden« und ums Thema Familienleben und Vereinbarkeit geht es z. B. in »Finde dein Mami-Konzept«, »Millenial Moms«. »Der Mama Podcast«, »MKL– Mit Kindern leben«, »Little Years«, »Elterngespräche« oder »Das gewünschteste Wunschkind«.

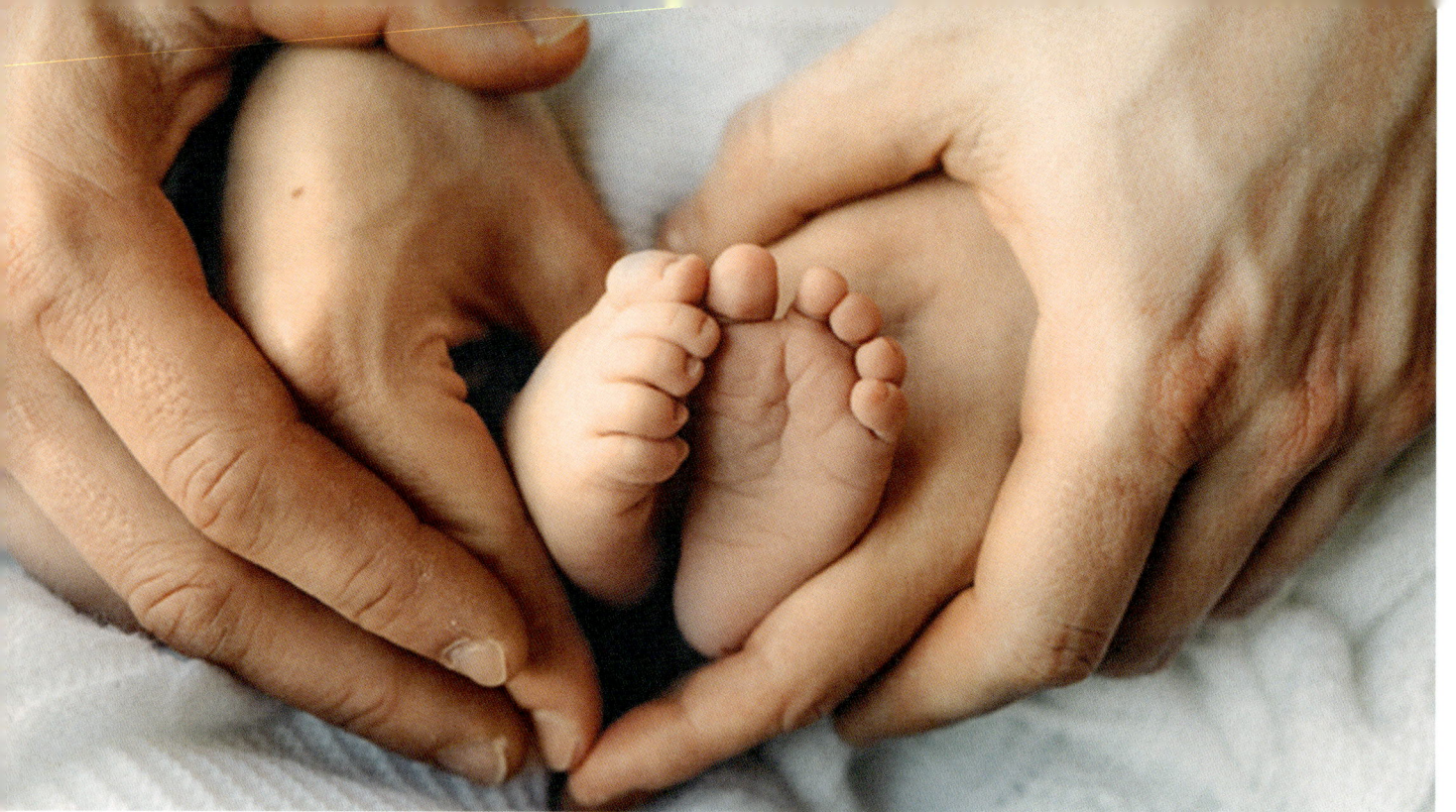

WENN AUS EINEM PAAR ELTERN WERDEN ...

...ist das wunderschön und manchmal auch eine echte Zerreißprobe. Ihr liebt euch. Jetzt mit Baby wahrscheinlich mehr denn je. Trotzdem müsst ihr euch in euren neuen Rollen erst finden. Das ist herausfordernd. Schließlich sind sie oft mit riesigen Erwartungen verknüpft, die mitunter mit der Realität kollidieren. Dazu kommt, dass jeder seine Eigenarten und unterschiedlichen Erfahrungen und Vorstellungen hat. Ohne Konflikte wird es vielleicht nicht ablaufen. Ab jetzt gilt es, das Leben möglichst konstruktiv neu auszuhandeln und Wunsch versus Realität immer wieder neu abzugleichen.

Das klappt nicht immer so gut, wie man es sich eigentlich vorstellt. Schlafneid. Arbeitseifersucht. Die neue (vielleicht erdrückende) Verantwortung. Ihr kommt beide gefühlt zu nichts, obwohl ihr permanent etwas tut und euer Bestes gebt. Nicht zu vergessen, verlangt plötzlich auch noch jede Kleinigkeit Absprachen.

Mein Mann und ich haben uns im ersten Jahr mit unserem Mini trotz vieler Glücksmomente mehr gefetzt als vorher in 15 Jahren Liebesbeziehung zusammen. Geschadet hat es uns und unserer Liebe im Rückblick zum Glück nicht.

Vergesst bei all dem nicht: Ihr habt diesen kleinen Menschen, der jetzt so viel Aufmerksamkeit braucht, in Teamwork gemacht. Aus Liebe. Nichts verbindet mehr. Daran dürft ihr euch zwischendurch ruhig erinnern. Der Psychologieprofessor John Gottman entwickelte vor einigen Jahren die magische 5:1-Formel. Solange zwischen einem Paar fünfmal mehr positive als negativ Interaktionen stattfinden, ist die Wahrscheinlichkeit hoch, dass die Partnerschaft glücklich und stabil bleibt.

Was in meinen Gesprächen für dieses Buch übrigens viele betonten: Ein Papa, der auf sein Kind aufpasst, babysittet nicht. Er ist Papa! Das bedeutet erstens, es ist selbstverständlich, dass er sich um sein Baby kümmert. Und zweitens: Lass ihn machen. Dass es viele unterschiedliche Wege gibt, gute Eltern zu sein, gilt schließlich auch für Väter.

DIE STIMMUNG KIPPT?

WAS HILFT, ALS ELTERN NICHT KOMPLETT DURCHZUDREHEN:

Vereinbart ein Kurze-Zündschnur-Code-Wort
Bei uns war es »Oklahoma«. Fühlte sich einer von uns ungerecht behandelt oder war die Zündschnur durch Schlafmangel oder durch Sich-mal-wieder-unverstanden-Fühlen extrem kurz, rief er es laut heraus, und wir mussten automatisch lachen. Humor ist die halbe Miete in Überforderungssituationen. Er schafft schnell Nähe, wenn Distanz entstanden ist, und gibt die Chance durchzuatmen, und nachzudenken, bevor man sich im Vorwurfssturm verliert. Der ohnehin nichts bringt.

Seid ein Team und rechnet nicht auf
»Ich muss alles machen – und du kannst nicht mal ...« Die Aufrechnungsfalle schnappte bei uns anfangs viel zu oft zu. Wir beschlossen deshalb, uns den Haushalt aufzuteilen. Als jeder seine klaren Aufgaben hatte, lief es deutlich besser.
Seid lieber großzügig, statt aufzurechnen – das rät auch Dreifach-Mama Johanna Pinkepank in ihrem lesenswerten Text »Sechs Wochen zu fünft« auf www.pink-e-pank.de: »Besser als sich anzufeinden ist es, dem anderen mal eine halbe Stunde auf dem Sofa zu gönnen, obwohl man selbst nachts wach war. Auch wenn man erst mehr geben muss, es kommt zurück: In Form vom Lieblingspudding, der ungefragt im Kühlschrank steht, oder in dem Satz: »Ich möchte, dass du dich jetzt auch mal ausruhst,« und

durch das Gefühl: Selbst wenn gerade alles um uns kracht – wir sind die Basis und kriegen das hin. Wir sind ein Team. Lohn der Mühe: Familienharmonie.«

Eltern werden heißt nicht, sich selbst aufzugeben
Wir versuchen, uns regelmäßig gegenseitig den Rücken freizuhalten, damit jeder mal Kraft tanken kann. Apropos: Die schönste Liebeserklärung nach unruhigen Nächten? Den anderen weiterschlafen zu lassen. Und es ihm nachher nicht vorzuhalten.

Hört euch zu und teilt eure Erlebnisse
Gerade wenn einer arbeitet und der andere mit Baby zu Hause bleibt, sind eure Lebenswelten extrem unterschiedlich. Wie fühlst du dich? Was hast du heute erlebt? Was war toll und was vielleicht nicht so? Wir haben versucht, unseren Tag kurz in Worte zu fassen, aufmerksam füreinander zu bleiben und das, was der andere macht, wertzuschätzen.

Nehmt euch Zeit für Dates
Anfangs mit, später ohne Baby. Denn spontan wird das in der Anfangszeit mit Kind eher nichts. Organisiert euch hin und wieder einen Babysitter, damit ihr Zeit für euch habt. Bleibt liebevoll und hört auf keinen Fall auf, euch zu küssen. Körperliche und emotionale Nähe setzen Oxytocin frei und wirken wie Liebeskitt auf jede Beziehung.

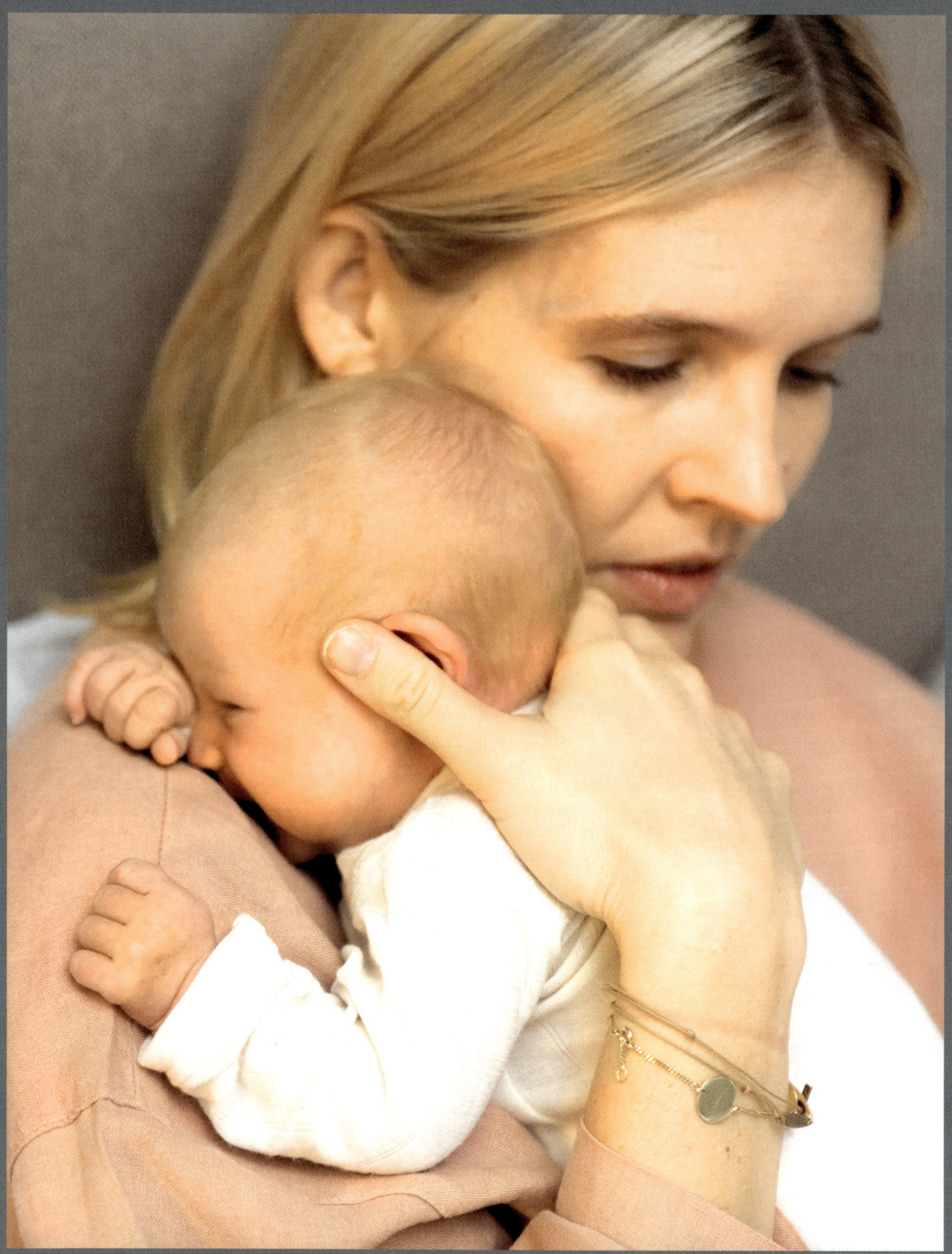

GUT
ZU
WISSEN

MUTTERMILCH IST DIE TOLLSTE SACHE DER WELT: PERFEKT ABGESTIMMT AUF DIE BEDÜRFNISSE KLEINER MENSCHEN. ABER WIE MACHT MAN DAS EIGENTLICH? DAS DING MIT DEM STILLEN (ODER AUCH NICHT STILLEN)?

Nicht jede Frau will stillen. Und das ist zweifellos ihre eigene, ganz persönliche Entscheidung. Die wenigsten Mütter machen sie sich leicht einige haben nicht mal eine Wahl. Stillen ist zwar die natürlichste Sache der Welt, aber damit noch lange nicht die einfachste. Doch bei den meisten, die sich eine schöne Stillbeziehung mit ihrem Baby wünschen, klappt es früher oder – mit wohlwollender Unterstützung einer Hebamme oder Stillberaterin – später ganz gut. Und das ist großartig! Muttermilch ist die beste Ernährung, die du deinem Kind in den ersten Lebensmonaten geben kannst. Das ist nach aktuellem wissenschaftlichenm Stand nicht wegzudiskutieren.

MUTTERMILCH HAT VIELE VORTEILE

Die Weltgesundheitsorganisation (WHO) empfiehlt allen jungen Müttern, ihr Kind in den ersten sechs Monaten voll zu stillen und bis über das zweite Jahr hinaus nach Bedarf. Selbst wenn du nur ein paar Wochen stillst, tust du deinem Baby damit etwas Gutes. Muttermilch ist praktisch, perfekt temperiert, hygienisch einwandfrei und immer in der perfekten Menge und Zusammensetzung fürs Baby verfügbar. Sie enthält wichtige Vitamine, Mineralstoffe, Enzyme, Hormone und Abwehrstoffe, unterstützt den Aufbau einer gesunden Darmflora, verringert das Risiko für Allergien, Mittelohrentzündungen, Übergewicht sowie plötzlichen Kindstod. Gestillte Kinder haben Studien zufolge einen höheren IQ.

Stillende Mütter erkranken weniger häufig an Osteoporose, Gebärmutterhals- und Brustkrebs als Frauen, die nicht gestillt haben. Stillen fördert die Gebärmutterrückbildung, zusätzliche Kilos aus der Schwangerschaft purzeln oft schneller, es setzt das Liebeshormon Oxytocin frei, relaxt Mutter und Kind und stärkt ihre Bindung. Ach ja: Und äußerlich aufgetupft, lässt Muttermilch wunde Brustwarzen und Babypopos schneller heilen.

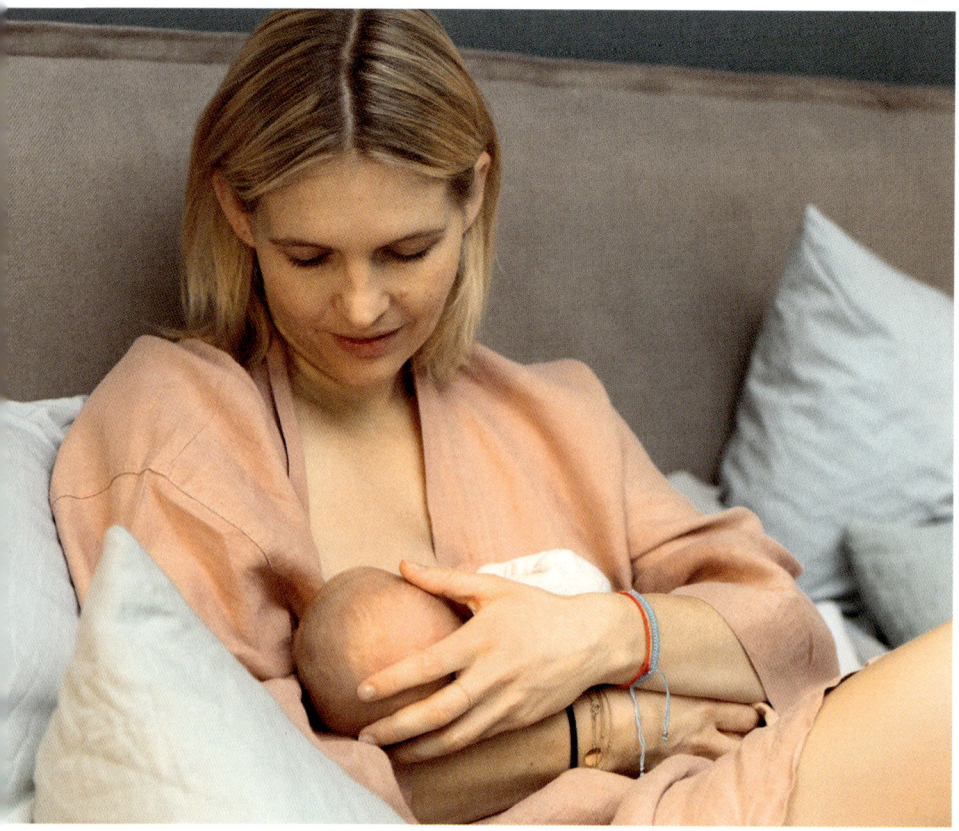

Führe dein Baby zur Brust, nicht die Brust zum Baby. Je häufiger du das Baby anlegst, desto besser kommt die Milchbildung in Gang.

MILCHEINSCHUSS

Zum Stillen gehören zwei: du und dein Baby. Im besten Fall sucht das Neugeborene gleich nach der Geburt nach deiner Brustwarze. Es nimmt sie selbstständig in den weit geöffneten Mund und beginnt ganz selbstverständlich daran zu saugen. In den ersten Tagen trinkt es das leicht verdauliche Kolostrum, eine gelbliche, dickflüssige Vormilch, die besonders nährstoff-, fett- und eiweißhaltig, reich an Abwehrstoffen und wichtig für den Aufbau des Immunsystems ist.

Die reife Muttermilch schießt zwei bis sechs Tage nach der Geburt ein. Durch die gesteigerte Lymphflüssigkeits- und Blutzirkulation werden deine Brüste jetzt noch einmal größer, spannen, sind druckempfindlich und fühlen sich vielleicht heiß an. Stillst du dein Baby nach Bedarf, pendelt sich das bald wieder ein, und dein Körper bildet genau so viel Milch, wie es zum Wachsen braucht. Nach Bedarf heißt, du fütterst es, wenn es danach verlangt (nicht in einem festgelegten Rhythmus).

WAS DIR BEIM STILLEN GUTTUT

Gerade am Anfang sind Ruhe, nahrhaftes Essen und genug Flüssigkeit für die Milchproduktion und den Milchspendereflex sehr wichtig. Jetzt ist nicht die Zeit für eine Diät. Du brauchst rund 500 Kalorien mehr, die du am besten mit komplexen Kohlenhydraten aus Haferflocken, Vollkornprodukten, (Trocken-)Obst und gesunden Fetten (in Lachs, Avocado, Leinöl, Nüssen) deckst.

Vor dem Stillen regt ein warmer Waschlappen auf der Brust oder Rotlicht den Milchflussreflex an. Danach tut vielen Müttern Kühlen gut. Z. B. mit einem Pack gefrorener Erbsen, die du in ein Tuch wickelst und um die Brust legst. Oder mit einem Quarkwickel.

Schläft dein Baby beim Stillen schnell ein, füttere es nackt Haut an Haut und kitzle es leicht an den Füßen oder am Ohrläppchen. Stelle dir überall, wo du stillst, eine Flasche Wasser oder Tee in der Thermoskanne bereit. Manchmal muss es schnell gehen. Auch gut an euren Stillplätzen aufgehoben sind Brustwarzencreme, Spucktücher und etwas zum Knabbern. Vor allem, wenn das Baby in Entwicklungsschubphasen quasi rund um die Uhr an deiner Brust liegt. Was anfangs immer mal wieder und besonders um den dritten Monat herum oft der Fall ist.

Selbst der Kopf eines Säuglings wird irgendwann schwer. Ein Stillkissen ist deshalb ein lohnenswerter Kauf. Stillst du unterwegs, versuche, deinen Arm mit Kissen oder Jacken abzustützen.

Es ist herrlich, sein Kind aufmerksam beim Trinken zu beobachten – und wichtig für eure Bindung. Macht das, sooft es euch guttut. Währenddessen etwas zu lesen, ins Handy zu schauen, mit Kopfhörern einen Podcast anzuhören oder eine Serie zu gucken muss aber auch mal okay sein, wenn es für das Baby kein Problem ist. Vor allem wenn es einen Schub macht und dauertrinken möchte.

Ein Outfit-Tipp: Besorge dir Stilleinlagen, bequeme Still-BHs und eventuell Shirts mit Eingriff. Alternativ eignen sich aufknöpfbare Shirts, Hemden, Kleider oder Cardigans. Ich trug zu Hause meist ein bis zwei Nierenwärmer ohne Träger als unkomplizierte Tops. Man kann sie nämlich beim Stillen wunderbar hoch oder runterziehen, um nicht halb nackt dazusitzen.

WIRD MEIN KIND AUCH SATT?

Viele Mütter fragen sich, ob ihr Neugeborenes wirklich mit genügend Milch versorgt ist. Vor allem wenn es nach dem Füttern viel spuckt. Keine Sorge: Es heißt nicht umsonst: Speibabys sind Gedeihbabys. Deine Hebamme kontrolliert regelmäßig die Gewichtsentwicklung deines Babys. Ein weiteres Indiz dafür, dass es sich gut entwickelt, sind volle Pipiwindeln. Ab seinem vierten Lebenstag sollten es in 24 Stunden mindestens drei sein. Ab der zweiten Woche gelten vier bis fünf als Zeichen dafür, dass alles passt.

VON MAMI ZU MAMI

Ein hungriges Baby dreht sein Köpfchen suchend hin und her. Es leckt sich die Lippen, schmatzt oder streckt die Zunge raus. Schreien ist ein spätes Hungerzeichen.

Die Milch reicht nicht?

Hast du zu wenig Milch, regt Abpumpen die Milchbildung an, und du kannst bei Bedarf nachfüttern. Aber auch wenn dein Baby wegen einem Schnupfen oder aus anderen Gründen die Brust nicht leer trinkt oder mal jemand anderes füttern muss, ist Abpumpen eine wertvolle Hilfe. Denn: Die Nachfrage reguliert das Angebot. Lass dich gut beraten: z. B. von deiner Hebamme, einer Stillberaterin oder in der Apotheke. Du kannst dir eine elektrische (Doppel-)Pumpe ausleihen. Bei Indikation trägt die Krankenkasse einen Teil der Kosten. Iss reichlich und hungere auf keinen Fall, wenn du stillst.

Manche Frauen schwören auf Bockshornklee(-Kapseln) aus der Apotheke, Stillkugeln mit Kümmel, Dattelmilch und viel Müsli mit Haferflocken, Banane, Weizenkeimen, Mandelmus und Nüssen, um die Milchbildung anzuregen.

Du hast zu viel Milch?

Erfahrungsgemäß bremsen Pfefferminz- und Salbeitee die Milchbildung. Spannen deine Brüste schmerzhaft, sind sie schwer und voll, lass dein Baby nur an einer Seite trinken und streiche die andere vorsichtig mit der Hand aus. Bessert sich nichts, ist eine Stillberatung sinnvoll.

Milchstau

Die Brust fühlt sich an einer Stelle hart und fest an, schmerzt und ist leicht gerötet? Bei einem Milchstau brauchst du Ruhe. Um ihn zu lösen, wärmst du die Stelle erst und legst dann dein Baby so an, dass es mit seinem Kinn beim Trinken die harte Stelle massiert – und zwar so oft hintereinander wie möglich bzw. bis die Brust wieder weicher wird. Nach dem Stillen kühlen. Kommen Symptome wie Schwäche, Fieber, Schüttelfrost Übelkeit und Kopfschmerzen dazu, besteht der Verdacht auf eine Brustentzündung, die zeitnah ärztlich behandelt werden sollte.

SO KLAPPT DAS STILLEN

LEGE DEIN BABY RUHIG HÄUFIG AN. 8- BIS 12-MAL AM TAG SIND NORMAL. WECHSELST DU DIE STILLPOSITIONEN AB, BEUGST DU WUNDEN BRUSTWARZEN UND MILCHSTAU VOR.

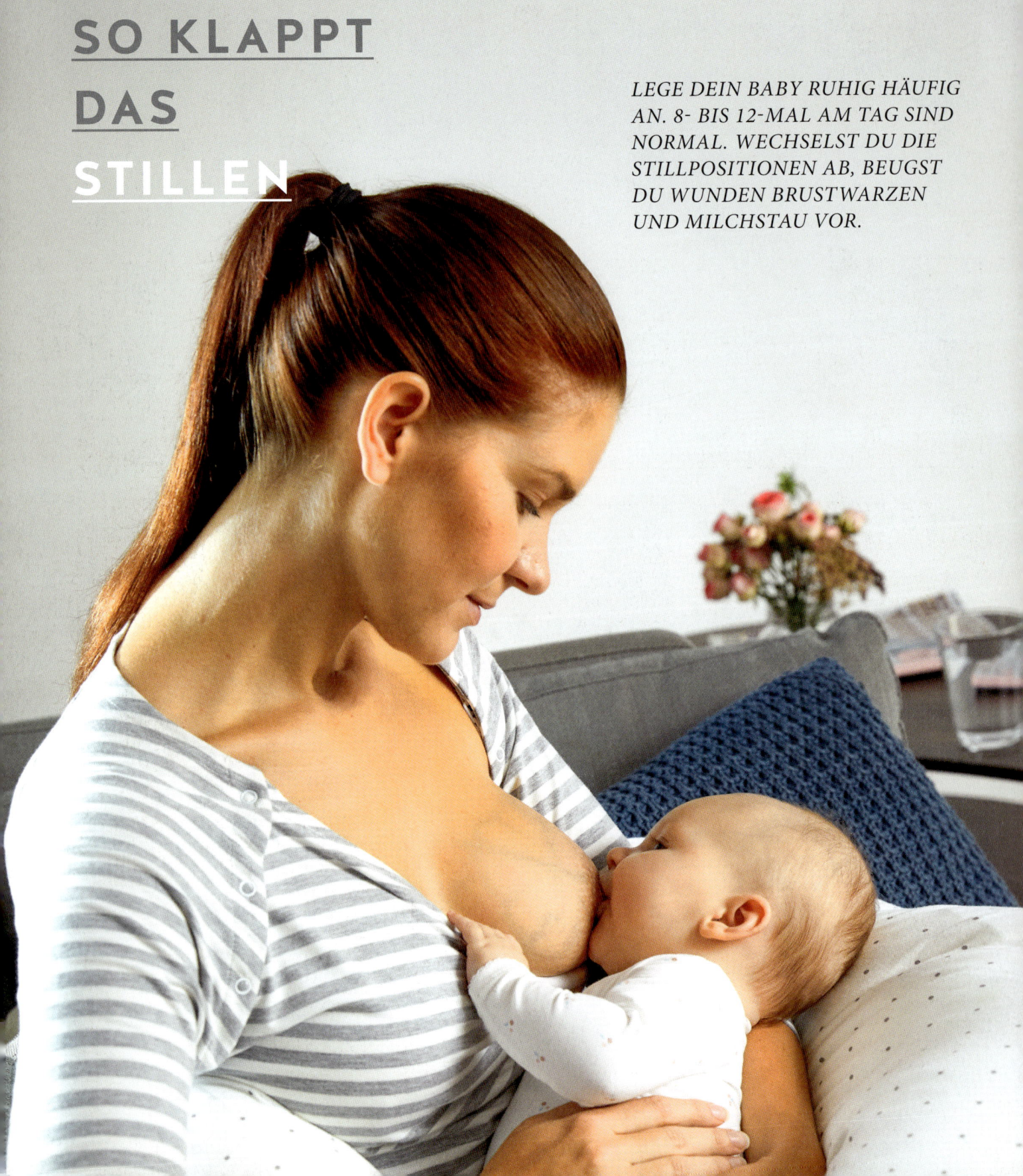

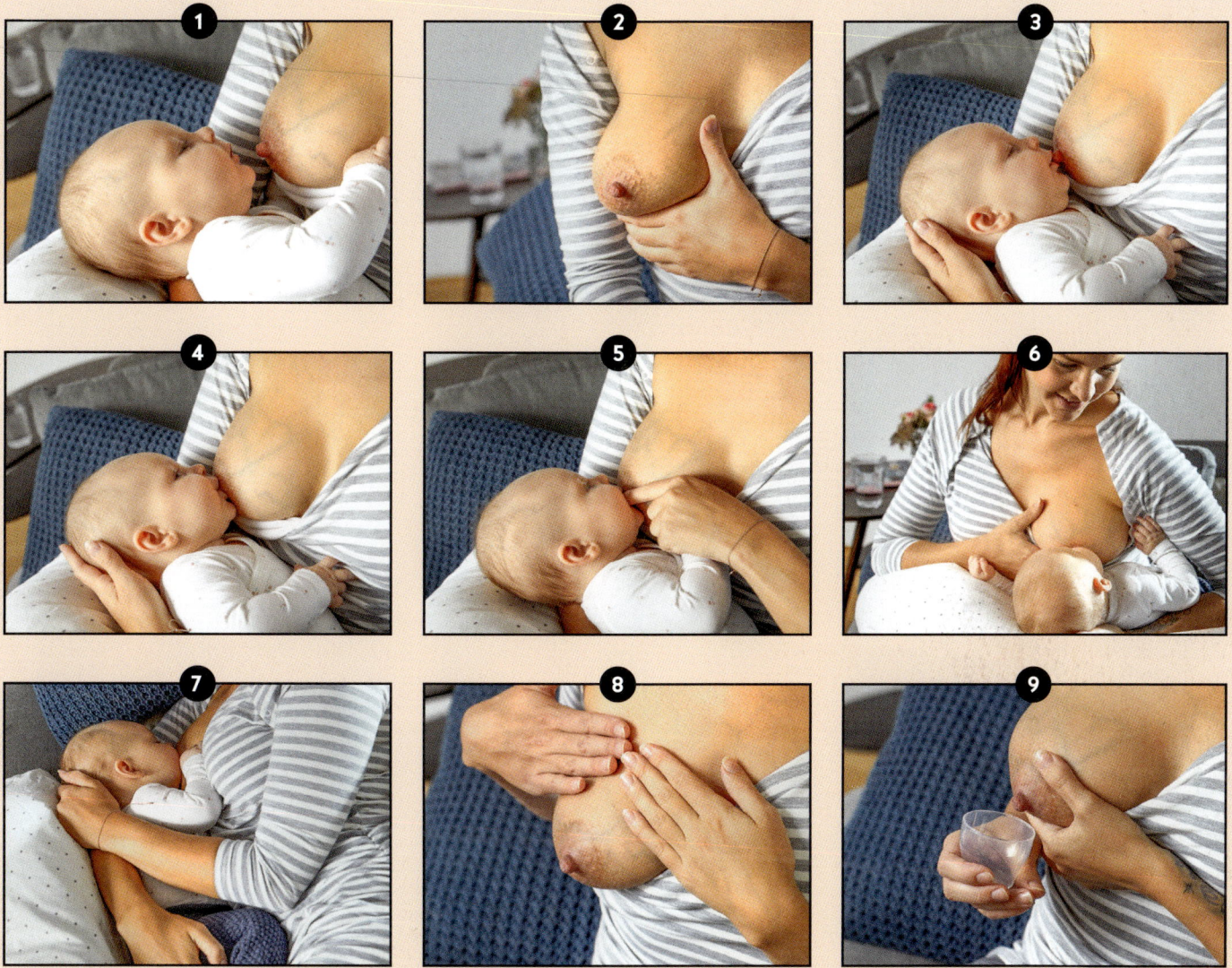

1 Richtig anlegen: Stütze deinen Arm und dein Baby mit einem (Still-)Kissen ab. Sein Kopf ruht in deiner Armbeuge. Sein Bauch berührt deinen Bauch, damit es sein Köpfchen nicht drehen muss, um zu trinken.
2 Ziehe dein Kind nah an dich heran. Nun legst du deine Hand locker im C-Griff um die Brustwarze und drückst die Brust leicht zusammen.
3 Streiche deinem Baby mit der Brustwarze sanft an der Unterlippe entlang, bis es den Mund weit öffnet.
4 Ziehe es zu dir und lass es Brustwarze und große Teile des Warzenhofs in den Mund nehmen. Stülpen sich seine Lippen nach außen, ist es perfekt angelegt.
5 Ist dein Kind satt, lässt es die Brust von alleine los. Möchtest du von dir aus die Seite wechseln, schiebst

du sanft einen Finger in seinen Mundwinkel, und löst so das Saugvakuum.
6 Rückenposition: Setze dich bequem hin und nimm dein Kind »unter den Arm«: Seine Hüfte berührt deine. Sein Köpfchen stützt du mit der Hand, den Oberkörper mit dem Unterarm ab.
7 Im Liegen stillen: Du liegst dabei auf der Seite. Ziehe dein Baby zur dir heran, bis ihr Bauch an Bauch liegt. Sein Kopf ruht in deiner Armbeuge, sein Mund auf Höhe deiner Brustwarze.
8 Brust ausstreichen: Massiere deine Brust vom Ansatz bis zum Warzenhof.
9 Hast du den Milchspendereflex ausgelöst, kannst du die Milch ausstreichen.

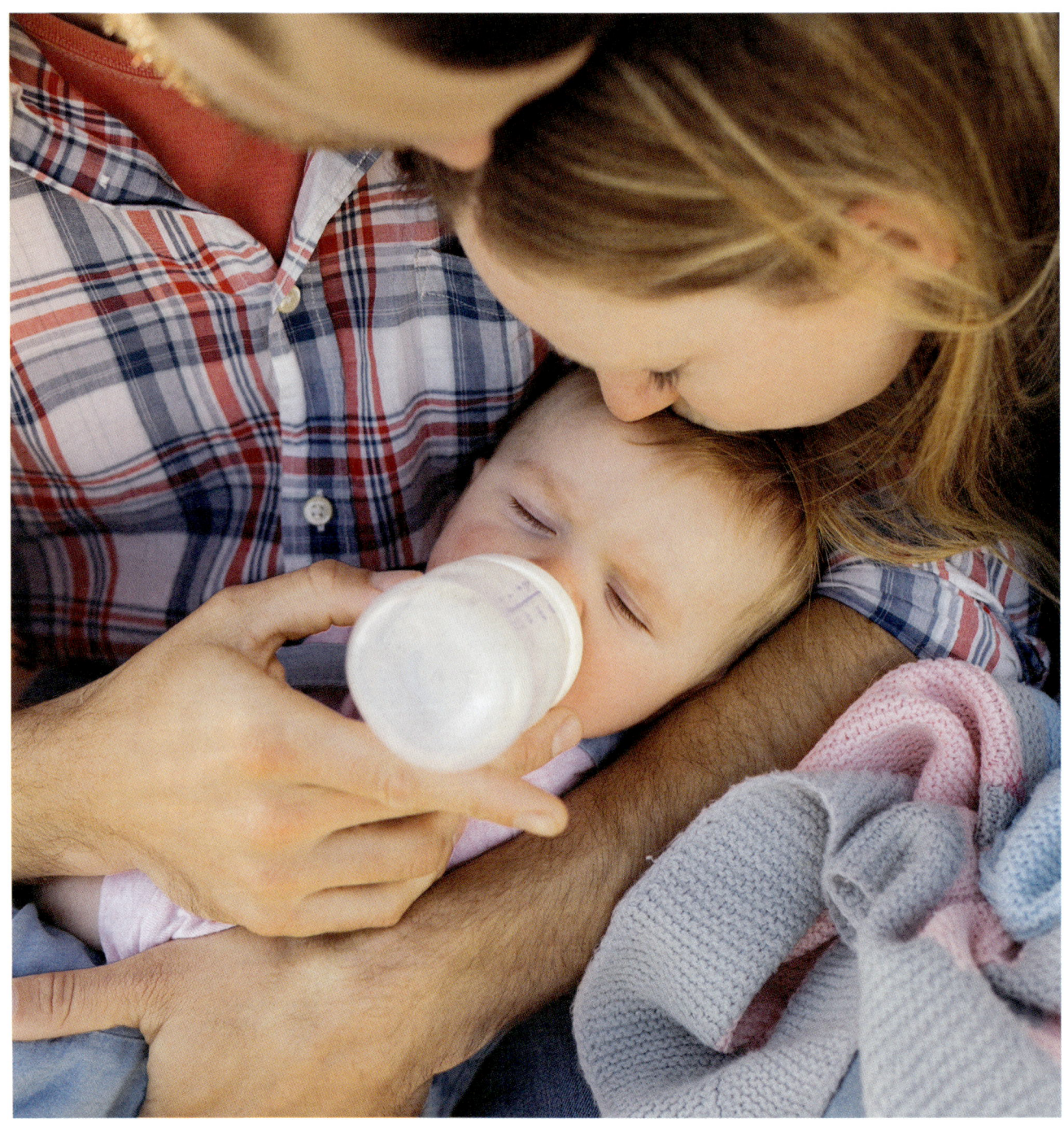

*Auch beim Füttern mit dem Fläschchen könnt ihr eurem Kind viel
Liebe und Zuwendung geben. Wichtig sind Blick- und Hautkontakt
und eine entspannte Atmosphäre*

PROBLEME BEIM STILLEN

Viele Erstmütter sind überrascht, dass Stillen anfangs alles andere als leicht ist. So ging es auch mir: Ich dachte, der Mini und ich sind die einzigen, die Schwierigkeiten haben. Aber recht schnell zeigte sich: nö. Das geht vielen Mamas so.

Bei uns hat es über einen Monat gedauert, bis wir uns eingespielt hatten. Der Weg dahin war ein kleiner Kampf: Den Mini beim kleinsten Hungerzeichen anlegen, regelmäßig abpumpen, um den Milchfluss anzuregen und ihn dann bei Bedarf mit der Mutter- oder alternativ mit Pre-Milch bzw. in Allergikerfamilien HA-Pre-Milch nachfüttern. Meine wunden Brustwarzen beruhigte ich abwechselnd mit Muttermilch, die ich an der Luft trocknen ließ, Seiden- und Hydrogelpads sowie Lanolinsalbe. Ich versuchte, mit diversen Tricks die Milchbildung anzuregen (Seite 241), und verkniff mir meinen geliebten Pfefferminztee, um sie nicht zu bremsen. Später nahm ich außerdem auf ärztlichen Rat hin Tabletten, weil ein Bluttest zeigte, dass meine Schilddrüse verrücktspielte.

Ich wollte unbedingt stillen. Doch nach vier Wochen beschloss ich erschöpft, keinen Still-Burn-out zu riskieren. Vermutlich entspannte mich das oder die geballte Maßnahmenkraft zeigte Wirkung. Denn siehe da: Plötzlich wurde das Stillen leicht und schöner, als ich es mir zu erhoffen gewagt hatte. Nur an die „Stilldemenz" konnte ich mich nie gewöhnen.

Manchmal ist die Flasche besser

Für manche Mamas ist das Füttern von Pre-Milch der bessere Weg, egal, ob von Anfang an oder als bewusster Entschluss nach vielen Versuchen. Der Vorteil: Das Fläschchen kann auch Papa geben, der das Füttern, Kuscheln und den Blickkontakt zum Neugeborenen bestimmt genauso genießt.

Tipps für Fläschchen-Mamas

Achte bei den Saugern darauf, dass du Teesauger auswählst. So bezeichnet man die kleinste Größe für Neugeborene. Wichtig ist, dass ihr Fläschchen und Trinkzubehör anfangs nach jeder Benutzung sterilisiert (im Sterilisator oder einem Topf mit kochendem Wasser), weil das Immunsystem eures Babys noch nicht so gut entwickelt ist. Bereite die Pre-Milch genau nach Packungsbeilage zu. Mithilfe eines Tropfens auf der Innenseite deines Handgelenks prüfst du die Temperatur. Zum Vermischen kannst du das Fläschen schwenken. Schüttelst du es zu stark, bilden sich Luftblasen, die beim Baby Bauchschmerzen verursachen können. Wichtig: Reste bitte nie erneut erwärmen, da sich so potenziell krank machende Keime vermehren.

Mom is just Wow upside down

Kaum eine Diskussion ist emotional so aufgeladen wie die ums Stillen oder Flasche geben. (Selbst-)Vorwürfe nützen aber niemandem. Schon gar nicht dem Kind, das mit seinen feinen Antennen spürt, wenn seine Mama etwas bedrückt. Ob Team #breastisbest #brelfie und #Stillenistliebe oder Team #bottlefeeding #flaschegebenistliebe und #flaschenkind. Es geht darum, dass es für Mutter und Kind passt. Stillen ist eine Möglichkeit. Und Nichtstillen eben auch.

SUCHE DIR RECHTZEITIG PROFIHILFE

Halten Stillschwierigkeiten nach der ersten Woche an, gib nicht auf: Viele Probleme lassen sich lösen. Bitte deine Hebamme oder eine Stillberaterin um Hilfe. Sie unterstützen dich auch bei Themen wie dem Abpumpen und bei akuten Problemen wie einem Milchstau. Infos findest du bei der La Leche Liga, der Initiative Babyfreundlich von WHO und UNICEF, bei der Arbeitsgemeinschaft Freier Stillgruppen und dem Berufsverband Deutscher Still- und Laktationsberaterinnen IBCLC e.V. Alle Adressen stehen im Anhang ab Seite 254.

#TEAMNOSLEEP – DER WUNSCHTRAUM VOM DURCHSCHLAFEN

Als ich irgendwann auf Instagram den Satz las: »Ich will nicht schlafen wie ein Baby. Ich will schlafen wie mein Mann!« lachte ich Tränen …

Ja! So! Ist! Es! Mami ist hormonbedingt schon wach, bevor das Baby überhaupt leise schmatzend Hunger anmeldet. Während Papa selbst dann selig weiterschlummert, wenn das Kind ihm direkt ins Ohr schreit. Das ist natürlich nicht bei allen so. Aber wie sagt schon Mickey Mouse? Über sich selbst zu lachen heißt, sich selbst zu lieben. Auch nicht schlecht: Lachen ist die Hühnerbrühe der Psyche. Und davon brauchst du anfangs jede Menge. Spaß beiseite – Fakt ist: So ziemlich alle Eltern sind k. o., weil ihr Kind die Nacht zum Tag macht. Die Skala reicht von »Müde, aber geht schon noch« bis »Ich bin ein echter Zombie«.

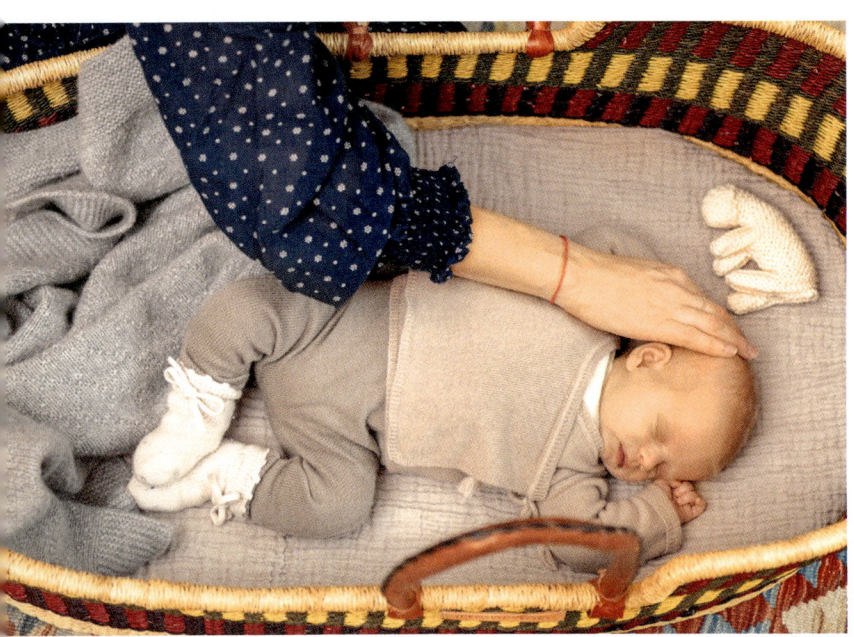

Wird der Blick deines Babys glasig und starr, ist es Zeit, eine Ruhepause einzulegen. Gönnt euch ein Schläfchen!

Nicht schlafen ist die Regel

Dass ein Neugeborenes die ersten Monate nicht durchschläft, ist ganz natürlich und normal. Und wenn es doch mal länger schläft, ist das eine Ausnahme. Denn ein Säugling braucht auch nachts Milch. Und das sogar ziemlich oft, denn sein Magen ist winzig: Am ersten Lebenstag gleicht er gerade einmal einer Haselnuss, erst nach zehn Tagen wächst er auf Hühnereigröße an. Das Kind muss sich zudem vergewissern: Ist da noch jemand, der sich um mich kümmert, falls Gefahr droht? Das ist eine Überlebensstrategie und tief in unseren Genen verankert. Außerdem dauert der durchschnittliche Schlafzyklus eines Säuglings nur halb so lang wie der eines Erwachsenen: 45 statt 90 Minuten.

Nur eine Phase?

Wir wissen das – und trotzdem ist es so, so anstrengend, immer für sein Baby da zu sein: nachts mehrmals aufgeweckt zu werden und auf Knopfdruck füttern, trösten oder wickeln zu müssen, obwohl man selbst kaum die Augen aufhalten kann. Bis es durchschläft – und diese Tage kommen! –, heißt es: Das Beste daraus machen und austesten, wie ihr als Familie irgendwie durch die Schlafmangelphase kommt. Manchmal ist es auch eine gute Idee, sich Hilfe bei Schlafberatern oder in einer Schreiambulanz zu holen.

Entlastung

Schlafe, wenn das Baby schläft. So wahr. So schwer. Tu es trotzdem. Lass den Haushalt einfach liegen. Und wenn das nicht klappt: Schau, dass sich der Papa oder eine Freundin kümmert und du dich in der Zeit ausruhen kannst – zur Not tagsüber in einer Stillpause. Manchmal macht müden Mamas auch noch ihre durcheinandergeratene innere Uhr Probleme. Dann helfen dir vielleicht Entspannungsübungen und Lavendelmilch (Seite 101), wieder zu einem regelmäßigeren Schlaf zu finden.

Druck raus

Fragst du dich, ob euer Baby genug schläft, um alle Eindrücke zu verarbeiten? Wenn es tagsüber fit und gut gelaunt ist, kein Problem. Im Schnitt schlafen Neugeborene täglich 16 bis 20 Stunden.

WAS DIR
DIE NÄCHTE
RETTEN KANN

MAMI-ERFAHRUNGEN

Julia: Tagsüber retteten uns Federwiege und Tragetuch, abends das Einschlafstillen. Meine Hebamme riet mir: Gib eurem Baby die Brust, bevor du selbst ins Bett gehst. Auch wenn es schläft. Was verrückt klingt, hat erstaunlich oft geklappt. Unser Sohn wachte so gut wie nie auf, sondern trank im Halbschlaf und schlummerte nach dem Bäuerchen gut zwei Stunden weiter. Ein Segen!

Natalie: Unser Kind weinte extrem viel. Ich war am Ende. Erst als ich wusste, dass es ihm körperlich gut geht, und mir klar wurde, dass es seinen Stress durch all die neuen Eindrücke wegschreit und sich schlicht noch nicht anders ausdrücken kann, konnte ich besser damit umgehen. Wir gingen zum Osteopathen und ich übte mich in Achtsamkeit. Wollte unser Sohn nachts zum zehnten Mal an die Brust, akzeptierte ich das und versuchte, bewusst ruhig zu atmen, damit mein Körper nicht noch mehr Stresshormone ausschüttet. Das gelang mir nicht immer. Aber oft genug, um nicht durchzudrehen. So wurde es nach und nach für uns alle besser.

Katrin: Ich finde, es ist egal, wo das Baby schläft, Hauptsache es schläft. Im Bett schlief unsere Tochter nachts gepuckt, also eng in ein Tuch gewickelt, einige Stunden am Stück. Tagsüber wachte sie allein in ihrem Bett dagegen schnell wieder auf und ruhte nur in der Trage gut. Das Baby einer Freundin schlummerte grundsätzlich nur auf ihrem Bauch.

Margarethe: Ich habe unsere Tochter lange gestillt, bis sie eingeschlafen ist. Meistens bin ich dabei selbst eingenickt und habe mich dann nach einem Weilchen in mein eigenes Bett geschlichen. Weil mein Mann mit Baby im Bett nicht gut schlafen konnte, haben wir früh ein großes Bett fürs Kinderzimmer besorgt. Wenn Anna sich nachts gemeldet hat, bin ich einfach umgezogen und habe den Rest der Nacht in ihrem Bett geschlafen. Das hat super funktioniert. Unterm Strich bekamen wir so den Schlaf, den wir brauchten, um tagsüber fit zu sein.

Anja: Wir badeten unsere Kleine, damit sie schön entspannt war. Danach dunkelten wir das Schlafzimmer gut ab, ich sang als Gute-Nacht-Ritual »Lalelu« vor und stellte eine App mit weißem Rauschen ein. Das erinnert Säuglinge an die Geräusche im Bauch. Ähnlich wie Walgesang oder der Klang eines Föhns.

Heidi: Uns taten Strukturen gut und immer mal wieder Rückzug und Verzicht auf viel Action. Ich merkte schnell: Nach einem aufregenden Tag voller Trubel schlief unser Sohn viel schlechter ein und wachte nachts öfter auf. Wenn dagegen alles seinen gewohnten Gang ging, klappte auch das Schlafen.

OH JA – SIE WERDEN SO SCHNELL GROSS

Sagst du diesen Satz auch schon? Das Gute: Was dir anfangs kompliziert erschien, hat sich irgendwann eingespielt. Vieles wird einfacher, wenn dein Kind Monat für Monat mehr kann und sich vom hilflosen Neugeborenen zum selbstbewussten Kleinkind entwickelt, das auf zwei Beinen durch die Wohnung und später durch die Straßen läuft.

In gewissem Sinn ist Mutter- und Vaterwerden ein bisschen mit dem Laufenlernen vergleichbar: Anfangs musst du dich noch an anderen festhalten, die es schon besser können, du schwankst oder fällst auch mal hin. Doch mit der Zeit wird jeder Schritt sicherer. Und irgendwann weicht der Gedanke »Wie geht das noch mal, laufen?« einer automatischen Bewegung. Du tust es einfach.

Es gibt keine perfektenMamas, aber eine ganze Menge perfekter Mama-Momente.

Gleichzeitig kommen neue Herausforderungen auf dich zu.

»Das ist alles nur eine Phase« lautet deshalb ein Lieblingsmantra vieler Eltern.

Baby-Meilensteine im ersten Jahr

Bis euer Kind selbst laufen lernt, erlebst du noch viele Baby-Meilensteine:

• Das erste bezaubernde Engelslächeln um die zweite Woche herum.

• Diesen Moment, in dem es sich dir aktiv zuwendet, wenn du es ansprichst.

• Das Greifenlernen irgendwann in der Zeit um den vierten Monat herum – und die erste Drehung, die (Vorsicht: Wickeltisch, Elternbett, Couch) oft früher kommt als gedacht.

• Plötzlich spielt euer Baby mit Gegenständen, die es von Hand zu Hand wandern lässt …

• … und ihr seid schon mitten im Zahnungsthema. Prima! Jetzt ist die Zeit des Baby-DIY von Seite 166 gekommen. Und ehe ihr euchs versehr, feiert ihr im sechsten Monat bereits »Halbgeburtstag« und seid völlig baff, wenn euer kleines Baby ein wenig später in Windeseile um die Ecke krabbelt.

Wie geht es dir?

Du selbst hast dich wahrscheinlich gut eingegroovt. Neue Kontakte geknüpft und vielleicht haben sich deine Prioritäten verändert? Deine Bedürfnisse wahrzunehmen und einzufordern fällt dir jetzt wieder leichter, weil die »Es-geht-nur-ums-Kind«-Hormonflut abebbt. Auch dein Körper wird langsam wieder deiner.

Wahrscheinlich ist er nicht mehr der alte. Aber muss er das überhaupt sein, nach dem, was er geleistet und dir geschenkt hat? Eine Freundin fasste das neue Lebensgefühl schön in folgendem Satz zusammen: »The story of my life is written on my body«. Fühlst du dich nicht wohl, helfen dir Selbstfürsorge (Seite 192), Bewegung an der frischen Luft oder zu Hause auf der Yogamatte, Gespräche mit anderen Mamis (Seite 232) und aktive Selbstliebe (Seite 233) dabei, wieder fit und eins mit deinem Körper zu werden. Sei gut zu dir. Aber nimm auch die anderen wahr, z. B. deinen Partner. Wie geht es ihm? Auch er muss sich an die neue Situation gewöhnen, ist vermutlich manchmal müde und freut sich über ein wenig Fürsorge …

Wie geht es euch?

Jetzt seid ihr Eltern. Und gleichzeitig auch ein Paar. Fühlt es sich (noch) so an? Vielleicht tut euch ein wenig exklusive Paarzeit zwischendrin gut? Fragt euch: Wie habt ihr die letzten turbulenten Monate erlebt? Teilt eure Gedanken und Gefühle miteinander und klopft euch auf die Schulter. Wahnsinn, was ihr alles geschafft habt!

Und vielleicht wagt ihr es ja sogar früher oder später noch einmal – das Abenteuer Kugelzeit?

Zum Team »früher« gehört Steffi Luxat, die auf ihrem lesenswerten Blogzine ohhhmhhh.de viele großartige Was-mir-guttut-Inspirationen teilt und manchmal über ihr Leben als Mutter schreibt. Z. B. so ehrliche und trotzdem mutmachende Dinge wie: »Der Weg von wunderschön zum puren Wahnsinn ist kürzer geworden. Aber meist ist es einfach auch nur wahnsinnig schön.«

Ich gehöre eher zum »Team später«. Wir sind eben alle unterschiedlich. Die einen sind happy mit kürzeren Abständen, andere lassen sich Zeit mit einem Geschwisterchen oder bleiben zu dritt.

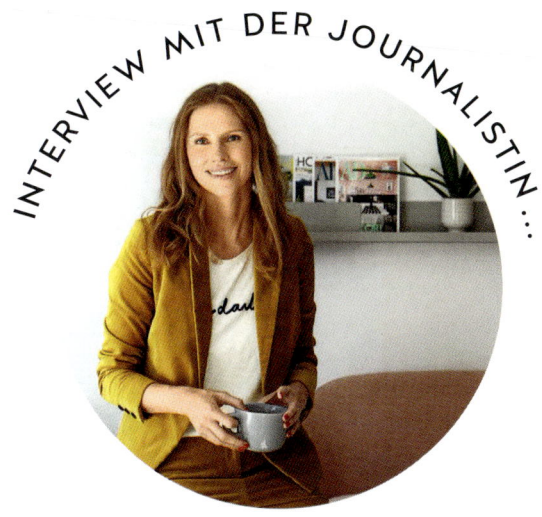

INTERVIEW MIT DER JOURNALISTIN ...

STEFANIE LUXAT

Die Mama zweier Kinder (2014 und 2016) teilt auf ihrem Blog OhhhMhhh.de und in ihrem Podcast »Endlich Om« großartige und rundum entspannte Was-mir-gut-tut-Inspirationen.

Liebe Steffi, was hättest du gerne früher übers Zwei-unter-zwei-Mamasein gewusst?

Es wird alles Stück für Stück leichter. Das hätte ich gern gewusst, als mir der Anfang mit zwei Kindern unter zwei um die Ohren flog. Es bleibt nicht so chaotisch. Du wirst nicht ewig auf dem Spielplatz stehen und nicht wissen, was du zuerst tun sollst: Das größere Kind trösten, das kleinere stillen oder deine Brüste daran hindern, dass sie auslaufen und riesige feuchte Kreise auf dem T-Shirt hinterlassen. Für jeden sichtbar. Du wirst Übung bekommen und Tricks für einfach alles finden. Die ersten Male sind vielleicht hart, aber es gibt immer ein zweites Mal, und dann bist du schon Profi. So schnell geht das.

Welche drei Tipps erleichtern dir den Alltag?

Erstens: Es ist völlig egal, wie wir abends aussehen, Hauptsache wir hatten Spaß. Der Sandboden im Kindergarten lässt unsere zwei täglich aussehen, als seien sie durch einen Schornstein gefallen. Meist

gibt es nach dem Abholen noch ein Eis, das addiert sich zum Outfit. So wie das Trinken und oft noch das Abendbrot. Und schon würde kein Waschmittelhersteller jemals mit uns werben wollen. Für mich ist es die Landkarte eines sehr guten Tages. Zweitens: Ich versuche, mich so oft es geht, selbst zu loben. Auch für Kleinigkeiten. Ich hab die Kinder pünktlich abgeholt – yeah, Baby! Ich habe etwas zu trinken und Snacks dabei – ich hab es sooo drauf! Die Kinder gehen mit gewaschenen Gesichtern und geputzten Zähnen ins Bett – Reeeespekt! Drittens: Was hilft an schlechten Tagen? Wenn ich denke: Müsste ich die Kinder nicht noch mehr fördern, ihnen mehr bieten, noch mehr Zeit mit ihnen verbringen, blablabla? Dann erinnere ich mich daran, was ich schon gewuppt bekomme. Wie selbstständig beide sind, wie wissbegierig, wie gut drauf, wie lieb zueinander (bis auf die üblichen Kloppereien um Spielzeug und Süßigkeiten) und wie irre viel das wert ist. Der Rest sind nur Bonuspunkte on top.

Hat sich durch das Mamasein deine Lebenseinstellung verändert?

In manchen Bereichen ja, in anderen nein. Mir hat es immer Sorge gemacht, wenn ich als Noch-nicht-Mutter hörte: »Wenn du Kinder hast, verändert sich dein Leben komplett!« Ich mochte mein Leben schon damals, ich wollte nicht, dass es jemand komplett verändert. Hat bisher auch niemand gemacht. Unsere Kinder sind eine schöne Ergänzung, das Leben fühlt sich dank ihnen noch so viel intensiver und mit noch mehr Liebe versehen an, aber es ist kein komplett neues Leben. Es wäre ja auch schade, wenn man alles vorher Liebgewonnene aufgeben müsste. Manches musste ich mir zurückerkämpfen. Vor allem meinem eigenen Gefühl gegenüber – z. B. nicht die Hauptverantwortliche sein zu müssen, »nur« weil ich die Mutter bin. Mein Mann und ich machen alles halbe-halbe, was ein großartiges Gefühl ist. Welche Einstellung sich bei mir aber wirklich dramatisch verändert hat: der Blick auf die Zukunft. Ich habe begriffen, dass wir dringend mithelfen müssen, die Klimakatastrophe rumzureißen. Für unsere Kinder, Enkel und deren Kinder.

DEIN KALENDER FÜR DEN BABYMOON

NACH DEN ERSTEN TAGEN SEID IHR SCHON EIN GUTES TEAM: VORSORGEUNTER-SUCHUNG, STILLEN, RÜCKBILDUNG? KEIN THEMA. ABER ES BLEIBT SPANNEND!

WOCHE 1 BIS 2

Die Rückbildungsprozesse kannst du schon bald nach der Geburt mit sanften Übungen unterstützen (Seite 218).

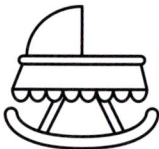

WOCHE 1 BIS 2 | **UM WOCHE 4** | **WOCHE 6 BIS 8**

UM WOCHE 4

Du
Langsam endet der Wochenfluss. Vereinbare einen Nachsorgetermin bei deiner Gynäkologin.
Dein Baby
Auch fürs Kind braucht ihr zwischen der vierten und sechsten Lebenswoche einen Arzttermin. Bei der U3 prüft der Kinderarzt die motorische Entwicklung eures Babys. Jetzt steht auch die erste Impfung auf dem Plan.

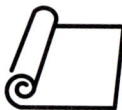

WOCHE 6 BIS 8

Jetzt solltest du spätestens mit einem Rückbildungskurs beginnen. Mit dem Ende des zweiten Monats endet auch der Mutterschutz. Wer die Elternzeit nimmt, startet jetzt nahtlos damit.
Bis spätestens drei Monate nach der Geburt müsst ihr das Elterngeld beantragen. Sonst verliert ihr Geld, weil es rückwirkend nur für drei Monate ausgezahlt wird. Und vielleicht habt ihr Lust auf einen Babykurs?

MONAT 3 BIS 4

Zeit für die U4, vielleicht kombiniert mit der dritten Impfung zur Grundimmunisierung. Der Kinderarzt hat jetzt ein Auge darauf, ob sich euer Baby auch altersgerecht entwickelt.

| MONAT 3 BIS 4 | MONAT 5 | MONAT 6 |

MONAT 5

Die Grundimmunisierung des Neugeborenen ist mit der vierten Impfung abgeschlossen. Bis spätestens sechs Monate nach der Geburt müsst ihr das Kindergeld bei der Familienkasse (gehört zur Bundesagentur für Arbeit) oder den Kinderfreibetrag beim Finanzamt (Antrag auf Lohnsteuerermäßigung) beantragen. Mehr Info und aktuelle Beträge dazu findest du auf www.familienportal.de vom Ministerium für Familie, Senioren, Frauen und Jugend.

MONAT 6

Hast du Fragen zur Beikosteinführung, darfst du bis zum Ende der Stillzeit auf Krankenkassenkosten zwei Beratungsgespräche bei deiner Hebamme wahrnehmen. Bei der U5 untersucht der Kinderarzt euer Kind und prüft, ob es gut hört und sieht.

*Du musst nicht Supermama sein,
um eine super Mama zu sein!*

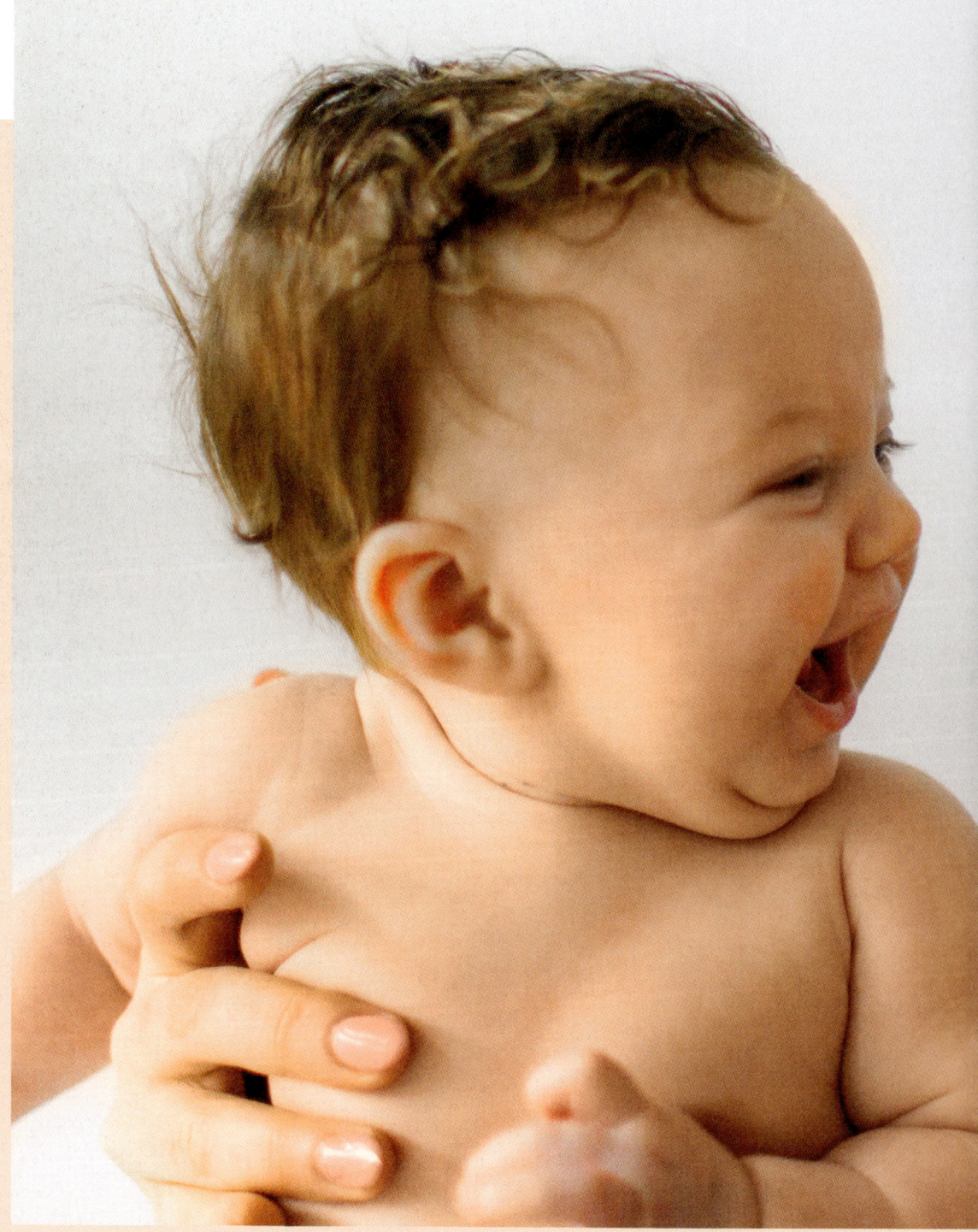

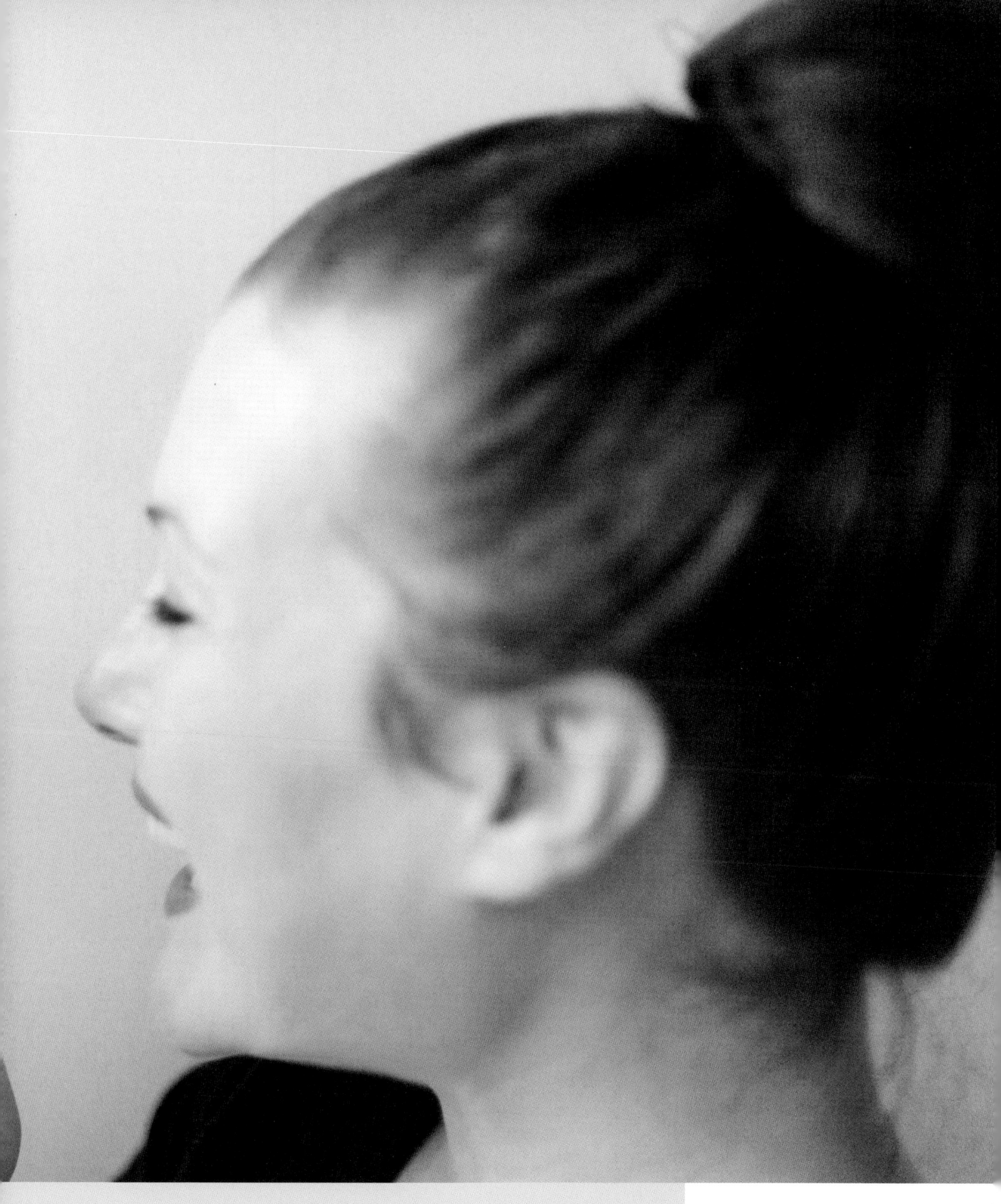

ADRESSEN DIE WEITERHELFEN

Du suchst eine Hebamme?

Oft gibt die betreuende Gynäkologin Tipps oder kann dir mit einer Kontaktliste für deine Umgebung weiterhelfen. Der Deutsche Hebammenverband e.V. bietet online Infos und weiterführende Links zu regionalen Hebammenlisten an: www.hebammenverband.de/ familie/hebammensuche/

Zur Hebammensuche vom Bund freiberuflicher Hebammen Deutschlands e.V. führt dich dieser Link: bfhd.de/hebammensuche/ hebamme_finden

Für Österreicherinnen: www.hebammen.at/eltern/ hebammensuche

Für Schweizerinnen: www.hebammen.ch

Ernährung in Schwangerschaft und Stillzeit

Neben deiner Ärztin oder Hebamme helfen dir die Deutsche Gesellschaft für Ernährung e.V. und das Netzwerk Gesund ins Leben vom Bundeszentrum für Ernährung weiter: www.dge.de www.gesund-ins-leben.de

Für Österreicherinnen: www.oege.at

Für Schweizerinnen: www.sge-ssn.ch

Brauchst du Unterstützung im Haushalt?

Frage ruhig bei deiner Krankenkasse nach, ob und unter welchen Umständen sie in der Schwangerschaft- und/oder Wochenbettzeit die Kosten für eine Mütter-/Familienpflegerinnen oder Haushaltshilfe trägt – und wie du die Hilfe beantragen kannst, damit sie bewilligt wird.

Psychosoziale Beratungsstellen

Deutscher Caritasverband e.V.: www.caritas.de

Diakonie Evangelische Beratungsstellen: www.diakonie.de

Donum vitae – Verein zur Förderung des Schutzes des menschlichen Lebens e.V.: www.donumvitae.org

pro familia/Deutsche Gesellschaft für Familienplanung, Sexualpädagogik und Sexualberatung e.V.: www.profamilia.de

Schwangere in Not – anonym & sicher: www.geburt-vertraulich.de

Aktion Leben in Österreich: www.aktionleben.at

Schweizerische Hilfe für Mutter und Kind: www.shmk.ch

Medikamente in der Schwangerschaft & Stillzeit

Die Charité-Universitätsmedizin Berlin sammelt auf aktuellen Studien basierte Informationen zur Arzneimittelsicherheit in der Schwangerschaft und Stillzeit: www.embryotox.de

Bei der Beratungsstelle für Medikamente in der Schwangerschaft und Stillzeit des Universitätsklinikums Ulm kannst du dich ebenfalls nach Wirkstoffen und Medikamenten erkundigen: www.reprotox.de

Weitere Anlaufstellen zu Schwangerschafts-, Geburts- und Familienthemen

Auf der Seite der Bundeszentrale für gesundheitliche Aufklärung findest du jede Mengen Infos zu allen wichtigen Aspekten des Familiewerdens:

www.familienplanung.de

Hier findest du Informationen von A bis Z vom Bundesministerium für Familie, Senioren, Frauen und Jugend: www.familienportal.de und www.bmfsfj.de

Der Berufsverband der Frauenärzte e.V. informiert in Zusammenarbeit mit der Deutschen Gesellschaft für Gynäkologie und Geburtshilfe (DGGG) über medizinische Aspekte und Untersuchungen sowie Details zum Mutterpass: www.frauenaerzte-im-Netz.de

Fundierte Infos rund um die Schwangerschaft vom Institut für Qualität und Wirtschaftlichkeit im Gesundheitswesen: www.gesundheitsinformation.de

Bei der Nationalen Kontakt- und Informationsstelle zur Anregung und Unterstützung von Selbsthilfegruppen (NAKOS) kannst du online bundesweit nach Gruppen zu diversen Themen suchen: www.nakos.de

Hier findest du Bewertungen der Individuellen Gesundheitsleistungen (IGeL; das sind Angebote beim Arzt, die du selbst zahlen musst), um dir selbst ein Bild davon machen zu können, welche dir in deiner speziellen Situation wichtig sind und welche nicht: www.igel-monitor.de

Einen Überblick über mögliche finanzielle Hilfen findest du hier: www.familienplanung.de/schwangerschaft/rechtliches-und-finanzielles/hilfe-in-schwierigen-lebenslagen-fuer-schwangere-und-familien/

Hilfe für Schwangere beim Verzicht auf Alkohol und Tabak: www.iris-plattform.de

Psychotherapeutensuche des Bundesverbandes Deutscher Psychologinnen und Psychologen: www.psychotherapiesuche.de

Eine Anlaufstelle für alle Fragen zu Impfungen und Infektionen (Toxoplasmose, Listeriose, Zika-Virus) ist das Robert-Koch-Institut: www.rki.de

Wenn das Baby zu früh kommt

Wertvollen Beistand für Eltern mit Frühchen bieten neben dem eigenen Behandlungsteam z. B. der Bundesverband »Das frühgeborene Kind« e.V. sowie der Bundesverband herzkranke Kinder e.V.:
www.fruehgeborene.de
www.bvhk.de

Info rund um die Geburt

Deine Frauenärztin und Hebamme beraten dich über Kliniken und Anlaufstellen in deiner Nähe. Interessiert dich das Thema Geburtsbegleitung durch eine Doula, findest du hier mehr Informationen:
www.doulas-in-deutschland.de
www.doula-info.de
Ebenso wie bei der Gesellschaft für Geburtsvorbereitung:
www.gfg-bv.de.

Denkst du über einen HypnoBirthing-Kurs zur Geburtsvorbereitung nach, ist diese Seite spannend für dich:
www.hypnobirthing.de
www.hypnobirthing-institut.de

Adresslisten für Geburtshäuser stellt das Netzwerk der Geburtshäuser zur Verfügung:
www.netzwerk-geburtshaeuser.de

Die Elterninitiative Motherhood e.V. setzt sich dafür ein, dass Frauen und Kinder auch in Zukunft eine unbeschwerte und sichere Schwangerschaft, eine optimal begleitete Geburt und eine gute Betreuung danach erleben können, und informiert regelmäßig über die aktuelle Situation:
www.mother-hood.de

Unterstützung nach Fehl- und Totgeburten

Neben der betreuenden Ärztin bzw. Hebamme ist auch die Initiative Regenbogen »Glücklose Schwangerschaft« e.V. eine Anlaufstelle:
www.initiative-regenbogen.de

Und auf ihrer Webseite veröffentlicht die Journalistin Julia Stelzner-Konrad hilfreiche Interviews mit Experten und persönliche Berichte von Frauen zum Thema Fehlgeburten und Sternenkinder. Wenige Schwangere

wollen das lesen – und doch: Es passiert häufiger als gedacht. Deshalb ist es wichtig, offen darüber sprechen und trauern zu dürfen.
www.dasendevomanfang.de

Der Verein Dein Sternenkind e.V. ermöglicht kurzfristig kostenlose Fototermine, um Sternenkinder würdevoll zu fotografieren.
www.dein-sternenkind.org

Hilfe bei Wochenbettdepressionen

Wenn es dir nicht gut geht, sind deine Hebamme und/oder Ärztin natürlich für dich da. Eine weitere Anlaufstelle ist die Webseite vom Verein Schatten und Licht – Krise nach der Geburt e.V. Hier finden Frauen mit psychischen Schwierigkeiten nach der Geburt weiterführende Informationen und Kontakt-Adressen.
www.schatten-und-licht.de

Stillfragen? Nimm ruhig Beratung in Anspruch!

Möchtest du deinem Baby die Brust geben, befasse dich am besten schon in der Schwangerschaft mit dem Thema. Info und Ansprechpartner findest du über die Arbeitsgemeinschaft Freier Stillgruppen AFS e.V., die La Leche Liga Deutschland e.V., beim Berufsverband Deutscher Laktationsberaterinnen IBCLC e.V. oder der Initiative Babyfreundlich von WHO und UNICEF.
www.afs-stillen.de
www.lalecheliga.de
www.bdl-stillen.de
www.babyfreundlich.org

Für Österreich:
www.stillen.at

Für die Schweiz:
www.stillen.ch

BÜCHER, DIE WEITER- HELFEN

Expertenrat mit den relevanten Stichwörtern von A wie Abdomenumfang bis Z wie Zytomegalie inklusive praktischer Tipps:

Prof. Dr. med. Franz Kainer und Anette Nolden: *Das große Buch zur Schwangerschaft. Umfassender Rat für jede Woche.* Gräfe und Unzer 2018.

Für Mamas, die sich von Anfang an ganz intensiv mit ihrer Schwangerschaft und der Entwicklung ihres Babys im Bauch beschäftigen möchten:

Silvia Höfer und Dr. med. Alenka Scholz: *Meine Schwangerschaft. Tag für Tag faszinierende Bilder und umfassender Rat.* Gräfe und Unzer 2018.

Auf Jana Friedrichs Blog findest du Infos rund um die Schwangerschaft- und Wochenbettzeit: www.hebammenblog.de
In ihrem Buch macht sie Frauen Mut, sich mit der Geburt auseinanderzusetzen und sie nach ihren Vorstellungen zu gestalten:

Jana Friedrich: *Das Geheimnis einer schönen Geburt.*

Wertvolles Wissen und praktische Tipps für die Zeit nach der Geburt – für dich und dein Baby:

Loretta Stern und Anja Constance Gaca: *Das Wochenbett.* Kösel 2018.

Hebamme Anja Gaca bloggt regelmäßig inspirierende Texte auf www.vonguteneltern.de

Du interessierst dich fürs Thema HypnoBirthing? Meine Empfehlung:

Marie F. Mongan: HypnoBirthing. Der natürliche Weg zu einer sicheren, sanften und leichten Geburt. Mankau Verlag 2018.

Wichtiges juristisches Know-how rund um Schwangerschaft, Geburt und Elternsein:

Sandra Runge: *Don't worry, be Mami.* Blanavalet 2017.

Und hier bloggt die Juristin und zweifache Mama über Mütter-, Eltern- und Kinderrechte: www.smart-mama.de

Ist das Baby da, tauchen ziemlich sicher jede Menge unerwarteter Fragen auf. Fachkundige Antworten findest du hier:

Stephan Heinrich Nolte und Anette Nolden: *Das große Buch für Babys erstes Jahr. Das Standardwerk für die ersten 12 Monate.* Gräfe und Unzer 2018.

Was brauchen Babys? Wie geht das mit dem ersten Brei? Deine Fragen zum Thema Baby-Food beantwortet von der renommierten Baby-Ernährungsexpertin:

Dagmar von Cramm: *Das große GU Kochbuch für Babys & Kleinkinder. Von der Stillzeit bis zum Kleinkindalter.* Gräfe und Unzer 2017.

Braucht mein Kind ein Schlafprogramm, mehr Regelmäßigkeit, mehr irgendwas? Möchtest du verstehen, wie Kinder schlafen und wie man darauf eingeht, ist dieser Ratgeber etwas für dich:

Herbert Renz-Polster und Nora Imlau: *Schlaf gut, Baby! Der sanfte Weg zu ruhigen Nächten.* Gräfe und Unzer 2016.

Die Autoren im Netz: www.kinder-verstehen.de und www.nora-imlau.de

Was brauchen Neugeborene wirklich? Die Gründerin von www.artgerecht-projekt.de beantwortet diese Frage aus biologischem und bedürfnisorientiertem Blickwinkel und erklärt auf nachvollziehbare Weise, warum Babys lieber getragen werden oder wie die windelfreie Sauberkeitserziehung funktioniert:

Nicola Schmidt. *Artgerecht – Das andere Babybuch: Natürliche Bedürfnisse stillen. Gesunde Entwicklung fördern. Naturnah erziehen.* Kösel 2015.

Der beliebte Klassiker neu aufgelegt: Hier findest du alles, was es zu wissen gibt, wenn das Baby da ist:

Dagmar von Cramm, PD Dr. med. Celina Steinbeis-von-Stülpnagel und Elisabeth Schmidt: *Unser Baby. Das erste Jahr: Ernährung - Gesundheit – Pflege.* Gräfe und Unzer 2017.

Statt Erziehungstipps legen die Autorinnen Müttern und Vätern ans Herz, sich selbst im Auge zu behalten, damit sie ihrem Nachwuchs authentische Eltern sein können und die Balance zwischen Bindung und Loslassen finden – bis in die Pubertät.

Stefanie Stahl und Julia Tomuschat: *Nestwärme, die Flügel verleiht: Halt geben und Freiheit schenken – wie wir erziehen, ohne zu erziehen.* Gräfe und Unzer 2018.

Das Schwangerschaftsbuch mit Mutterfokus ist wunderbar für Frauen, die sich stark mit der Frage beschäftigen: Wie schaffe ich es Mutter, Partnerin und ich selbst zu sein bzw. zu bleiben?

Malin Elmlid: *Mein Mutterpass.* Mosaik 2018.

Ein umfassendes Standardwerk zum immer wieder Reinblättern und super, wenn du dich fragst: Welche Entwicklungsschritte macht mein Kind gerade? Wie kann ich es besser verstehen und gut begleiten?

Remo H. Largo: *Baby-Jahre. Entwicklung und Erziehung in den ersten vier Jahren.* Piper 2017.

Auf ihrem Blog schreibt die Kleinkindpädagogin und 3-fach-Mama Susanne Mierau: »Jede Familie findet ihren Weg, gemeinsam zu wachsen.« www.geborgen-wachsen.de Wie das aus ihrer Sicht prima funktionieren kann, erklärt sie einfühlsam und auf Augenhöhe in ihrem Buch:

Susanne Mierau: *Geborgen wachsen.* Kösel 2017.

Es ist so wertvoll, eine Hebamme an seiner Seite zu haben, die man alles fragen kann. Jede Menge spannendes Fachwissen, wirksame Hausmittel und persönliche Tipps findest du auch im Buch der erfahrenen Hebamme Kareen Dannhauer:

Kareen Dannhauer: *Guter Hoffnung. Hebammenwissen für Mama und Baby. Naturheilkunde und ganzheitliche Begleitung.* Kösel 2018.

Zarte Streicheleinheiten stärken das frühkindliche Vertrauen und lindern auf sanfte Weise häufige Beschwerden. Wie das besonders liebevoll gelingt, zeigt dieser großzügig bebilderte Baby-Massage-Ratgeber:

Christina Voormann und Govin Dandekar: *Babymassage.* Gräfe und Unzer 2015.

Für Mamas, die mit ihren Babys fit werden wollen:

Sarah Galán und Camilla Stephan: *Mama & Baby topfit.* Beltz 2017.

Noch mehr Yogainspiration für die Kugelzeit beinhaltet dieser Ratgeber mit Übungs-CD:

Patricia Thielemann-Kapell: *Yoga in der Schwangerschaft.* Gräfe und Unzer 2017.

Wenn du allgemein mehr zum Thema ganzheitliche Frauengesundheit erfahren möchtest:

Dr. med. Christiane Northrup: *Frauenkörper. Frauenweisheit. Wie Frauen ihre ursprüngliche Fähigkeit zur Selbstheilung wiederentdecken können.* Zabert Sandmann 2017.

Wenn ein Baby seine Eltern mit besonders starken Bedürfnissen an ihre Grenzen bringt, kann dieses Buch eine wertvolle Hilfe sein:

Susanne Mierau und Anja Constance Gaca: *Mein Schreibaby verstehen und begleiten: Der geborgene Weg für High Need Babys.* Gräfe und Unzer 2018.

DANK-SAGUNG

Danke an alle Interviewpartner, die dieses Buch so besonders gemacht haben:

Inken Arntzen hat zwei Kinder, ist zertifizierte Kursleiterin bei der HypnoBirthing Gesellschaft Europa und Mitgründerin der »Gebärmütter«, einem Netzwerk für Schwangerschaft, Geburt, Familie und das Frausein in Hamburg. Während die Geburt ihres ersten Kindes mit einem Kaiserschnitttrauma endete, kam ihr zweites nach intensiver Vorbereitung mit der HypnoBirthing-Methode im Geburtshaus zur Welt – weshalb ihr ihre Kurse eine Herzensangelegenheit sind. Das Interview mit ihr findest du auf Seite 170. www.inkenarntzen.de

Bettina Breunig ist Hebamme mit vielen Spezialisierungen wie z. B. manuelle Therapie. Außerdem ist sie Beckenbodenexpertin, Yogalehrerin und hat einen Master in Gesundheitsmanagement. Die Hamburgerin hat auch den sehenswerten TEDxTalk »Why it matters how we are born« gehalten. Auf Seite 153 gibt sie einen wertvollen Tipp für die Schwangerschaft.

Dagmar von Cramm: Die Ökotrophologin aus Freiburg hat mehrere Bestseller zum Thema Ernährung geschrieben (Seite 256) und gibt auf Seite 60 Rat, worauf (werdende) Mütter beim Essen achten können. Sie ist Mutter von Cornelius (1982), Nicolaus (1985) und Magnus (1989) sowie Großmutter von Titus (2018). www.dagmarvoncramm.de.

Dr. med. Eva Danninger: Die Münchner Gynäkologin begleitet seit mehr als zwölf Jahren Frauen durch ihre Schwangerschaft und die Zeit danach. Neben der fachlichen ist ihr die individuelle Betreuung besonders wichtig. Auf Seite 28 gibt sie einen Überblick über mögliche Untersuchungen für werdende Mütter.

Yavi Hameister ist Autorin, Prä- und Postnatal-Coach und Mama von zwei Jungs (2015 und 2017). Die Kölnerin bloggt auf www.mama-moves.de – baby, biceps & brownies ihre Gedanken übers Muttersein und gibt Fitness- sowie Ernährungstipps. In ihrem autobiografischen Roman »Bis es wehtut« (mvg Verlag, 2018) er-

»Sei dir selbst eine gute Mama. Dann kannst du es auch für dein Kind sein.«

zählt sie von ihrem schwierigen Weg zum Familienglück. Auf Seite 203 spricht sie über (unnötigen) Perfektionismus, Selbstliebe und Körperzufriedenheit.

Joana Heinen ist Gründerin einer erfolgreichen Digitalagentur, Creative Director und seit Mitte 2018 Mama von Sohn Hannes. Wie sie das alles (auch mal nicht so) perfekt wuppt, zeigt sie z. B. auf Instagram @joanaslichtpoesie. Eine große Empfehlung für junge Mütter. Auf Seite 111 gibt sie Tipps, wie sich die Kugelzeit festhalten lässt.

Alexa von Heyden: Die Journalistin, Lifestyle-Bloggerin und Mama einer Tochter (2017) gewährt auf www.Alexapeng.de persönliche Einblicke und schreibt auf ehrlich-humorvolle Weise, wie sich ihr Leben durchs

Mamawerden und ihren Umzug von Berlin aufs Land verändert hat. Auf Seite 165 spricht sie offen darüber, was ihr im Wochenbett gutgetan hat.

Dr. med. Agnes Huber: Die erfahrene Fachärztin für Frauenheilkunde und Geburtshilfe hat sich auf Pränatalmedizin spezialisiert und praktiziert in München. Sie ist Mama von zwei Töchtern (2006 und 2009). Ihr Interview zum Thema Pränataldiagnostik findest du auf Seite 118.

Nela Lee: Die erfolgreiche Moderatorin und YouTuberin nimmt ihre Community auf ihren Social-Media-Kanälen schon lange sehr offen, sympathisch und authentisch in ihren (Arbeits-)Alltag mit. Seit sie Mama von Nicolas (2016) geworden ist, teilt sie auch ihre Erfahrungen und Tipps zum Thema Mamawerden und -sein. Das inspirierende Interview mit ihr liest du auf Seite 40.

Steffi Luxat ist Journalistin, Podcasterin (»Endlich OM«) und Mama zweier Kinder (2014 und 2016). Auf ihrem Blog www.ohhhmhhh.de teilt sie großartige Was-mir-guttut-Inspirationen und schreibt über ihr Leben als Mutter so ehrliche und mutmachende Dinge wie: »Der Weg von wunderschön zum puren Wahnsinn ist kürzer geworden. Aber meist ist es einfach auch nur wahnsinnig schön.« Ihre Anregungen zum entspannten Alltagwuppen findest du auf Seite 249.

Kathrin Mechkat ist Journalistin, Yogalehrerin, Mama von zwei Kindern (2013 und 2015) und bloggt auf www.momazing.de inspirierende Texte, die Frauen stärken. Z. B. zum Thema »Beckenboden stärken« oder »Yogamama-Abendroutine«. Denn: Every Mom needs an Om! Wie junge Mütter im Alltagstrubel

gelassener bleiben, verrät sie auf Seite 193.

Anne-Katrin Meyer: Ein herzliches Dankeschön geht auch an meine Hebammen Anne-Katrin Meyer und Anett Sprau vom Münchner Bauchladen, die mich mit ihren Kolleginnen einfühlsam und kompetent durch die Schwangerschaft und Wochenbettzeit begleitet haben. Ein Rat von Anne-Katrin, der mir besonders geholfen hat: »Es fühlt sich vielleicht noch nicht so an, aber du bist die Expertin für dein Baby. Du bist seine Mama.«

Katrin Michel ist Mama von zwei Kindern (2011 und 2014), Yogalehrerin, Mediationskursleiterin und Autorin des Buches »Mama werden, Mama sein – Das Meditationsbuch für die achtsame Schwangerschaft, Geburt und erste Zeit mit Baby« (Bod. 2017). Darin formuliert die Hamburgerin 34 Mami-Meditationen (darunter eine für Frühwehen, die ich gerne früher gekannt hätte). Ihre Inspirationen für stärkende Mami-Momente findest du auf Seite 235 und auf ihrem Blog.
www.kamija.de

Sissi Rasche: Die erfahrene Hebamme und dreifache Mama (2011, 2014 und 2018) gewährt uns auf den Bildern im Wochenbettkapitel intime Einblicke in die Wochenbettzeit. Ein besonders herzliches Dankeschön dafür. Das Experteninterview mit ihr entstand schon in der Schwangerschaft. Die Berlinerin betreut übrigens nicht nur (werdende) Mütter, sondern hat auch das Label »Babybox Winzig & Klein« mitgegründet, für das sie wertige Erstausstattungs-Sets für Babys zusammenstellt.

Isabel Robles Salgado: Die Mama von Xaver (2013) und Quinn (2016) gründete einen der ersten deutschsprachigen Lifestyle-Blogs für Mütter. Inzwischen gehören auch Events und der gleichnamige Podcast dazu. Im Interview auf Seite 39 verrät sie, welche Blogs sie liest und was ihr für ihr Blogzine wichtig ist. www.littleyears.de

Dr. med. Janna Scharfenberg ist Ärztin, Ayurveda-Expertin und Mama einer Tochter (2017). In ihrem empfehlenswerten Podcast »Einfach gesund leben« spricht sie mit inspirierenden Frauen über ganzheitliche Medizin. 2019 kommt ihr erstes Buch heraus: Ayurveda for Life. Ayurvedische Heilkunst für einen modernen Lebensstil & Alltag. Für mehr Balance und Gesundheit. Südwest Verlag. Das Interview mit ihr findest du auf Seite 106. www.drjannascharfenberg.com

Hannah Schmitz: Die Food-Bloggerin ist Mama dreier Kinder (2013, 2015 und 2018) und verrät auf Seite 78 nicht nur einen guten Anti-Sodbrennen-Tipp. Sie hat auch ein tolles »Mama-Kochbuch« (Callwey 2015) mit Rezepten für die Schwangerschaft und die erste Zeit mit Kind veröffentlicht – und ist Mitgründerin der Baby-Food-Marke tummylove.de. www.hannahschmitz.de

Laura Malina Seiler ist Mindful Empowerment Coach und macht ihrer Community mit ihrem hörenswerten Podcast (»Happy, Holy & Confident. Dein Podcast fürs Herz und den Verstand«) und ihren Bestsellern wie »Schön, dass es dich gibt« (Rowohlt 2018) Mut, ihren eigenen Weg zu gehen. Sie wurde Ende 2018 Mama eines Sohnes und verriet mir noch schwanger, wie sie sich auf die Geburt vorbereitet (Seite 129). www.lauraseiler.com

Marion Sulprizio: Sie ist Mutter von zwei Töchtern (1994 und 1997), Diplom-Psychologin und leitet das interdisziplinäre Coachingteam Sport und Schwangerschaft an der Sporthochschule Köln. Hier arbeiten Ärzte, Hebammen und Sportwissenschaftler zusammen, um (werdende) Mamas individuell zu ihren Sportfragen zu beraten. Was jede Schwangere zum Thema wissen sollte und wie gut moderater Sport tut, erklärt sie im Interview auf Seite 81. www.sport-undschwangerschaft.de

Dr. med. Konstantin Wagner: Der engagierte Gynäkologe klärt auf YouTube und Instagram mit seinem Kanal »Richtig Schwanger« gut verständlich und fundiert über Frauenthemen, Geburt und Kinderkriegen auf. Mitte 2018 wurde er zum ersten Mal selbst Papa einer Tochter und teilt nun mit seiner Frau zusammen auch Familienerfahrungen in den sozialen Netzwerken. www.richtigschwanger.de

Kati Weilhammer: Die examinierte Krankenschwester hat sich auf Prä- und Postnatal-Yoga spezialisiert. Sie unterrichtet regelmäßig Schwangere und junge Mütter mit ihren Babys in München (z. B. in den Studios Happy Belly Yoga, Patrick Broome Yoga oder Jaya Yoga) und teilt ihr Wissen als Dozentin in Yogalehrer-Ausbildungen und Workshops. Außerdem bietet sie Schwangeren- und Baby-Massagekurse nach der Deutschen Gesellschaft für Baby- und Kindermassage e.V. (www.dgbm.de) an. Sie ist die Expertin für die Yogastrecken in diesem Buch und das Interview auf Seite 44. www.maitriyoga.de

Danke an Familie und Freunde, die mich bei der Entstehung dieses Buches so lieb unterstützt haben

Danke an dich, liebe (Bald-)Mami, die dieses Buch liest: Ich wünsche mir, dass du viel daraus für dich mitnehmen kannst. Es kommt von Herzen. Ebenso wie mein Dank an die vielen Eltern und Experten, die mir meine Fragen so offen beantwortet haben und auf diese Weise viel Wissen, wertvolle Erfahrungen und Tipps weitergeben.

Danke an Kati für deine Yoga- und Babymassage-Expertise. Wer in München lebt, sollte unbedingt ihre Kurse besuchen.

Annika, Marline und Simone: Ihr habt sofort an mich und meine Idee geglaubt: Merci dafür. Ein großes Merci auch an meine Family, Mami-Freundinnen (ihr wisst, wer gemeint ist), Maryanto, Julia, Margarethe, Alex und das Gräfe-und-Unzer-Team. Independent Medien Design und unser Foto-/Model-Team: Livia, Denise, Vanessa, Leila, Sissi, Lina, Scarlett, Romina, Sebastian, Ari, Tina und Julia.

Danke an meine Mama, die mich liebevoll ins Leben begleitet hat, und an meinen Papa, der schon einer dieser »neuen Kümmer-Väter« für meine drei Geschwister und mich sein wollte, als das noch nicht so selbstverständlich war. Apropos nicht selbstverständlich: Merci, liebe Schwiegermama. Es ist so schön, Teil deiner Familie zu sein.

Und danke Andy, fürs Andysein. Du bist meine große Liebe. Genau wie unser Mini. Lio, du hast mich zur Mama gemacht! Ohne euch wäre dieses Buch nie zur Welt gekommen und unser Leben nicht mal halb so großartig.

REGISTER

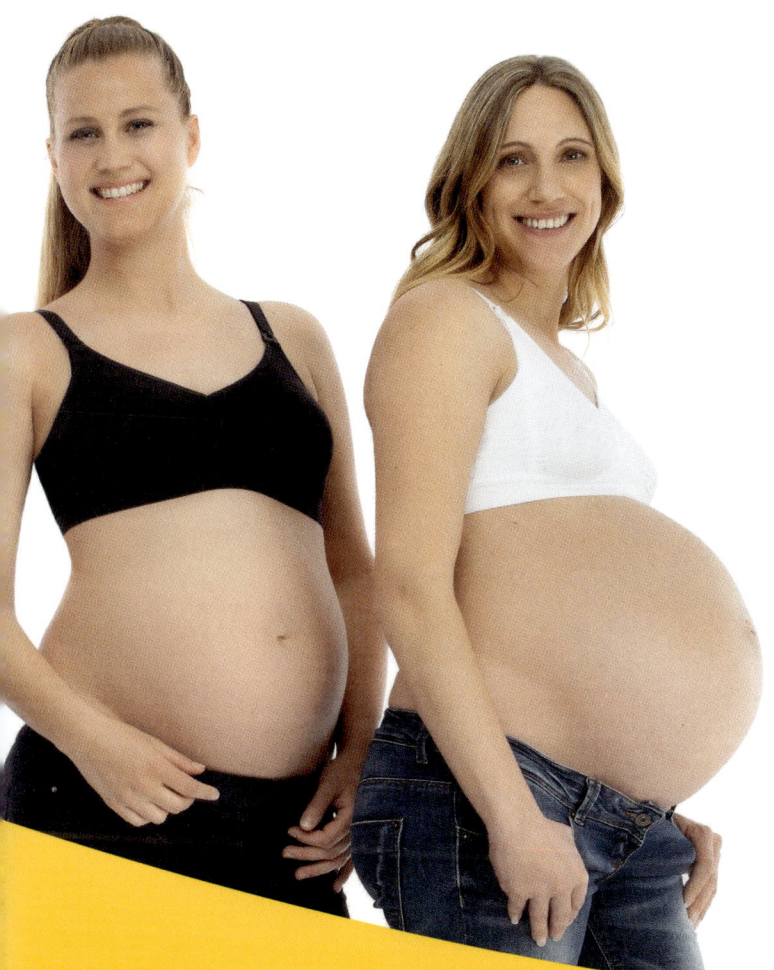
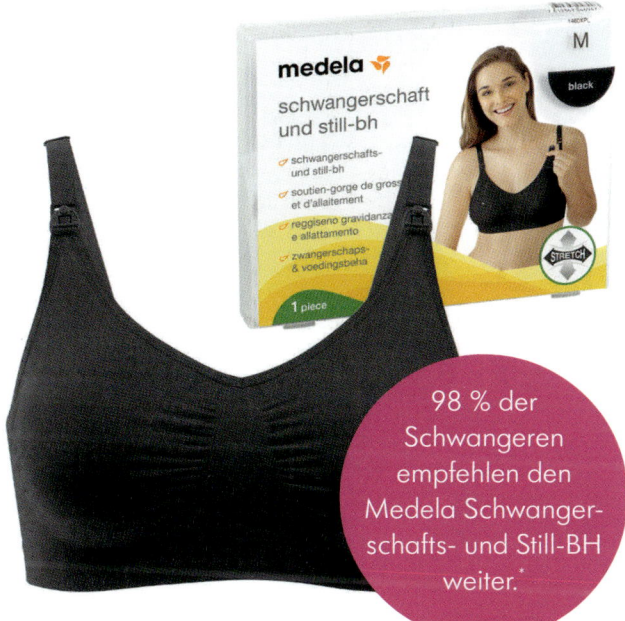
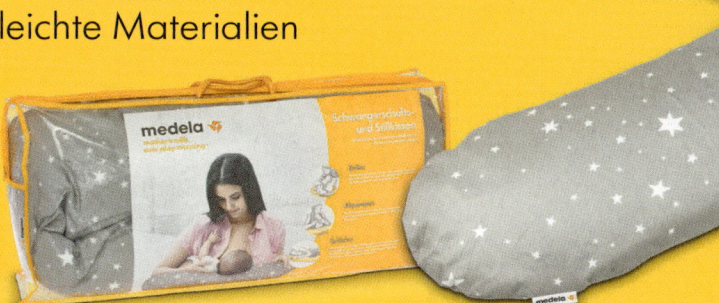
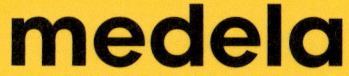

IMPRESSUM

© 2019 GRÄFE UND UNZER VERLAG GmbH, München
Alle Rechte vorbehalten. Nachdruck, auch auszugsweise, sowie Verbreitung durch Bild, Funk, Fernsehen und Internet, durch fotomechanische Wiedergabe, Tonträger und Datenverarbeitungssysteme jeder Art nur mit schriftlicher Genehmigung des Verlages.

Projektleitung: Alexandra Bauer (textwerk, München), Simone Kohl
Lektorat: Margarethe Brunner
Korrektorat: Karin Leonhart
Text Yoga- und Babymassageseiten: Kati Weilhammer
Bildredaktion: Angela Kotow
Umschlaggestaltung und Layout: independent Medien-Design, München: Horst Moser (Artdirektion), Lucie Heselich
Herstellung: Martina Koralewska
Satz: griesbeckdesign, München
Reproduktion: Medienprinzen GmbH, München
Druck: Firmengruppe APPL, aprinta druck, Wemding
Bindung: Conzella, Pfarrkirchen
Printed in Germany

1. Auflage 2019

ISBN 978-3-8338-6823-8

Die GU-Homepage finden Sie im Internet unter www.gu.de

GRÄFE
UND
UNZER

Ein Unternehmen der
GANSKE VERLAGSGRUPPE

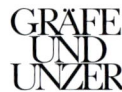 www.facebook.com/gu.verlag

Bildnachweis

Cover: Luke Mattson/Stocksy, Coverrückseite: Lina Grün Fotografie, Berlin
Fotoproduktion: Lina Grün Fotografie, Berlin
Weitere Fotos und Illustrationen: Adobe Stock: S. 18, 215; Erik Cesla: S. 249; Farina Deutschmann: S. 129; Duvent Illustrations: S. 115; Getty Images: S. 3, 9, 26, 53, 79, 108, 117, 126, 144, 175, 178, 201, 233; GU Archiv: Wolfgang Schardt S.58, Ulrike Frömel S. 72, Barbara Bonisolli S. 3, 102, 160, 163, 231, Eising Studio S. 105, Jochen Arndt S. 4, 130, Petra Ender S. 226, 227, 242, 243; Istock: S. 86, 87, 121, 168, 183, 212, 213, 250; Felix Krammer: S. 44; Offset: S. 244; Herbert Pettinger: S. 28; privat: S. 6, 39, 40, 60, 78, 81, 106, 110, 165, 170, 180, 203, 210; Ann-Kathrin Stade/Rock my Day: S. 166, 167; Shutterstock: S. 16, 17, 30, 31, 32, 33, 57, 62, 63, 75, 87, 89, 120, 121, 133, 145, 148, 149, 151, 182, 183, 195, 213, 250, 251; Grit Siwonia: S. 193; StockFood: S. 228; Stocksy: S. 38, 50, 54, 83, 85, 100, 137,140, 172, 177, 184, 224, 234, 252; Andreas Süß: S. 118; Westend61: S. 236; Anja Wilhelmi: S. 203.

Syndication:
www.seasons.agency

Wichtiger Hinweis

Die Gedanken, Methoden und Anregungen in diesem Buch stellen die Meinung bzw. Erfahrung der Autorin dar. Sie wurden von der Autorin nach bestem Wissen erstellt und mit größtmöglicher Sorgfalt geprüft.

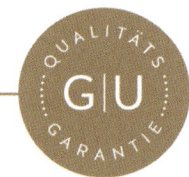

QUALITÄTS GARANTIE
G|U

LIEBE LESERINNEN UND LESER,
wir wollen Ihnen mit diesem Buch Informationen und Anregungen geben, um Ihnen das Leben zu erleichtern oder Sie zu inspirieren, Neues auszuprobieren. Wir achten bei der Erstellung unserer Bücher auf Aktualität und stellen höchste Ansprüche an Inhalt und Gestaltung. Alle Anleitungen und Rezepte werden von unseren Autoren, jeweils Experten auf ihren Gebieten, gewissenhaft erstellt und von unseren Redakteuren/innen mit größter Sorgfalt ausgewählt und geprüft.
Haben wir Ihre Erwartungen erfüllt? Sind Sie mit diesem Buch und seinen Inhalten zufrieden? Haben Sie weitere Fragen zu diesem Thema? Wir freuen uns auf Ihre Rückmeldung, auf Lob, Kritik und Anregungen, damit wir für Sie immer besser werden können. Und wir freuen uns, wenn Sie diesen Titel weiterempfehlen, in Ihrem Freundeskreis oder bei Ihrem online-Kauf.
Sollten wir Ihre Erwartungen so gar nicht erfüllt haben, tauschen wir Ihnen Ihr Buch jederzeit gegen ein gleichwertiges zum gleichen oder ähnlichen Thema um.

KONTAKT
GRÄFE UND UNZER VERLAG
Leserservice
Postfach 86 03 13
81630 München
E-Mail: leserservice@graefe-und-unzer.de

Telefon: 00800 / 72 37 33 33*
Telefax: 00800 / 50 12 05 44*
Mo-Do: 9.00–17.00 Uhr
Fr: 9.00–16.00 Uhr
(*gebührenfrei in D,A,CH)

Sie bieten jedoch keinen Ersatz für persönlichen kompetenten medizinischen Rat. Jede Leserin, jeder Leser ist für das eigene Tun und Lassen auch weiterhin selbst verantwortlich. Weder die Autorin noch der Verlag können für eventuelle Schäden, die aus den im Buch gegebenen praktischen Hinweisen resultieren, eine Haftung übernehmen.